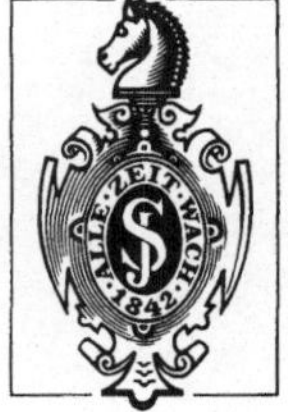

Knochen- und Gelenkinfektionen

Diagnose und Therapie

5. Heidelberger Orthopädie-Symposium

Herausgegeben von H. Cotta und A. Braun

Unter Mitarbeit von V. Ewerbeck und R. Lücke

Mit 193 zum Teil farbigen Abbildungen und 69 Tabellen

Springer-Verlag
Berlin Heidelberg New York
London Paris Tokyo

Professor Dr. med. HORST COTTA
Direktor der Stiftung Orthopädische Universitätsklinik Heidelberg
Schlierbacher Landstraße 200 a, D-6900 Heidelberg

Priv.-Doz. Dr. med. ARNIM BRAUN
Ärztlicher Direktor der Vulpiusklinik, Orthopädische Krankenanstalt
Bad Rappenau, Vulpiusstraße 29, D-6927 Bad Rappenau

Einbandmotiv siehe Abbildung 1 a, b auf Seite 216

ISBN-13:978-3-642-71773-4   e-ISBN-13:978-3-642-71772-7
DOI: 10.1007/978-3-642-71772-7

CIP-Titelaufnahme der Deutschen Bibliothek
Knochen- und Gelenkinfektionen : Diagnose u. Therapie /
5. Heidelberger Orthopädie-Symposium. Hrsg. von H. Cotta u. A. Braun.
Unter Mitarb. von V. Ewerbeck u. R. Lücke. –
Berlin ; Heidelberg ; New York ; London ; Paris ; Tokyo : Springer, 1988
  ISBN-13:978-3-642-71773-4

NE: Cotta, Horst [Hrsg.]; Heidelberger Orthopädie-Symposium ⟨05, 1985⟩

Gesamtherstellung: Appl, Wemding
2125/3130-543210

Vorwort

Das 5. Heidelberger Orthopädie-Symposium galt den Knochen- und Gelenkinfektionen. Die Entwicklung der modernen Orthopädie und Traumatologie hat in der Diagnostik und Therapie bakterieller Infektionen des Bewegungsapparates Fortschritte gebracht. Neben den konventionellen Verfahren der Röntgendiagnostik und Szintigraphie ist der Keimnachweis der wichtigste und sicherste Beweis einer Infektion. Hierzu sind häufig Punktionen erforderlich, die auch an der Wirbelsäule den Keimnachweis ermöglichen, um eine gezielte Antibiotikumtherapie einzuleiten. Die antibakterielle Chemotherapie kann systemisch oder lokal erfolgen. Die Lokalbehandlung bewirkt eine hohe Antibiotikumfreisetzung am Ort der Infektion. Es werden resorbierbare und nichtresorbierbare Trägersubstanzen verwendet. Die systemische Therapie ist bei hämatogener Streuung zu bevorzugen. In Abhängigkeit von Keim- und Resistenzbestimmung werden überwiegend Cephalosporine und Aminoglykoside verwendet. Neben der differenzierten antibakteriellen Chemotherapie hat die chirurgische Sanierung des Infektherdes therapeutische Priorität. Sequester, Nekrosen und Fremdkörperimplantate müssen meist entfernt werden, um Infektberuhigung zu erzielen. Darüber hinaus ist die Ruhigstellung durch Osteosynthese bevorzugt im Fixateur externe oder im Gipsverband anzustreben.

Im Speziellen werden problematische Themen der Knochen- und Gelenkinfektionen interdisziplinär besprochen. Dazu gehören die kindlichen Osteomyelitiden und Arthritiden, die Infektionen der Hand sowie infizierte Hüft- und Knieendoprothesen. Obwohl die relative Zahl der infizierten Endoprothesen sinkt (Hüftendoprothesen ca. 1%, Knieendoprothesen ca. 4%), steigt durch die immer häufiger gestellte Indikation die absolute Zahl der infizierten Endoprothesen an. Früh- und spätinfizierte Endoprothesen haben unterschiedliche Prognosen. Begutachtung, soziales Umfeld und Amputationstechniken runden das Thema der differenzierten Behandlung und Beratung in der septischen orthopädischen Chirurgie ab. Das Buch erinnert nicht nur an den regen wissenschaftlichen Gedankenaustausch des Symposiums, sondern kann auch für die Zukunft in der Diagnose und Therapie bakterieller Knochen- und Gelenkinfektionen hilfreich sein.

Heidelberg, Bad Rappenau
Herbst 1987

H. Cotta
A. Braun

Inhaltsverzeichnis

VI. Akute und chronische Infektionen der Hand

VII. Soziales Umfeld, Begutachtung, Amputationen

Autorenverzeichnis

Asche, G., Dr. med., Kreiskrankenhaus Freudenstadt, Chirurgische
Abteilung, Karl-von-Hahn-Straße 120, D-7290 Freudenstadt

Braun, A., Priv.-Doz. Dr. med., Vulpiusklinik, Orthopädische
Krankenanstalt, Vulpiusstraße 29, D-6927 Bad Rappenau

Brunner, C., Dr. med., Abteilung Orthopädie, Kinderchirurgische
Klinik, Ostschweizerisches Kinderspital, CH-9006 St. Gallen

Buchholz, H. W., Prof. Dr. med., Endoklinik Hamburg,
Holstenstraße 2, D-2000 Hamburg 50

Büsch, H.-G., Dr. med., Orthopädische Abteilung,
Ostseeklinik Damp GmbH, D-2335 Damp 2

Claudi, B., Prof. Dr. med., Chirurgische Klinik und
Poliklinik rechts der Isar der Technischen Universität,
Ismaninger Straße 22, D-8000 München 80

Cotta, H., Prof. Dr. med., Orthopädische Universitätsklinik,
Schlierbacher Landstraße 200a, D-6900 Heidelberg 1

Cserhati, M. D., Dr. med., Hohlstraße 192, CH-8004 Zürich

Diaz Martinez, A., Dr. med., Cirurgia Ortopedica y Traumatologia,
Prensa 2, E-28033 Madrid

Dingeldein, E., Dr., Abteilung Medizinische Mikrobiologie,
E. Merck Darmstadt, Frankfurter Straße 250,
D-6100 Darmstadt

Eibl, M., Prof. Dr. med., Institut für Immunologie der Universität,
Borschkegasse 8a, A-1090 Wien

Ewerbeck, V., Dr. med., Sektion orthopädische Onkologie und septische orthopädische Chirurgie, Orthopädische Universitätsklinik,
Schlierbacher Landstraße 200a, D-6900 Heidelberg 1

Foerster, G. von, Dr. med., Endoklinik Hamburg,
Holstenstraße 2, D-2000 Hamburg 50

Fornaciai, A., Dr. med., Unita Sanitaria Locale N. 5 Finalese,
Servizio Ospedaliero, I-17027 Pietra Ligure

Georgi, P., Prof. Dr. med., Abteilung Nuklearmedizin,
Universitätsstrahlenklinik, Vossstraße 3, D-6900 Heidelberg 1

Heimann, G., Prof. Dr. med., Abteilung Kinderheilkunde der
Medizinischen Fakultät der Technischen Hochschule Aachen,
Pauwelsstraße, D-5100 Aachen

Heinert, K., Dr. med., Endoklinik Hamburg, Holstenstraße 2,
D-2000 Hamburg 50

Jastrzebski, J., Dr. med., Evangelisches Krankenhaus
Schwerte GmbH, Abteilung für Plastische und Handchirurgie,
Schützenstraße 9, D-5840 Schwerte 1

Kaps, H.-P., Priv.-Doz. Dr. med., Orthopädische Universitätsklinik,
Schlierbacher Landstraße 200a, D-6900 Heidelberg 1

Ketterl, R., Dr. med., Chirurgische Klinik und Poliklinik
rechts der Isar der Technischen Universität,
Ismaninger Straße 22, D-8000 München 80

Kisslinger, E., Dr. med., Orthopädische Klinik, BRK-Rheumazentrum,
D-8403 Bad Abbach

Klemm, K., Dr. med., Berufsgenossenschaftliche Unfallklinik,
Friedberger Landstraße 430, D-6000 Frankfurt

Kuderna, H., Doz. Dr. med., Unfallkrankenhaus Meidling,
Kundratstraße 37, A-1120 Wien

Kuś, H., Prof. Dr. med., Katedra i Klinika Chirurgii Urazowej,
ul. Traugutta 57/59, PL-50417 Wroclaw

Labitzke, R., Prof. Dr. med., Evangelisches Krankenhaus
Schwerte GmbH, Abteilung für Chirurgie und Unfallchirurgie,
Schützenstraße 9, D-5840 Schwerte 1

Lindberg, L., Prof. Dr. med., Department of Orthopaedic Surgery,
Al Jazeira Hospital, P. O. Box 2427, Abu Dhabi, United Arab Emirates

Lücke, R., Dr. med., Orthopädische Universitätsklinik,
Schlierbacher Landstraße 200a, D-6900 Heidelberg 1

Marquardt, E., Prof. Dr. med., Abteilung Dymelie und
Technische Orthopädie, Orthopädische Universitätsklinik,
Schlierbacher Landstraße 200a, D-6900 Heidelberg 1

Möllhoff, G., Prof. Dr. med., In der Hessel 9, D-6908 Wiesloch

Neusel, E., Dr. med., Orthopädische Universitätsklinik,
Schlierbacher Landstraße 200a, D-6900 Heidelberg 1

Noack, W., Prof. Dr. med., Orthopädische Klinik im RKU,
Akademisches Krankenhaus der Universität, Oberer Eselsberg 45,
D-7900 Ulm

Papadimitriou, G. N., Prof. Dr. med., Orthopädische Universitätsklinik, N. Zerva 20, GR-546540 Thessaloniki

Papavasiliou, V. A., Dr. med., Orthopädische Universitätsklinik,
N. Zerva 20, GR-546540 Thessaloniki

Parsch, K., Prof. Dr. med., Orthopädische Klinik, Olgahospital,
Bismarckstraße 8, D-7000 Stuttgart 1

Pfister, A., Dr. med., Staatliche Orthopädische Klinik,
Harlachinger Straße 51, D-8000 München 90

Pförringer, W., Priv.-Doz. Dr. med., Staatliche Orthopädische Klinik,
Harlachinger Straße 51, D-8000 München 90

Piscol, J., Prof. Dr. med., Neurochirurgische Klinik
am Zentralkrankenhaus, St.-Jürgen-Straße,
D-2800 Bremen

Plaue, R., Prof. Dr. med., Unfallchirurgische Klinik,
Klinikum Mannheim der Universität Heidelberg,
Theodor-Kutzer-Ufer, D-6800 Mannheim 1

Probst, J., Prof. Dr. med., BG-Unfallklinik Murnau,
Prof.-Küntscher-Straße 8, D-8110 Murnau

Romagnoli, S., Dr. med., Unita Sanitaria Locale N. 5 Finalese,
Servizio Ospedaliero, I-17027 Pietra Ligure

Rosemeyer, B., Prof. Dr. med., Staatliche Orthopädische Klinik,
Harlachinger Straße 51, D-8000 München 90

Schaff, J., Dr. med., Chirurgische Klinik und Poliklinik
rechts der Isar der Technischen Universität,
Ismaninger Straße 22, D-8000 München 80

Schulitz, K. P., Prof. Dr. med., Orthopädische Klinik und Poliklinik
der Universität, Moorenstraße 5, D-4000 Düsseldorf 1

Spotorno, L., Dr. med., Unita Sanitaria Locale N. 5 Finalese,
Servizio Ospedaliero, I-17027 Pietra Ligure

Stübinger, B., Priv.-Doz. Dr. med., Chirurgische Klinik und
Poliklinik rechts der Isar der Technischen Universität,
Ismaninger Straße 22, D-8000 München 80

Thomas, W., Prof. Dr. med., I. Orthopädische Abteilung,
Allgemeines Krankenhaus Barmbek, Rübenkamp 148,
D-2000 Hamburg 60

Towfigh, H., Priv.-Doz. Dr. med., Abteilung für Unfallchirurgie,
Hand- und Wiederherstellungschirurgie, Malteser-Krankenhaus,
Albert-Struck-Straße 1, D-4700 Hamm

Trepte, C. T., Dr. med., Orthopädische Klinik im RKU,
Akademisches Krankenhaus der Universität,
Oberer Eselsberg 45, D-7900 Ulm

Vécsei, V., Univ.-Doz. Dr. med., Wilhelminenspital der Stadt Wien,
I. Chirurgische Abteilung mit Unfallabteilung,
Montleartstraße 37, A-1170 Wien

Waertel, G., Dr. med., Orthopädische Klinik, BRK-Rheumazentrum,
D-8403 Bad Abbach

Werber, K., Dr. med., Chirurgische Klinik und Poliklinik
rechts der Isar der Technischen Universität, Ismaninger Straße 22,
D-8000 München 80

Wessinghage, D., Prof. Dr. med., Orthopädische Klinik,
BRK-Rheumazentrum, D-8403 Bad Abbach

Winkelmann, W., Prof. Dr. med., Orthopädische Klinik und
Poliklinik der Universität, Moorenstraße 5, D-4000 Düsseldorf 1

Winter-Klemm, B., Dipl.-Psychol., Berufsgenossenschaftliche
Unfallklinik, Friedberger Landstraße 430, D-6000 Frankfurt

Wittmann, D. H., Priv.-Doz. Dr. med., I. Chirurgische Abteilung,
Allgemeines Krankenhaus Altona, Paul-Ehrlich-Straße 1,
D-2000 Hamburg 50

Zechel, H. G., Dr. med., Fachklinik für Orthopädie,
D-2875 Ganderkesee (Stenum)

Zimmer, K., Dr. med., Katedra i Klinika Chirurgii Urazowej,
ul. Traugutta 57/59, PL-50417 Wroclaw

I. Diagnostik der Knochen- und Gelenkinfektionen

Bildgebende Verfahren in der Diagnostik der Osteomyelitis

V. Ewerbeck und A. Braun

Das Knochengewebe hat im Falle einer Infektion zwei Reaktionsmöglichkeiten: die des Knochenabbaues und die des Knochenanbaues. Sie laufen stets parallel zueinander ab, es kann jedoch in Abhängigkeit von vielfältigen Faktoren jeweils eine der beiden Reaktionsformen überwiegen. Abgesehen von der diagnostisch besonders im Frühstadium bedeutsamen Weichteilreaktion [6] sind sie die Grundlage für die zur Diagnose führenden röntgenmorphologischen Veränderungen. Die zur Verfügung stehenden bildgebenden Untersuchungsverfahren (Tabelle 1) sind für das rechtzeitige Erkennen einer Knocheninfektion von unterschiedlicher Bedeutung. Das Bild, welches das jeweilige Verfahren vom infizierten Knochen liefert, ist abhängig vom Verlauf der Erkrankung. Dieser wiederum wird entscheidend beeinflußt – abgesehen von den anatomischen Gegebenheiten – durch die Virulenz des Erregers und die Abwehrreaktion des erkrankten Organismus. Weitere verlaufsbestimmende und damit die Röntgenmorphologie beeinflussende Faktoren sind die Ätiologie der Infektion, die Infektlokalisation und das Stadium der Infektion. Von besonderer Bedeutung ist das Alter des Patienten: Wegen der spezifischen Gefäßversorgung und des unreifen Immunsystems nimmt eine Osteomyelitis beim Neugeborenen und Säugling einen anderen Verlauf als beim Kleinkind oder Erwachsenen [10, 13].

Vorbestehende Erkrankungen können der Knocheninfektion einen speziellen pathomorphologischen Verlauf und damit einen charakteristischen Röntgenbefund verleihen. So führt die bei der Sichelzellanämie häufig auftretende hämatogene Osteomyelitis zu typischen Röntgenbefunden: longitudinale, intrakortikale, diaphysäre „Fissuren", überschießende Kallusbildung (Involucrum) sowie oft symmetrischer Befall mehrerer Diaphysen. Diese Befunde sind Folge der Infektion eines Knochens, dessen Gefäßsystem aufgrund der Hämoglobulinopathie zu Mikrothrombosen und Infarktbildungen neigt – nicht etwa Folge des häufig abnormen Erregerspektrums, meist Salmonellen [5].

Tabelle 1. Diagnostik der Osteomyelitis (bildgebende Verfahren)

Röntgen-Summationsaufnahmen
Szintigraphie
Röntgen-Schichtaufnahmen
Computertomographie
Fistelfüllung
Angiographie
Ultraschall
Kernspintomographie (NMR)

Knochen- und Gelenkinfektionen
Herausgegeben von H. Cotta und A. Braun
© Springer-Verlag Berlin Heidelberg 1988

Röntgen-Summationsaufnahmen

Die nicht selten zu beobachtende beträchtliche zeitliche Verzögerung der Diagnose einer akuten hämatogenen Osteomyelitis wird dadurch begünstigt, daß die in der Frühphase des Krankheitsverlaufes angefertigten Röntgenbilder keinen pathologischen Befund zeigen müssen. Das sich röntgenologisch abzeichnende Weichteilödem wird leicht übersehen, hier sind Vergleichsaufnahmen der gesunden Gegenseite hilfreich. In diesem Stadium der Infektion führt häufig als einziges bildgebendes Verfahren die Szintigraphie auf die richtige Fährte. Erste auf den Summationsaufnahmen darstellbare Knochenveränderungen zeigen sich in der Regel nicht vor dem 8. bis 14. Tag nach Infektbeginn [9, 11]. Die bald darauf einsetzende fleckige Auflösung der Knochenstrukturen geht bereits parallel einher mit periostalem Knochenanbau. Typischerweise erscheint diese periostale Reaktion etwas entfernt vom Ort der Primärinfektion (Metaphyse), ein Unterscheidungsmerkmal zum Frakturkallus, der im Säuglingsalter gelegentlich differentialdiagnostisch abgegrenzt werden muß. Fleckförmige Osteolysen und periostale Knochenneubildung sind zwar für die akute hämatogene Osteomyelitis typisch, jedoch unspezifische Reaktionen – eine ausschließliche radiologische Abgrenzung zu einem malignen Prozeß kann unmöglich sein. Auch Konturunterbrechungen

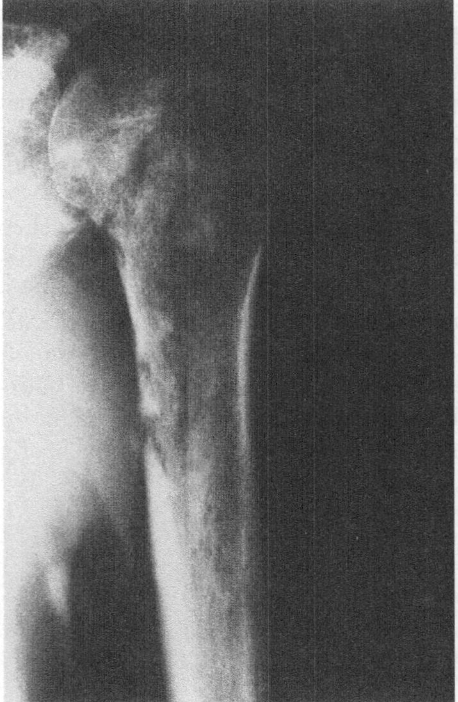

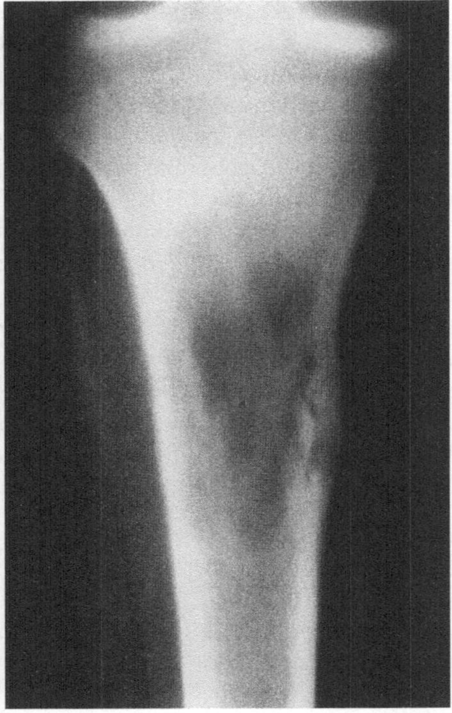

Abb. 1.   48jähriger   Patient,   hämatogene Osteomyelitis   des   proximalen   Humerus. Fleckförmige Osteolysen, Kortikalisunterbrechung medialseitig

Abb. 2.   41jähriger Patient, malignes fibröses Histiozytom der Tibia. Fleckförmige Osteolysen, Kortikalisunterbrechung medialseitig

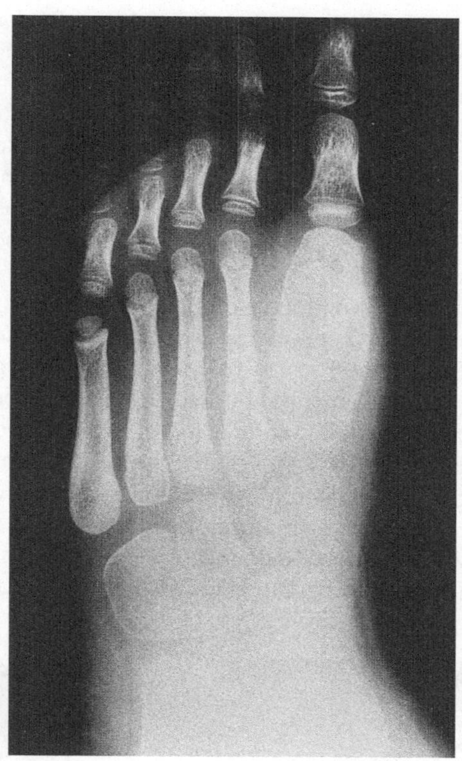

Abb. 3. 6jähriges Mädchen, histologisch gesicherte plasmazelluläre Osteomyelitis des Os metatarsale I

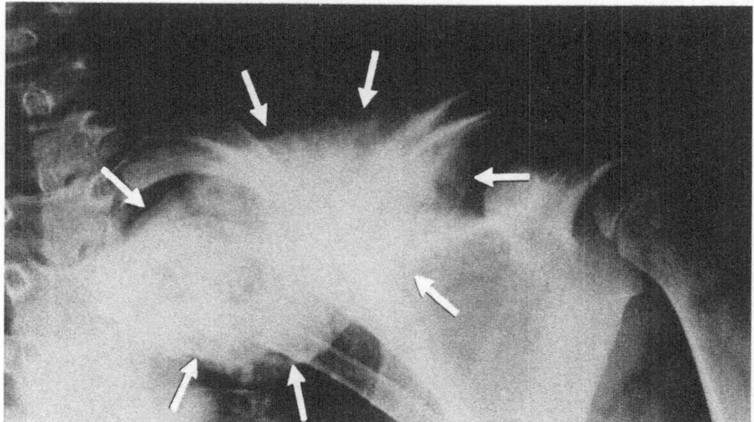

Abb. 4. 13jähriges Mädchen, histologisch gesicherte chronische Osteomyelitis der Klavikula mit erheblicher knöcherner Auftreibung *(Pfeile)*

der Kortikalis lassen keine sicheren Rückschlüsse auf die Dignität der Erkrankung zu (Abb. 1 und 2). In solchen Fällen ist die histologische Diagnosesicherung obligat.

Auch die bei günstiger Abwehrlage eher protrahiert verlaufenden Formen der Osteomyelitis können zu röntgenmorphologischen Veränderungen führen, die eine Differenzierung von einem Malignom nicht erlauben: Die definitive Diagnose einer plasmazellulären Osteomyelitis (Abb. 3) oder einer chronischen Osteomyelitis (Abb. 4) kann jeweils nur histologisch gestellt werden. Ein Keimnachweis gelingt selten.

Der Symptomenkomplex einer Sepsis mit abdomineller Symptomatik im Säuglingsalter kann differentialdiagnostisch schwierig einzuordnen sein. Ursache der Sepsis muß trotz pathologischer Röntgenübersichtsaufnahme des Abdomens (Abb. 5) kein intraabdomineller Prozeß sein. In unserem Beispiel zeigt die seitliche Summationsaufnahme (Abb. 6) die keilförmige Destruktion des 10. Brustwirbelkörpers als Folge einer Staphylokokken-Spondylitis, an die bei der genannten Symptomenkombination immer gedacht werden sollte [2].

Der röntgenmorphologische Verlauf einer Spondylitis im Erwachsenenalter zeigt im Regelfall zunächst eine Erniedrigung des Zwischenwirbelraumes, später folgen Rarefizierung und Osteolysen der angrenzenden Wirbelkörper mit reaktiver

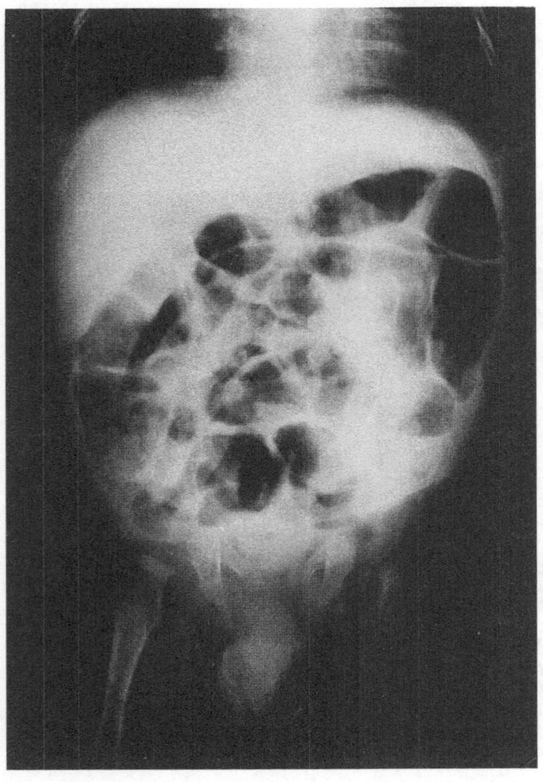

Abb. 5.   8 Wochen alter Säugling, massiver Dünndarm- und Dickdarmmeteorismus. Klinisch „Subileus" mit Erbrechen, Nahrungsverweigerung, abdomineller Distension bei Sepsis

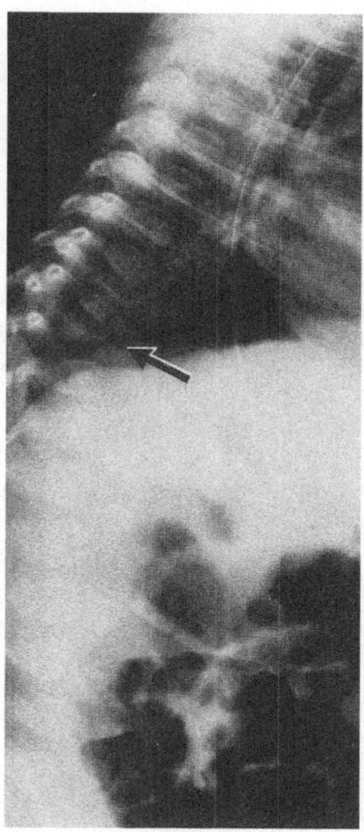

Abb. 6. Gleiches Kind, keilförmige Destruktion von BWK 10 als Folge einer Staphylokokken-Spondylitis *(Pfeil)*

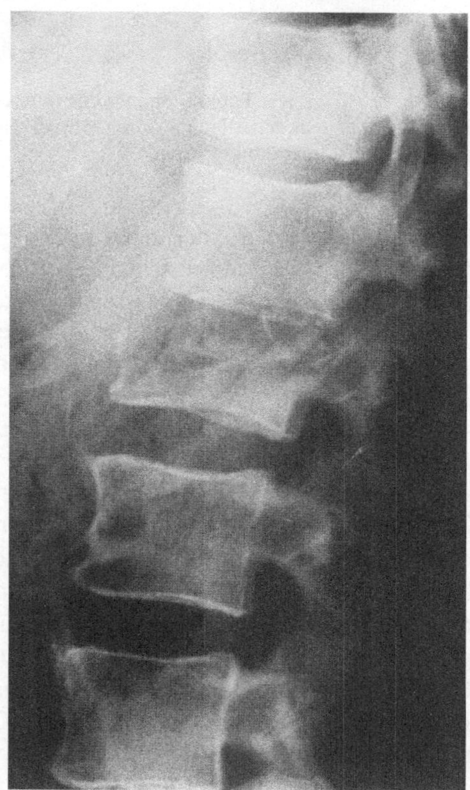

Abb. 7. 61jähriger Patient, nichtspezifische Spondylitis des LWK 2

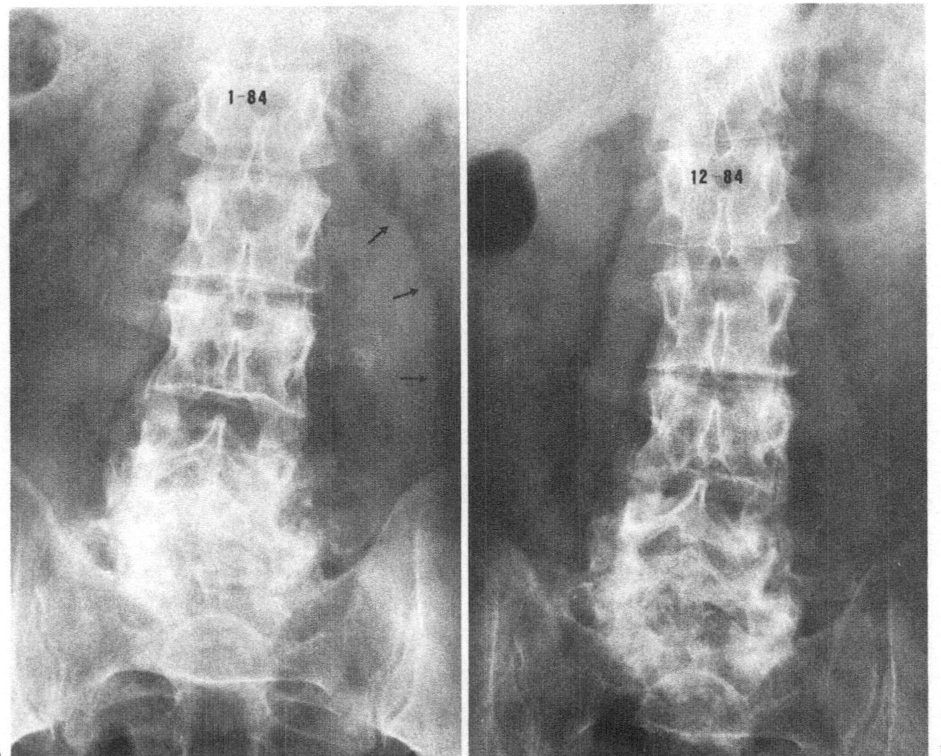

Abb. 8a, b. 41jähriger Patient, Spondylitis tuberculosa LWK 4/5. **a** Deutliche Verdrängung des Psoasrandschattens nach lateral durch Abszeßbildung *(Pfeile).* **b** Normalisierung nach Abszeßdrainage und Infektberuhigung

Sklerose [4]. Die Veränderungen betreffen meist zwei benachbarte Wirbelkörper. Bei einer eher seltenen, fast isolierten Zerstörung eines einzelnen Wirbelkörpers (Abb. 7) muß ein Tumor als Ursache ausgeschlossen werden.

Als indirektes Zeichen einer Spondylitis kann die Verdrängung des Psoasrandschattens bei paravertebralen Abszessen auf den Röntgensummationsaufnahmen sichtbar gemacht werden (Abb. 8).

Ein prinzipieller Unterschied zwischen der Röntgenmorphologie der hämatogenen und der posttraumatischen oder postoperativen Knocheninfektion besteht nicht. Auch bei der posttraumatischen Osteitis sind erste röntgenmorphologische Zeichen frühestens nach 14 Tagen sichtbar. Selten eilen die röntgenologischen Zeichen den klinischen Symptomen voraus, sofern diese nicht durch eine Antibiotikabehandlung unterdrückt werden. Es können Osteolysen sichtbar werden oder reaktive Knochenneubildungen, die weit über den Ort der Primärinfektion hinausgehen können. Meist sind beide Veränderungen gleichzeitig sichtbar. Schwierig kann die röntgenologische Differenzierung zwischen Resorptionszonen bei Implantatlockerung und infektbedingter Osteolyse sein. Die Grenzen der mechanisch bedingten Resorptionszone sind im Gegensatz zu den infektbedingten meist scharf. In Zweifelsfällen führt neben den üblichen Laborparametern der klinische

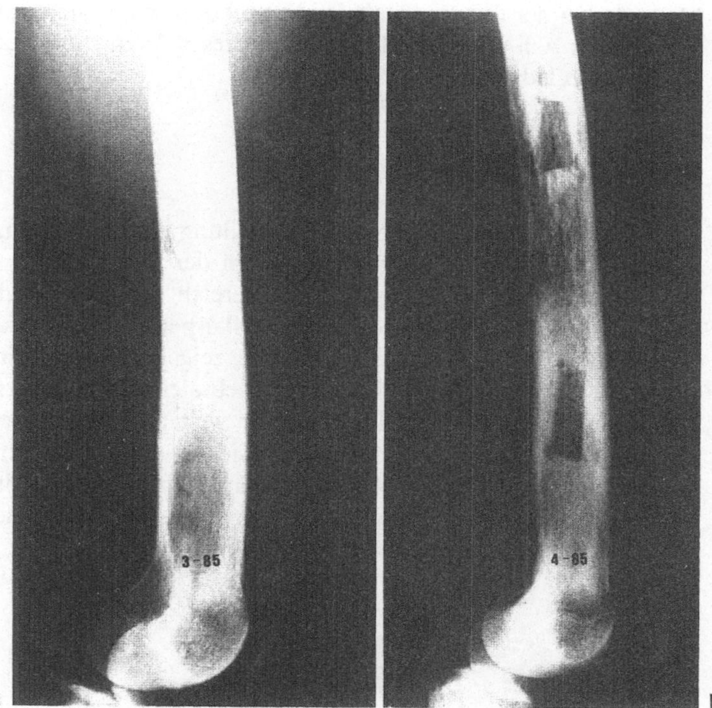

Abb. 9a, b. 23jähriger Patient. **a** Markraumphlegmone 4 Jahre nach suprakondylärer Drahtextension wegen traumatischer Hüftluxation. **b** Zustand nach Trepanation, Markraumkurettage und Spül-Saug-Drainage

Verlauf zur Diagnose [3]. Bei länger bestehender Infektion findet sich schließlich eine Beteiligung fast des gesamten Knochens, die als Folge auch „kleiner" Eingriffe noch nach langem Zeitintervall manifest werden kann (Abb. 9).

Szintigraphie

Der Wert der Skelettszintigraphie in der Diagnostik der Knocheninfektionen ist unumstritten. Die nuklearmedizinischen Untersuchungen haben heute eine so zentrale Bedeutung erlangt, daß ihnen ein gesonderter Beitrag gewidmet ist (KAPS u. GEORGI, s. S. 17). Es sei jedoch kurz auf die besondere Problematik der szintigraphischen Diagnostik im Kindesalter hingewiesen: Ihr Vorzug liegt in der Möglichkeit des Frühnachweises einer Infektion noch vor dem Auftreten erster röntgenmorphologischer Zeichen [12]. Die Diagnose ist so bereits 24–48 h nach Auftreten der ersten klinischen Symptome möglich [8]. Die Nachweiszuverlässigkeit wird von Howie et al. [7] bei gesicherter Osteomyelitis mit 89% angegeben. Zu beachten ist die Möglichkeit des Auftretens von „cold lesions", die Anlaß zu diagnostischen Irrtümern geben können [7]. Aus bisher nicht geklärten Gründen versagt die

Methode bei der Osteomyelitis im Neugeborenenalter in mehr als der Hälfte der Fälle. Nach Ash u. Gilday [1] gelingt in dieser Altersgruppe ein szintigraphischer Nachweis in lediglich 30–40% der Fälle.

Röntgen-Schichtaufnahmen

Die Schichtaufnahmen dienen der Darstellung von Strukturen, die sich der Abbildung in der Summationsaufnahme wegen der Überlagerung durch umgebendes Gewebe entziehen. So lassen sich im Bereich der Wirbelsäule das Ausmaß der infektbedingten Zerstörung eines Wirbelkörpers und die Stabilitätsverhältnisse, insbesondere im Bereich der Hinterkante, zeigen. Ebenso gelingt mit der Schichtaufnahme die Darstellung einer paravertebralen Weichteilverschattung (Abb. 10). Neben der Sequesterdarstellung ist eine weitere Domäne der Tomographie die Abgrenzung intraossärer Hohlräume, wie sie für die chronisch sklerosierende Osteomyelitis typisch sind (Abb. 11). Nicht immer läßt sich eine solche Osteolyse röntgenologisch von einem Nidus eines Osteoid-Osteomes unterscheiden, die Diagnose erfolgt dann histologisch.

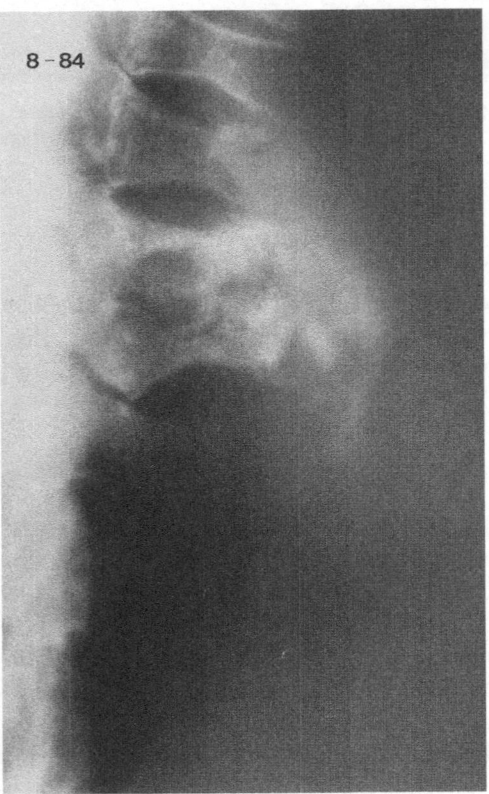

Abb. 10.   59jähriger Patient, nichtspezifische Spondylitis von BWK 6 bis BWK 10. Ausgedehnter prävertebraler Weichteilschatten

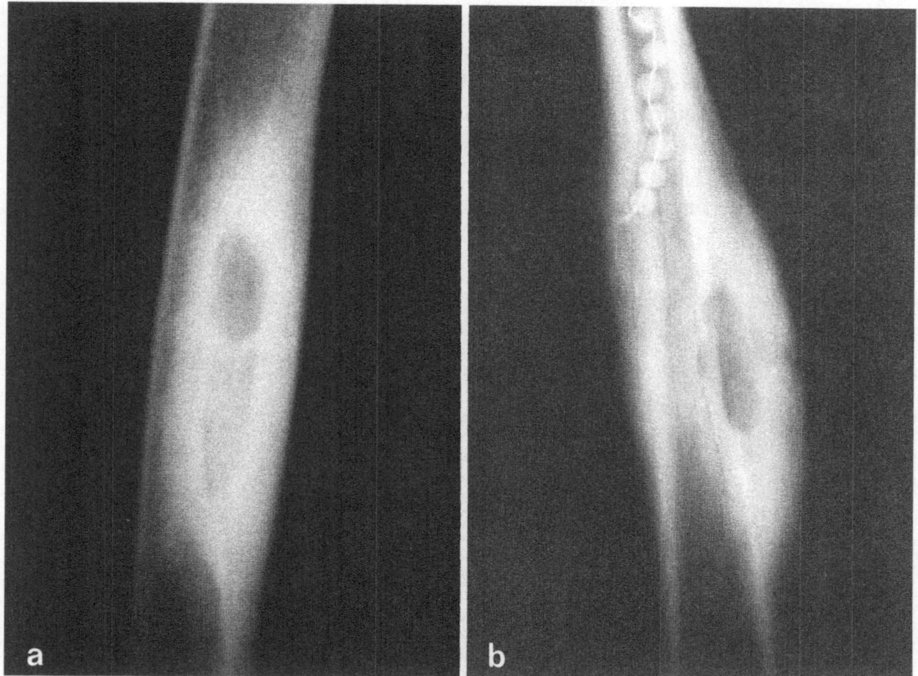

Abb. 11. **a** 14jährige Patientin, chronisch sklerosierende Osteomyelitis des Femurs. **b** 18jähriger Patient, großer Nidus eines histologisch gesicherten Osteoid-Osteomes des Femurs. Zuvor Fehldiagnose einer chronisch sklerosierenden Osteomyelitis (Implanation von Gentamicin-PMMA-Ketten)

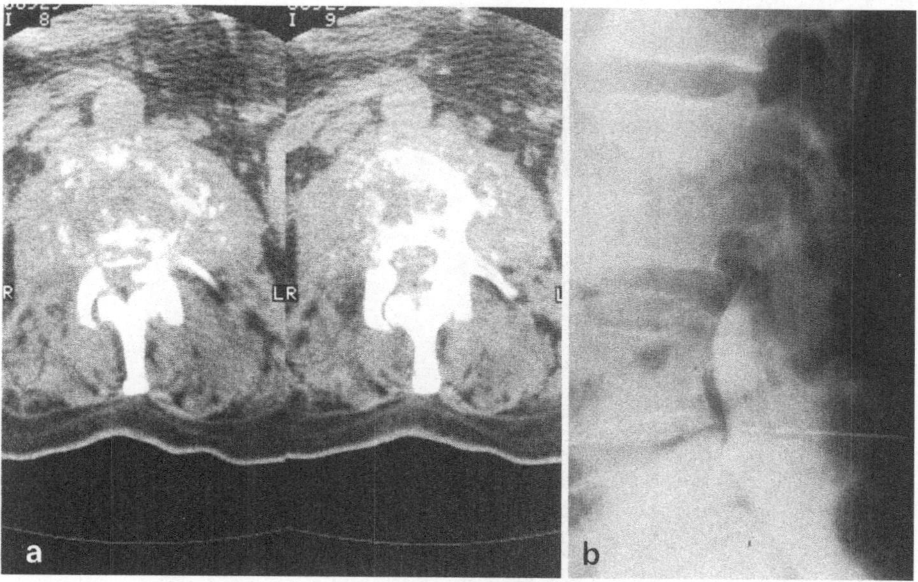

Abb. 12a, b. 63jähriger Patient, abszedierende Spondylitis LWK 2/3. Progrediente Querschnittssymptomatik. **a** Computertomographisch völlige Destruktion des Wirbelkörpers mit Einbruch in den Spinalkanal. **b** Myelograhpisch Konstrastmittelabbruch kaudal des LWK 3

Computertomographie

Die Möglichkeit, mittels der Computertomographie transversale Schichten von beliebigen Körperregionen bildlich darzustellen, hat für die Diagnostik der Knocheninfektionen das Erkennen von Art und Ausmaß begleitender Weichteilveränderungen erleichtert. Dies ist besonders im Bereich der Wirbelsäule von Bedeutung, wo neben paravertebralen Raumforderungen auch ein Einbruch von

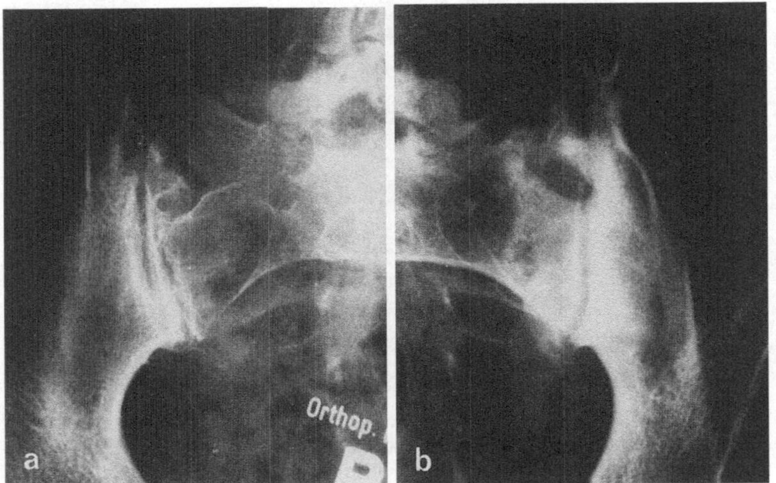

Abb. 13a, b.   45jährige Patientin, Verdacht auf sklerosierende Sacroileitis (**a**)

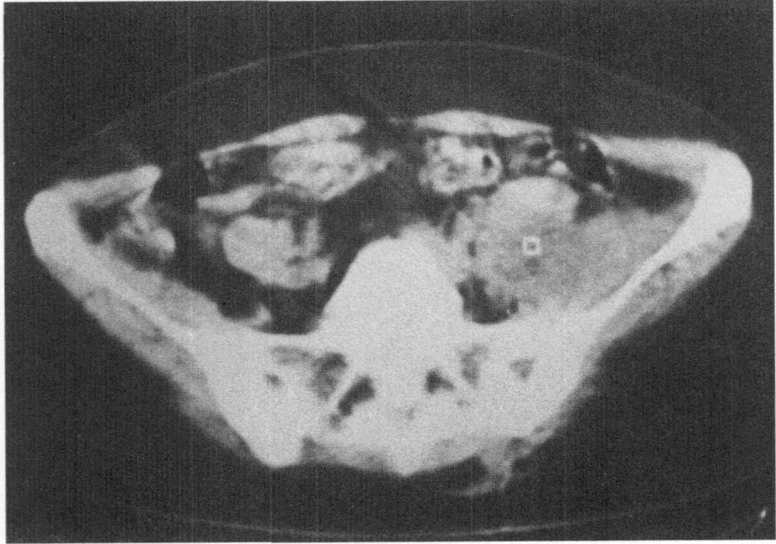

Abb. 14.   Gleiche Patientin wie in Abb. 13. Computertomographisch ausgedehnte intrapelvine Weichteilraumforderung. Intraoperativ bestätigte Diagnose: abszedierende Sacroileitis

pathologischen Weichteilmassen in den Spinalkanal darstellbar ist. Das Vorliegen hypodenser Bezirke, die kein Kontrastmittel einlagern, spricht für Abszeßbildungen (Abb. 12).

Die Summationsaufnahmen entzündlicher Veränderungen der Ileosakralfugen können diagnostisch in die Irre führen (Abb. 13 und 14). Während in diesem Fall die Röntgenübersichtsaufnahme eine sklerosierende Form der Entzündung vortäuscht, findet der klinische Verlauf mit schwer reduziertem Allgemeinzustand und den klassischen Entzündungszeichen seine Erklärung durch die bei der abszedierenden Sacroileitis computertomographisch nachgewiesene intrapelvine Raumforderung.

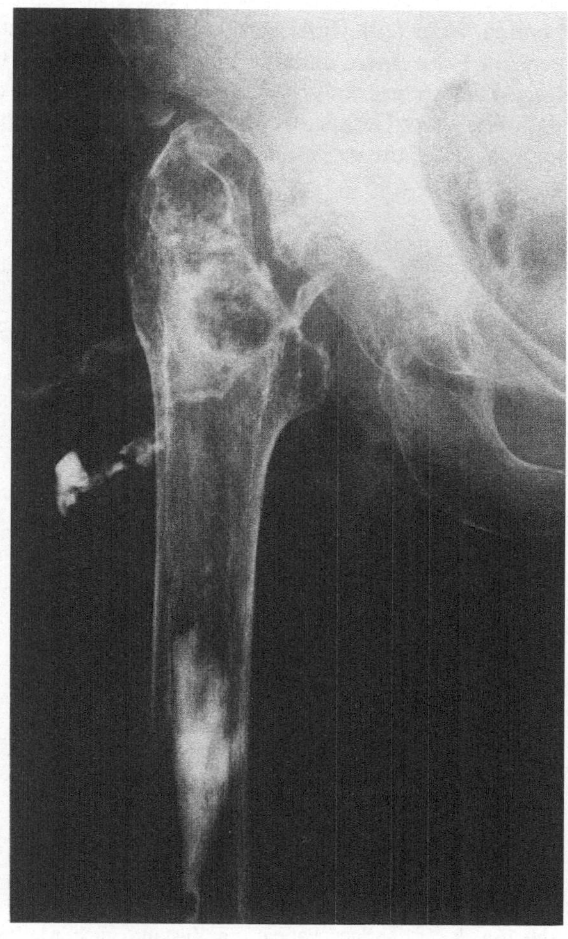

Abb. 15. 67jährige Patientin, Zustand nach Ausbau einer Hüftendoprothese wegen Infektes. Persistierendes Fistelsystem mit Kontakt zum Azetabulum. Ferner intramedullär verbliebener Knochenzementzapfen

Fistelfüllung

Mit dieser einfachen Untersuchung, die oft Ausgangspunkt und Ausmaß der Infektion erkennen läßt, kann das therapeutische Vorgehen entscheidend beeinflußt werden. Tiefe, fistelnde Wundinfekte nach Eingriffen am Skelett können zu hartnäckigen Problemen werden. Das erforderliche Ausmaß der notwendigen operativen Revision läßt sich ohne Fistelfüllung nicht vorherplanen (Abb. 15).

Angiographie

Die Gefäßdarstellung ist nur in seltenen Fällen zur differentialdiagnostischen Abgrenzung eines Tumors indiziert (Abb. 16). Bei entzündlichen Prozessen zeigt die Arteriographie in der arteriellen Phase eine Abdrängung der periostalen und den Herd umgebenden Muskelgefäße, sowie eine relative Gefäßarmut der umgebenden Weichteile. Im Entzündungsbereich selbst ist die arterielle Phase verlängert, im Falle einer Abszedierung kommt ein gefäßfreies Gewebsareal zur Darstellung. Das wichtigste Unterscheidungsmerkmal zu einem Malignom ist das Fehlen pathologischer Gefäße, wobei es die entzündungsbedingte Hyperämie vom pathologischen Gefäßnetz zu unterscheiden gilt [9].

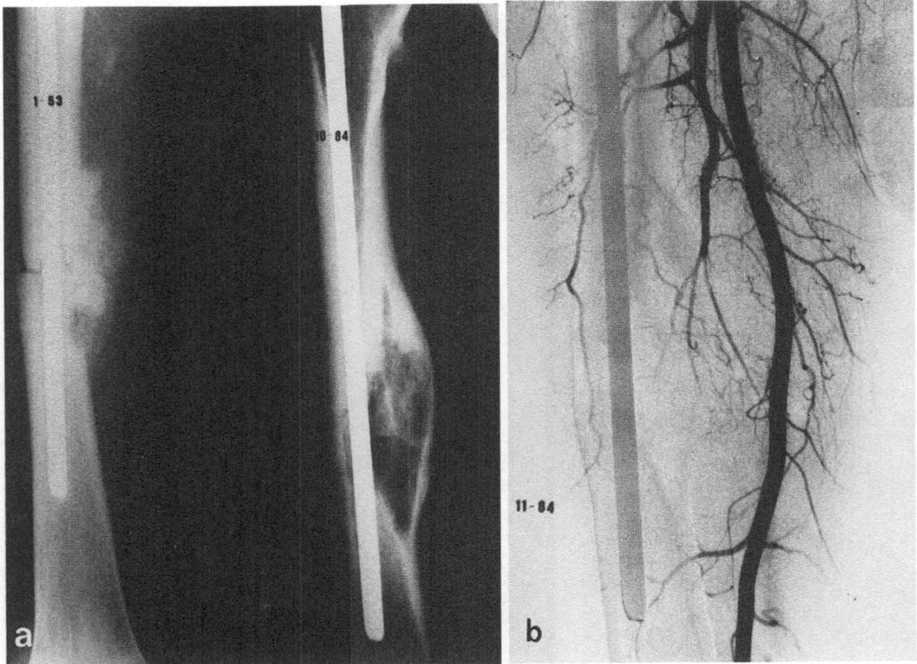

Abb. 16a, b.   51jähriger Patient. **a** Zustand nach Marknagelung mit Spongiosaplastik 1953. Histologisch gesicherte chronische Osteomyelitis mit zystischer Auftreibung des Femurschaftes. **b** Angiographisch Verdrängung der umgebenden Gefäße, einschließlich der A. femoralis superficialis, keine pathologischen Gefäße

Ultraschall

Diese im Rahmen der Diagnostik von Knocheninfektionen noch zu selten genutzte Möglichkeit eröffnet u. a. die Möglichkeit, die bei der hämatogenen Osteomyelitis des Kleinkindes häufigen subperiostalen Abszesse ohne Strahlenbelastung zu lokalisieren. In Verbindung mit dem klinischen Befund, der Röntgensummationsaufnahme und ggfs. noch der Szintigraphie läßt sich mit Hilfe der Sonographie die Indikation zur operativen Intervention stellen.

Kernspintomographie (NMR)

Inwieweit diesem aktuellsten bildgebenden Verfahren für die Diagnostik der Knocheninfektionen klinische Bedeutung zukommen wird, ist noch nicht absehbar. Prinzipiell eignet sich die Methode, verschiedene Körperflüssigkeiten voneinander zu unterscheiden, so u. U. auch Blut von Eiter. Die bisher aufgeführten Methoden sollten jedoch ausreichen, sowohl die Tatsache einer Infektion, als auch deren Ausmaß zu dokumentieren – zumindest aber um zu einer Entscheidung über die Notwendigkeit einer histologischen Diagnosesicherung zu kommen. Zum gegenwärtigen Zeitpunkt ist das Verfahren der NMR noch zu kostspielig, um die Computertomographie zu verdrängen.

Schlußfolgerungen

Die Diagnostik der Knocheninfektionen kann nicht schematisch erfolgen. Nach Nade [11] hat man so lange von einer Osteomyelitis auszugehen, bis das Gegenteil bewiesen ist. Mit den bildgebenden Verfahren ist es nicht immer möglich, den Beweis oder den Gegenbeweis zu führen. Das Röntgenbild zeigt immer weniger Veränderungen, als in Wirklichkeit vorhanden sind. In Verbindung mit Anamnese, klinischem Befund und Laborparameter ist jedoch die Diagnose meist möglich. Bei Zweifel an der Dignität einer Knochenveränderung muß die Diagnose durch Entnahme einer Gewebsprobe oder Punktion erzwungen werden.

Literatur

1. Ash JM, Gilday DL (1980) The futility of bone scanning in neonatal osteomyelitis: Concise communication. J Nucl Med 21: 417–420
2. Bolivar R, Kohl S, Pickering LK (1978) Vertebral osteomyelitis in children: Report of four cases. Pediatrics 62: 549–553
3. Burri C (1979) Posttraumatische Osteitis, 2. Aufl. Huber, Bern Stuttgart Wien
4. Digby JM, Kersley JB (1979) Pyogenic non-tuberculous spinal infection. J Bone Joint Surg [Br] 61: 47–55
5. Engh CA, Hughes JL, Abrams RC, Bowermna JW (1971) Osteomyelitis in the patient with sickle-cell disease. J Bone Joint Surg [Am]: 1–15
6. Giedion A (1960) Weichteilveränderungen und radiologische Frühdiagnose der akuten Osteomyelitis im Kindesalter. Fortschr Röntgenstrahlen 93: 455–466
7. Howie DW, Savage JP, Wilson TG, Paterson D (1983) The technetium phosphate bone scan in the diagnosis of osteomyelitis in childhood. J Bone Joint Surg [Am] 65: 431–437

8. Jackson MA, Nelson JD (1982) Etiology and medical management of acute suppurative bone and joint infections in pediatric patients. J Pediatr Orthop 2: 313–323
9. Keller H, Breit A (1979) Entzündliche Knochenerkrankungen. In: Schinz HR, Baensch WE, Frommhold W, Glauner R, Uehlinger E, Wellauer J (Hrsg) Lehrbuch der Röntgendiagnostik, Bd II/1. Thieme, Stuttgart, S. 587–649
10. Kuo KN, LLoyd-Roberts GC, Orme IM, Soothill JF (1975) Immunodeficiency and infantile bone and joint infection. Arch Dis Child 50: 51–56
11. Nade S (1983) Acute haematogenous osteomyelitis in infancy and childhood. J Bone Joint Surg [Br] 65: 109–119
12. Treves S, Khettry J, Broker FH, Wilkinson RH, Watts H (1976) Osteomyelitis: early scintigraphic defection in children. Pediatrics 57: 173–186
13. Trueta J (1959) The three types of acute haematogenous osteomyelitis. J Bone Joint Surg [Br] 41: 671–680

Ergebnisse der Leukozytenszintigraphie bei akuten und chronischen Knocheninfektionen

H.-P. KAPS und P. GEORGI

Einleitung

Die weite Verbreitung der Knochenszintigraphie seit Anfang der 70er Jahre beruht sicher zum großen Teil auf ihren Erfolgen in der Onkologie. Aber schon sehr früh zeigte sich, daß der ursprünglich als negativ betrachtete Umstand einer völlig unspezifischen Speicherung der osteotropen Radiopharmaka auch die Möglichkeit der Diagnostik nichtneoplastischer Knochenerkrankungen in sich trug [2]. Mit dem Begriff „erhöhter Knochenumbau", der sowohl von Orthopäden als auch Nulearmedizinern gleichermaßen akzeptiert bzw. toleriert wurde, lassen sich die vermehrten Radioaktivitätsspeicherungen bei Tumoren, entzündlichen und traumatischen Prozessen sowie den aktivierten Arthrosen beschreiben. Die differentialdiagnostische Zuordnung erfolgt – wenn irgend möglich – anhand der Anamnese, des klinischen Befundes und nicht zuletzt anhand des Röntgenbildes. Die wesentliche Voraussetzung für die weite Verbreitung der Knochenszintigraphie ist die sehr hohe Nachweisempfindlichkeit [7]. In der Diagnostik von Knochen- und Gelenkinfektionen hat somit die Knochenszintigraphie ihren hohen Stellenwert in der Suche nach okkulten Prozessen, beim Ausschluß bzw. Nachweis eines multizentrischen Befalls und – insbesondere in der Pädiatrie – bei der Abklärung einer hämatogenen Osteomyelitis, die röntgenologisch noch nicht nachweisbar ist.

Im Frühstadium der Osteomyelitis sind – insbesondere bei Säuglingen [1] – falsch negative Befunde häufiger beschrieben worden, ebenso wie eine Umkehrung des szintigraphischen Bildes, die als „cold lesion" bezeichnet wird. Als Ursache hierfür werden Gefäßverschlüsse angenommen, die insbesondere in den ersten 24 h noch histologisch nachweisbar sind [5]; andere Autoren machen eine Störung der Mikrozirkulation durch subperiostale oder intraossäre Eiteransammlungen für den Speicherdefekt in der Frühphase der Osteomyelitis verantwortlich [3].

Dies wird am Beispiel eines 12jährigen Jungen demonstriert, der Schmerzen im rechten distalen Oberschenkel hatte und ein unauffälliges Röntgenbild aufwies (Abb. 1). Hier wurde das sog. Dreiphasenszintigramm durchgeführt. Damit kann die mit der Entzündung einhergehende Hyperämie durch eine erhöhte Radioaktivitätsanflutung nachgewiesen werden. In dem vorliegenden Fall sieht man die erhöhte Perfusion insbesondere im Weichteilgewebe des distalen Oberschenkels in der Sequenzszintigraphie (Abb. 2a). Die Blutpoolphase 10 m p.i. zeigt ebenfalls deutlich die erhöhte Weichteilretention des applizierten ^{99m}Tc-MDP (Abb. 2b). In der ossären Phase (2,5 h p.i.) zeigt sich diese nicht mehr. Deutlich erkennbar wird jetzt jedoch die „cold lesion" (Abb. 2c). Intraoperativ zeigte sich eine Mark-

Knochen- und Gelenkinfektionen
Herausgegeben von H. Cotta und A. Braun
© Springer-Verlag Berlin Heidelberg 1988

raumphlegmone und ein subperiostaler Abszeß. Ein vermehrter Knochenumbau zeigte sich erst bei einem Kontrollszintigramm, das 6 Wochen später angefertigt wurde (Abb. 2 d).

Die klinische Bedeutung des Dreiphasenszintigramms bei der Differentialdiagnostik entzündlicher Knochenprozesse wird u. E. oft überschätzt, da sowohl primäre als auch sekundäre Neoplasien mit positiven Befunden einhergehen können. Die Bedeutung liegt vielmehr in der Differenzierung von entzündlichen Weichteil- und Gelenkprozessen gegenüber einer Osteomyelitis.

Bei der Beurteilung von chronischen Osteomyelitiden ist die Knochenszintigraphie wenig hilfreich: Ein positiver Befund kann sowohl auf lang bestehende ossäre Umbauprozesse, wie sie bei einer ruhenden chronischen Osteomyelitis oft über Jahre zu finden sind, zurückgeführt werden, als auch auf einen floriden aktiven Schub. Eine engmaschige Verlaufskontrolle erlaubt des öfteren eine Differenzierung, meist bleibt jedoch eine Unsicherheit bestehen.

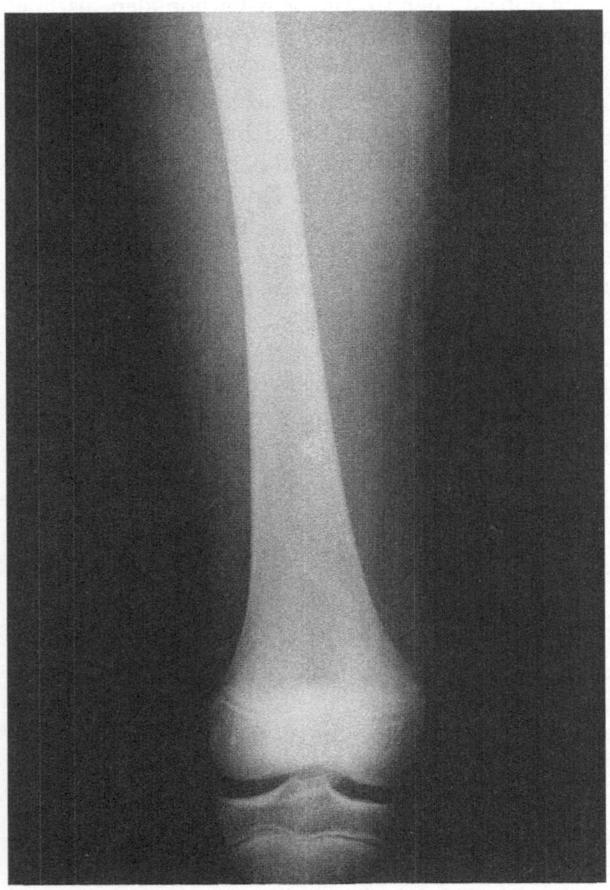

Abb. 1. Z. J., 12 J., männlich. Akute hämatogene Osteomyelitis re. distaler Unterschenkel. Röntgenologisch unauffälliger Befund

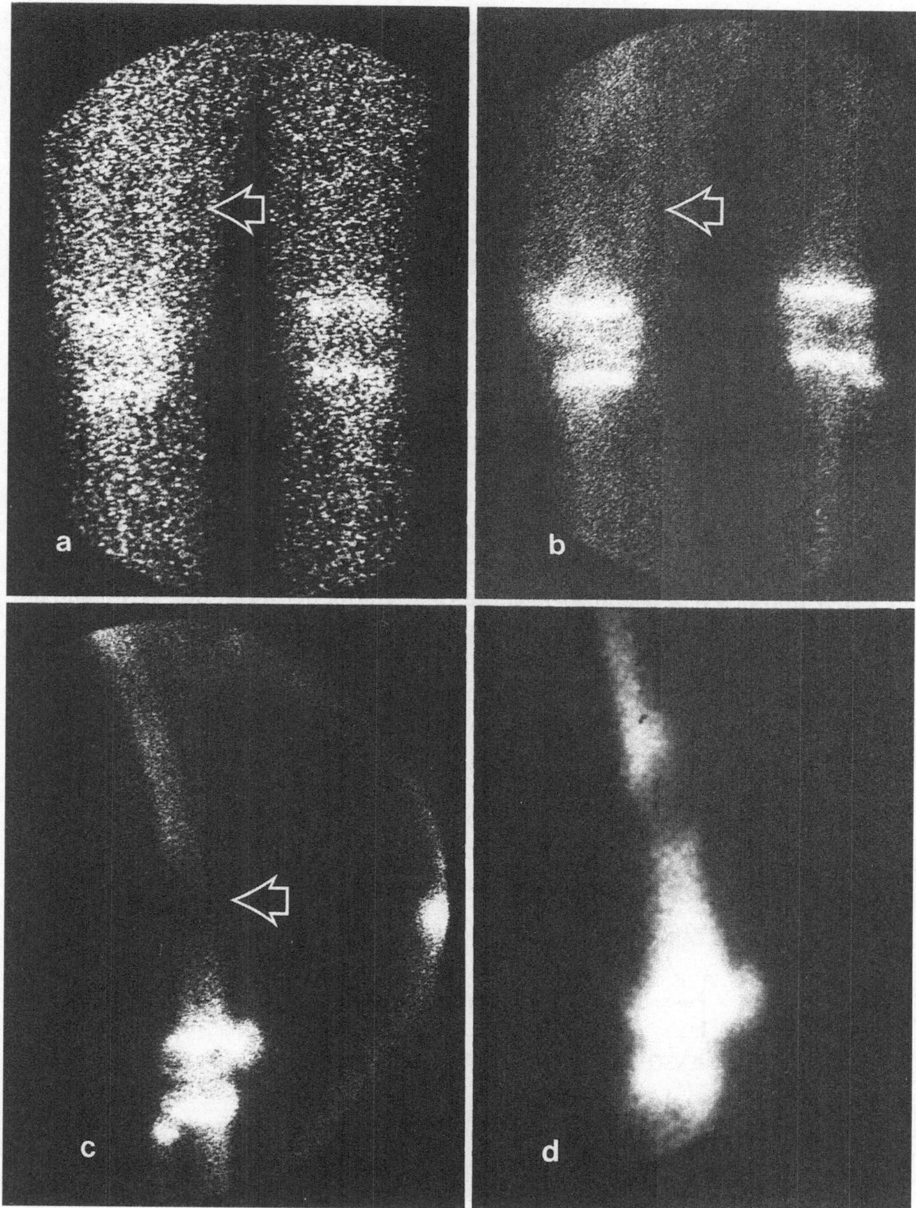

Abb. 2a–d. Patient wie in Abb. 1. **a** Perfusionsphase des 3-Phasenszintigrammes mit ^{99m}Tc-MDP. Erhöhte Perfusion im Weichteilgewebe des distalen Oberschenkels *(Pfeil).* **b** Blutpool-phase 10 min p. i. der Sequenzszintigraphie. Deutlich erhöhte Weichteilretention des ^{99m}Tc-MDP am distalen Oberschenkel *(Pfeil).* **c** Ossäre Phase der Sequenzszintigraphie in 2,5 h p. i. „Cold lesion" im Bereich des distalen Oberschenkels bei akuter hämatogener Osteomyelitis *(Pfeil).* **d** Vermehrter Knochenumbau im Kontrollszintigramm 6 Wochen später bei persistierender „cold lesion"

Material und Methode

Es war also naheliegend, mit markierten Leukozyten eine spezifische Entzündungsszintigraphie durchzuführen. Nicht nur aus immunologischen Gründen, sondern auch im Hinblick auf Kontaminationen mit Mikroorganismen und Viren und auf die relativ kurze Vitalität der markierten Granulozyten ist der Einsatz von Eigenleukozyten des jeweiligen Patienten angezeigt. Da die Markierung nicht spezifisch ist, muß zuvor eine Abtrennung der Erythrozyten und Thrombozyten erfolgen (s. Schema 1). Auf die Besonderheiten der Markierung, die nur unter Zusatz von bestimmten Substanzen, wie z. B. Oxin oder Acetylaceton erfolgt, soll hier nicht näher eingegangen werden. Es sei nur erwähnt, daß die Aufbereitung und Markierung nahezu 2 h dauert [9]. In dieser Zeit wird von uns aus zwei Gründen generell ein Knochenszintigramm angefertigt:

1. Bei fehlendem vermehrten Knochenumbau ist das Vorliegen einer Osteomyelitis sehr unwahrscheinlich, so daß oft die Indikation zu einer Leukozytenszintigraphie, die ja eine sehr hohe Strahlenbelastung aufweist, nicht mehr gegeben ist (Ganzkörperbelastung 0,4 rd/mCi, Milzbelastung 11,5 rd/mCI).
2. Durch die physiologische Speicherung markierter Leukozyten im RES der Milz, der Leber und des Knochenmarks ist die Beurteilung der meist nur geringen Aktivitätsanreicherung und auch ihre anatomische Zuordnung sehr schwierig. Durch die unterschiedlichen γ-Energien des ^{99m}Tc und des ^{111}In ist es dann möglich, am Tag nach der Applikation beider Radiopharmaka simultan das Knochen- und das Leukozytenszintigramm anzufertigen, so daß eine exakte anatomische Zuordnung der Leukozytenanreicherung möglich wird.

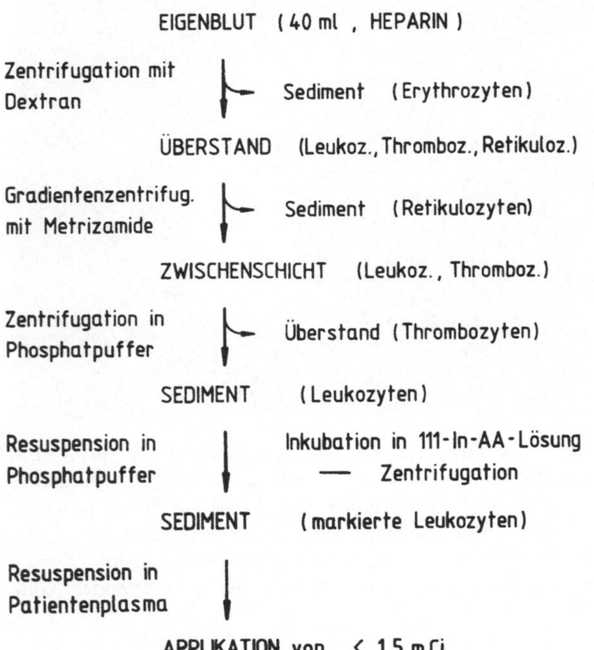

Schema 1. Vereinfachte Darstellung der selektiven Leukozytenmarkierung mit ^{111}In-Acetylaceton

$$
\text{LEUKOZYTEN-SZINTIGRAPHIE}
\begin{cases}
\text{POSITIV} \;-\; \begin{cases}
\text{GRANULOZYTÄRE ENTZÜNDUNG} \\
\text{AKTIVIERTE CHRON. OSTEOMYELITIS} \\
\text{AKUTE OSTEOMYELITIS} \\
\uparrow \\
\text{SUBAKUTE OSTEOMYELITIS} \\
\downarrow
\end{cases} \\[2em]
\text{NEGATIV} \;-\; \begin{cases}
\text{CHRONISCHE OSTEOMYELITIS} \\
\text{SPEZIFISCHE OSTEOMYELITIS} \\
\text{LYMPHOPLASMAZELL. ENTZÜNDUNG}
\end{cases}
\end{cases}
$$

Schema 2. Zu erwartende Befunde im Leukozytenszintigramm in Abhängigkeit von Entzündungsart und Aktivität

Lymphozyten sind erheblich strahlensensibler als Granulozyten, so daß für die Aktivitätsanreicherung im Szintigramm einen Tag nach Reinjektion der markierten Leukozyten überwiegend die Granulozyten verantwortlich sind [8]. Entsprechend werden bei der Leukozytenszintigraphie akute bzw. subakute Entzündungsprozesse mit überwiegend granulozytärer Entzündungsphase dargestellt. Chronische Entzündungen mit überwiegend lymphoplasmazellulärer Entzündungsphase bleiben dagegen negativ. Aufgrund dieser Pathomechanismen müssen negative Szintigramme bei chronischen – insbesondere spezfischen Entzündungen – als richtig negativ eingestuft werden (s. Schema 2). Infolgedessen ist auch bei diesen Erkrankungen eine Leukozytenszintigraphie zur differentialdiagnostischen Abklärung gegenüber einem neoplastischen Prozeß nicht indiziert.

In den letzten 5 Jahren wurden von uns bei 352 Patienten mit dem Verdacht auf einen entzündlichen Prozeß des Skelettes Leukozytenszintigramme angefertigt (Tabelle 1). Meistens handelte es sich hier um Patienten mit einer exogenen Osteomyelitis, bei denen ein akuter florider Schub ausgeschlossen werden sollte.

Tabelle 1. Ergebnisse der ^{111}In-Acetylaceton-Leukozytenszintigraphie und ^{99m}Tc-MDP-Skelettszintigraphie bei 352 Patienten mit Verdacht auf entzündlichen Prozeß des Haltungs- und Bewegungsapparates

Diagnose		Pat.-zahl	Positive Befunde	
			111-In-Leuko	99m-Tc-MDP
Osteomyelitis	akut	98	84	97
	chron.	80	5	77
Weichteilinfekt	akut	28	24	23
	chron.	11	2	10
Infekte Gesamt	akut	126	108	120
	chron.	91	7	87
Nichtbakt. Erkrankungen		135	23	112

n = 352

Ergebnisse

Die Auswertung des gesamten Krankengutes zeigte nicht nur eine hohe Spezifität, sondern auch eine hohe Sensitivität bei entsprechend hoher Treffsicherheit der Methode (Tabelle 2).

Werden nur die Patienten mit Verdacht auf eine Osteomyelitis ausgewertet, so zeigt sich ein deutliches Ansteigen sowohl der Spezifität, der Sensitivität und auch der Treffsicherheit auf über 90% (Tabelle 3). Im folgenden seien drei typische Beispiele von richtig positiven Leukozytenszintigrammen dargestellt:

Fallbeispiel 1: Richtig positives Leukozytenszintigramm (Abb. 3a) bei akuter hämatogener Osteomyelitis des linken distalen Oberschenkels. Die entsprechende Röntgenaufnahme (Abb. 3b) ist unauffällig.
Fallbeispiel 2: Ebenfalls richtig positiv zeigt sich das Leukozytenszintigramm (Abb. 4a) einer reaktivierten Infekt-Defekt-Pseudarthrose des rechten Unterschenkels (Abb. 4b). Im Defektbereich zeigt sich knochenszintigraphisch eine „cold lesion", der sich hier abspielende Entzündungsprozeß ist jedoch leukozytenszintigraphisch positiv.
Fallbeispiel 3: Es handelt sich um einen Patienten mit einer bakteriellen Arthritis des linken Kniegelenkes mit bis auf leichte Verkalkung im Bereich der Menisci unauffälligem Röntgenbefund (Abb. 5a). Sowohl das Knochen- als auch das Leukozytenszintigramm (Abb. 5b) sind positiv. Auffallend ist, daß in beiden Szintigrammen die Speicherung überwiegend im kapsulären Bereich zu finden ist.

Bei der Analyse der falschen szintigraphischen Befunde zeigte sich, daß falsch negative Befunde vorwiegend bei Patienten mit Verdacht auf einen akut entzündlichen Prozeß an der Wirbelsäule zu finden waren (10 von 30 Fällen). Da weder ein falsch positiver noch ein richtig positiver Befund hierbei erhoben werden konnte, ist den verbleibenden richtig negativen 20 Ergebnissen keine Bedeutung beizumessen.

Beispiel eines falsch negativen Befundes:

53jährige Patientin mit akuter unspezifischer Spondylitis LWK 3/4. Im Leukozytenszintigramm zeigt sich in entsprechender Höhe eine „cold lesion" (Abb. 6a), das Knochenszintigramm zeigt

Tabelle 2. Zuverlässigkeitskriterien für die ^{111}In-Acetylaceton-Leukozytenszintigraphie bezüglich des Gesamtkollektives (n = 352)

111-In-AA-Leukozytenszintigraphie	
Spezifität	87%
Sensitivität	86%
Treffsicherheit	86%

Tabelle 3. Zuverlässigkeitskriterien der ^{111}In-Acetylaceton-Leukozytenszintigraphie bei alleiniger Betrachtung von Osteomyeliditen (n = 178) und Weichteilinfekten (n = 39)

Leukozytenszintigraphie	Spezifität	Sensitivität	Treffsicherh.	$\frac{FN}{N}$	$\frac{FP}{P}$
Osteomyeliditen	93	94	94	7	6
Weichteilinfekte	80	89	86	27	8

Angaben in %

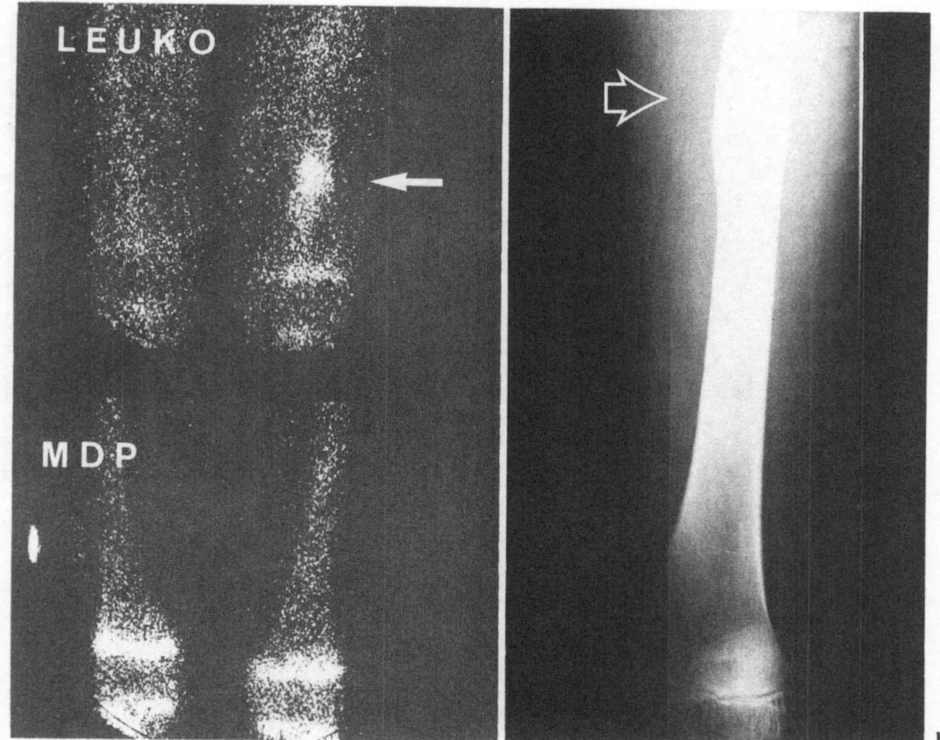

Abb. 3. **a** A.S., 17 J., männlich. Richtig positives Leukozytenszinigramm am distalen li. Femur *(Pfeil)* bei akuter hämatogener Osteomyelitis am li. distalen Oberschenkel. Das korrespondierende Knochenszintigramm zeigt eine vergleichsweise nur geringe Aktivitätsbelegung. **b** Unauffälliger Röntgenbefund des li. distalen Oberschenkels (Z. n. Oberschenkelfraktur, *Pfeil*)

eine vermehrte Aktivitätsbewegung in dem entsprechenden Areal. Im Röntgenbild läßt sich ein entsprechendes Korrelat mit Destruktion von Grund- und Deckplatten erkennen (Abb. 6b).

Aufgrund dieser eindeutigen Ergebnisse ist die Leukozytoenszintigraphie zur Diagnostik bakteriell entzündlicher Erkrankungen an der Wirbelsäule nicht geeignet.

Werden Spezifität, Sensivität und Treffsicherheit aus dem Kollektiv der von uns untersuchten Patienten unter Ausschluß der Wirbelsäulenerkrankungen erneut berechnet, ergibt sich eine deutliche Verbesserung (Tabelle 4).

Von besonderem klinischen Interesse sind die falsch positiven Befunde. Während wir bei einer vorausgegangenen Pilotstudie [6] solche Ergebnisse nicht fanden, lassen sich diese in dem jetzt größeren Krankengut nachweisen.

Am häufigsten wurden falsch positive Befunde bei Patienten des rheumatischen Formenkreises gefunden, und zwar bei 5 von insgesamt 10 Erkrankten.

Fallbeispiel 4: Akuter Schub einer Psoriasis-Arthritis im Bereich des linken Hand- sowie Kleinfingergrund- und Endgelenkes mit Destruktionen im Bereich des linken Kleinfingerendgelenkes (Abb. 7a). Das Knochen- sowie das Leukozytenszintigramm zeigen in den entsprechenden Arealen eine vermehrte Aktivitätsbelegung (Abb. 7b), zusätzlich eine vermehrte Aktivitäsbelegung im Daumenstrahl. Im weiteren Verlauf wurde kein Hinweis für einen bakteriell entzündlichen Prozeß

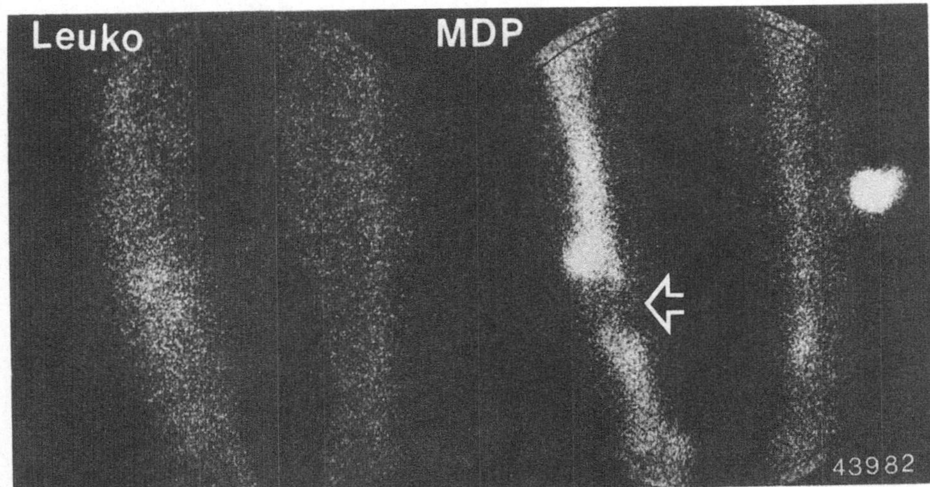

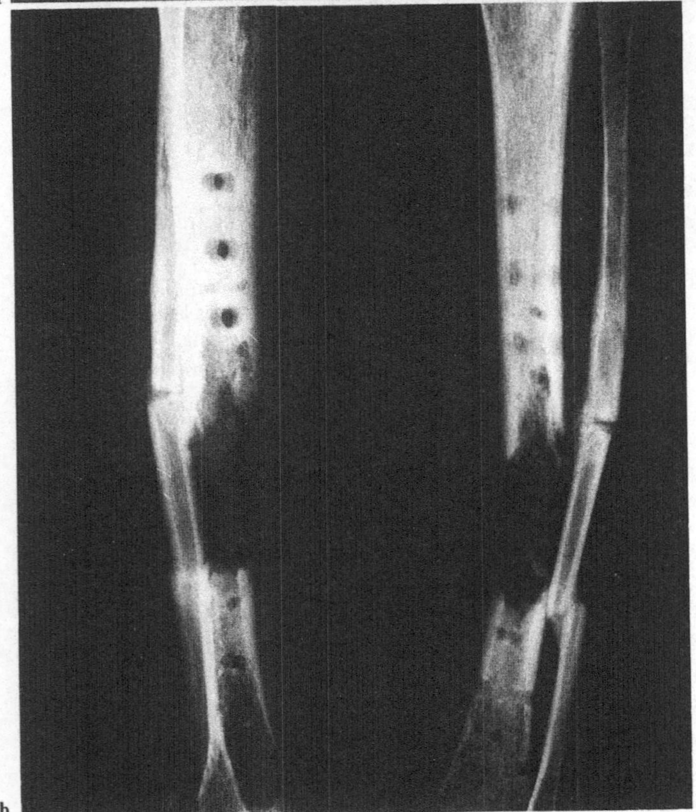

Abb. 4. **a** R. W., 41 J., männlich. Richtig positives Leukozytenszintigramm bei reaktivierter Infekt-Defekt-Pseudarthrose des re. Unterschenkels. Im Knochenszintigramm verminderte Aktivitätsbelegung im infizierten Pseudarthrosenspalt *(Pfeil).* **b** Röntgenbefund bei Infekt-Defekt Pseudarthrose des re. Unterschenkels

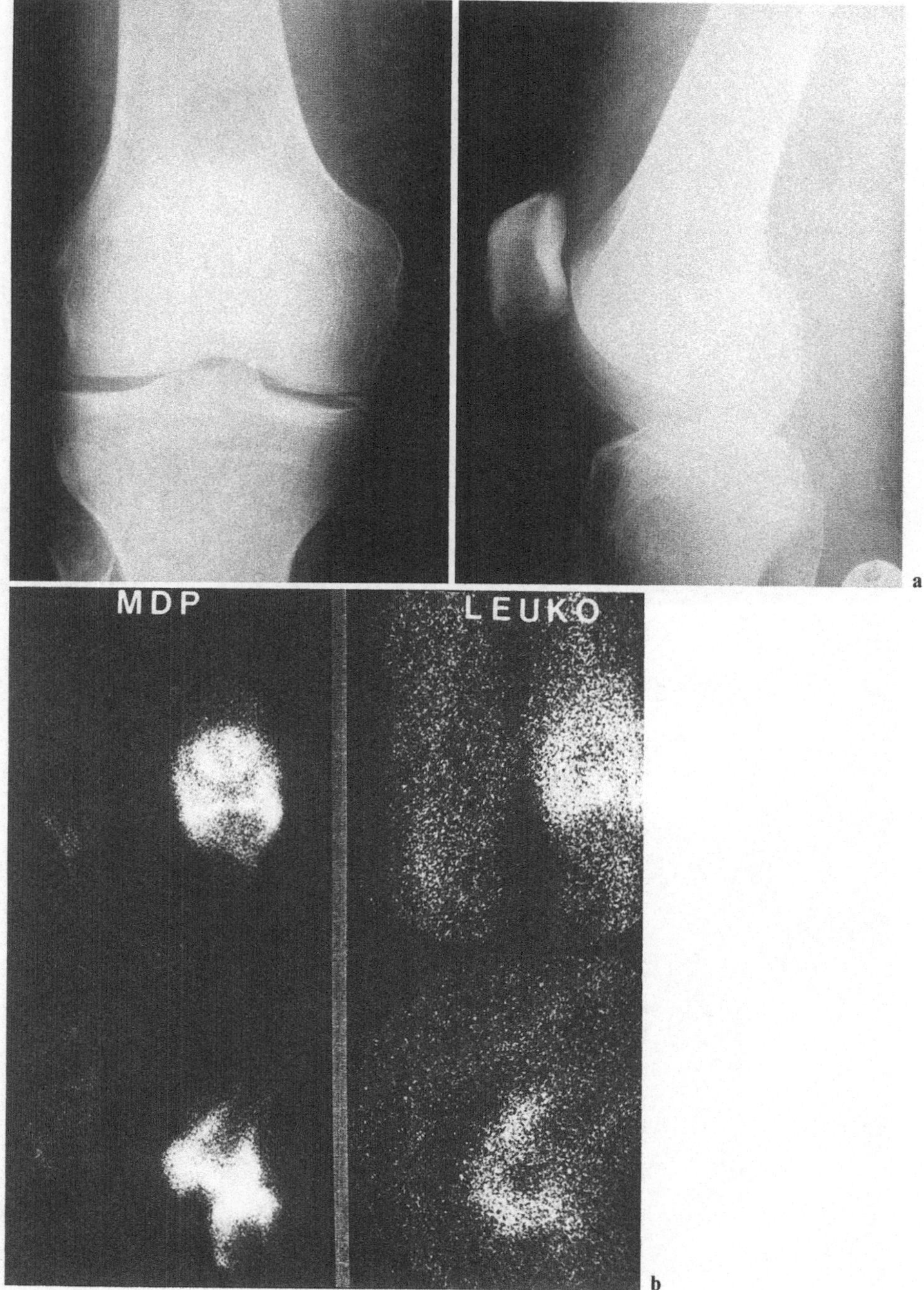

Abb. 5. **a** F. F., 56 J., männlich. Akute bakterielle Arthritis des li. Kniegelenkes mit unauffälligem röntgenologischen Befund bis auf leichte Verkalkung im Bereich der Menisci. **b** Positives Leukozyten- und Knochenszintigramm mit auffallender Aktivitätsbelegung im kapsulären Bereich, insbesondere im Leukozytenszintigramm

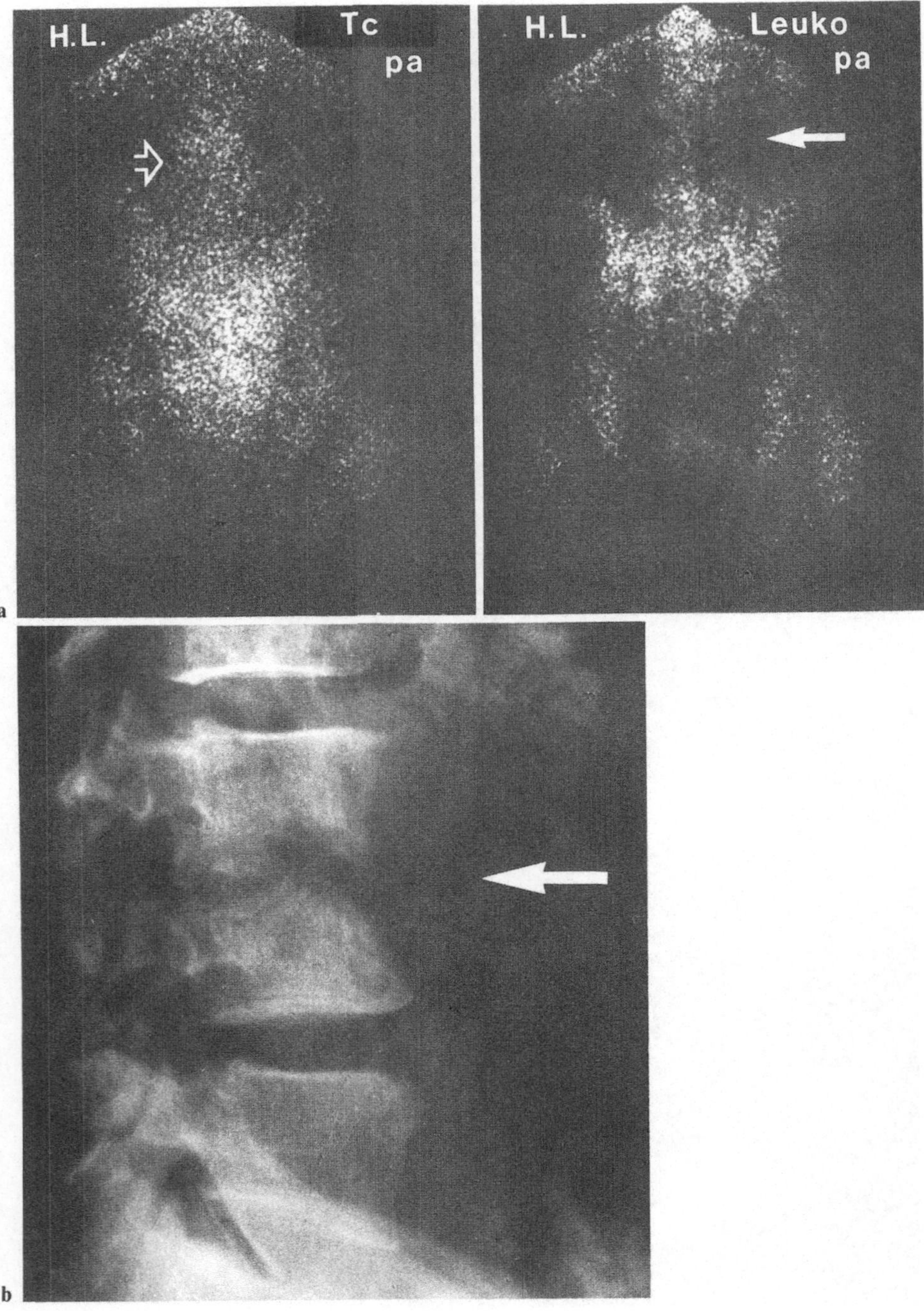

Abb. 6. **a** H. L., 53 J., weiblich. Schwach positives Knochenszintigramm bei akuter und unspezifi-scher Spondylitis LWK 3/4 *(Hohlpfeil).* Im Leukozytenszintigramm in entsprechender Höhe „cold lesion" *(Vollpfeil).* Das Leukozytenszintigramm ist als falsch negativ einzustufen. **b** Im Röntgen-bild für akute unspezifische Spondylitis typische Destruktion im Grund- und Deckplattenbereich von LWK 4 und 5 *(Pfeil)*

Tabelle 4. Zuverlässigkeitskriterien für die Leukozytenszintigraphie, berechnet anhand von 322 Untersuchungen unter Ausschluß der Wirbelsäulenerkrankungen

111-In-AA-Leukozytenszintigraphie (ohne Wirbelsäule)	
Spezifität	85%
Sensitivität	93%
Treffsicherheit	88%

in den korrespondierenden Gebieten gefunden. Das Leukozytenszintigramm ist demnach als falsch positiv zu werten, während die vermehrte Aktivitätsbewegung im Knochenszintigramm am klinisch unauffälligen linken Daumen ein bekanntes Phänomen darstellt [4].

Auch bei der differentialdiagnostischen Abklärung zwischen entzündlichen und neoplastischen Prozessen muß mit falsch positiven Befunden im Leukozytenszintigramm gerechnet werden. 24% der 17 untersuchten Tumoren ergaben ein falsch positives Leukozytenszintigramm.

Fallbeispiel 5: 46jähriger Patient mit einem Lymphom am linken Ellbogengelenk. Die Röntgenaufnahme (Abb. 8 a) zeigt einen unauffälligen Befund; das Leukozytenszintigramm zeigt eine vermehrte Aktivitätsbewegung in Höhe des linken Ellbogengelenkes (Abb. 8 b). Das Lymphom konnte bioptisch gesichert werden, Hinweise für akute bakterielle entzündliche Vorgänge fanden sich nicht. Das Leukozytenszintigramm ist demnach in diesem Fall als falsch positiv anzusehen.

Die 3. Gruppe, bei der vermehrt falsch positive Befunde auftraten, waren Patienten mit Endoprothesen. Ein Drittel der 29 Patienten mit positivem Befund von insgesamt 56 untersuchten Patienten waren im Leukozytenszintigramm falsch positiv. Bei der histologischen Untersuchung zeigte sich, daß es sich vorwiegend um mehr oder weniger ausgedehnte aggressive Granulome mit entsprechender Destruktion im angrenzenden Knochen handelte, oder aber um eine massiv hypertrophierende Neosynovialis.

Fallbeispiel 6: 67jährige Patientin, Implantatlockerung 2,5 Jahre nach endoprothetischem Hüftgelenksersatz links mit Lysezeichen im Bereich des linken Trochanter majors und des Pfannenlagers (Abb. 9 a). Im Leukozyten- und Knochenszintigramm vermehrte Aktivitätsbelegung an den oben beschriebenen Lysezonen (Abb. 9 b). Bei der operativen Revision zeigte sich ausgedehntes Granulationsgewebe am Trochanter major und im Pfannenbodenbereich. Entsprechend ist auch in diesem Falle der leukozytengraphische Befund als falsch positiv einzustufen.

Durch das Hervorheben der falsch positiven und falsch negativen Befunde soll nicht der Eindruck vermittelt werden, daß die Leukozytenszintigraphie bei der Abklärung akut entzündlicher Knochenprozesse ohne klinische Bedeutung ist. Eine Treffsicherheit von nahezu 90% belegt dies an dem untersuchten Krankengut eindeutig. Es sollte vielmehr darauf aufmerksam gemacht werden, bei welchen Erkrankungen Fehlinterpretationen besonders häufig möglich sind und bei welcher Fragestellung keine oder nur eine eingeschränkte Indikation zur Leukozytenszintigraphie gegeben ist.

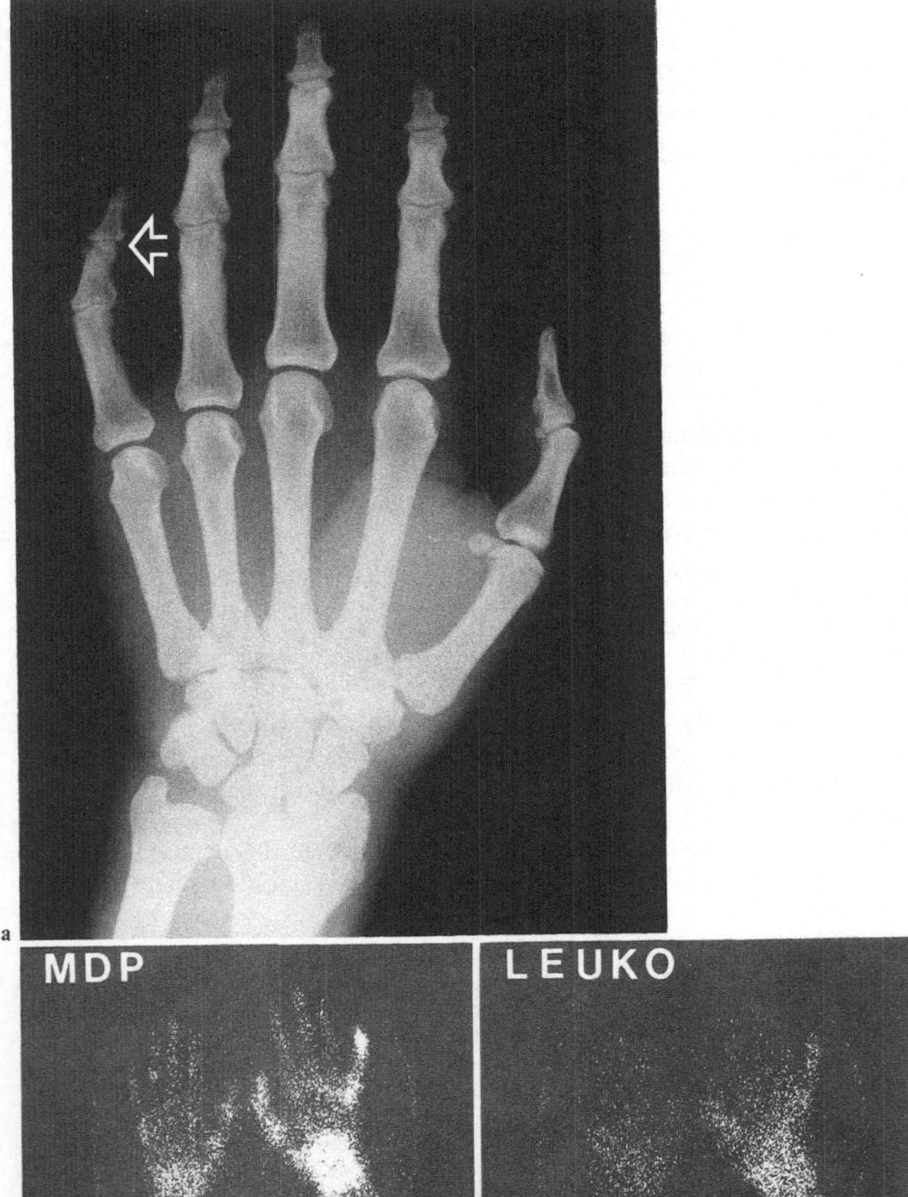

Abb. 7. a B. E., 45 J., männlich. Röntgenaufnahme der li. Hand bei akutem Schub einer Psoriasis-Arthritis mit Destruktion des Kleinfingerendgelenkes li. *(Pfeil)* **b** Falsch positiver leukozytenszintigraphischer Befund des li. Handgelenkes, Kleinfingers und Daumens (Leukozytenszintigraphie re. Bildhälfte, palmar dorsale Projektion). Linksseitig im Knochenszintirgramm korrespondierende Aktivitätsbelegung

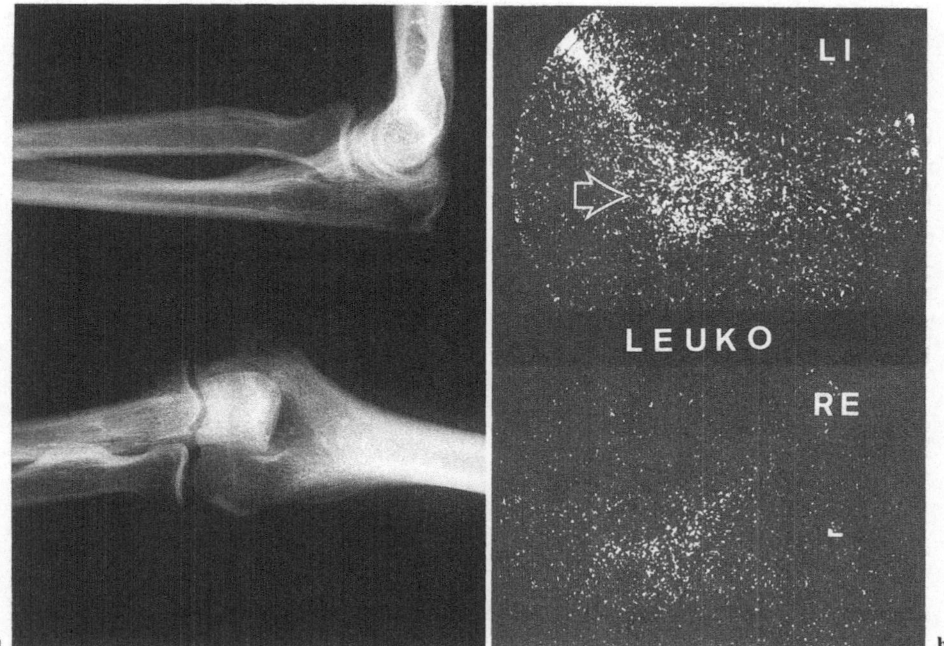

Abb. 8. **a** B. H., 46 J., männlich. Unauffälliger Röntgenbefund des li. Ellbogengelenkes bei Weichteillymphom in diesem Bereich infolge Haarzell-Leukämie. **b** Falsch positives Leukozytenszintigramm in Höhe des li. Ellbogengelenkes *(Pfeil)*

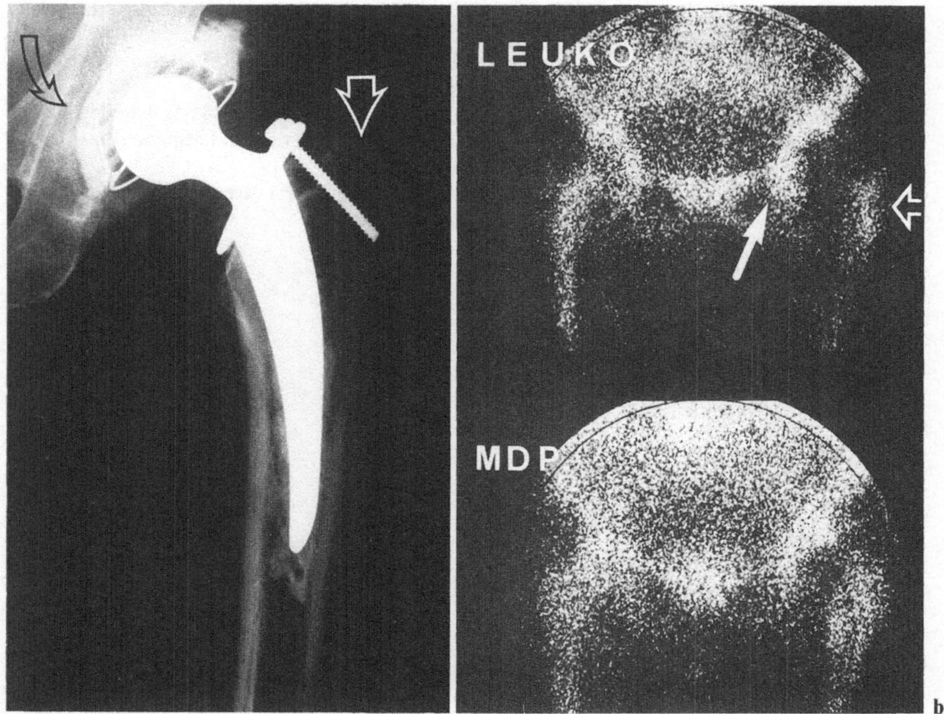

Abb. 9. **a** K. L., 67 J., weiblich. Hüftendoprothesenlockerung li. mit osteolytischen Veränderungen im Bereich des Trochanter major und des Pfannenlagers *(Pfeile)*. **b** Falsch positives Leukozytenszintigramm des li. Trochanter major *(Hohlpfeil)* und des Pfannenlagers *(Vollpfeil)*

Zusammenfassung

Die kombinierte Anwendung der ^{111}In-Acetylaceton-Eigenleukozytenszintigraphie mit der Skelettszintigraphie mit ^{99m}Tc-Polyphosphaten stellt eine wesentliche Bereicherung der Entzündungsdiagnostik am Haltungs- und Bewegungsapparat dar. Durch die Leukozytenszintigraphie können akut bakterielle entzündliche Prozesse dargestellt werden, chronische Prozesse bleiben negativ. Mögliche falsch positive Befunde bei rheumatischen Erkrankungen, Tumoren und Lockerungsprozessen von Endoprothesen müssen berücksichtigt werden, ebenso falsch negative Befunde bei akuten Prozessen am Achsenskelett.

Literatur

1. Ash JM, Gilday DL (1980) The futility of bone scanning in neonatal osteomyelitis: Concise communication. J Nucl Med 21: 417–420
2. Dreyer J, Georgi P (1972) Möglichkeiten und Grenzen der Skelettszintigraphie für die Orthopädie. In: Cotta H (Hrsg) Aktuelle Orthopädie. Thieme, Stuttgart, 21–58
3. Garnett ES, Cockshott WP, Jacobs J (1977) Classical acute osteomyelitis with a negative bone scan. Br J Radiol 50: 757–760
4. Hahn K, Thiers G, Eißner D, Holzmann H (1980) Skelettszintigraphische Befunde bei der Psoriasis. Nucl Med 19: 178–186
5. Jones DC, Cady RB (1981) „Cold" bone scans in acute osteomyelitis. J Bone Joint Surg [Br] 63: 376–378
6. Kaps H-P, Georgi P, Becker W (1985) Die 111-In-Leukozyten-Szintigraphie bei entzündlichen Erkrankungen des Haltungs- und Bewegungsapparates – erste Ergebnisse. Z Orthop 123: 880–888
7. Mahlstedt J, Schümichen C, Biersack HJ (1981) Skelettszintigraphie. In: Mahlstedt J (Hrsg) Methoden in der Nuklearmedizin. Giebler, Darmstadt
8. Segal AW, Deteix P, Garcia R, Tooth P, Zanelli GD, Allison AC (1978) 111-In labeling of leukocytes: A detrimental effect on neutrophil and lymphocyte function and improved method of cell labeling. J Nucl Med 19: 1238–1244
9. Sinn H, Silvester DJ (1979) Simplified cell labeling with Indium-111-Acetylacetone. Br J Radiol 52: 748–759

Maßnahmen zum Nachweis des Erregerspektrums

R. PLAUE

Grundsätzlich ist jeder unspezifische Erreger imstande, eine Knocheninfektion zu inszenieren, und es gibt kaum einen pathogenen Keim, der in der Literatur nicht schon als Osteomyelitiserreger Erwähnung gefunden hätte. Das Gros der Knocheninfekte wird jedoch durch wenige dominierende Bakterienarten verursacht.

Die akute Osteomyelitis beginnt in der Regel als Monoinfektion einer Erregerart. Das trifft vor allem auf die hämatogene Form zu, die seit Jahrzehnten ein kaum verändertes Keimspektrum aufweist. Es wird beherrscht von Staphylococcus aureus mit einer Häufigkeit von rund 90%. Die restlichen 10% verteilen sich auf Streptokokken, Pneumokokken, Haemophilus influenzae und (seltener) Enterokokken oder Escherichia coli. Bei den Primärerregern der hämatogenen Osteomyelitis handelt es sich also fast ausschließlich um grampostive Kokken (Tabelle 1).

Der häufigere, exogene Infektionsweg bedingt einen Keimkontakt, der in Qualität und Quantität naturgemäß stark variiert. Auch hier herrscht Staphylococcus aureus mit einer Beteiligung von 70–80% als Primärerreger vor. Allerdings sind unter den übrigen 20–30% in erheblichem Umfange gramnegative Keime wie Pseudomonas aeruginosa, Proteus und Escherichia coli vertreten. Bei massiver, direkter Kontamination muß auch primär mit Mischpopulationen gerechnet werden (Tabelle 2).

Jede länger andauernde, besonders natürlich die endgültig chronisch gewordene Osteomyelitis ist durch die Superinfektion von außen bedroht. Offene Wun-

Tabelle 1. Erregerspektrum der akuten hämatogenen Osteomyelitis

Vorherrschend:
Staph. aureus mit etwa 90%
Rest:
Streptokokken, Pneumokokken, Haemophilus influenzae und (seltener) Enterokokken oder Coli
Primär regelmäßig Monoinfektion!

Tabelle 2. Erregerspektrum der akuten exogenen Osteomyelitis

Vorherrschend:
Staph. aureus mit 70–80%

Rest:
Pseudomonas aeruginosa, Proteus, Coli und zahlreiche andere

Auch primäre Mischinfektionen!

Knochen- und Gelenkinfektionen
Herausgegeben von H. Cotta und A. Braun
© Springer-Verlag Berlin Heidelberg 1988

den, Fisteln, aber auch Drainagesysteme und operative Freilegungen bieten Sekundärkeimen Gelegenheit, sich im Knochen anzusiedeln. Das Ergebnis sind Mischpopulationen von zwei und mehr Erregerarten. Der Anteil der Mischinfektionen ist deshalb im sekundär-chronischen Stadium der Osteomyelitis deutlich höher als im akuten. Im Krankengut der Orthopädischen Universitätsklinik Heidelberg-Schlierbach der Jahre 1954–1968 lagen etwa in einem Drittel der Fälle Mischpopulationen vor, wobei Infekte exogener Genese stärker beteiligt waren als hämatogen entstandene. Ähnliche Angaben finden sich durchgehend in der Literatur.

Die Neubesiedlung mit Sekundärkeimen führt zu einer Zurückdrängung der ursprünglichen Erreger im bakteriologischen Erscheinungsbild der chronischen Osteomyelitis. In erster Linie sind die als Primärerreger führenden Staphylokokken betroffen, die auf einen Anteil von 50% und weniger reduziert sein können. Unter den nachrückenden Keimen steht Pseudomonas aeruginosa ganz vorn (Tabelle 3).

Diese Tendenz wurde gegen Ende der 60er Jahre besonders deutlich. Als Ursache ist der Selektionsdruck einer noch vorwiegend gegen grampositive Erreger wirksamen Antibiotikatherapie diskutiert worden. Auch der damals generell üblichen Dauerspüldrainage wurde eine selektierende Wirkung zugeschrieben. Inzwischen ist die Entwicklung der Osteomyelitisbehandlung weitergegangen, ohne daß ein entsprechender Rückgang der Pseudomonasinfektionen erkennbar geworden wäre.

Das skizzierte Bild der mikrobiologischen Ausgangssituation ist bewußt allgemein gehalten und soll nur noch in einem Punkt ergänzt werden: es geht um die Anaerobier, die zunehmend in Verdacht geraten sind, Knocheninfektionen zu verursachen. Einzelbeobachtungen reichen bis in die 30er Jahre zurück, größere Nachweisserien sind aber erst in den letzten beiden Jahrzehnten mitgeteilt worden. In Deutschland hat vor allem Lodenkämper immer wieder davor gewarnt, die Rolle der Anaerobier als Osteomyelitiserreger zu unterschätzen.

Die pathognomonische Bedeutung der Anaerobier ist durch Infektionen auf dem Gebiet der Kiefer-, Thorax- und Abdominalchirurgie sowie der Gynäkologie hinreichend belegt – vom Gasbrand einmal ganz abgesehen. Zweifellos sind anaerobe Keime auch in der Lage, allein und nicht etwa nur im Zusammenwirken mit Aerobiern Knocheninfektionen in Gang zu setzen. Das ergibt sich aus der Erfahrung, daß im Rahmen einer reinen Anaerobiersepsis auch metastatische Knochenabszesse auftreten können [3].

Lodenkämper und Rühlke [1] haben an einem umfangreichen Krankengut von Osteomyelitispatienten eine Anaerobierbeteiligung von mehr als 10% nachgewiesen. Andere Autoren haben z.T. niedrigere Zahlen publiziert. In einer neueren Arbeit hat K. H. Müller [2] einen Prozentsatz von immerhin 7% mitgeteilt. Dennoch ist die Rolle der Anaerobier in der Pathogenese der Osteomyelitis keineswegs klar. Es scheint, daß sich Osteomyelitisfälle mit Anaerobierflora im klinischen Verlauf nicht von den übrigen unterscheiden. Inwieweit die Anaerobier hier über ihre Saprophytenrolle hinauswachsen, ist schwer zu sagen. Auch das Großexperiment der PMMA-Ketten-Therapie, die selektiv gegen Aerobier gerichtet ist, hat hier noch keine eindeutige Klärung gebracht.

Bis das Gegenteil bewiesen ist, bleiben die Anaerobier im Verdacht, neben den Aerobiern eine gleichberechtigte Rolle als Osteomyelitiserreger zu spielen. Es

Tabelle 3. Erregerspektrum der sekundär-chronischen Osteomyelitis

Vorherrschend: Staph. aureus mit etwa 50%
Rest: Vor allem Pseudomonas aeruginosa und andere gramnegative Keime wie Proteusstämme und Coli
Rund ein Drittel Mischinfektionen!

Tabelle 4. Zeitlicher Ablauf der kulturellen Erregerdiagnostik

Aerobier	Anaerobier
1. Mikroskopischer Erregernachweis	
Nach Inkubation von 24 h	Nach Inkubation von 1 Woche
2. Ansetzen des Antibiogramms	
Nach Vermehrung der Keime über weitere 24 h	Nach Vermehrung der Keime über weitere 48 h
3. Ergebnis des Antibiogramms	
24 h nach Ansetzen	48 h nach Ansetzen

wäre daher nur logisch, die Erregersuche routinemäßig auf den anaeroben Bereich auszudehnen. Damit könnten auch die epidemiologischen Erkenntnisse über das Vorkommen der Anaerobier bei der Osteomyelitis auf eine breitere Basis gestellt werden, was dringend zu wünschen wäre. Aus Kostengründen wird sich diese Maximalforderung noch nicht überall durchsetzen lassen. Als sofort realisierbare Minimallösung muß deshalb die elektive Anaerobierdiagnostik empfohlen werden. Sie sollte alle Osteomyelitispatienten einschließen, die ernstlich prädisponiert sind und bei denen Verdachtsmomente vorliegen.

Anaerobier gehen, wie der Name sagt, bei Sauerstoffkontakt zugrunde. Probenentnahme, Transport und Anzüchtung machen entsprechende Vorsichtsmaßregeln erforderlich. Das Material wird unmittelbar nach der Entnahme in ein spezielles Transportmedium gegeben. Von der Industrie wird heute eine Reihe anaerober Transportsysteme angeboten. Trotz Verwendung solcher anaeroben Systeme ist Eile geboten. Transport durch Boten und alsbaldige labortechnische Verarbeitung der Proben sind ratsam, wenn die Anzüchtung der empfindlichen Anaerobier gelingen soll. Die Probenanlieferung ist nach Möglichkeit mit dem Bakteriologen abzusprechen.

Überhaupt profitiert der Kliniker von einem guten Kontakt zum Bakteriologen. Häufig kann die angezüchtete Erregerart schon sehr bald telefonisch in Erfahrung gebracht werden, während das Antibiogramm und die schriftliche Mitteilung natürlich mehr Zeit beanspruchen. Wertvolle Vorabinformationen liefert auch – und gerade bei Verdacht auf Anaerobierbefall – ein Direktpräparat nach Gram (Tabelle 4).

Das Erregermosaik der Osteomyelitis ist trotz erkennbarer Regeln wechselvoll. Die damit vorgegebene Variationsbreite natürlicher, artspezifischer Resistenzeigenschaften und die Fähigkeit der Keime zu sekundärer Resistenzentwicklung schränken den Wert jeder ungezielten Antibiotikatherapie ein. Nur eine genau auf die jeweilige Keimflora abgestimmte Antibiotikamedikation verspricht sichere pharmakodynamische Wirkung. Die Erreger- und Resistenzbestimmung rückt damit in eine diagnostische Schlüsselposition, denn systemisch und lokal angewendete Antibiotika haben inzwischen einen festen Platz in der Osteomyelitisbehandlung.

Besondere Bedeutung kommt der Erregerbestimmung bei der akuten hämatogenen Osteomyelitis der Kinder und Jugendlichen zu, weil dies die einzige Osteomyelitisform ist, wo Antibiotika eine kurative Wirkung entfalten können. Als Sofortmaßnahme und ehe mit der Antibiotikamedikation begonnen wird, ist mehrmals in Intervallen von 20–30 min Blut für Erregerkulturen abzunehmen. Lokalisierbare Eiteransammlungen in subperiostalen Abszessen oder Gelenken werden punktiert. Übrigens lassen sich auch tiefgelegene, stammnahe Prozesse heute im Computertomogramm räumlich gut darstellen. Das Punktat wird für ein Direktpräparat nach Gram und natürlich zur Anzüchtung verwendet.

Weiterhin sollte jede operative Gelegenheit genutzt werden, infektiöses Material für eine Erregerbestimmung zu gewinnen. Bei postoperativ fortbestehender Sekretion sind Kontrollen aus dem Sekret in 1- bis 2wöchigen Abständen erforderlich, um Superinfektionen und Resistenzentwicklung zu erfassen. Auf der Basis der eingehenden Befunde kann die notgedrungen ungezielt begonnene Antibiotikamedikation frühzeitig durch eine gezielte Therapie ersetzt und diese fortlaufend der Resistenzsituation angepaßt werden (Tabelle 5).

Die akute exogene Form der Osteomyelitis ist nicht zwangsläufig mit einer Bakteriämie verbunden. Die Chancen einer Erregerbestimmung aus dem strömenden Blut sind gering. Nur bei septischer Temperaturcharakteristik ist ein Versuch gerechtfertigt. Dafür ist der Ort der Infektion in aller Regel gut bekannt. Material für Abstriche und Kulturen steht in Form von Wundsekret zur Verfügung oder kann durch direkte Punktion des Infektionsherdes gewonnen werden. Spätestens bietet die operative Revision, die in diesen Fällen nicht hinausgezögert werden darf, Gelegenheit, Proben zu entnehmen. Wie bei der hämatogenen Osteomyelitis

Tabelle 5.   Akute hämotogene Osteomyelitis

Bakteriologische Diagnostik	Antibiotikatherapie
1) Mehrere Blutentnahmen für Kulturen	Keine
2) Sofern möglich: Gewinnung von Eiter durch Punktion a) Ausstrich b) Kultur	Beginn sofort nach Primärdiagnostik: ungezielt, hochdosiert, intravenös!
3) Abstrichergebnis	⟶ Überprüfung
4) Kulturergebnis	⟶ Überprüfung
5) Antibiogramm	⟶ Gezielte Therapie
6) Antibiogrammkontrollen OP-Material! (solange Material anfällt)	⟶ Überprüfung und ggf. Umsetzen der Therapie (Dauer 4–6 Wochen)

sind weitere Kontrollen aus dem Sekret notwendig, wenn der Infekt nicht im ersten Anlauf saniert werden kann (Tabelle 6).

Während die akute Osteomyelitis, jedenfalls die hämatogene Form, einen raschen Einsatz der Antibiotika erfordert, fehlt bei der chronisch gewordenen Osteomylitis gewöhnlich jeder Zeitdruck. Die Aufgabe der Antibiotika besteht hier vor allem in einer Abschirmung der eigentlichen operativen Therapie. Da es sich überwiegend um Wahleingriffe handelt, die bevorzugt im entzündungsfreien Intervall durchgeführt werden, kann die Anzüchtung der Keime aus dem Fistelsekret ohne Nachteil abgewartet werden (Tabelle 7).

In jedem Fall sollte aber anläßlich der Operation noch einmal aus der Tiefe des osteomyelitischen Herdes Untersuchungsmaterial sichergestellt werden. Es kommt nämlich vor, daß Infektionszentrum und äußeres Fistelsystem unterschiedliche Keime beherbergen. Im Inneren werden u. U. noch Reinkulturen der Primärerreger angetroffen, während die äußeren Fistelgänge ausschließlich von Sekundärerregern besiedelt sind. Im Fistelsekret werden oft nur die letzteren nachgewiesen.

Tabelle 6. Akute exogene Osteomyelitis

Bakteriologische Diagnostik	Antibiotikatherapie
1) Wundsekret a) Ausstrich b) Kultur	Keine
2) Punktion des Wundgebiets a) Ausstrich b) Kultur	
3) Blutentnahmen für Kulturen (bei septischen Temperaturen)	Beginn nach Primärdiagnostik: ungezielt, hochdosiert, intravenös
4) Abstrichergebnis	⟶ Überprüfung
5) Kulturergebnis	⟶ Überprüfung
6) Antibiogramm	⟶ Gezielte Therapie

7) Antibiogrammkontrollen
   OP-Material!
   (solange Material anfällt)
	Überprüfung und ggf. Umsetzen der Therapie
	(bis zur Entfieberung)

Tabelle 7. Sekundär-chronische Osteomyelitis

Bakteriologische Diagnostik	Antibiotikatherapie
1) Fistelsekret, mehrere Entnahmen in täglichen Abständen	Keine

2) Kulturergebnis
3) Antibiogramm
4) Antibiogramm-Kontrollen:
   a) OP-Material
   b) Drainageflüssigkeit
   (solange Material anfällt)
	Beginn unmittelbar präoperativ: Gezielt, hochdosiert, intravenös.
	⟶ Überprüfung
	⟶ Überprüfung
	ggf. Umsetzen der Therapie (bis zur Entfieberung)

Tabelle 8. Fehlerquellen nach Materialentnahme zur bakteriologischen Untersuchung

Fehlerquellen	Konsequenzen
Unzureichende Auswahl des Untersuchungsmaterials	Kritische Nutzung des verfügbaren Gesamtmaterials. Entnahme mehrerer Proben
Fehlerhafte Entnahmetechnik	Strikte Einhaltung der Asepsis. Entnahme nur durch den Arzt
Ungeeignete Aufbewahrung der Proben bis zur bakteriologischen Verarbeitung	Keine Zwischenlagerung. Verwendung einwandfreier Transportsysteme. Unmittelbaren Transport zum Untersucher anstreben

Eine Ausnahme bilden akute Entzündungsschübe der chronischen Osteomyelitis, bei denen eine Verhaltung, d.h. Abszeßbildung vorliegt. In solchen Fällen zielt die operative Taktik zunächst nur auf Entlastung und nicht auf endgültige Sanierung ab. Hinsichtlich der mikrobiologischen Diagnostik und Antibiotikaanwendung gelten die gleichen Regeln wie bei der akuten Erstinfektion.

Grundelement und Ausgangspunkt aller Informationen über das Erregerspektrum ist die einzelne, am Kranken gewonnene Materialprobe. Fehler im Umgang mit dem Material übertragen sich auf das bakteriologische Untersuchungsergebnis. Deshalb sei abschließend noch einmal an einige Fehlerquellen erinnert und an die Sorgfaltspflicht, die wir Kliniker in dieser Angelegenheit anzuerkennen haben (Tabelle 8).

Literatur

1. Lodenkämper H, Rühlke U (1974) Erreger und Resistenz: Anaerobier. In: Plaue R (Hrsg) Die Behandlung der sekundär-chronischen Osteomyelitis. Bücherei der Orthopädie, Bd 13. Enke, Stuttgart, S 37
2. Müller KH (1980) Der Stellenwert anaerober Keime bei der Osteomyelitis. Unfallheilkunde 83: 123–126
3. Plaue R (1974) Erreger und Resistenz: Anaerobier. In: Plaue R (Hrsg) Die Behandlung der sekundär-chronischen Osteomyelitis. Bücherei der Orthopädie, Bd 13. Enke, Stuttgart, S 19

Wirbelpunktionen bei Spondylitis

R. Lücke, M. D. Cserhati und A. Braun

Einleitung

Die diagnostische Punktion von Weichteilorganen hat eine sehr alte Vergangenheit, so daß die Feinnadelpunktionen der Leber, der Milz, der Nieren, der Drüsen und der metastasenverdächtigen Lungenherde heute unter Zuhilfenahme der Ultraschalltechnik eine Routine geworden sind. Ganz zwangsläufig hat sich durch diese Kleinstgewebeentnahme die Zytologie zu einem eigenen Fachgebiet entwikkelt. Der diagnostischen Punktion des knöchernen Skelettes, insbesondere auch der Wirbelsäule, haftet in der einschlägigen Literatur eine andauernde Kontroverse an [1, 3, 4, 6, 10, 14].

Die perkutane Punktionsbiopsie des Knochens weist im Gegensatz zur Feinnadelbiopsie der weichen Organe einige Probleme auf, wodurch gerade auch in Deutschland die Methode bis vor kurzem nur wenig verbreitet war. Die Problematik hängt ursächlich mit dem histomorphologischen Aufbau des spongiösen Knochens zusammen, der von einem bunten Gemisch an verschiedenen Gewebsarten mit hoher Bereitschaft zur Regeneration durchsetzt ist. In einer ersten Veröffentlichung hat Cserhati [2] bereits darauf hingewiesen.

Diese oben bezeichnete Bereitschaft zur Regeneration, zusammen mit der Umbaufreudigkeit des biomechanisch überaus empfindlicheren spongiösen Knochens, weist einen rasch einsetzenden reaktiven Abwehr- bzw. Reparationsvorgang bei entzündlichen oder tumorösen Prozessen auf. Die Folge ist, daß sich Kallusgewebe mit raschem Übergang von fibrösem zu knorpeligem und schließlich knöchernem Kallus bildet. Eine Randsklerose ist der Ausdruck eines Abkapselungsvorganges um den Prozeß herum. Der raschen Besiedelung der Markräume von Makro- und Mikrophagen bei Entzündungen sowie Immunzellen folgen fibröse und histiozytäre Elemente im Sinne einer meist angiomatösen Fasermarkbildung. Es ist demnach nicht verwunderlich, wenn sich das Normale mit dem Pathologischen unter dem Mikroskop nebeneinander präsentiert. Diese Tatsache ist gerade bei den entzündlichen Veränderungen der spongiösen Knochen besonders augenfällig. Berücksichtigt man noch die überaus schwierige morphologische Differentialdiagnostik der primären und sekundären Knochengeschwülste, neben denjenigen der entzündlichen Knochenveränderungen, so wird es verständlich, daß eine alles berücksichtigende, klare histologische Diagnose nur von den erfahrensten Knochenpathologen zu erwarten ist. Dies gilt insbesondere für die Beurteilung von Kleinstgewebsstücken, wie bei einem mit Punktion aus dem Knochen entnommenen Biopsiematerial. Dementsprechend ist die allgemeingültige Forderung der Pathologen, bei Knochenbiopsien ein möglichst großes, repräsentatives Gewe-

Knochen- und Gelenkinfektionen
Herausgegeben von H. Cotta und A. Braun
© Springer-Verlag Berlin Heidelberg 1988

bestück zu entnehmen, zwar verständlich, jedoch nicht immer erfüllbar. Dies bekräftigt auch die Notwendigkeit einer engen Zusammenarbeit zwischen Operateur und Pathologen mit klarer Fragestellung einschließlich Röntgenbild, da Art und Weise der Einbettung und Fixation des Materials die histomophologische Beurteilung beeinflußt. Mit der nachfolgend dargelegten Technik unserer Stanzbiopsie lassen sich mühelos zur gleichen Zeit zwei oder mehrere Gewebszylinder aus einem Wirbelkörper entnehmen. Damit versuchen wir, die diagnostische Aussagewahrscheinlichkeit zu verbessern. Hinzu kommt noch, daß sich Artefakte mit einer sorgfältigen Präparation und mit einer speziellen Einbettungstechnik weitgehend vermeiden lassen.

Bei der Punktion schwer zugänglicher Knochenabschnitte, wie z. B. bei der Wirbelsäule, ist eine subtile Punktionstechnik unerläßlich. Nur eine sorgfältig eingeübte Punktionstechnik kann die Treffsicherheit, die davon abhängige Diagnosesicherung und das schonende risikoarme Vorgehen garantieren.

Welchen Stellenwert hat die Punktionsbiopsie im Rahmen der Gesamtdiagnostik?

Bei Verdacht auf Spondylitis geht eine allgemeine Entzündungsdiagnostik einer Wirbelpunktion voraus. Die allgemeingültigen diagnostischen Möglichkeiten und deren Grenzen sollen im folgenden zusammengefaßt werden.

Eindeutig klinische Frühzeichen der Spondylitis findet man nicht, so daß nur allgemeine Entzündungszeichen, wie Fieber, Nachtschweiß, Appetitlosigkeit und Gewichtsverlust erste klinische Symptome geben. Im weiteren Verlauf können Herdsymptome, wie lokalisierter Schmerz der Wirbelsäule, segmentaler Stauchungs- und Klopfschmerz, Bewegungseinschränkungen und neurologische Störungen auftreten. Bei den Laborparametern kommt der Blutsenkungsgeschwindigkeit (BSG) eine besondere Bedeutung zu, vor allem auch bei der Verlaufsbeobachtung des Krankheitsgeschehens. Bakteriologische und serologische Untersuchungen sind im Rahmen der Erregerdiagnostik wichtig, ein eindeutiger Erregernachweis gelingt jedoch nur selten. Tine-Test und Tuberkulinproben können richtungsweisend sein und gehören zur allgemeinen Labordiagnostik.

Das wohl wichtigste diagnostische Verfahren bei Spondylitisverdacht stellt die Röntgenbeurteilung dar, wobei die Tomographie häufig früher und eindeutiger Veränderungen der Wirbelsäule zeigen als Übersichtsaufnahmen. Die Frühphase der Erkrankung, vor allem bei der Spondylitis tuberculosa, entgeht jedoch der Röntgendiagnostik, da erst nach Wochen oder Monaten erste röntgenologische Veränderungen manifest werden.

Die Knochenszintigraphie vermag hier das entzündliche Geschehen früher sichtbar zu machen und ist darüber hinaus auch zur Beurteilung des Verlaufes bzw. der Ausheilung von großer Wichtigkeit. Weitere bildgebende Verfahren, wie Computertomographie und Myelographie, stehen bei besonderen Fragestellungen (Abszeßbildungen, Sequester bzw. neurologische Ausfälle) zur Verfügung.

Trotz aller diagnostischer Möglichkeiten fehlt jedoch oft der Erregernachweis, und somit unterbleibt eine gezielte Therapie.

In der Punktionsbiopsie des Wirbelkörpers bei Spondylitisverdacht sehen wir ein ergänzendes diagnostisches Untersuchungsverfahren, um zusätzlich die Möglichkeit eines direkten Keimnachweises zu erbringen. Somit kann das Punktionsergebnis den klinischen Verdacht bestätigen bzw. festigen, es können richtungsweisende neue diagnostische Aspekte gewonnen werden, die die Therapie entscheidend beeinflussen.

Bei manchen Prozessen im Bereich der Wirbelsäule drängt sich die offene Biopsie und eine gleichzeitige operative Sanierung auf, wobei jedoch die vorausgegangene Punktion dies nicht verhindert oder erschwert. Eine frühzeitige Diagnosesicherung ermöglicht eine entsprechende Vorbehandlung und kann damit das Ergebnis günstig beeinflussen sowie die Indikation zum operativen Vorgehen bestätigen.

Bei der Möglichkeit einer histologischen und bakteriologischen Diagnostik durch Punktion lassen sich Entzündungsformen abgrenzen (hämatogene Spondylitis und Spondylodiszitis, Spondylitis tuberculosa, rheumatische Spondylitiden). Die Indikation der Punktion zur Diagnostik primärer und sekundärer Tumoren, aber auch degenerativer Wirbelerkrankungen, soll der Vollständigkeit halber erwähnt werden.

Diese Überlegungen haben schon Martin u. Stewart [6] in den 30er Jahren und nachfolgend weitere Autoren [7-10, 15] bewogen, die Punktionsbiopsie der Wirbelkörper in die Diagnostik aufzunehmen und zu verbessern. Daraus ergeben sich wichtige Richtlinien für die konservative oder operative Therapie.

Die meiste Erfahrung haben Valls, Ottolenghi und Schajowicz aus dem Italian Hospital in Buenos Aires. Schon 1976 berichtete Schajowicz [12] über 7165 Biopsiepunktionen, darunter 1900 Wirbelkörperpunktionen über einen Zeitraum von 33 Jahren. Neuere Veröffentlichungen belegen, daß inzwischen weit über 8500 Biopsiepunktionen mit annähernd 3000 Wirbelkörperpunktionen von dieser Gruppe durchgeführt wurden [11, 13, 16, 17, 18].

Durch persönlichen Kontakt zu Schajowicz studierte Cserhati 1976 diese Punktionstechnik, modifizierte das Instrumentarium und führte die Punktionsbiopsie der Wirbelsäule in die Orthopädische Universitätsklinik Balgrist-Zürich ein. Durch den Gedankenaustausch zwischen der Orthopädischen Universitätsklinik Balgrist-Zürich und der Orthopädischen Universitätsklinik Heidelberg wurde das von Cserhati modifizierte Verfahren an der Heidelberger Klinik eingeführt.

Instrumentarium und Methodik

Das von Cserhati entwickelte Instrumentarium zur Wirbelkörperpunktion wird nachfolgend beschrieben: Die Punktionskanüle von 2 mm Innendurchmesser aus gehärtetem rostfreiem Stahl besitzt an der Spitze vier scharfe Schneidezähne. Diese ermöglichen bei Rechtsdrehung ein Fräsen in den Knochen (Abb. 1). Am anderen Ende der 20 cm langen Kanüle ist ein Speziallueransatz befestigt. Damit läßt sich die Kanüle mühelos zwischen Daumen und Zeigefingerkuppe drehen. Am Lueransatz läßt sich eine Aspirationsspritze anschließen. Über einen kräftigen Kirschner-Draht wird die Kanüle geführt. Ein stumpfer Mandrin dient zum Ausstoßen der entnommenen Gewebszylinder. Um das Festklemmen und dadurch die unangenehme Stauchung des Gewebes zu vermeiden, sind die Schneidezähne der Kanüle neuerdings leicht nach innen geschränkt.

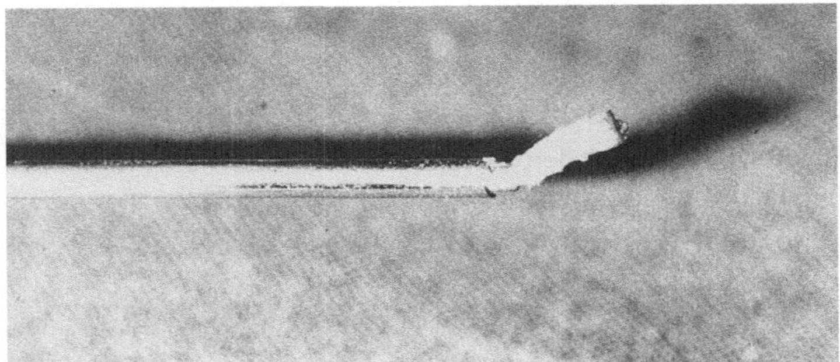

Abb. 1. Spitze der Punktionsbohrkanüle mit spezieller Verzahnung und dem ausgestoßenen Gewebszylinder

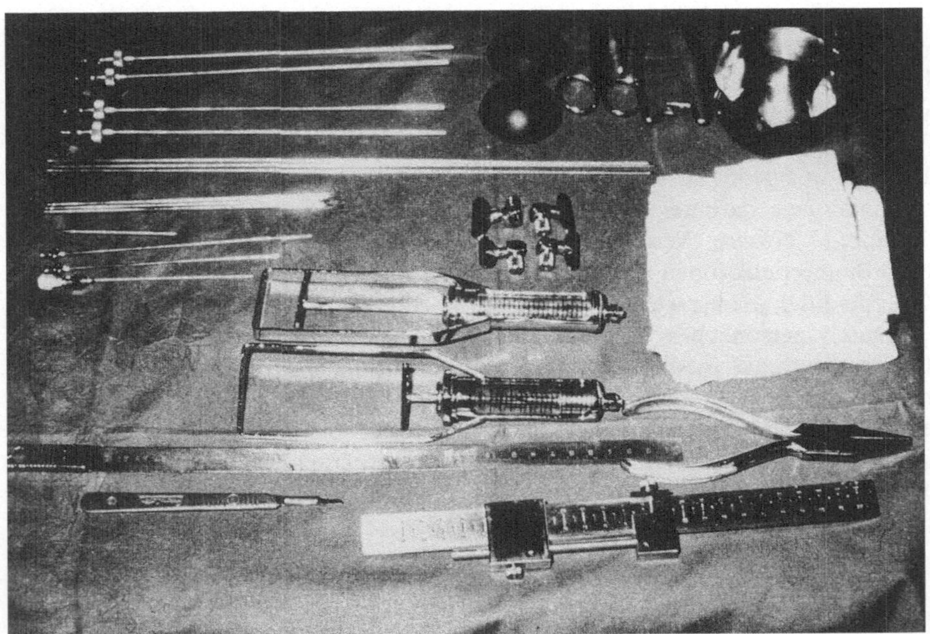

Abb. 2. Das Punktionsinstrumentarium mit dem Führungsmeßgerät (im Vordergrund)

Das Führungsgerät (Abb. 2 und Abb. 5) besteht aus einem Querbalken mit Millimetereinteilung, auf welchem ein Schlitten, links oder rechts anwendbar, mit einem Führungskanal für die Kanüle aufgesetzt wird. Der Führungskanal steht im 55°-Winkel zur Ebene des Schlittens bzw. 35°-Winkel zur Vertikalebene des Patienten. Ein in den Querbalken eingesetzter Metallbolzen (Marke Null, s. Abb. 5) fixiert das Führungsinstrument an dem jeweiligen Dornfortsatz der Wirbelsäule. Um das Instrument in horizontaler Lage zu halten und um die seitlichen Krümmungen des Rückens auszugleichen, werden an den Enden des Querbalkens verschieden hohe Gummipuffer angebracht. Durch Seitwärtsschieben des Schlittens auf dem Querbalken kann die Punktionsstelle der Haut paravertebral bestimmt

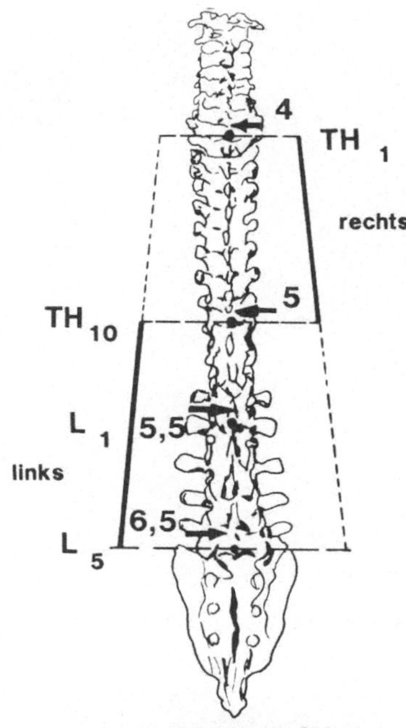

Abb. 3. Lokalisation der Punktionsstellen auf der Haut für einen Patienten von etwa 180 cm Körpergröße, beachte die Punktionslage zwischen Th_1/Th_{10} rechts, Th_{10}/L_5 links

und fixiert werden. Bei der Bestimmung des seitlichen Abstandes der Punktionsstelle vom Dornfortsatz halten wir uns an die Richtlinien von Ottolenghi [8]. In Abb. 3 ist das Abstandsschema für einen 180 cm großen Mann wiedergegeben. Neben den anatomischen Verhältnissen werden die thorakalen Wirbelkörper bis zu Th_{10} von rechts, die letzten zwei thorakalen Wirbelkörper und die lumbalen Wirbelkörper von der linken Seite her punktiert (Abb. 3). Die Punktionsbohrbiopsie der thorakalen Wirbelkörper führen wir in Allgemeinnarkose durch. Bei den lumbalen Segmenten kann u. U. sogar eine Lokalanästhesie ausreichen. Die Punktion erfolgt in Bauchlage. Mit einem Bildwandler wird in a.p. Position das gesuchte Segment bestimmt und auf der Haut markiert (Abb. 4). Mit dem fixierenden Stahlbolzen halten wir das Führungsgerät auf den Dornfortsatz des betreffenden Wirbelkörpers. Der Schlitten wird auf dem Führungsbalken seitlich zum gewünschten Abstand verschoben und dort fixiert (Abb. 5). Durch den Führungskanal bzw. durch die kurze Adaptationshülse führen wir den Kirschner-Draht an die Haut. Nach einer kleinen Hautinzision wird der kräftige Kraht unter Bildwandlerkontrolle im a.p. und im seitlichen Strahlengang bis in den dorsalen Wirbelkörper vorgeschoben. Der Draht soll jeweils kranial oder kaudal vom Querfortsatz vorbeiführen. Um das Rückenmark nicht zu gefährden, darf die Drahtspitze in Höhe der Bogenwurzel nicht die Linie ihrer medialen Kortikalisbegrenzung überschreiten.

Zum Einführen der Bohrkanüle wird die kurze Adaptationshülse aus dem Führungskanal des Schlittens entfernt. Die Bohrkanüle wird über den Krischner-Draht an den Wirbelkörper herangeschoben (Abb. 6). Unter Bildwandlerkontrolle in seitlicher und in a.p. Position wird die Kanüle in den Wirbelkörper hineinge-

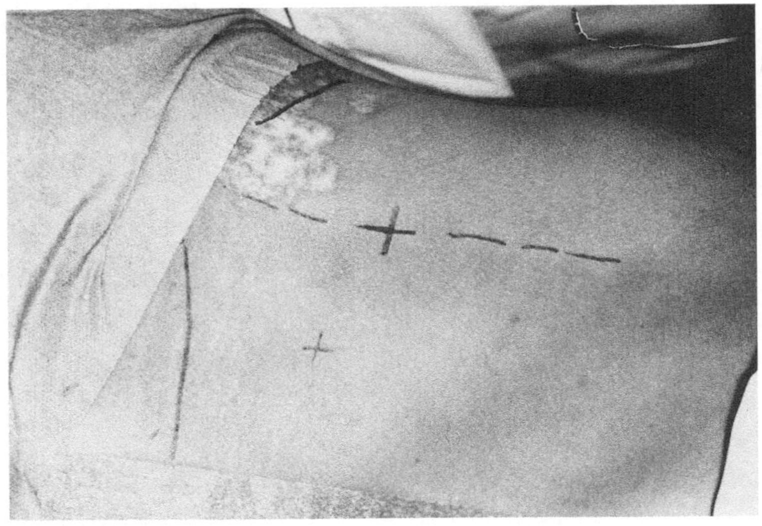

Abb. 4. Lokalisation der Dornfortsätze und der entsprechenden Wirbelhöhe

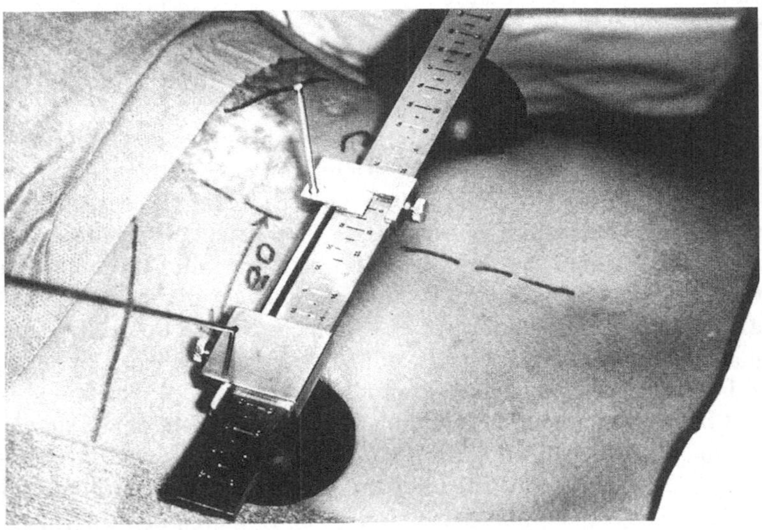

Abb. 5. Das aufgesetzte Führungsgerät mit der eingeführten Punktionsbohrkanüle in Höhe L_3 mit 60 mm Abstand von der Mittellinie

führt. Der Draht wird zurückgezogen. Stoßen wir auf eine stark sklerosierte Kortikalis, so bohren wir diese zuerst auf, entfernen die Kanüle und schieben den Kortikaliszylinder heraus. Mit Hilfe der Adaptationshülse und mit Neueinführung des Kirschner-Drahtes gelingt es uns bei fixiertem Führungsinstrument den bereits aufgebohrten Kortikaliskanal erneut aufzusuchen.

Ein fest in der Bohrkanüle haftender Kortikaliszylinder kann das oft weiche pathologische Gewebe hindern, in die Kanüle einzutreten. Braun (persönl. Mittei-

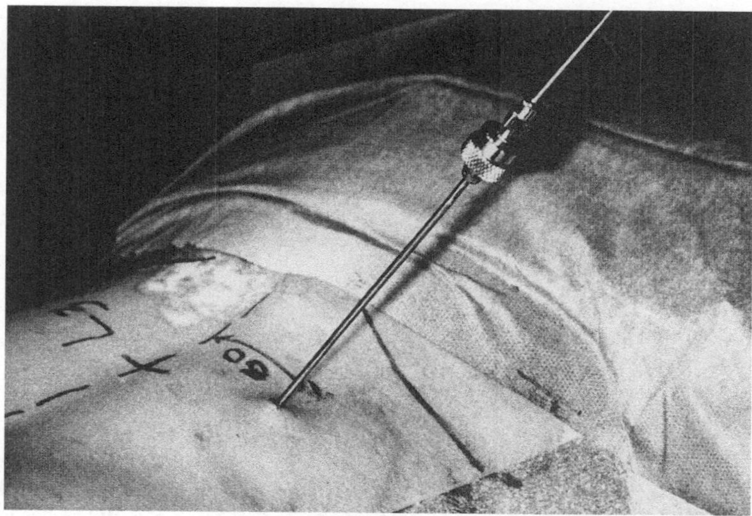

Abb. 6. Führungsmandrin mit darübergestülpter Punktionsbohrkanüle nach Wegnahme des Führungsinstrumentariums

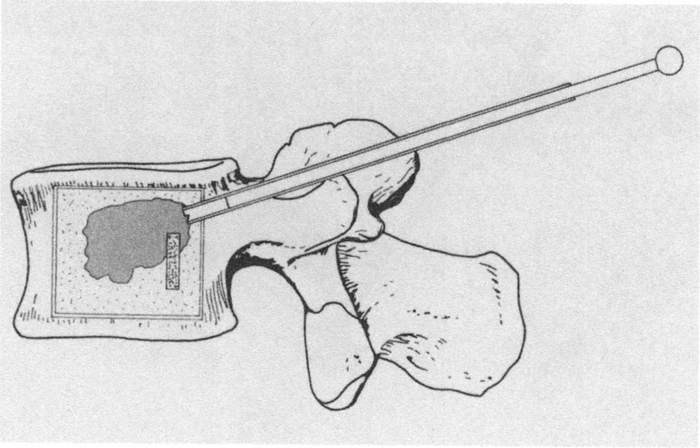

Abb. 7. Der stumpfe Mandrin hat in der Bohrkanüle den Kortikaliszylinder ausgestoßen. Es kann jetzt pathologisches Gewebe in den Hohlraum der Kanüle aufgenommen werden

lung) empfiehlt, den Kortikaliszylinder nicht extrakorporal zu entfernen, sondern ihn mit dem stumpfen Mandrin in die weichen Wirbelstrukturen zu drücken. Damit wird ein zweimaliges Ansetzen der Kanüle überflüssig und der Hohlraum der Kanüle ist frei zur Aufnahme des pathologischen Gewebes (Abb. 7).

Die endgültige richtige Lage im Wirbelkörper wird mit einer Sofortbildkamera vom Röntgenkontrollschirm festgehalten (Abb. 8). Aus dieser Position können wir den Wirbelkörper von zentral bis auf die diagonal gegenüberliegende Kortikalis aufbohren.

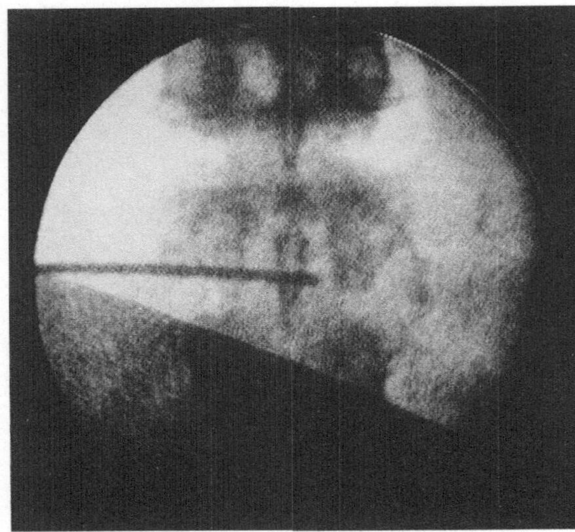

Abb. 8. Dokumentation der korrekten Lage der Bohrkanüle mit Hilfe einer Polaroidkamera

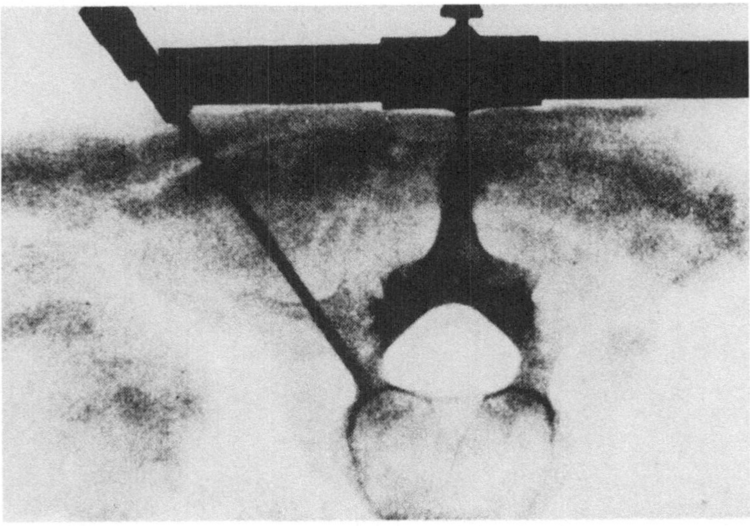

Abb. 9. Darstellung der Bohrkanülenlage zum Wirbelkörper, hier zur Demonstration anhand eines Leichenknochens

Gelangen wir beim Aufbohren des Wirbelkörpers in eine osteolytische Zone, dann entfernen wir zuerst den ossären Gewebszylinder und entnehmen das Material unter Aspiration. Mit leichtem Verschieben des Führungsinstrumentes in der Sagittalebene können wir durch eine mehr kranial oder kaudal gelegene Punktion den selben Wirbelkörper erneut erreichen.

Die Aufbohrung des Wirbelkörpers geschieht aus Sicherheitsgründen immer diagonal (s. den seitlichen Abstand sowie den Einfallswinkel), d.h. bei den thorakalen Wirbelkörpern bis Th_{10} ist von rechts hinten nach links vorne und bei den

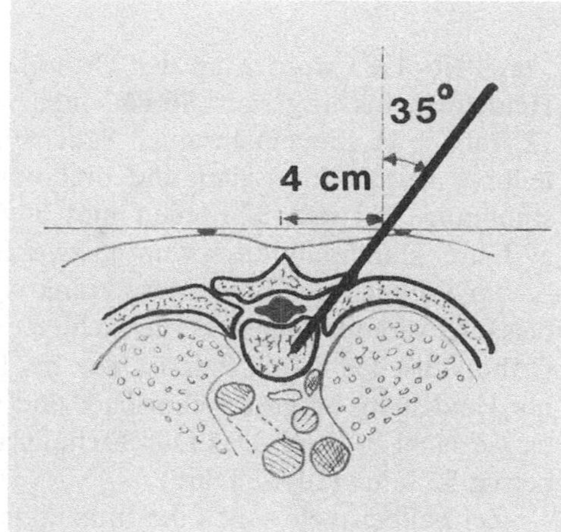

Abb. 10. Schematische Darstellung der Topographie einer eingeführten Punktionskanüle auf Höhe der oberen thorakalen Wirbelkörper. (Nach [18])

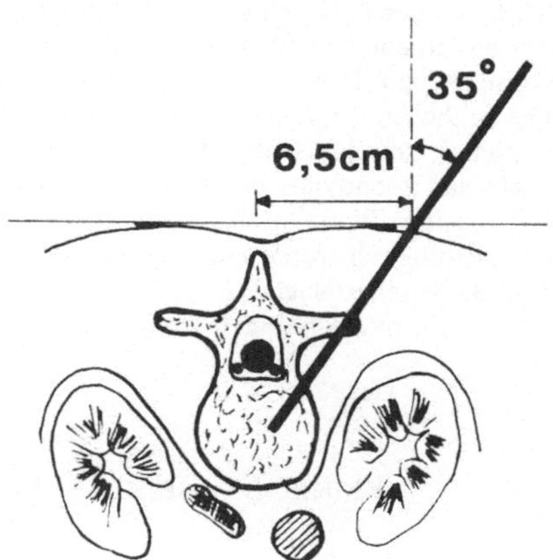

Abb. 11. Schematische Darstellung der Topographie einer eingeführten Punktionskanüle auf Höhe der unteren lumbalen Wirbelkörper. (Nach [18])

unteren thorakalen Wirbelkörpern sowie bei den lumbalen Wirbelkörpern von links hinten nach rechts vorne zu punktieren (Abb. 9-11). Liegt nun aber ein Prozeß exzentrisch, d. h. mit Stanardzugang nicht erreichbar, so wählen wir den seitenverkehrten Zugang. Bei diesem Vorgehen ist besondere Vorsicht geboten (thorakal wegen Aorta thoracica, lumbal wegen der V. cava!).

Mit der Entnahme von zwei oder drei Gewebszylindern aus dem gleichen Wirbelkörper wird die Chance der Diagnostik wesentlich erhöht. Die entnommenen Gewebszylinder werden der Reihe nach numeriert, um die Lokalisation des histologischen Befundes später rekonstruieren zu können. Neben dem gewonnenen Gewebszylinder wird immer ein Abstrich zur bakteriologischen und zytologischen Untersuchung des durch Aspiration gewonnenen Materials durchgeführt. Die bakteriologische Diagnostik soll aerobe und anaerobe Keime sowie bei Verdacht auf Spondylitis tuberculosa auch einen Tierversuch beinhalten. Zur zytologischen Untersuchung werden auf Objektträger luftgetrocknete dünne Ausstrichpräparate zur Verfügung gestellt.

Patientenmaterial

Von 1976–1985 wurden an den Orthopädischen Universitätskliniken Zürich und Heidelberg bei insgesamt 76 Patienten 79 Wirbelpunktionen durchgeführt (Abb. 12, Tabelle 1). Im gemeinsamen Patientenkollektiv zeigte sich bei Geschlechtsverteilung, Durchschnittsalter und präbioptischer Verdachtsdiagnose fast Übereinstimmung. Bei den 32 Frauen und 35 Männern betrug das Durchschnittsalter 57 Jahre. Durchschnittlich wurden zwei Bohrzylinder pro Patient entnommen.

Im Rahmen der Infektionserkrankungen wurden nur die entzündlichen Wirbelsäulenveränderungen berücksichtigt, wobei jeweils bei 18 Patienten aus der Orthopädischen Klinik Balgrist bzw. bei 17 Patienten aus der Orthopädischen Klinik Heidelberg aufgrund klinischer und radiologischer Diagnostik der Spondylitis-Verdacht bestand. Das Durchschnittsalter bei den 20 Frauen und 16 Männern betrug 52 Jahre (20–61 Jahre).

Zei Fallbeispiele sollen die Indikation verdeutlichen:

Fall 1: Eine 48jährige Hausfrau wurde mit einem unklaren, osteolytischen Prozeß auf Höhe der Wirbelkörper L_1/L_2 eingewiesen. Vor 21 Jahren war eine Lungentuberkulose bekannt. Sie klagte seit gut einem Jahr über zunehmende Rückenbeschwerden. Gut lokalisierte Druck- und Klopfschmerzen auf Höhe der Bewegungssegmente L_1/L_2. BSG mit 60 mm in der ersten Stunde erhöht. Die seitlichen Tomogramme (Abb.13) zeigten einen destruierenden Prozeß zwischen L_1/L_2 mit partieller Einschmelzung der Bandscheibe sowie der angrenzenden Abschlußplatten. Bei Verdacht auf Spondylitis tuberculosa nahmen wir die perkutane diagnostische Wirbelpunktion vor. Gleichzeitige Punktion der Bandscheibe sowie Wirbelkörper L_1. Bakteriologisch negatives Ergebnis, histologisch wurde eine granulomatöse Spondylitis, vereinbar mit einer Tuberkulose, gefunden. Bakterieller Nachweis auch aus anderen Untersuchungsmaterialien (Sputum, Magensaft und Urin) nicht möglich. Nach Antituberkulostatikatherapie und Gipsruhigstellung konnte 2 Monate

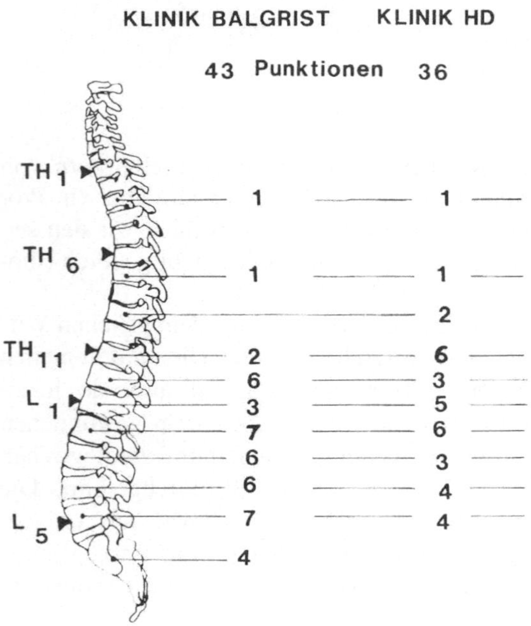

Abb. 12. Lokalisation der in den Orthopädischen Universitätskliniken Zürich und Heidelberg durchgeführten Wirbelpunktion

Tabelle 1. Aufstellung des Patientenkollektivs mit Zeitraum der Untersuchung sowie Anzahl der Gesamtpunktionen bei beiden Kliniken

Wirbelkörperpunktionen

	Klinik Balgrist	Klinik Heidelberg
Zeitraum:	1976–1983	1976–1985
Patientenzahl:	35	32
Gesamtpunktionen:	43	36
Sondylitisverdacht:	18	17

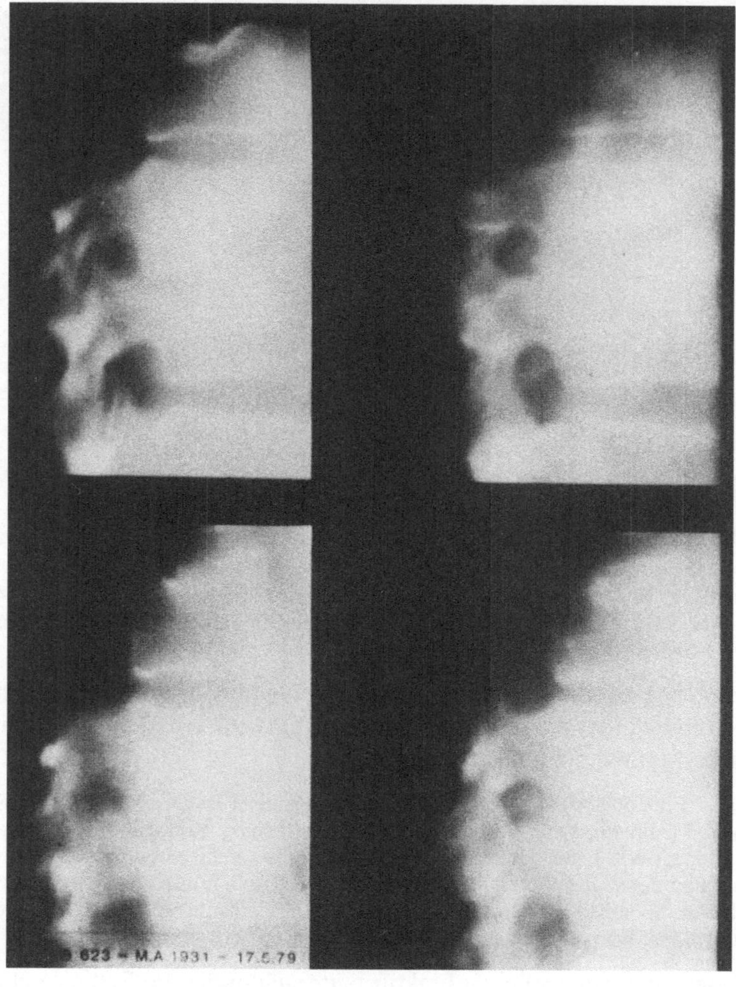

Abb. 13. Seitliche Tomogramme der Bewegungssegmente Th$_{12}$ bis L$_2$ vor der Punktion

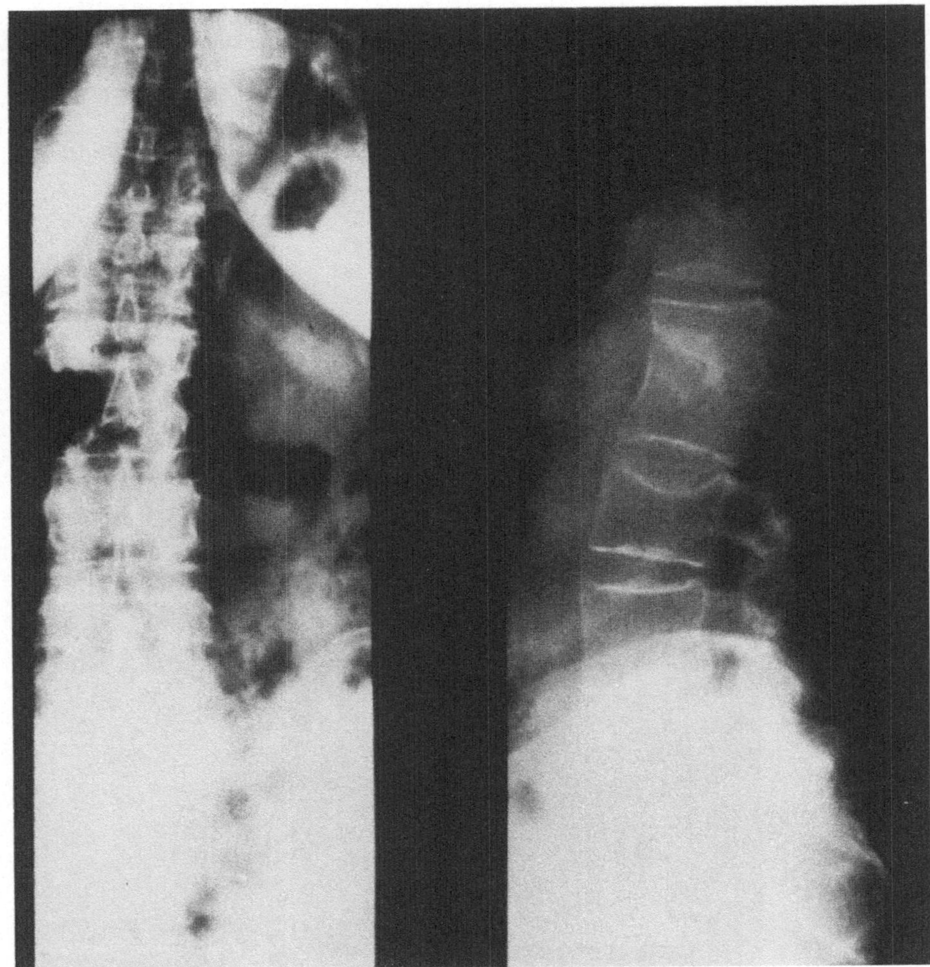

Abb. 14. LWS a.p. und seitlich 2½ Jahre nach der Punktion

nach der Therapie röntgenologisch eine beginnende Konsolidierung von L_1/L_2 nachgewiesen werden. 2½ Jahre später zeigte sich eine vollständige Verblockung der Wirbelkörper bei leichter kyphotischer Abkippung (Abb. 14).

Trotz negativen Erregernachweises konnte die histologische Untersuchung der Gewebszylinder die klinische Verdachtsdiagnose erhärten und somit die therapeutische Maßnahme unterstützen.

Fall 2: Eine 50jährige Patientin zeigte bei bekanntem Trauma Verdacht auf Stauchungsfraktur LWK 3 (Abb. 15), keine Besserung durch Ruhigstellung. Szintigraphisch vermehrte Speicherung in Höhe LWK 3. Bei klinischer Verdachtsdiagnose einer chronischen Spondylitis erfolgte die Punktion des Wirbelkörpers und der Bandscheibe (Abb. 16). Histologisch zeigte sich eine plasmazelluläre Spondylodiszitis, die nachfolgende Antibiotikatherapie und Ruhigstellung ergab eine Ausheilung. Normalisierung der Laborparameter.

Neben einer vermutlichen Fraktur hatte sich in diesem Fall eine chronische Spondylodiszitis versteckt, die durch Biopsie diagnostiziert werden konnte.

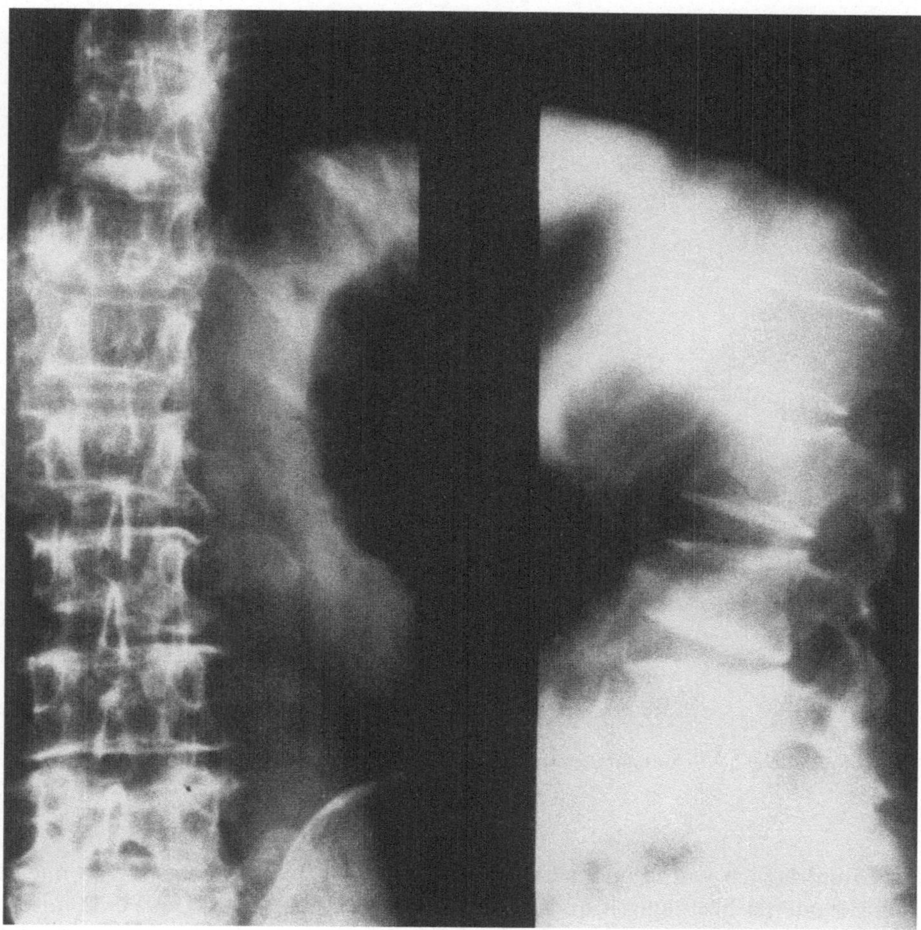

Abb. 15. LWS a. p. und seitlich vor der Punktion

Ergebnisse

Die Analyse der Punktionsergebnisse beider Kliniken ist für die eingangs gestellte
Frage der Wertigkeit dieser Methode unerläßlich.

Unser Gesamtkollektiv, welches zur Auswertung herangezogen wurde, betrug
35 Patienten (Klinik Balgrist n = 18, Klinik Heidelberg n = 17). Grundsätzlich ging
jeder Wirbelkörperpunktionsbiopsie eine allgemeine Spondylitisdiagnostik voraus, wie Anamnese, blutchemische Untersuchung, Röntgendiagnostik, Knochenszintigraphie sowie in 12 Fällen eine Computertomographie.

Die präbioptische Verdachtsdiagnose wurde anhand dieser klinischen, radiologischen und laborchemischen Diagnostik gestellt.

Bei insgesamt 10 Fällen (Balgrist 5, Heidelberg 5) wurde der Verdacht einer
spezifischen Spondylitis geäußert gegenüber 25 Fällen (Balgrist 13, Heidelberg 12)
einer unspezifischen Spondylitis.

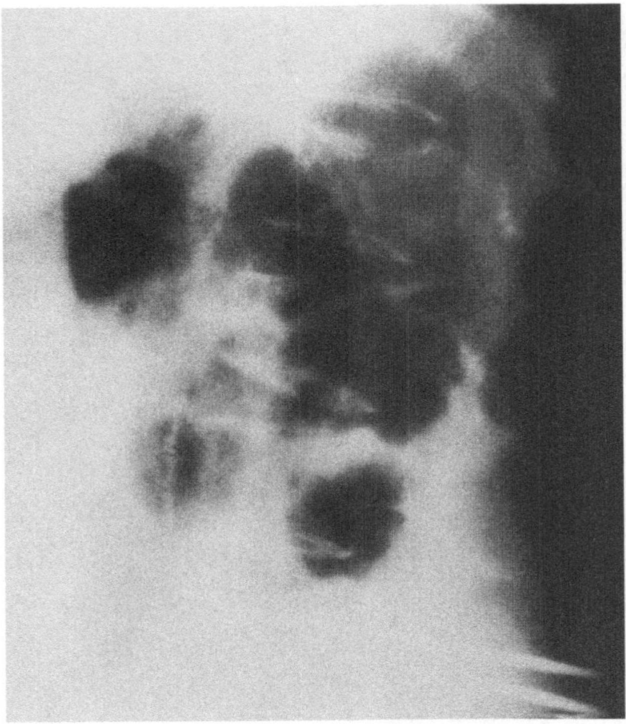

Abb. 16. Seitliche LWS-Aufnahme mit Punktion der Wirbelkörper L_4 mit zwei Kanülen

Grundsätzlich wurde unabhängig von der Verdachtsdiagnose das gewonnene Biopsiematerial histologisch und bakteriologisch aufgearbeitet. Die Punktionsergebnisse ergaben im einzelnen:

Der klinische Verdacht einer spezifischen Spondylitis konnte in 5 Fällen (50%) durch Erregernachweis eindeutig gesichert werden, in 4 Fällen (40%) ergab die histologische Untersuchung eine unspezifische Spondylitis, ein Erregernachweis konnte hier bakteriologisch nicht erbracht werden.

Bei der unspezifischen Spondylitis konnten bei der Gesamtzahl von 25 Fällen durch den histologischen Befund 13 Fälle (50%) als sicher unspezifisch bestätigt werden. In 5 Fällen konnte das histomorphologische Ergebnis Tumorzellen nachweisen und somit eine richtungsweisende Aussage geben. Insgesamt konnte durch die histomorphologische Untersuchung des Punktates bei der Gesamtzahl von 35 Fällen in 22 Fällen (etwa 60%) eine Diagnosebestätigiung oder eine richtungsweisende Aussage erbracht werden.

Der direkte Erregernachweis durch bakteriologische Untersuchung lag dagegen nur bei 50%. Die Tabellen 2 und 3 sollen die in den beiden Kliniken präbioptischen Verdachtsdiagnosen und die histologischen sowie bakteriologischen Punktionsergebnisse nochmals zahlenmäßig verdeutlichen. Die jeweils schraffierten Felder zeigen die Übereinstimmungen zwischen den Verdachtsdiagnosen und den gewonnenen Punktionsergebnissen.

Tabelle 2. Ergebnisse der Histologiebefunde in Gegenüberstellung mit der präbioptischen klinischen Verdachtsdiagnose (spezifische, unspezifische Spondylitis). Die schraffierten Felder geben jeweils die Summen der übereinstimmenden Diagnosen an (Klinik Balgrist)

Klinik Balgrist

Spondylitisverdacht (Klinik/Röntgen) n = 18		Punktionsergebnisse (Histologie/Zytologie/Bakteriologie)	
Spezifisch	Unspez.	Spezifisch	Unspez.
5		2	3
	13		7

Tabelle 3. Ergebnisse der Histologiebefunde in Gegenüberstellung mit der präbioptischen klinischen Verdachtsdiagnose (spezifische, unspezifische Spondylitis). Die schraffierten Felder geben jeweils die Summen der übereinstimmenden Diagnosen an (Klinik Heidelberg)

Klinik Heidelberg

Spondylitisverdacht (Klinik/Röntgen) n = 17		Punktionsergebnisse (Histologie/Zytologie/Bakteriologie)	
Spezifisch	Unspez.	Spezifisch	Unspez.
5		3	1
	12		6

Als einzige Komplikation bei unseren Fällen fanden wir eine passagere inkomplette Querschnittssymptomatik, vermutlich auf dem Boden einer massiven Blutung ins Myelon.

Diskussion

Die Voraussetzungen für eine risikoarme und vor allen Dingen auch aussagefähige Wirbelkörperpunktion müssen beachtet werden und sollen in Tabelle 4 nochmals zusammengefaßt werden.

Eine vorausgehende allgemeine Diagnostik ist bei Spondylitisverdacht unabdingbar (Anamnese, Klinik, laborchemische Untersuchung) [2, 4, 10].

Die genaue Anwendung und Ausschöpfung der bildgebenden Verfahren, wie Röntgendiagnostik, Computertomographie, Knochenzintigraphie und bei besonderer Fragestellung die Kernspintomographie gehört zur primären Diagnostik. Erst

Tabelle 4. Die wichtigsten Voraussetzungen für
eine risikoarme Wirbelkörperbohrpunktion

- Röntgendiagnostik
- Computertomographie
- Lokalisation des Herdes
- Korrekte Technik
- Mehrmalspunktionen
- Keine primäre Veränderung des Myelons

dadurch läßt sich eine genaue Lokalisation des Herdes abgrenzen, welche für die Wirbelpunktionsdiagnostik notwendig ist.

Die korrekte Technik der Punktion gewährleistet zum einen eine gute Treffsicherheit und somit eine relevante Aussage, zum anderen werden Komplikationen durch die invasive Diagnostik niedriggehalten. In der Literatur wird i. allg. die Komplikationsrate als sehr gering und wenig schwerwiegend angegeben [2, 4, 7, 10]. Genannt werden lokale Entzündungen im Einstichbereich, lokale Hämatome, passagere Nervenreizungen. Äußerst selten findet man Querschnittsymptome bzw. längerdauernde Nervenstörungen und Lähmungen. In unserem Patientengut mußten wir 1 Fall mit einer passageren Querschnittsymptomatik angeben. Primäre Veränderungen des Myelons müssen wegen deutlich erhöhtem Risiko für diese Diagnostik ausgeklammert werden [2, 7, 8].

Mit der Möglichkeit der Mehrmalspunktionen aus dem gleichen Wirbelköper kann die Aufarbeitung und die histologische Beurteilung des Punktionsmaterials erheblich verbessert und die diagnostische Aussagekraft erhöht werden [2, 13].

Die Wertigkeit der Punktionsbohrbiopsie wird anhand der gefundenen histologischen und bakteriologischen Ergebnisse ermittelt. Von gleicher Wichtigkeit ist auch die Frage, ob die Punktionsbiopsie die klinische, präbiotische Verdachtsdiagnose bestätigen, verwerfen oder aber neue richtungweisende diagnostische Aspekte erbringen kann.

Aufgrund der in der Literatur gefundenen Aussagen und Untersuchungsergebnisse sowie aufgrund unserer Ergebnisse der beiden orthopädischen Kliniken Balgrist/Zürich und Heidelberg kann folgende Aussage getroffen werden:

Die perkutane Biopsie der Wirbelkörper und Zwischenwirbelräume erlaubt bei genauer Aufarbeitung des Materials durch einen erfahrenen Pathologen eine aussagefähige histomorphologische Beurteilung. In der Literatur werden Werte zwischen 60–70% an Treffsicherheit angegeben [1, 2, 7, 10, 11, 12, 16, 18]. Unsere Ergebnisse können mit etwa 60% histologischer Diagnosesicherung angegeben werden.

Als schwieriger und prozentual geringer (unter 50%) erweist sich der direkte Erregernachweis durch die bakteriologische Untersuchung [2, 4, 13]. Die histomorphologische Beurteilung des Punktats ist bei der Differentialdiagnose entzündlicher Wirbelsäulenerkrankungen hilfreich und erlaubt eine Sicherung der Verdachtsdiagnose bzw. eine richtungsweisende Aussage. Dadurch bleiben einigen Patienten aggressivere diagnostische Maßnahmen, wie z. B. die offene Spondylotomie, erspart.

Die Punktionsbiopsie kann in vereinzelten Fällen eine operative Intervention nicht verhindern, die Indikation dazu ist jedoch schärfer umrissen [4, 7, 13].

Tabelle 5. Zusammenfassende Aussagen über die Wirbelkörperbohrbiopsie

- Histomorphologische Beurteilung
- Richtungsweisend und hilfreich bei entzündlichen WS-Prozessen
- Erspart aggressivere Diagnostik und Therapie
- Komplikationen bei korrekter Technik selten

Wir sehen eine klare Indikation zur Wirbelkörperbohrbiopsie in den Fällen, in denen kein eindeutiges Therapiekonzept wegen unklarer oder zweifelhafter Diagnose dem Patienten angeboten werden kann.

Die möglichen Komplikationen sind bei korrekter Technik und klarer Indikation gering und die Biopsie dem Patienten zumutbar (Tabelle 5).

Die Punktionsbiopsie der Wirbelkörper und/oder Zwischenwirbelräume hat sich, wie die Ergebnisse der letzten Jahre zeigen, als eine nützliche und aussagekräftige Methode zur Diagnostik entzündlicher Wirbelsäulenveränderungen erwiesen.

Sie steht nicht in Konkurrenz zu den anderen diagnostischen Verfahren, sondern soll eine sinnvolle Ergänzung sein.

Zusammenfassung

Die Stanzbiopsie der Wirbelkörper und/oder Wirbelzwischenräume ist ein wichtiges ergänzendes diagnostisches Verfahren. Durch Histologie, Bakteriologie und Zytologie kann bei Entzündungen und Tumoren der Wirbelsäule das Therapieverfahren wesentlich beeinflußt werden. Die Technik der Wirbelbohrbiopsie mit dem Cserhati-Insturmentarium wird beschrieben, Einzelheiten erläutert und Schwierigkeiten dargelegt.

Im Krankengut der Orthopädischen Universitätskliniken Zürich und Heidelberg wurden zwischen 1976 und 1985 insgesamt 79 Wirbelpunktionen durchgeführt, davon 35 bei Spondylitis und Spondylodiszitis (spezifische Spondylitis bzw. unspezifische Spondylitis).

In 5 von 10 Fällen konnte bei der spezifischen Spondylitis die Diagnose durch direkten Erregernachweis gesichert werden. Bei der unspezifischen Spondylitis wurde in 13 von 25 Fällen die Verdachtsdiagnose durch den histologischen Befund bestätigt, und in 5 weiteren Fällen ergaben sich dadurch richtungsweisende Aussagen. Insgesamt erlaubte die histomorphologische Beurteilung der Punktate in über 60% eine Diagnosesicherung bzw. eine diagnostisch verwertbare Aussage. Ein direkter Erregernachweis gelingt nur in seltenen Fällen. Hohe Komplikationen bestehen bei korrekter Technik und Indikation nicht.

Wir stellen die Indikation zur Wirbelkörperpunktionsbiopsie bei unklarem Therapiekonzept, sie steht nicht in Konkurrenz zu den anderen diagnostischen Verfahren, sondern soll eine sinnvolle Ergänzung sein.

54   R. Lücke et al.

Literatur

1. Akerman M, Berg NO, Persson BM (1976) Fine needle aspiration biopsy in the evaluation of tumor-like lesions of bone. Acta Orthop Scand 47: 129–136
2. Cserhati MD (1986) Die Wertigkeit der Stanz- und Punktionsbohrbiopsie in der Diagnostik der Spondylitis-Tbc. Z Orthop 124: 79–88
3. Haydu SI, Meramed MR (1971) Needle biopsy of primary malignant bone tumors. Surg Gynecol Obstet 133: 829–832
4. Legal HR, Luther R, Hohmann D (1974) Möglichkeiten und Grenzen der Wirbelpunktion und Probevertebrotomie. Z Orthop 112: 197–207
5. Lichtenstein L (1977) Bone tumors, 5th edn. Mosby, St. Louis
6. Martin HE, Stewart RW (1936) The advantages and limitation of aspiratin biopsy. Am J Roentgenol Radium Ther 35: 345–347
7. Ottolenghi CE (1955) Diagnosis of orthopaedic lesions by aspiration biopsy. Results of 1061 punctures. J Bone Joint Surg [Am] 37: 443–464
8. Ottolenghi CE (1969) Aspiration biopsy of the spine. Technique for the thoracic spine and results of twenty-eight biopsies oft this region. J Bone Joint Surg [Am] 51: 1531–1544
9. Ottolenghi CE, Schajowicz F, De Schant FA (1964) Aspiration biopsy of the cervical spine. J Bone Joint Surg [Am] 46: 715–733
10. Schjowicz F (1955) Aspiration biopsy in bone lesionscytological and histological techniques. J Bone Joint Surg [Am] 37: 465–471
11. Schajowicz F, Derqui JC (1968) Puncture biopsy in lesions of the locomotor system. Review of results in 4050 cases, including 941 vertebral punctures. Cancer 21: 531–548
12. Schajowicz F, Hokama J (1976) Aspiration (puncture or needle) biopsy in bone lesions. Recent Results Cancer Res 54: 139–144
13. Schajowicz F (1981) Tumors and tumor-like lesions of bone and joints. Springer, Berlin Heidelberg New York
14. Snyder RE, Coley BL (1945) Further studies on the diagnosis of bone tumors by aspiration biopsy. Surg Gynecol Obstet 80: 517–522
15. Stewart FW (1933) The diagnosis of tumours by aspiration. Am J Pathol 9: 801–811
16. Valls J, Ottolenghi CE, Schajowicz F (1941) La biopsia por aspiracion en el diagnostico de las lesiones oseas. Bol Trab Acad Argent Cir 25: 147–180
17. Valls J, Ottolenghi CE, Schajowicz F (1948) Aspiration biopsy in diagnosis of lesions of vertebral bodies. JAMA 136: 376–382
18. Vasey H (1973) La ponction-biopsie verébrale. Méd Hyg 31: 1017–1019

Die Bedeutung von Immundefekten in der Pathogenese der Osteomyelitis und mögliche Ansatzpunkte einer adjuvanten immunologischen Therapie

M. EIBL

Für den Verlauf und Ausgang jeder bakteriellen Infektion ist die Größe des mikrobiellen Inokulums, die Virulenz der Keime und demgegenüber die Abwehrlage des Organismus entscheidend. Für die Lokalisation im Knochen ist die Art der Keime einerseits und die biologische Beschaffenheit des Knochengewebes mit der dem Alter entsprechenden Blutversorgung andererseits von Bedeutung [85, 86]. Die verschiedenen Bauelemente des Knochens bilden eine funktionelle Einheit, und eine Entzündung beschränkt sich nicht auf eines dieser Elemente, sondern umfaßt das gesamte Knochengewebe.

Die hämatogene Streuung, die fortgeleitete Weichteilinfektion und die direkte Inokulation durch Trauma und/oder chirurgische Eingriffe sind die für die Entstehung der Osteomyelitis wichtigsten pathogenetischen Mechanismen [33, 54]. Trotz der raschen Expansion der diagnostischen Untersuchungen ist die Erfassung nicht immer zeitgerecht möglich, und es kommt zur chronischen Osteomyelitis, deren Therapie auch heute noch ein klinisches Probelm darstellt [15].

Bei der akuten pyogenen Osteomyelitis kommt es zu Ansammlungen von Leukozyten, Ablagerungen von Fibrin und zur Bildung von Abszessen. Sequester werden von Granulationsgewebe umgeben, und die osteoklastische Aktivität herrscht vor. Der Übergang von der akuten zur chronischen Entzündung erfolgt allmählich, ohne scharfe klinische oder histologische Trennlinien. Dichtes Granulationsgewebe und faseriges Bindegewebe umgeben den ursprünglichen Entzündungsherd. Es entstehen Abszesse, die nekrotisches Knochengewebe, Sequester, enthalten. Um diese chronischen Entzündungsherde wird die Proliferation von Bindegewebszellen stimuliert. Es wird neuer Knochen gebildet. Die Sequester werden langsam, vor allem durch die im Granulationsgewebe eingewanderten phagozytierenden Zellen resorbiert [41, 43, 89]. Bei der chronisch persistierenden Osteomyelitis entstehen lymphozytäre und Plasmazellinfiltrate im faserreichen Bindegewebe, wobei Entzündungszeichen zurücktreten. Kommt es zur vernarbenden Form, dann beherrscht das Narbengewebe das Bild. Es kommt zur lokalen Ischämie, so daß die Narben, die auch mit kleinen Abszessen durchsetzt sein können, für Therapeutika nur schlecht erreichbar sind [34], aber auch ein gewisses Hindernis für die Abwehrkräfte im Organismus darstellen [46].

Oft schleichend beginnt nach Traumen oder Operationen die posttraumatische Osteomyelitis, für die von gewissen Arbeitsgruppen der Begriff „Osteitis" vorgeschlagen wurde und die sich histologisch meist nicht von der hämatogenen Osteomyelitis unterscheidet [16, 32, 75, 89]. Durch diese Bezeichnung soll die Tatsache, daß sämtliche Bauelemente des Knochens in den Entzündungsherd einbezogen sind, besonders betont werden. Allerdings kommt es z.B. laut Burri nach Kno-

Knochen- und Gelenkinfektionen
Herausgegeben von H. Cotta und A. Braun
© Springer-Verlag Berlin Heidelberg 1988

chenoperationen nur dann zu einer aggressiv exsudativen Osteomyelitis, wenn ein intramedullärer Nagel verwendet worden war. Infektionen nach anderen Knochenoperationen zeigen eher das Bild der plasmazellulären Entzündung [16].

Eine Sonderform der chronischen Osteomyelitis wird durch obligatorisch intrazelluläre Pathogene wie Mykobakterien, Viren und Pilze verursacht [57]. Hier fehlt die akute Reaktion mit Blutung und Ödembildung, und die Ursache der Knochenzerstörung ist die granulomatöse Entzündung mit Lymphozyten, Plasmazellen und Histiozyten. Es kommt weniger zur Sequestration, es dominiert die primäre Knochenzerstörung.

Eine zusätzliche Entzündung der Gefäßwand kann zur weiteren Obliteration oder Thrombose führen und somit die Chronizität fördern [46]. Trotz der Fortschritte der Antibiotikatherapie stellt die chronische Osteomyelitis noch immer ein bedeutendes klinisches Problem dar.

Betrachtet man die Risikofaktoren, die für die Entstehung der Osteomyelitis von Bedeutung sind, so kann man den Zusammenhang mit Defekten in einzelnen Stufen der Abwehrvorgängen sehen.

Infektabwehr des Organismus

Haut und Schleimhäute sind die natürlichen Barrieren, die den Organismus vor eindringenden Keimen schützen. Erst nach Durchdringen dieser Barrieren oder wenn diese wegfallen, kann es zur Ausbreitung einer Infektion kommen.

Die erste Linie der Abwehr gegen eingedrungene Mikroorganismen bilden phagozytierende Zellen, die rasch zur Infektionsstelle gelangen [76]. Sich extrazellulär vermehrende bzw. fakultativ extrazelluläre Bakterien werden bevorzugt durch phagozytierende Zellen abgetötet, wobei die vorangegangene Beladung der Keime mit Serumfaktoren die Effizienz der Abtötung erhöht. Es kommt nach der Wechselwirkung der Keime mit der Komplementkaskade zur Komplementaktivierung auf dem alternativen Weg und zur Opsonisierung der Erreger, an deren Oberfläche sich die aktivierten Komplementkomponenten ablagern. Verfügt der Organismus bereits über entsprechende Antikörper gegen den eingedrungenen Keim, so reagieren diese mit den mikrobiellen Erregern. Die Abtötung der Keime erfolgt in diesem Fall entweder durch Lyse nach Komplementaktivierung auf dem klassischen Weg oder durch phagozytierende Zellen, die nach adäquater Opsonisierung der Erreger ihre Aktivität auf ein Vielfaches steigern können [72].

Sowohl die Keime selbst als auch die durch sie aktivierten Komplementkomponenten und deren Spaltprodukte sind chemotaktisch wirksam und bedingen die gerichtete Lokomotion phagozytierender Zellen. Diese Zellen wandern in das infizierte Gewebe und binden mit spezifischen Strukturen in ihrer Membran die durch Serumfaktoren konditionierten Mikroorganismen. So haben Granulozyten Rezeptoren für das Fc-Stück des IgG (FcR) [24, 52, 53, 58] und für Komplementkomponenten (CR_1, CR_3) [8, 22]. Wichtig für die Elimination der meisten Bakterien, insbesondere der pyogenen Erreger ist CR_3, der Rezeptor für die Komplementkomponente iC_3b an den phagozytierenden Zellen [8, 81]. Die Rezeptoren können sich in der Granulozytenmembran bewegen, sie orientieren sich zu ihren Liganden. Beschichtet man z. B. eine glatte Oberfläche (wie z. B. ein Glasplättchen) mit IgG und läßt dann phagozytierende Zellen darauf adhärieren, so werden die Rezeptoren für das Fc-Stück des IgG (FcR) an die Ig-Grenzfläche diffundieren, und die Anzahl der Rezeptoren an der gegenüberliegenden Fläche nimmt ab [92]. Beschichtet man die Unterlage mit den entsprechenden Komplementkomponenten, dann kommt es zur Diffusion der Komplementrezeptoren, während die FcR unverändert bleiben [59]. Diese liganden-orientierte Diffusion der Rezeptoren ist für die Einverleibung der zu phagozytierenden Teilchen, die nach einem Zippverschlußprinzip umgeben werden, erforderlich.

Granulozyten werden durch diesen Vorgang aktiviert und setzen Sauerstoffradikale frei. Die Radikale wirken stark bakterizid [19, 40]. Ihre Freisetzung wird durch die Wirkung von bakteriellen Produkten (z. B. Endotoxin) verstärkt [61]. Gleichzeitig kann unter Endotoxinwirkung die Zahl der Rezeptoren an den Granulozyten auf das 10- bis 15fache ansteigen. Allerdings können diese Aktivierungsvorgänge wie die Freisetzung der aktiven Radikale auch zur Zerstörung von Zellen bzw. Gewebe führen. Nach den Granulozyten wandern Makrophagen in das infizierte Gewebe ein. Diese haben hier eine doppelte Funktion. Sie besitzen ebenfalls Rezeptoren in der Zellmembran, die IgG [4, 17, 73] und Komplementkomponenten [58, 72] erkennen und sind daher als Effektorzellen von Bedeutung. Sie sind insbesondere bei obligat intrazellulär wachsenden Keimen wie z. B. Tuberkelbazillen, Listerien etc. für die Eliminierung der Erreger verantwortlich [21, 31, 51, 63–66, 74, 90, 91]. Aber die Zellen dieser Reihe sind es auch, die die Erreger als Antigen erkennen, das Antigen den Lymphozyten, insbesondere den Helfer-T-Zellen präsentieren und so die spezifische Immunreaktion induzieren [20, 80, 82, 87, 88]. Makrophagen exprimieren das Antigen in ihrer Zellmembran und setzen gleichzeitig Mediatoren frei, z. B. Interleukin 1, die die Akutphasenreaktion einleiten [18]. Dieser Abwehrmechanismus, der nach mikrobiellen Infektionen, aber auch nach Verletzungen einsetzt, führt zu dramatischen hämatologischen, metabolischen und immunologischen Veränderungen. Fieber zählt zu den wichtigsten Repräsentanten der Akutphasenreaktion, und die Temperaturerhöhung selbst ist mit einer Erhöhung der spezifischen und unspezifischen Abwehrleistung verbunden [11]. So kommt es bereits durch das Fieber zur Steigerung der Phagozytenfunktion und der spezifischen Immunabwehrleistungen. Außerdem wird die Freisetzung der Monokine angeregt, wodurch ein eigenes Amplifikationssystem in diesen Kreislauf eingebaut ist. Weiters kommt es im Rahmen dieser Abwehrphase zur Leukozytose und zur Bildung und Freisetzung verschiedener Serumproteine, der sog. Akutphasenproteine (z. B. Fibrinogen, Haptoglobin, C-reaktives Protein, Beta-Makroglobulin, Serumamyloid-A-Protein, Immunglobuline und Komplementkomponenten), die in der Entzündungsreaktion eine wichtige Rolle spielen [71]. Da außer den Monozyten des Blutes und den Gewebsmakrophagen auch die Osteoklasten zu der Makrophagenfamilie gehören, wird ihre Rolle im Rahmen entzündlicher Knochenprozesse naheliegend. Das von allen Zellen der Makrophagenreihe sezernierte Interleukin 1 bewirkt auch eine Dekalzifizierung von Knochengewebe und eine Proliferation von Fibroblasten (Bindegewebszellen) [69].

Spezifische Immunität

Die spezifische Phase der Immunantwort beginnt mit der Aufnahme eines Antigens durch die Makrophagen. Die Bruchstücke des aufgenommenen Antigens werden in ihrer Zellmembran gemeinsam mit genetischen Komponenten der HLA-Klasse-II-Antigene exprimiert [20, 80, 82, 87]. Die gleichzeitig sezernierten Mediatoren führen zur Ansammlung von Helfer-T-Zellen an der Stelle des Antigens und zu deren Aktivierung. Nach dem stattgefundenen Kontakt mit den antigen-exprimierenden Makrophagen werden die spezifisch reaktiven Helfer-T-Zellen zur Bildung von Interleukin 2 stimuliert [83]. Da sie mit Hilfe von Rezeptoren, den Interleukin-2-Rezeptoren, die produzierten Mediatoren erkennen, kommt es zur Proliferation dieser T-Zellen. Sie treten dann mit anderen T- und B-Zellen in Wechselwirkung und haben die Ausbildung der zellmediierten und der humoralen Immunität zur Folge [38, 49, 96]. Ferner führen sie zur Bildung von Mediatoren (z. B. Gammainterferon), die die bakterizide Aktivität der phagozytierenden Zellen steigern können [1].

Risikofaktoren für die Entstehung der Osteomyelitis und ihre Beziehung zu Defekten der Infektabwehr

Verletzung der natürlichen Barrieren

Daß die traumatische oder iatrogene Läsion der natürlichen Barrieren und eine darauffolgende Infektion zum Ausgangspunkt einer Osteomyelitis werden kann, ähnlich wie Infektionen des Respirations- und Harntraktes, ist allgemein bekannt. Liegende Katheter sind die primäre Infektionsquelle, insbesondere bei Patienten, die eine primäre (oder sekundäre) Defizienz opsonisierender Serumfaktoren aufweisen, bei solchen, bei welchen die Zahl oder die Funktion phagozytierender Zellen reduziert ist oder die durch einen spezifischen Immundefekt die zur Elimination der Keime erforderlichen Verstärkermechanismen nicht aktivieren können. Osteomyelitis im Zusammenhang mit liegenden Kathetern wurde bei Neugeborenen beschrieben, wobei die Candida-Osteomyelitis und die septische Arthritis besonders bei Frühgeborenen eine gefürchtete Komplikation darstellt [2, 45]. Bei diesen Kindern werden Katheter für die Alimentation und für die antibiotische Therapie gelegt. Frühgeborene haben bekanntlich eine physiologische Antikörperdefizienz, und die Konzentration verschiedener Komplementkomponenten wie auch ihre Aktivität ist stark unterhalb der späteren Normwerte. Auch die Membran phagozytierender Zellen ist noch rigid, und die Motilität und Aktivität ist dadurch noch nicht optimal [60].

Die katheter-assoziierte Bakteriämie stellt aber natürlich nicht nur bei Frühgeborenen, sondern auch in allen anderen Altersgruppen ein Risiko dar bei solchen Patienten, bei welchen eine primäre oder sekundäre Störung der Phagozytenfunktion vorliegt. Solche Defekte phagozytierender Zellen sind, um nur ein paar Beispiele zu nennen, bei Patienten mit malignen Erkrankungen [13, 30, 94], bei Patienten auf Intensivstationen, vor allem nach schweren Traumen [14], bei Patienten nach Verbrennungen [23] etc. beschrieben.

Funktionsstörung der Granulozyten

Wie bereits beschrieben stellt die gerichtete Lokomotion der Granulozyten, die Reaktion auf chemotaktische Reize (z. B. im Rahmen einer Infektion) den ersten Schritt der Abwehr dar [84]. Anschließend werden zur Inaktivierung mikrobieller Erreger diese an die Zelloberfläche angelagert. Es folgt die Phagozytose und die Abtötung. Die intrazelluläre Bakterizidie wird durch vorangegangene Konditionierung der Keime und Serumfaktoren gesteigert. Defekte in diesem System sind bei traumatisierten Patienten und im Zusammenhang mit der akuten und chronischen Osteomyelitis bekannt und dürften eine wesentliche pathophysiologische Bedeutung haben. Störungen der Granulozytenmotilität wurden in erster Linie im Zusammenhang mit der posttraumatischen Osteomyelitis beschrieben [37]. Um die einzelnen Vorgänge in diesem komplizierten System genauer zu analysieren, haben wir ein tierexperimentelles Modell der posttraumatischen Osteomyelitis entwickelt [70]. Meerschweinchen wurden anästhesiert, ihr Femur an der Diaphyse mit einer kleinen Zange gebrochen. Die Stelle wurde dann mit Staphylococcus aureus oder E. coli infiziert. Auf diese Weise konnte mit guter Regelmäßigkeit eine Osteomyelitis hervorgerufen werden. Bei einem Teil der Tiere wurde eine Osteotomie mit einem Draht durchgeführt. Während 10^7 Staphylokokken beim Großteil der so infizierten Tiefe zum Tod durch Sepsis führte, kam es bei Tieren, die mit 10^5 Staphylokokken infiziert worden waren, zum Auftreten einer Osteomyelitis. Ja sogar 10^3–10^4 Staphylokokken hatten bereits eine Knocheninfektion zur Folge. Auch bei dieser experimentellen Infektion bestätigte sich die klinische Erfahrung, daß eine chronische Osteomyelitis ohne Behandlung nicht ausheilt. In einer darauffolgenden Studie konnten wir zeigen, daß es durch Operation und/ oder Trauma zu einer signifikanten Abnahme der chemotaktischen Aktivität der Granulozyten kommt [62]. Diese Funktionsstörung normalisierte sich bei nichtinfizierten Tieren nach wenigen Tagen. Bei den mit E. coli infizierten Frakturen kam es erst nach 3–5 Wochen zur Normalisierung der Befunde, und bei Tieren mit Staphylokokkenosteomyelitis war die chemotaktische Aktivität der Granulozyten 2–3 Monate nach der Infektion gleichbleibend pathologisch reduziert.

Die klinische Erfahrung, daß stumpfe Traumen prädisponierende Faktoren für die Ausbildung einer Sepsis darstellen, konnte durch Tierexperimente unterstützt werden, die zeigten, daß solche Traumen zu Defekten der Abwehr führen [3, 12, 42, 55, 56].

In einer rezenten Arbeit weisen Lanser et al. darauf hin, daß bei Patienten, bei welchen opsonisierende Faktoren systematisch untersucht wurden, die Verminderung dieser Faktoren vor Auftreten einer Septikämie beobachtet wurde [48]. Das experimentelle System bestand aus normalen Granulozyten und Zymosan. Wenn Zymosan durch Frischserum opsonisiert wird, löst es die Freisetzung von Sauerstoffradikalen, die mit Hilfe der Chemilumineszenz nachweisbar sind, aus. Das Serum von Patienten nach Trauma war nicht nur in opsonisierenden Faktoren defizient, sondern hatte Substanzen, die diese Reaktion auch direkt gehemmt haben [47]. Die Bedeutung opsonisierender Serumfaktoren ist auch aus der Arbeit von Keusch et al. ersichtlich [44]. Bei Patienten, die Granulozytentransfusionen erhalten haben, war die Prognose weitgehend davon abhängig, ob in ihrem Serum die entsprechenden opsonisierenden Faktoren vorhanden waren. Das Fehlen opsonisierender Faktoren ist auch im Zusammenhang mit der Neugeborenoosteomyelitis von Bedeutung [25]. Bekanntlich können Kinder unter 18 Monaten auf bestimmte bakterielle Antigene, vor allem Polysaccharidantigene, nicht entsprechend reagieren. Sie bilden gegen diese Antigene keine Antikörper. Bis zu 50% der Säuglinge, die eine Osteomyelitis entwickeln, haben primäre Haut- und Schleimhauteiterungen. Die fehlende Eliminierung der Keime aus der Blutbahn könnte eine Folge der physiologischen Abwehrschwäche darstellen, während die Lokalisation im Knochen durch die Besonderheiten der Blutversorgung in diesem Alter prädisponierend wirken. Das Fehlen opsonisierender Faktoren könnte auch bei der Sichelzellanämie die Prädisposition dieser Patienten in Richtung Osteomyelitis erklären [26, 29, 67], während bei Patienten mit septischer Granulomatose die phagozytierenden Zellen einen schweren Defekt aufweisen [35, 36, 77, 78]. Zellen dieser Patienten bilden keine aktiven Sauerstoffradikale und können daher auch bei adäquater Opsonisierung Staphylokokken (und auch andere Mikroorganismen) nicht abtöten. Gleichzeitig begünstigen die durch die eingewanderten Zellen der Makrophagenreihe freigesetzten Mediatoren die Knochenresorption und somit die Ausbreitung der Infektionserreger.

Zellmediierte Immunität (T-Zellfunktion)

Defekte der spezifischen zellmediierten Immunität wurden nach Verbrennungen, schweren Verletzungen und Operationen beobachtet [7]. Sie unterstützen die langjährige klinische Erfahrung, daß Patienten nach schweren Unfällen mit Polytrauma, nach komplizierten, lange dauernden Operationen besonders gefährdet hinsichtlich septischer Komplikationen, auch gegenüber solchen mit letalem Ausgang sind. Vielfach sind die Erreger Pilze, Viren und gramnegative Bakterien, Erreger also, für deren Bekämpfung die zellmediierte Immunität eine entscheidende Rolle spielt. Beathard et al. [10] und Zucker-Franklin [97] beschrieben Änderungen der peripheren Lymphozytensubpopulationen nach Verbrennungen. Diese Änderungen gingen auch mit einer Depletion der thymusabhängigen Areale im lymphatischen Gewebe einher [9, 93]. Eine Verminderung der T-Zellpopulation war vor allem auch mit einer Verminderung der T-Helferpopulation vergesellschaftet, wobei auch besonders bei septischen Patienten nebst der niederen T_4-Zahlen und dem dadurch erniedrigten T_4/T_8-Quotienten auch eine Verminderung der Interleukin-2-Produktion beobachtet wurde [5, 6, 93]. Eine Funktionsstörung im Bereiche der zellmediierten Immunität dürfte auch bei Knocheninfektionen mit Mykobakterien von großer pathogenetischer Bedeutung sein. Bekanntlich sind Osteomyelitiden bei Patienten mit generalisierter BCG-Infektion bei zellulärem Immundefekt beschrieben, aber auch bei Knochentuberkulose und bei der Knocheninfektion mit atypischen Mykobakterien, wo die Zusammenhänge noch wenig bekannt sind, ist eine zumindest lokale Dysfunktion im Bereich der zellmediierten Immunität anzunehmen.

Zur Verminderung der zellmediierten Immunität kommt es auch bei schwerer Unterernährung [28]. Bei bestimmten Patientenkollektiven, die ein erhöhtes Risiko im Hinblick auf die Osteomyelitis aufweisen, wie z.B. Drogensüchtige, Alkoholiker und alte Menschen, kann der Ernährungsfaktor eine wichtige Bedeutung haben.

Therapeutische Möglichkeiten auf Grund der hier skizzierten immunologischen Zusammenhänge

Therapeutisch könnte man im Rahmen der Abwehrvorgänge an verschiedenen Stellen eingreifen, um das Gleichgewicht zwischen Erreger einerseits und Abwehrlage andererseits zu beeinflussen: Während vorläufig keine eindeutig akzeptierten therapeutischen Maßnahmen zur signifikanten Steigerung der Granulozytenfunktion verfügbar sind, kann diese durch die Zufuhr opsonisierender Faktoren (Antikörper und/oder Komplementkomponenten) gesteigert werden. Kontrollierte Untersuchungen bei polytraumatisierten Patienten haben gezeigt, daß die Zufuhr opsonisierender Faktoren (z. B. in Form von intaktem i. v. applizierbarem Gammaglobulin) eine signifikante Reduktion der Bakteriämie und Bakteriurie zur Folge hatte [68]. In einer anderen Studie konnte bei ähnlichen Patienten eine signifikante Abnahme der infektiösen Spätkomplikationen (Pneumonien) gezeigt werden [27]. Wie weit ein ähnliches therapeutisches Vorgehen in der Behandlung der chronischen Osteomyelitis wirksam ist, kann heute nicht eindeutig beantwortet werden, jedoch sprechen die theoretischen Überlegungen und auch unsere anekdotische Erfahrung dafür, daß eine solche Behandlung bei bestimmten therapieresistenten Fällen eine wirksame zusätzliche Möglichkeit der Behandlung darstellt. Voraussetzung für den Behandlungserfolg ist die maximal mögliche Reduktion der Infektionsmasse und somit die Kombination der Ausschöpfung aller operativen Möglichkeiten, der optimal zielgerichteten antibiotischen Therapie und der zusätzlichen immunologischen Adjuvanstherapie. Die endgültige Beurteilung wird allerdings erst dann möglich, wenn eine kontrollierte klinische Studie die anekdotischen Ergebnisse bestätigt hat. So erscheint die Durchführung einer solchen Studie in Anbetracht der bisherigen Erfahrungen sinnvoll.

In vielen Fällen der chronischen Osteomyelitis ist ein Defekt im normalen Ablauf der Entzündung offensichtlich. Bei über Jahren bestehenden Fisteln ergeben die Befunde der bakteriologischen Untersuchung oft eine Vielfalt von Erregern, aber eine Entzündung ist nicht zu verifizieren. Ein Fehlen der lokalen Entzündung ist auch in vielen Fällen der Knochentuberkulose und superinfizierten Fisteln offensichtlich. Die Hautreaktion gegen Tuberkulin ist bei diesen Patienten für die Beurteilung der Abwehrlage nicht aufschlußreich [50, 95]. Möglicherweise kommt es bei diesen Patienten im Laufe der Superinfektion zu einer zusätzlichen lokalen, vielleicht auch systemischen Immunsuppression [39]. Wie früher in dieser Arbeit beschrieben, führen von Lymphozyten freigesetzte Mediatoren in der zweiten Phase des Entzündungsablaufes zur Steigerung der Makrophagenfunktion und tragen somit entscheidend zur lokalen Eliminierung der Keime bei. Dieser Mechanismus könnte durch bestimmte bakterielle Substanzen gestört sein. Auf Grund dieser Überlegungen haben wir im Laufe einer kontrollierten Studie Patienten mit Knochentuberkulose und superinfizierten Fisteln zusätzlich zur tuberkulostatischen Therapie mit einem aus Lymphozyten gewonnen niedermolekularen Extrakt behandelt [95]. Im Rahmen dieser Studie wurden insgesamt 11 Patienten (Durchschnittsalter 49,9 ± 2,6 Jahre) behandelt. Die Patienten hatten früher bereits mehrmals eine tuberkulostatische Therapie erhalten, und die Fisteln bestanden 20 ± 4,8 Jahre. Nach 2 Jahren Behandlung mit Tuberkulostatika hatten die Patienten eine Abnahme des Begleitödems, während die Schmerzen anhielten. Bei

2 Patienten haben sich die Fisteln in dieser Zeit geschlossen, bei allen anderen blieben sie bestehen. Nach diesen 2 Jahren tuberkulostatischer Therapie wurde die Behandlung mit der niedermolekularen Lymphozytenfraktion erweitert. Am Ende dieser zweiten Zweijahresperiode kam es bei insgesamt 9 Patienten zur Schließung der Fisteln, auch bei dieser kleinen Fallzahl ein statistisch hochsignifikantes Ergebnis. Damals waren die einzelnen Komponenten der niedermolekularen Lymphozytenfraktion noch nicht genau bekannt, aber die Aktivität in biologischen Systemen faßbar. Heute wissen wir, daß Lymphozyten verschiedene, auch niedermolekulare Mediatoren enthalten und freisetzen, die immunologische Reaktionen aktivieren.

Gerade in letzter Zeit haben Therapieversuche mit extrakorporaler und systemischer Aktivierung von Lymphozyten bei verschiedenen Karzinompatienten großes Aufsehen erregt [79]. Im Lichte dieser Untersuchungen erscheinen die Bemühungen, auch bei chronischen Infektionen Lymphozyten intra- oder extrakorporal zu aktivieren, erfolgversprechend.

Bei Erkrankungen, bei welchen eine chronische Infektion nach optimaler chirurgischer Versorgung auf die zielgerichtete Chemotherapie nicht anspricht (wie das bei der chronischen Osteomyelitis manchmal der Fall ist), scheinen Methoden, die eine Aktivierung der Abwehrlage bewirken, indiziert. Auch hier können kontrollierte Studien an einem gut definierten Patientenkollektiv interessante neue Ergebnisse liefern.

Literatur

1. Adams DO, Hamilton TA (1984) The cell biology of macrophage activation. Annu Rev Immunol 2: 283–318
2. Adler S, Randall J, Plotkin S (1972) Candidal osteomyelitis and arthritis in a neonate. Am J Dis Child 123: 595–596
3. Alexander JW, Hegg M, Altemeier WA (1968) Neutrophil function in selected surgical disorders. Ann Surg 168: 447
4. Anderson CL (1982) Isolation of the receptor for IgG from a human monocyte cell line (U937) and from human peripheral blood monocytes. J Exp Med 156: 1794–1806
5. Antonacci AC, Calvano SE, Reaves LE et al. (1984) Autologous and allogeneic mixed lymphocyte responses following thermal injury in man: The immunomodulatory effects of interleukin-1, interleukin-2, and a prostaglandin inhibitor, WY-18251. Clin Immunol Immunopathol 30: 304–320
6. Antonacci AC, Chiao J, Calvano SE, Senterfit L, Shires GT, Dineen P (1984) Development of monoclonal antibodies against virulent gram-negative bacteria: Efficacy in a septic mouse model. Surg Forum 35: 116–119
7. Antonacci AC (1986) Immune dysfunction and immunomodulation following trauma. In: Gallin JI, Fauci AS (eds) Advances in host defense mechanisms, Vol 6. Raven Press, New York, pp 81–109
8. Arnaout MA, Todd RF III, Dana N, Melamed J, Schlossman SF, Colten HR (1983) Inhibition of phagocytosis of complement C3- or immunoglobulin G-coated particles and of C3bi binding by monoclonal antibodies to a monocyte-granulocyte membrane glycoprotein (Mo 1). J Clin Invest 72: 171–179
9. Baker LD (1945) The internal lesions in burns. Am J Pathol 21: 717–739
10. Beathard GA, Granholin NA, Sakai HA, Ritzman SE (1974) Ultrastructural alterations in peripheral blood lymphocyte profiles following acute thermal burns. Clin Immunol Immunopathol 2: 488–500

11. Bernheim HA, Block LH, Atkins E (1979) Fever: Pathogenesis, pathophysiology and purpose. Ann Intern Med 91: 261–270

12. Bjornson AB, Altemeier WA, Bjornson SB (1978) Host defense against opportunistic microorganisms following trauma. Ann Surg 188: 102–108

13. Boetcher DA, Leonard EJ (1974) Abnormal monocyte chemotactic response in cancer patients. J Natl Cancer Inst 52: 1091–1099

14. Buffone V, Meakins JL, Christou NV (1984) Neutrophil function in surgical patients. Arch Surg 119: 39–43

15. Burri C, Pässler HH, Henkemeyer H (1973) Treatment of posttraumatic osteomyelitis with bone, soft tissue and skin defect. J Trauma 13: 799

16. Burri C (1979) Posttraumatische Osteitis. Huber, Bern Stuttgart Wien

17. Cohen L, Sharp S, Kulczycki A jr (1983) Human monocytes, B lymphocytes, and non-B lymphocytes each have structurally unique Fc-gamma receptors. J Immunol 131: 373–383

18. Dinarello CA (1984) Interleukin-1. Rev Infect Dis 6: 51–95

19. Dorrington KJ (1976) Properties of the Fc receptor on macrophages and monocytes. Immunol Commun 5: 263–280

20. Eibl M, Mannhalter JW, Ahmad R (1982) Macrophage-lymphocyte interaction in response to a bacterial antigen (E. coli). Clin Exp Immunol 47: 260–268

21. Evans R, Alexander P (1972) Role of macrophages in tumour immunity. I. Co-operation between macrophages and lymphoid cells in syngeneic tumour immunity. Immunology 23: 615–626

22. Fearon DT (1980) Identification of the membrane glycoprotein that is the C3b receptor of the human erythrocyte, polymorphonuclear leukocyte, B lymphocyte, and monocyte. J Exp Med 152: 20–30

23. Felix JC, Davis JM (1986) Neutrophil function in thermally injured patients. In: Gallin JI, Fauci AS (eds) Advances in host defense mechanisms, Vol 6. Raven Press, New York, pp 63–79

24. Fleit HB, Wright SD, Unkeless JC (1982) Human neutrophil Fc receptor distribution and structure. Proc Natl Acad Sci USA 79: 3275–3279

25. Fox L, Sprunt K (1978) Neonatal osteomyelitis. Pediatrics 62: 535–542

26. Givner LB, Luddy RE, Schwartz AD (1981) Etiology of osteomyelitis in patients with major sickle hemoglobinopathies. J Pediatr 99: 411–413

27. Grob P (1985) Personal communication

28. Gross RL, Newberne PM (1980) Nutrition and immunologic function. Physiol Rev 60: 188–257

29. Hand WL, King NL (1978) Serum opsonization of Salmonella in sickle cell anemia. Am J Med 64: 388/395

30. Hausman MS, Brosman S, Snyderman R, Mickey MR, Fahey J (1975) Defective monocyte function in patients with genitourinary carcinoma. J Natl Cancer Inst 55: 1047–1054

31. Hibbs JB jr, Taintor RR, Chapman HA jr, Weinberg JB (1977) Macrophage tumor killing: Influence of the local environment. Science 197: 279–282

32. Hicks JH (1965) The treatment of chronic sepsis in fractures. J Bone Joint Surg 47-B: 584

33. Hierholzer G (1970) Morphologische und klinische Abgrenzung der posttraumatischen Osteomyelitis gegenüber anderen Formen der Knocheninfektion. In: Hierholzer G, Rehn J (Hrsg) Die posttraumatische Osteomyelitis. Schattauer, Stuttgart New York

34. Hierholzer G, Linzenmeier G, Kleining R, Hörster G (1974) Untersuchungen über die Diffusion verschiedener Cephalosporine in das Knochengewebe. Aktuel Traumatol 4: 191

35. Holmes B, Quie PG, Windhorst DB, Good RA (1966) Fatal granulomatous disease of childhood. An inborn abnormality of phagocytic function. Lancet I: 1225–1231

36. Holmes B, Page AR, Good RA (1967) Studies of the metabolic activity of leukocytes from patients with a genetic abnormality of phagocytic function. J Clin Invest 46: 1422–1432

37. Howard RI, Simmons RL (1974) Acquired immunologic deficiency after trauma and surgical procedures. A collective review. Surg Gynecol Obstet 139: 771–782

38. Howie S, McBride WH (1982) Cellular interactions in thymus-dependent antibody responses. Immunol Today 3: 273–278

39. Jaffe HL (1972) Tuberculosis and sarcoidosis of bones and joints. In: Jaffe HL (ed) Metabolic, degenerative and inflammatory diseases of bones and joints. Urban & Schwarzenberg, München, pp 952–1014

40. Johnston RB jr, Lehmeyer JE, Guthrie LA (1976)Generation of superoxide anion and chemiluminescence by human monocytes during phagocytosis and on contact with surface-bound immunoglobulin G. J Exp Med 143: 1551-1556
41. Kahn DS, Prizker KPH (1973) The pathophysiology of bone infection. Clin Orthop 96: 12
42. Kaplan JE, Saba TM (1976) Humoral deficiency and reticuloendothelial depression after traumatic shock. Am J Physiol 230: 7-74
43. Kaps HP, Georgi P (1986) Die Leukozytenszintigraphie mit 111-Indium bei akuter und chronischer Osteomyelitis im Tiermodell. - Eine experimentelle Studie. Nuklearmedizin 25: 61-70
44 Keusch GT, Ambinder EP, Kovacs I, Goldberg JD, Phillips DM, Holland JF (1982) Role of opsonins in clinical response to granulocyte transfusion in granulocytopenic patients. Am J Med 73: 552-563
45. Klein JD, Yamauchi T, Horlick SP (1972) Neonatal candidiasis, meningitis, and arthritis: Observations and a review of the literature. J Pediatr 81: 31-34
46. Könn G, Böhm E (1974) Pathologie des Knocheninfektes. In: Plaue R (Hrsg) Die Behandlung der sekundär chronischen Osteomyelitis, Enke, Stuttgart
47. Lanser ME, Mao P, Brown G, Coleman B, Siegel JH (1985) Serum-mediated depression of neutrophil chemiluminescence following blunt trauma. Ann Surg 202: 111-118
48. Lanser ME, Mao P, Siegel JH (1987) Neutrophil chemiluminescence and opsonic fibronectin levels following blunt trauma. (In press)
49. Leibson HJ, Gefter M, Zlontnick A, Marrack P, Kappler JW (1984) Role of gamma-interferon in antibody producing responses. Nature 309: 799-801
50. Lenzini L, Rottoli P, Rottoli L (1977) The spectrum of human tuberculosis. Clin Exp Immunol 27: 230-237
51. Lohmann-Matthes ML, Ziegler FG, Fischer H (1973) Macrophage cytotoxicity factor. A product of in vitro sensitized thymus-dependent cells. Eur J Immunol 136: 56-58
52. Looney RJ, Abraham GN, Anderson CL (1986) Human monocytes and U937 cells bear two distinct Fc receptors for IgG. J Immunol 136: 1641-1647
53. Looney RJ, Ryan DH, Takahashi K, Fleit HB, Cohen HJ, Abraham GN, Anderson CL (1986) Identification of a second class of IgG Fc receptors on human neutrophils. J Exp Med 163: 826-836
54. Lüdeke H, Schweiberer L (1970) Entzündliche Erkrankungen des Knochens und der Gelenke. Chirurg 41: 204-209
55. MacLean LD, Meakins JL, Taguchi K et al. (1975) Host resistance in sepsis and trauma. Ann Surg 182: 207
56. Maderazo EG, Albano SD, Woronick CL et al. (1983) Polymorphonuclear leukocyte migration abnormalities and their significance in seriously traumatized patients. Ann Surg 198: 736-742
57. Marchevsky AM, Damsker B, Green S, Tepper S (1985) The clinicopathological spectrum of non-tuberculous mycobacterial osteoarticular infections. J Bone Joint Surg 67: 925-929
58. Messner RP, Jelinek J (1970) Receptors for human gamma-G globulin on human neutrophils. J Clin Invest 49: 2165-2171
59. Michl J, Pieczonka MM, Unkeless JC, Silverstein SC (1979) Effects of immobilized immune complexes on Fc- and complement-receptor function in resident and thioglycollate-elicited mouse peritoneal macrophages. J Exp Med 150: 607-621
60. Miller ME (1975) Developmental maturation of human neutrophil motility and its relationship to membrane deformability. In: Bellanti JA, Dayton DH (eds) The phagocytic cell in host resistance. Raven Press, New York, pp 295-307
61. Morrison DC, Ryan JL (1979) Bacterial endotoxins and host immune responses. Adv Immunol 28: 293-431
62. Müller C, Zielinski CC, Passl R, Eibl MM (1984) Divergent patterns of leucocyte locomotion in experimental post-traumatic osteomyelitis. Br J Exp Pathol 65: 299-303
63. Murray HW, Byrne GI, Rothermel CD et al. (1983) Lymphokine enhances oxygen-independent activity against intracellular pathogens. J Exp Med 158: 234-239
64. Nacy CA, Leonard EJ, Meltzer MS (1981) Macrophages in resistance to rickettsial infections: Characterization of lymphokines that induce rickettsiacidal activity in macrophages. J Immunol 126: 204-207
65. Nathan CF, Murray HW, Wiebe ME et al. (1983) Identification of interferon-gamma as the

lymphokine that activates human macrophage oxidative metabolism and antimicrobial activity. J Exp Med 158: 670–689
66. Nogueira N, Cohn ZA (1978) Trypanosoma cruzi: In vitro induction of macrophage microbicidal activity. J Exp Med 148: 288–300
67. Okomora EO, Agbo DC (1984) Childhood osteomyelitis. A five-year analysis of 118 cases in Nigerian children. Clin Pediatr 23: 548–552
68. Olivero S, Mao P, Enrichens F, Festa T, Sciascia C, Visetti E (1987) Reduced incidence of sepsis and sepsis related death in surgical intensive care unit using early administration of Ig i.v.: Double blind randomized trial. (In press)
69. Oppenheim JJ, Kovacs EJ, Matsushima K, Durum SK (1986) There is more than one interleukin 1. Immunol Today 7: 45–56
70. Passl R, Müller C, Zielinski CC, Eibl MM (1984) A model of experimental post-traumatic osteomyelitis in guinea pigs. J Traumatol 24: 323–326
71. Pepys MB, Baltz ML (1983) Acute phase proteins with special reference to C-reactive protein and related proteins (pentaxins) and serum amyloid A protein. Adv Immunol 34: 141–212
72. Peterson PK, Verhoef J, Sabath LD, Quie PG (1976) Extracellular and bacterial factors influencing staphylococcal phagocytosis and killing by human polymorphonuclear leukocytes. Infect Immun 14: 496–501
73. Perussia B, Dayton ET, Lazarus R, Fanning V, Trinchieri G (1983) Immune interferon induces the receptor for monomeric IgG1 on human monocytic and myeloid cells. J Exp Med 158: 1092–1113
74. Piessens WF, Churchill WH, David JR (1975) Macrophages activated in vitro with lymphocyte mediators kill neoplastic but not normal cells. J Immunol 114: 293–299
75. Popkirov S (1971) Die Behandlung der hämatogenen und der traumatischen Osteomyelitis. VEB Verlag Volk und Gesundheit, Berlin
76. Poplack DG, Blaese RM (1980) The mononuclear phagocytic system. In: Stiehm ER, Fulginiti VA (eds) Immunologic disorders in infants and children. Saunders, Philadelphia London Toronto, p 109
77. Quie PG, White JG, Holmes B, Good RA (1967) In vitro bactericidal capacity of human polymorphonuclear leukocytes: Diminished activity in chronic granulomatous diesease of childhood. J Clin Invest 46: 668–679
78. Quie PG, Kaplan EL, Page AR, Gruskay FL, Malawista SE (1968) Defective polymorphonuclear leukocyte function and chronic granulomatous disease in 2 female children. N Engl J Med 278: 976–980
79. Rosenberg SA, Lotze MT, Muul LM et al. (1985) Observations on the systemic administration of autologous lymphokine-activated killer cells and recombinant interleukin-2 to patients with metastatic cancer. N Engl J Med 313: 1485–1492
80. Rosenthal AS, Shevach EM (1973) Function of macrophages in antigen recognition by guinea pig T lymphocytes. I. Requirement for histocompatible macrophages and lymphocytes. J Exp Med 138: 1194–1212
81. Schreiber RD, Pangburn MK, Bjornson AB, Brothers MA, Müller-Eberhard HJ (1982) The role of C3 fragments in endocytosis and extracellular cytotoxic reactions by polymorphonuclear leukocytes. Clin Immunol Immunopathol 23: 335–357
82. Shevach EM, Rosenthal AS (1973) Function of macrophages in antigen recognition by guinea pig T lymphocytes. II: Role of the macrophage in the regulation of genetic control of the immune response. J Exp Med 138: 1213–1229
83. Smith KA (1984) Interleukin-2. Ann Rev Immunol 2: 319–333
84. Snyderman R, Goetzl EJ (1981) Molecular and cellular mechanisms of leukocyte chemotaxis. Science 213: 830–837
85. Trueta J (1959) The three types of acute haematogenous osteomyelitis. A clinical and vascular study. J Bone Joint Surg 41-B: 671–680
86. Trueta J, Morgan JD (1960) The vascular contribution to osteogenesis. J Bone Joint Surg 42-B: 97–109
87. Unanue ER (1981) The regulatory role of macrophages in antigen stimulation. II: Symbiotic relationship between lymphocytes and macrophages. Adv Immunol 31: 1–121
88. Unanue ER, Beller DI, Lu CY, Allen PM (1984) Antigen presentation: Comments on its regulation and mechanism. J Immunol 132: 1–5

89. Waldvogel FA, Medoff G, Swartz MN (1971) Osteomyelitis. Thomas, Springfield, Ill.
90. Walker L, Lowrie DB (1981) Killing of Mycobacterium microti by immunologically activated macrophages. Nature 293: 69-70
91. Wing EJ, Krahenbuhl JL, Remington JS (1979) Studies of macrophage function during Trichinella spiralis infection in mice. Immunology 36: 479-485
92. Wolf HM, Mannhalter JW, Ahmad R, Eibl MM (1986) Co-modulation of Fc and iC3 receptors on human monocytes by polymeric IgG. In: Eibl MM, Rosen FS (eds) Primary immunodeficiency diseases. Elsevier, Amsterdam New York Oxford, pp 287-292
93. Wood GW, Volenec, FJ, Mani MM, Humphrey LJ (1978) Dynamics of T-lymphocyte subpopulations and T-lymphocyte function following thermal injury. Clin Exp Immunol 31: 291-297
94. Zielinski CC, Pehamberger H, Endler AT, Knapp W (1979) Serum associated leucocyte locomotion inhibition and leucocyte motility in malignant melanoma. Clin Exp Immunol 38: 92-98
95. Zielinski CC, Savoini E, Ciotti M, Orani R, Königswieser H, Eibl MM (1984) Dialyzable leukocyte extract (transfer factor) in the treatment of superinfected fistulating tuberculosis of the bone. Cell Immunol 84: 200-205
96. Zubler RH, Lowenthal JW, Erard F, Hashimoto N, Devos R, MacDonald HR (1984) Activated B cells express receptors for, and proliferate in response to, pure interleukin 2. J Exp Med 160: 1170-1183
97. Zucker-Franklin D (1969) The ultrastructure of lymphocytes. Semin Hematol 6: 4-27

II. Therapie der Knochen- und Gelenkinfektionen

Wertigkeit der Antibiotika bei posttraumatischen Knocheninfektionen

D. H. Wittmann

Einleitung

Definition

Die posttraumatische Knocheninfektion oder Ostitis wird in der vorliegenden Arbeit von der hämatogen entstandenen Osteomyelitis aufgrund unterschiedlicher Pathogenese abgegrenzt.

Während die intakte Markhöhle Voraussetzung zur Ausbildung der hämatogenen Osteomyelitis ist, entwickelt sich die posttraumatische Knocheninfektion am frakturierten Knochen. Bei der hämatogenen Osteomyelitis besteht die Gefahr der vollständigen Unterbrechung der Sauerstoff- und Nährstoffzufuhr in das Infektionsgebiet durch Periostabhebung, subperiostaler Abszeßbildung und Abriß der den Knochen versorgenden Blutgefäße. Die Instabilität spielt dabei eine untergeordnete Rolle.

Die Entstehung der posttraumatischen Ostitis ist hingegen nicht an die intakte Markhöhle gebunden. Die Instabilität bahnt charakteristischerweise die Ausbildung der posttraumischen Knocheninfektion, da hier bei fortwährend durch Reibung der harten Knochenfragmente neue Nekrosen auf Kosten einer effektiven lokalen Abwehr erzeugt werden. Solche Nekrosen stellen einen guten Nährboden für pathogen Bakterien dar. Es entstehen große Bakterieninokula, die sowohl die körpereigene zelluläre und humorale Abwehr als auch die Möglichkeiten der antibakteriellen Chemotherapie übersteigen.

Dieser für die posttraumatische Ostitis charakteristische Pathomechanismus unterschreicht das Primat der absoluten Ruhigstellung in der Therapie der Knocheninfektionen nach Traumen.

Häufigkeit

Die posttraumatische Knocheninfektion hat in den letzten Jahren an Bedeutung zugenommen, da insbesondere in der Bundesrepublik Deutschland eine aktivere Haltung zur operativen Versorgung der Knochenbrüche zu beobachten ist und weniger konservativ mit Gipsverband behandelt wird. Trotz vieler Vorteile gegenüber der konservativen Knochenbruchbehandlung, werden infolge der Zunahme der operativen Knochenbruchbehandlung vermehrt Infektionen am operierten Knochen gesehen, also nosokomiale Infektionen, sowohl im oberflächlichen Wundgebiet, als auch in der Tiefe am Knochen.

Knochen- und Gelenkinfektionen
Herausgegeben von H. Cotta und A. Braun
© Springer-Verlag Berlin Heidelberg 1988

Bei offenen Frakturen liegen Infektionsraten zwischen 5,1% und 20,7% [2]. Betrachtet man bestimmte Osteosyntheseverfahren, so müssen z. B. für die Markraumnagelung sehr unterschiedliche Infektionsraten registriert werden, die sich zwischen 1,3% bei 3960 Operationen [24] und 15,6% bei 225 Operationen [6] bewegen.

Schweiberer (zit. nach [2]) teilt sogar bei der Markraumnagelung des Unterschenkels Infektionsraten von 17,6% mit. Hingegen fand der gleiche Autor nach Plattenosteosynthesen bei offenen Frakturen eine Infektionsrate von nur 4,5%.

Nach einer Sammelstatistik der Infektionsraten nach Markraumnagelung geschlossener Frakturen [2] lagen die Infektionsraten bei insgesamt 1355 Operationen zwischen 4 und 6,6% (Tabelle 1).

Probst teilte nach Plattenosteosynthesen, sowie Markraumnagelung am eigenen Krankengut, Infektionsraten zwischen 3,6% und 4,2% bei 157 operativ versorgten Frakturen mit [20].

Von der Arbeitsgemeinschaft für Osteosynthese werden günstigere Ergebnisse nach operativer Versorgung von geschlossenen Frakturen mitgeteilt (Tabelle 2). Die Infektionshäufigkeit dürfte aber mit breiter Anwendung der Prinzipien der AO bei weniger erfahrenen Chirurgen höher liegen.

Selbst wenn man berücksichtigt, daß unterschiedliche Definitionen über das Ausmaß der Infektion die Beurteilung erschweren, muß unterstellt werden, daß die Infektionsraten nach offenen Frakturen zwischen 3% und 13% und die nach geschlossenen Frakturen zwischen 1% und 3% liegen. Erschwerend kommt hinzu, daß Knocheninfektionen auch noch nach Jahrzehnten zu Rezidiven neigen und den Patienten u. U. schwer invalidisieren. So konnte Probst [20] nachweisen, daß

Tabelle 1. Infektionsraten nach Markraumnagelung. (nach [2])

Autor	Jahr	Frakturen n	Infekte	
			n	%
Moritz	1970	205	11	5,4
Rehm	1970	240	16	6,7
Titze	1970	860	50	5,8
Zimmermann	1967	50	2	4,0
		1355	79	5,8

Tabelle 2. Infektionsraten nach Osteosynthesen (AO-Methode). (nach [2])

Autor		Jahr	Frakturen	Infekte	
			n	n	%
AO	(nur Tibia)	1970	720	10	1,4
Ruedi		1970	1712	22	1,3
Tscherne		1969	831	12	1,5
Wahl	(Winkelplatte)	1970	235	4	1,7
			3498	49	1,4

allein eine infizierte Oberschenkelfraktur im Verhältnis zur nichtinfizierten Fraktur zu einer Kostensteigerung von 495% der Rentenkosten führt. Darüber hinaus dürfen die Probleme, die posttraumatische Knocheninfektionen für den Patienten mit sich bringen, nicht unterschätzt werden, da diese ihn invalidisieren, Umschulungen erfordern und oft ein lebenslanges durch Leiden geprägtes Schicksal darstellen.

Infektionserreger

Die Therapie einer chirurgischen Infektionskrankheit setzt die Kenntnis der Infektionserreger und deren Pathogenität voraus. In vielen Untersuchungen konnte gezeigt werden, daß die posttraumatische Knocheninfektion durch ein typisches Infektionserregerspektrum charakterisiert ist (Abb. 1). Diese relative Verteilung läßt durchaus Rückschlüsse auf die Pathogenität der einzelnen Infektionserreger zu. So sind ohne Zweifel die koagulasepositiven Staphylokokken die Problemkeime erster Ordnung. Sie sind als potente Exotoxinbilder von großer Bedeutung (Tabelle 3). Darüber hinaus entfalten sie endotoxinartige Wirkungen und verfügen über eine Schleimhülle Glykokalix, die ihre Adhärenz insbesondere an Kunststoffe begünstigt und die sie vor körpereigener Abwehr schützt [15].

Das Problem bei diesen Infektionserregern ist, daß sie trotz suffizienter Therapie noch nach Jahrzehnten zu Rezidiven führen können und vieles dafür spricht, daß sie während dieser Zeit im Knochen in inaktiver Form verblieben sind. Zweithäufigste Erreger sind unter modernen Krankenhausbedingungen erstaunlicher-

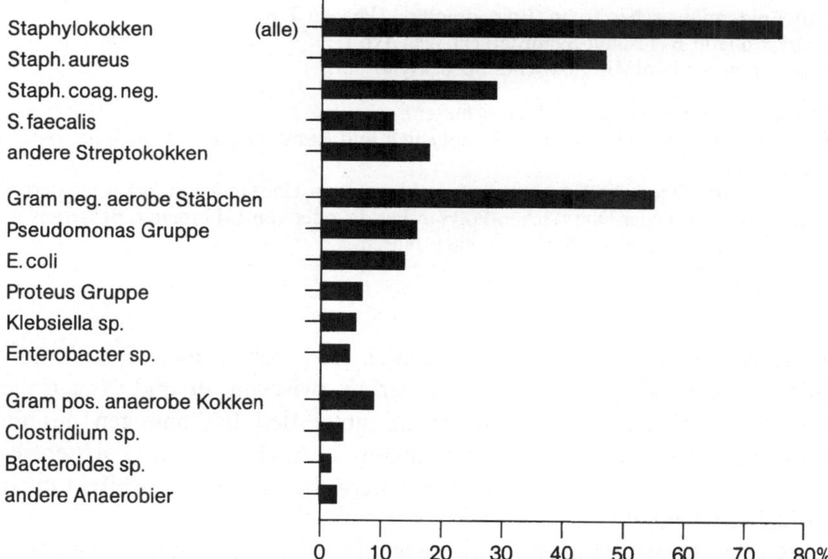

Abb. 1. Erreger von 209 Knocheninfektionen. (Die Identifizierung erfolgte von 1971–1982 in der Bakteriologisch-Serologischen Abteilung des Allgemeinen Krankenhauses Altona, Chefarzt Prof. Dr. F. Caselitz)

Tabelle 3. Pathogenitätsfaktoren der Staphylokokken (Nach [43])

I. Zelloberflächenkomponenten

1. Peptidoglycan (Mukopeptid) (50% der Zellwand):
   hemmt Leukozytenmigration, Ödembildung und fördert die Ausbildung necopurulenter
   Läsionen
   hat endotoxinartige Wirkungen
   aktiviert das klassische und alternative Komplementsystem induziert die zellvermittelte
   Immunantwort
2. Teicholsäure (40% der Zellwand):
   Komplementaktivierung und Eiterbildung zusammen mit Protein A, verantwortlich für die
   serologischen Eigenschaften
3. Protein A (5% der Zellwand):
   bewirkt eine Pseudoimmunreaktion (an Fc-Fragment von IgG) wirkt antiphagozytär durch
   Behinderung der Opsonisierung
4. Zelloberfläche:
   Polysaccharidkapsel (nur einige Stämme)
   Inhibition der Opsonisierung durch das Komplementsystem
5. Glycokalyx (Exopolysaccharidpolimere):
   Wird reichlich von Staphylokokken gebildet und begünstigt die Adhärenz an bestimmte
   Gewebe. Schützt vor der Abwehr, indem es die Kolonien umgibt durch:
   a) verminderte Phagozytose durch Maskierung des Peptidoglykans,
   b) Ausschaltung der Opsonisierung und Komplementbildung,
   c) Veränderung der Komplementkonfiguration.

II. Extrazelluläre Produkte (Toxine)
1. Koagulase: unklarer Virulenzfaktor schützt vor Phagozytose?
2. Catalase: schützt vor intrazellulärer Destruktion
3. Leukozidin: wirkt zelltoxisch
4. α- und β-Toxin: wirken zelltoxisch
5. Andere Toxine mit systemischer Wirkung
   a) Enterotoxin (Enteritis)
   b) Epidermolytisches Toxin (Epidermiolyse) (Phagen Typ II)
   c) Exfoliatin B (Fishaut-Syndrom) (Phagen Typ I)
   d) Pyrogenes Exotoxin (toxisches Schocksyndrom)

III. Geno- und phenotypische Eigenschaften
Änderung der genetisch bedingten Pathogenität und Resistenz durch Mutation, Transformation,
   Transduktion.
Phenotypische Eigenschaften können unter bestimmten Umständen geändert werden, z. B. durch
   Bildung zusätzlicher Oberflächen-Polysaccharide, oder von L-Formen („Bakterien' ohne
   Zellwand) (Ursache von Rezidiven nach Jahren).

weise Bakterien der Pseudomonasgruppe. Hier insbesondere Pseudomonas aeruginosa, der in vielen Statistiken immerhin zwischen 10 und 20% isoliert wird. Dieser wenig pathogene Keim scheint unter den Bedingungen des modernen Krankenhauses, insbesondere bei älteren und abwehrgeschwächten Patienten, eine besondere Rolle zu spielen, möglicherweise als Selektionseffekt nach antimikrobieller Chemotherapie.

Bei den Implantatinfektionen spielen auch koagulasenegative Staphylokokken als Infektionserreger eine bedeutende Rolle. Sie werden realtiv häufig bei diesen Infektionen isoliert [9]. Offensichtlich scheint hier bahnend eine besondere Pathogenität in Gegenwart von Kunststoffmaterialien mitzuwirken, wie sie Peters et al.

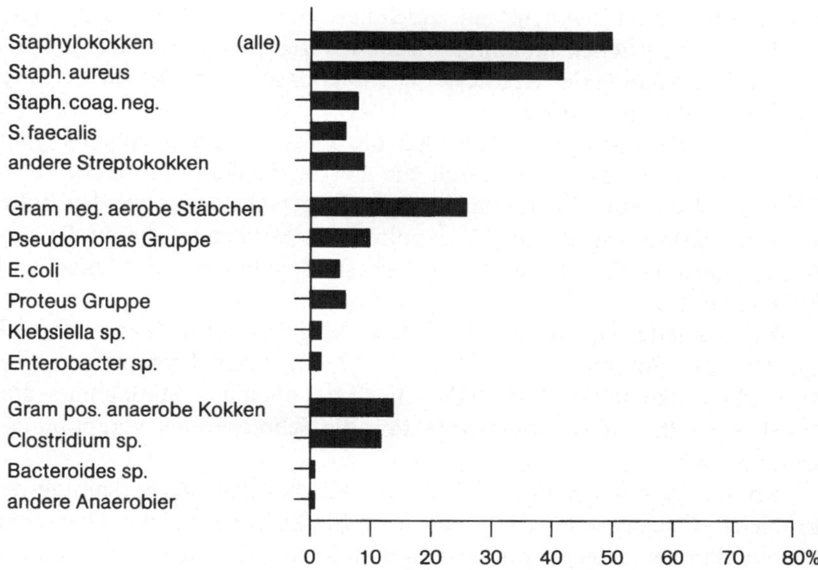

Abb. 2. Erreger von 691 Gelenkprotheseninfektionen

[18] sowie Schnitt et al. [23] kürzlich aufzudecken in der Lage waren. Eine Übersicht aus mehreren Studien zu der Verteilung typischer Infektionserreger zeigt Abb. 2.

Chirurgische Therapie

Die Therapie der posttraumatischen Knocheninfektionen ist primär operativ. Einigkeit besteht bei den meisten Chirurgen bezüglich der Anwendung folgender Richtlinien:

- Nekrotisches Gewebe vollständig entfernen,
- Ruhigstellung erzwingen,
- autologe Spongiosaplastik großzügig durchführen,
- möglichst vollständige spannungsfreie Weichteildeckung anstreben.

Adjuvante Chemotherapie

Unterschiedliche Meinungen finden sich bei verschiedenen Autoren demgegenüber bei der zusätzlichen antimikrobiellen Chemotherapie, wobei die Anhänger der systemischem Applikationen den Befürwortern der lokalen Chemotherapie gegenüberstehen. Eine schillernde Palette verschiedenster Trägersubstanzen wird beschrieben. Diese antibiotikahaltigen Stoffe werden lokal in das infizierte Gebiet gebracht. Antibiotika werden mehr oder weniger stark freigesetzt. Ihre Konzentration nimmt in der 3. Potenz mit zunehmendem Abstand von der Trägersubstanz ab. Dadurch entstehen subinhibitorische Konzentrationen in den Grenzbereichen, die die Entwicklung der Resistenz der Infektionserreger oder die Selektion primär resistenter Stämme fördern.

Am meisten bewährt haben sich die Kügelchen aus Polymethylacrylat mit einem Aminoglykosid, das durch die Polymerisationshitze nicht zerstört wird. Nach lokaler Antibiotikatherapie mittels Trägersubstanzen werden hohe Erfolgsraten bei Ostitis angegeben [12]. Kontrollierte Studien zu diesem Thema wurden bisher jedoch noch nicht publiziert. Insbesondere besteht ein Mangel an Langzeitbeobachtungen.

Kontrollierte Therapiestudien liegen hingegen zum Thema der adjuvanten systemischen Antibiotika vor [4, 5, 11, 12, 13], einer Therapieform, die bei der kindlichen hämatogenen Osteomyelitis als alleinige Maßnahme dramatische Erfolge erzielte und die dieser Infektion die Schrecken der vorantibiotischen Ära genommen hat.

Im vorliegenden Beitrag soll im wesentlichen auf die Bedeutung der antimikrobiellen Chemotherapie als zusätzliche Maßnahmen bei der Therapie der Knocheninfektionen eingegangen werden und deren Grundlagen sowie ihre Wertigkeit kritisch beleuchtet werden.

Bedeutung der Gewebespiegel

Aus infektiologischer Sicht ist die Tatsache allgemein akzeptiert, daß eine erfolgreiche Chemotherapie nur dann zustande kommen kann, wenn am Infektionsort ausreichend hohe Konzentrationen des betreffenden Chemotherapeutikums realisiert werden, die in der Lage sind die Infektionserreger abzutöten oder in ihrem Wachstum zumindest zu hemmen [16, 39]. Die Definition des Infektionsortes stößt i. allg. auf Probleme, da vielerlei organische Strukturen den Bakterien als Wachstumsgrundlage dienen können. Zum anderen penetrieren verschiedene Antibiotika in unterschiedlicher Stärke in die einzelnen Subkompartimente des Knochens. So penetrieren z. B. Batalactam-Antibiotika kaum in den intrazellulären Bereich, während dies für die Quinolone und die Linkomycine bekannt ist. Als Ausweg aus diesem Dilemma sind kritische Untersucher auf die Bestimmung der Gewebsflüssigkeit, insbesondere interstitiellen Flüssigkeit, Lymphe oder der etwas eiweißreicheren Gewebeflüssigkeiten ausgewichen, da diese Körperflüssigkeit den Infektionsort eher repräsentiert. Gewebsflüssigkeit im Knochen zu ermitteln, stieß jedoch auf methodische Probleme. Solche Untersuchungen konnten nur im Tiermodell mit radioaktiven Substanzen durchgeführt werden. Sie zeigten, daß es zu einer raschen Penetration vom intraversalen Betalactam-Antibiotikum in den Extraversalraum kommt [8]. Beim Menschen ist dies jedoch nicht möglich. Deshalb ist man auf indirekte Meßmethoden angewiesen. Am verbreitesten ist die Methode der Konzentrationsbestimmung von Antibiotika im Knochen nach Elution [3]. Dabei sind jeodch mannigfaltige methodische Probleme zu berücksichtigen, so daß kaum vergleichbare Untersuchungsergebnisse erzielt werden, die das Bild für den wenig bzw. mit der Materie nicht vertrauten Beobachter verfälschen [7].

Serumkinetik und Knochenkonzentration von Antibiotika

Serumhalbwertszeit

Die im Knochen gemessenen Konzentrationen stehen in direkter Beziehung zum pharmakokinetischen Verhalten der Substanz im Serum, was bei Konzentrationsmessungen berücksichtigt werden sollte.

Hierbei gibt es erhebliche Unterschiede, die durch die Pharmakokinetik der Substanz ausgedrückt werden. Die meist älteren Antibiotika, insbesondere der Betalactam-Antibiotika haben kurze Halbwertszeiten, wodurch die Elimination aus zentralem Kompartiment bereits im größeren Umfang beginnt, bevor sich die peripheren Kompartimente aufsättigen konnten. So ist der Zeitpunkt der Konzentrationsbestimmung für Vergleichszwecke von außerordentlicher Bedeutung. Viele Untersucher vergleichen jedoch nicht zeitgleich gemessene Knochenkonzentrationen von Antibiotika mit ähnlicher Pharmakokinetik.

Bei Substanzen mit langer Halbwertszeit hingegen kommt es durch eine relativ lange Verweildauer des Arzneistoffs im zentralen Kompartiment, daß im wesentlichen der Blutbahn entspricht, zu einem länger anhaltenden Konzentrationsgefälle in das Gewebe, das sich aufsättigt. Dieses kann um so vollständiger erfolgen, je schlechter die Elimination aus dem zentralen Kompartiment ist. Die Elimination läßt sich indirekt durch die Serumhalbwertszeit ausdrücken. So ist es verständlich, daß bei Antibiotika mit längeren Halbwertszeiten, wie Cefazolin, Cefoperazon und Ceftriaxon, hohe Konzentrationen im peripheren Kompartiment gemessen werden. So werden auch noch 12 h nach Injektionen hohe Konzentrationen im Knochen bei Antibiotika mit Halbwertszeiten von mehr als 6 h beobachtet, während Antibiotika mit Serumhalbwertszeiten von 30–90 min 12 h nach der Injektion vollständig aus allen Kompartimenten eliminiert sind.

Alter der Patienten

Desweiteren spielt das Alter des Patienten bei Konzentrationsmessungen eine bedeutende Rolle. Simon et al. [25] konnten bereits 1972 nachweisen, daß die Verweildauer eines Antibiotikums im Organismus positiv mit dem Alter korreliert. Dies ist Ausdruck der unter normalen klinischen Bedingungen nicht meßbaren Einschränkung der Ausscheidungsfunktion, insbesondere der Nieren. Somit sind die bei älteren Patienten gemessenen Antibiotikakonzentrationen nicht ohne weiteres mit den bei jungen Menschen gefundenen Werten vergleichbar.

Knochenkonzentrationen

Blutanteil

Bei Konzentrationsmessungen von Antibiotika im Knochen spielen die intravasalen Anteile des Knochens eine bedeutende Rolle, da vermieden werden muß, daß die Substanzmenge im Blut nicht irrtümlich für Substanzanteile im Knochen verkannt wird. Diesem Faktor muß operationstechnisch Rechnung getragen werden. Nur Blutproben, die sich nicht noch zusätzlich mit Operationsblut durchtränken, sollten untersucht werden. Da Konzentrationsmessungen häufig von Theoretikern und nicht von Chirurgen selbst durchgeführt werden, bleibt dieser Punkt bei der Gewinnung von Knochenproben oft unberücksichtigt, was zu einem zu hohen Blutanteil in der Knochenprobe führt. Da in der Regel im zentralen Kompartiment vor Beendigung der α-Phase höhere Konzentrationen im Serum zu messen sind, als im Gewebe, wird hier ein positiver methodischer Fehler bewirkt, der die Vergleichbarkeit der Ergebnisse erschwert. Plaue et al. [19] haben sich ausführlich mit der Problematik beschäftigt und Methoden zur Reduzierung dieses Fehlers angegeben.

Eluationsverlust

Antibiotikaanteile im Knochen werden durch Eluation und Messungen der Konzentrationen im Eluat bestimmt. Der Eluationsvorgang wird so lange durchgeführt, bis sich ein Gleichgewicht zwischen Konzentrationen in dem in der Lösung liegenden Knochenfragment und der Lösung selbst, in der Regel Phosphatpuffer, eingestellt hat. Verschiedene Untersuchungen, insbesondere von Dornbusch [3], weisen jedoch darauf hin, daß zwischen den Konzentrationen im Eluat und den tatsächlichen Konzentrationen im Knochen große Unterschiede bestehen können. Auch wird je nach Antibiotikum und dessen chemischer Beschaffenheit eine unterschiedliche Zeit bis zur Herstellung des Gleichgewichts benötigt. Dabei spielen pH und andere chemische Faktoren eine bedeutende Rolle, was nur in den seltensten Fällen in den Publikationen zu diesem Thema angegeben wird. Hierdurch wird die Interpretation der in der Literatur mitgeteilten Befunde erschwert.

Spontanzerfall

Ein weiteres Phänomen, das insbesondere bei den moderneren Penizillinen und den Carbapenemen von Bedeutung ist und die Vergleichbarkeit der Ergebnisse untereinander erschwert, ist der Spontanzerfall der Substanzen während der Verarbeitungszeit im Labor [40]. Wird dies nicht berücksichtigt und der Standard der Testprobe nicht in gleicher Weise wie die Probe behandelt, so entstehen beträchtlich unterschiedliche Ergebnisse, die z. T. stark von den tatsächlichen Konzentrationsverhältnissen im Knochen divergieren.

Infektionsort

Ein Problem, das bei der Bestimmung von Antibiotikakonzentrationen im Knochen oft verkannt wird, ist die Frage nach dem tatsächlichen Infektionsort im Knochen. Er unterscheidet sich von anderen Geweben durch seinen hohen Anteil an anorganischen Strukturen. Der anorganische Hydroxylappatit ist jedoch kein

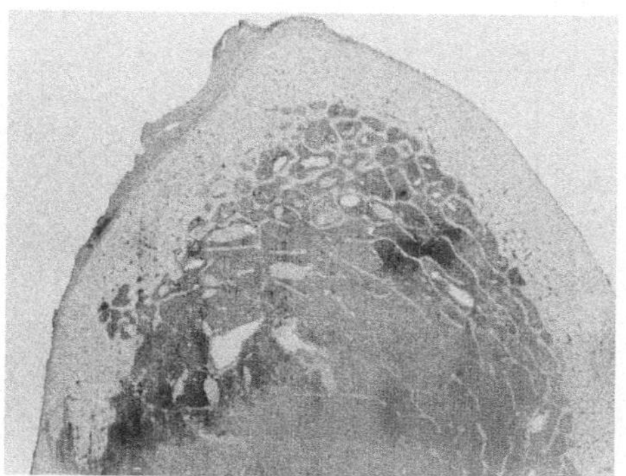

Abb. 3. Anorganischer und organischer
Knochen

geeignetes Nährmedium für Bakterienwachstum. Bakterien wurden von den
Pathologen zur Mazeration von Knochen eingesetzt, wonach der anorganische
Knochen, im wesentlichen Hydroxylappatit, übrig bleibt.

Wenn somit der anorganische Knochen nicht Infektionsort ist, kann die im
Eluat gemessene antibakterielle Konzentration nicht auf den gesamten Knochen,
also auch anorganischen und organischen Knochen bezogen werden. Die Mehrzahl der Autoren, die sich mit Knochenkonzentrationsmessungen beschäftigen,
berücksichtigen dies nicht. Darüber hinaus penetrieren einige Antibiotika intrazellulär, was bei der verwendeten Methodik zu falsch positiven Ergebnissen im Vergleich zu den meisten β-Lactamantibiotika führt [17]. Hierdurch entstehen falsch
negative Ergebnisse, die die Vergleichbarkeit der Ergebnisse untereinander
erschweren, jedoch im Hinblick auf die therapeutische Sicherheit akzeptabel sind,
da eine Chemotherapie aufgrund solcher Ergebnisse zu Überdosierungen führt,
die jedoch nicht im toxischen Bereich liegen. Wir [28, 29, 30-34, 35-37, 41, 42]
haben uns in mehreren Arbeiten um dieses Problem bemüht und versucht, die
Konzentrationen im Eluat auf den organischen, also dem für die Infektion relevanten Kompartiment im Knochen, zu beziehen. Wird dieser Faktor bei der
Methodik berücksichtigt, so entfallen die von vielen Autoren mitgeteilten unterschiedlichen Antibiotikakonzentrationen für spongiösen und kortikalen Knochen,
da der kortikale Knochen höhere Hydroxylappatitanteile hat und hieraus fälschlicherweise zu geringe Konzentrationen berechnet werden (Abb. 3).

Hydroxylappatit-Imbution

Wird die im Eluat gemessene Antibiotikakonzentration nur auf den organischen
Anteil des Knochens bezogen, so ergibt sich die Frage nach der Interaktion zwischen Antibiotikum und anorganischen Hydroxylappatit. Für die Tetrazykline ist
seit langem eine Wechselwirkung mit Hydroxylappatit bekannt. Gleiches wurde
auch für die Aminoglykoside und die Quinolone von Wittmann u. Bauernfeind
[35] nachgewiesen (Abb. 4 und 5). Diese Phänomene erschweren die Interpretation
der Ergebnisse von Konzentrationsmessungen im Knochen. Dabei ist besonders
die Frage nach der Qualität der Bindung der Antibiotika an Hydroxylappatit von
Bedeutung. Zumindest konnte für einige Substanzen nachgewiesen werden, daß

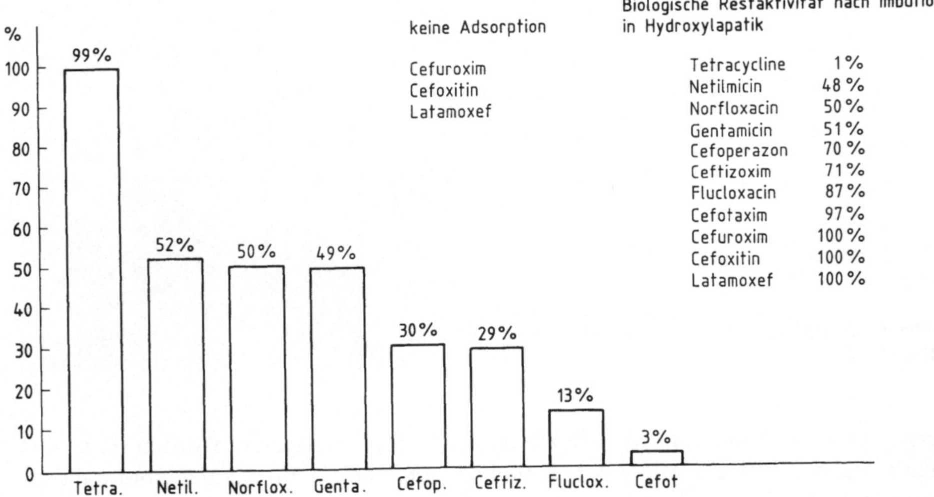

Abb. 4. Aktivitätsverlust verschiedener Antibiotika in Gegenwart von Hydroxylappatit (Imbution) bei einer Imbutionsdauer von 24 h

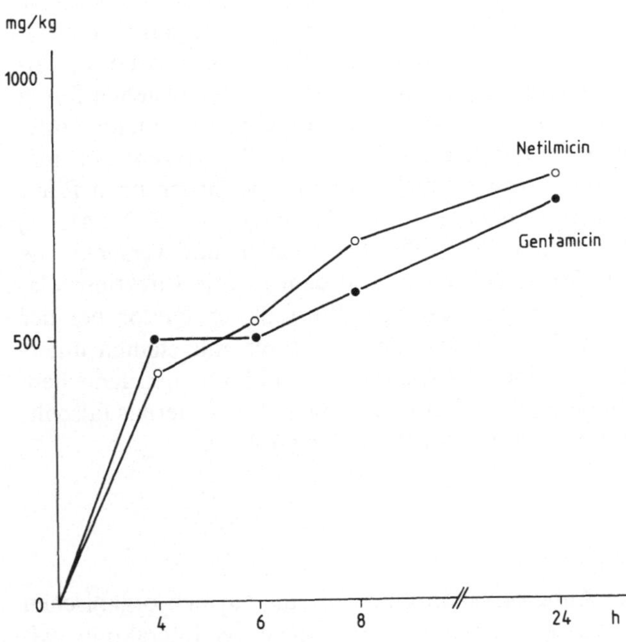

Abb. 5. Aufnahme von Gentamicin und Netilmicin in Hydroxilappatit während der Imbution. *Ordinate* Konzentration (mg/kg), *Abszisse* Zeit (h) (A. Bauernfeind)

sie in aktiver Form aus dem Knochen wieder herauslösbar sind, während dies für andere z. B. für die Tetrazykline, die eine Chelatbildung eingehen, nicht der Fall war. Hydroxylappatit wirkt demnach bei einigen Antibiotika im Sinne eines Depots, ein Faktor der möglicherweise bei der Therapie genutzt werden kann. Hier sind weitergehende Untersuchungen notwendig (Abb. 4–7).

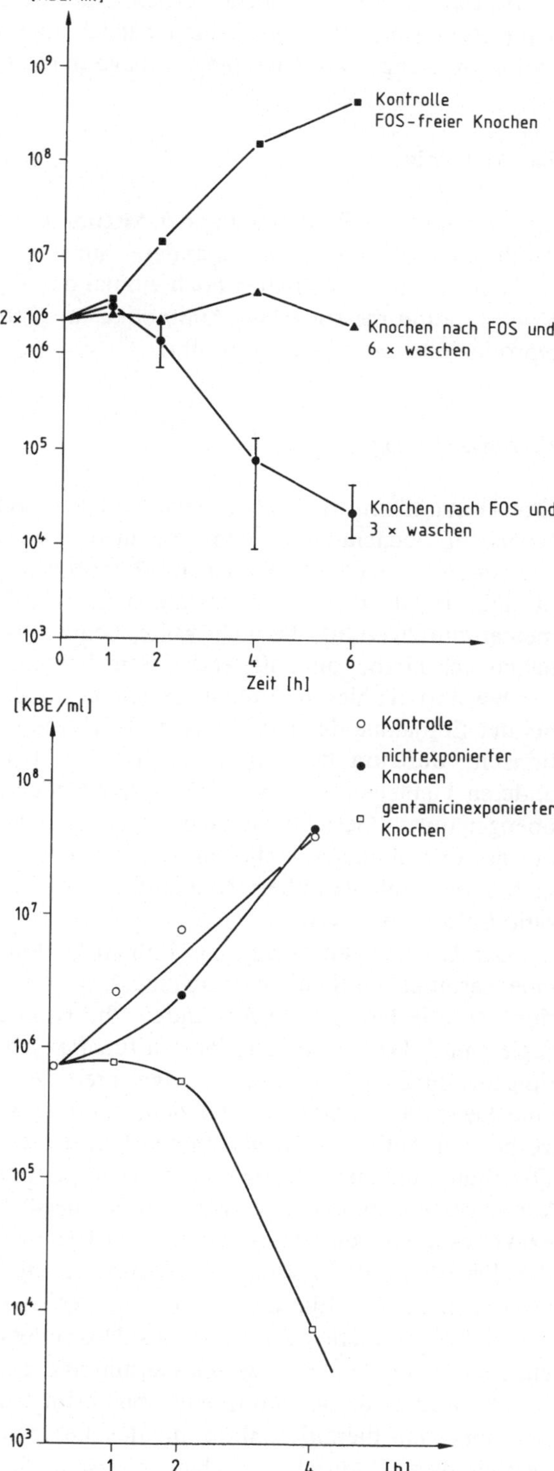

Abb. 6. Antibakterielle Aktivität von anorganischem Knochen nach 8stündiger Imbution mit Fosfomycin [*Ordinate* koloniebildende Einheiten (KBE/ml) von Staph. aureus 1085]. Fosfomycin hat seine antibakterielle Aktivität nach Interaktion mit Hydroxylappatit nicht verloren, die Zahl der Bakterienkolonien wird im Vergleich zur Kontrolle reduziert. Dieser Effekt läßt sich durch Waschen reduzieren. (A. Bauernfeind)

Abb. 7. Antibakterielle Aktivität von Gentamicin nach Imbution [*Ordinate* koloniebildende Einheiten (KBE/ml) von Staph. aureus 1085]. Gentamicin hat seine antibakterielle Aktivität nach Imbution in den Hydroxylappatit nicht verloren, die Zahl der Bakterienkolonien wird reduziert, während bei den Kontrollen (mit und ohne Hydroxylappatit) Bakterienwachstum zu beobachten ist. (A. Bauernfeind)

Im folgenden soll versucht werden, unter Berücksichtigung der hier angegebenen methodischen Probleme, eine Übersicht über die derzeit verfügbaren Konzentrationsmessungen als Therapiegrundlage darzustellen.

Zur Methodik

Eine ausführliche Beschreibung der Methodik der Konzentrationsmessungen von Antibiotika im Knochen ist an anderer Stelle erfolgt [28–37, 40–42].

Hier soll im wesentlichen noch einmal der allgemeine Untersuchungsgang zur Konzentrationsmessung von Antibiotika im Knochen aufgezeigt werden, der zu reproduzierbaren Ergebnissen führt.

Probengewinnung

Das Antibiotikum wird entweder oral oder intravenös in einer definierten Zeit vor Knochenprobenentnahme dem Patienten appliziert. Untersucht werden nur solche Patienten, bei denen Knochen während verschiedener Operationen als Abfallprodukt anfällt. Konzentrationsmessungen werden nur in solchen Knochenfragmenten durchgeführt, die nicht weiter benutzt werden können. Als sehr praktisch haben sich hierbei die anfallenden Knochenanteile bei Hüftgelenkersatzoperationen bewährt, da hier die Entnahmetechnik standardisiert werden kann. Wichtig ist bei der Entnahme des Knochens, daß sich dieser nicht durch zusätzliches Operationsblut durchtränkt. Grundsätzlich haben Untersuchungen aus Knochen von anderen Gebieten, auch von infizierten Knochen, gleiche Ergebnisse, wenn die obengenannten Gesichtspunkte berücksichtigt werden. Keinesfalls darf Spongiosa aus gut durchbluteten Gebieten, wie z. B. den Beckenkamm, genommen werden, da hier der Blutanteil übermäßig groß und die Durchtränkung der Probe mit Operationsblut schwer vermeidbar ist.

Der Untersuchungsgang zur Entnahme von Knochen ist stets begleitet von einer serumkinetischen Untersuchung, d. h. vom Zeitpunkt 0 (Beginn der Applikation), wird in bestimmten Abständen Blut von dem Patienten entnommen, zentrifugiert und das Serum bzw. Plasma für die weitere Verarbeitung zur Konzentrationsmessung von Antibiotika tiefgefroren. Vor jedem Untersuchungsgang muß eine Leerprobe entnommen werden, um auszuschließen, daß der Patient bereits vorher ein Antibiotikum bekommen hat, das die Ergebnisse verfälschen könnte. Die Blutentnahmen erfolgen so, daß die pharmakokinetischen Phasen im Zweikompartimentemodell, nachdem sich die meisten Substanzen im Körper verteilen, exakt bestimmt werden können. In der Regel heißt das, daß in der α-Phase (Phase der Distribution) 5 Serumproben und weitere 5 Serumproben in der β-Phase (Phase, in der die Eliminationsvorgänge überwiegen) gemessen werden müssen, wobei insbesondere zum Ende des Dosisintervalls mehrere Proben in zeitlich engeren Abständen zur besseren Definition des Endpunktes notwendig sind.

Die Entnahme der Knochenproben erfolgt nach den klinischen Gegebenheiten, ohne daß hierauf Einfluß auf die therapeutischen Maßnahmen genommen werden darf. Dadurch entstehen unterschiedliche Entnahmezeiträume, so daß eine größere Fallzahl notwendig ist, um Knochenproben aus bestimmten Zeitabschnitten zusammenzufassen. Vorteil dieses Verfahrens ist, daß die Konzentrationsbestimmungen nicht nur zu einem einzigen Zeitpunkt des Dosierungszeitraums stattfinden, sondern eine Verlaufskurve der Konzentration im peripheren Subkompartiment Knochen ermittelt werden kann [38, 42].

Sowohl die hämoglobinfreien, d.h. makroskopisch gelben Anteile des Knochens, als auch die Serumproben, werden sofort nach Entnahme in Plastiktaschen eingeschweist und gemeinsam mit einem zur gleichen Zeit angesetzten Standard (Serum für die Blutproben, Phosphatpuffer für die Knochenproben) tiefgefroren.

Die weitere Verarbeitung der Proben sollte so schnell wie möglich erfolgen, wobei grundsätzlich die Bestimmung mit der Hochdruckflüssigkeitschromatographie als auch die mikrobiologische Methode im Agar-Dilutionstest möglich ist. Die Methoden sind andernorts beschrieben [10].

Anorganischer Hydroxylappatit (Meßmethode)

Um den organischen Anteil des Knochens zu bestimmen, sind wir nach vielen Vorversuchen, histoplanometrischen Untersuchungen sowie Versuche zur Trennung intra- und extrazellulärer Anteile schließlich zu dem einfachen Verfahren der Peroxidmazeration gekommen. Hierbei wird aus dem Knochen der gesamte anorganische Teil herausgelöst, so daß nur noch Hydroxylappatit übrig bleibt. Die Differenz des Gewichts des Hydroxylappatits zum Gesamtknochengewicht ergibt den organischen Anteil. Die in der Eluationsflüssigkeit gemessenen Knochenkonzentrationen können dann auf den organischen Anteil bezogen werden. Zur Peroxidmazeration muß eine Knochenprobe benutzt werden, die aus unmittelbarer Nähe derjenigen Knochenproben stammt, in der die Konzentration gemessen wird. Die Verhältnisse von anorganischen zu organischen Knochen variieren von Patient zu Patient sehr stark, so daß jeweils neue Einzelmessungen notwendig sind. Ein allgemeiner Umrechnungsfaktor kann bei Konzentrationsbestimmungen an kleinen Fallzahlen nicht angewendet werden.

Imbution

Um die Interaktion von Antibiotikum und Hydroxylappatit abzuschätzen sind Versuche notwendig, in denen das fragliche Antibiotikum mit Hydroxilapatit unter verschiedenen Bedingungen in Kontakt kommt. Da hierbei das Antibiotikum in den Knochen eingeschwemmt wird, haben wir diesen Vorgang Imbution genannt.

Hierzu wird anorganischer Knochen oder auch käuflicher Hydroxylappatit (Artikel Nr. 114904, Fa. E. Merck, Darmstadt) in eine Pufferlösung mit definierter Antibiotikummenge gebracht und die Konzentration des Antibiotikums in dieser Flüssigkeit fortlaufend gemessen sowie mit einer Vergleichslösung ohne Knochenzusatz verglichen. Aus der Differenz kann die Aufnahme des Antibiotikums in den Knochen ermittelt werden (s. auch S. 77 und Abb. 4 und 5).

Imbutionsumkehrung

Wir haben zahlreiche Versuche durchgeführt, um imbutiertes Antibiotikum aus dem Hydroxylappatit herauszuwaschen. Von besonderer Bedeutung dabei ist jedoch die Frage, in welchem Maße das Antibiotikum weiterhin biologisch aktiv bleibt, d. h. ob es weiterhin in der Lage ist, Bakterien abzutöten. Aus diesem Grunde wurde mit fast allen Substanzen mit positiver Imbution antibiotikahaltiger Hydroxylappatit zu lebenden Bakterienkolonien gegeben und die zeitabhängige Keimzahl gemessen. Auch hiervon sind einige Beispiele in Abb. 5 dargestellt.

Berechnungen

Neben der Berechnung der Serumpharmakokinetik erfolgt für jedes Antibiotikum getrennt die Berechnung der Konzentrationen in Abhängigkeit von der Injektionszeit. Hierzu werden Meßpunkte in bestimmten Zeitabschnitten zusammengefaßt und der geometrische Mittelwert berechnet, da es sich um eine lognormale Verteilung handelt. In der Praxis hat sich gezeigt, daß insbesondere bei Knochenprobenentnahme im Rahmen von Endoprothesenoperationen Konzentrationsmessungen 45–60 min nach Beginn der Injektion und etwa nach 120 min vorgenommen werden können. Hierdurch ergeben sich Konzentrationsverlaufkurven. Die im Eluat gemessenen Konzentrationen werden bezüglich des Hämoglobingehalts korrigiert, indem das Hämoglobin stets im Eluat gemessen wird und als Korrekturwert bei der Berechnung der Konzentration einfließt.

Weiterhin erfolgt eine Korrektur bezüglich der Menge, die sich im organischen Anteil des Knochens nachweisen läßt. Die Interaktionen des Antibiotikums mit dem Hydroxylappatit können hierbei jedoch nicht berücksichtigt werden, da eine stichhaltige Interpretation zur Bedeutung dieser Befunde z. Z. noch nicht gelungen ist.

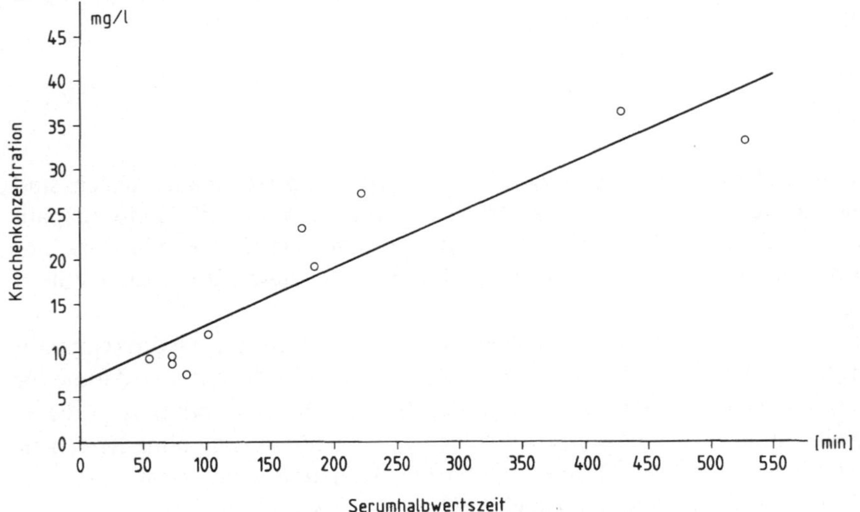

Abb. 8. Korrelation der Serumhalbwertszeiten und der Knochenkonzentrationen

Ergebnisse

Die Ergebnisse der Konzentrationsmessungen von 10 Cephalosporinen, 3 Penizillininen und 3 Gyrasehemmern finden sich in den Abb. 9 und 10 sowie in den Tabellen 4 und 5. Zusätzlich wurden die Ergebnisse anderer Autoren der Vollständigkeit halber hinzugefügt (Tabelle 6), wobei Untersuchungsergebnisse ausgewählt

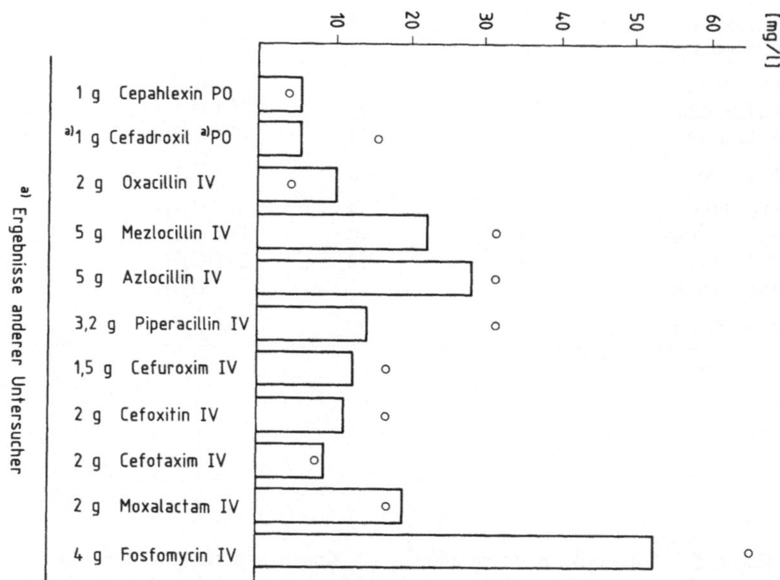

Abb. 9. Vergleich der im Knochen gemessenen Antibiotikakonzentrationen (mg/l) mit der mikrobiologischen Bewertungskonzentration nach der Breakpoint-Methode (DIN-Norm). Knochenkonzentrationen 30–150 min nach Verabreichung verschiedener Antibiotika (Mittelwert aus 37–59 Einzelmessungen pro Substanz).   o = Breakpoint

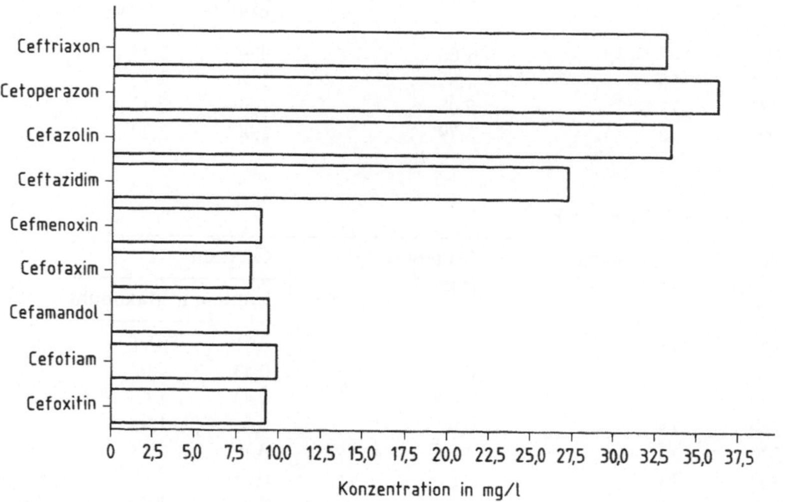

Abb. 10. Knochenkonzentrationen einiger Cephalosporine

Tabelle 4. Antibiotika-Konzentrationen im Knochen 1–2 Std. nach i.v. Injektion verschiedener Antibiotika im organischen Knochen (Geometrischer Mittelwert und Standartabweichung in mg/l)

Antibiotikum	Dosis (g)	n	MW (sd) 1.h	MW (sd) 2.h
Cefazolin	2,0	15	34,8 (1,4)	32,0 (1,4)
Cefotiam[a]	2,0	20	18,3 (2,1)	7,8 (1,4)
Cefuroxim	1,5	74	15,0 (2,2)	8,5 (2,3)
Cefoxitin	2,0	53	9,8 (1,8)	8,6 (2,2)
Cefoperazon	2,0	28	39,7 (1,3)	32,8 (1,2)
Cefotaxim	2,0	69	8,4 (2,2)	5,7 (2,8)
Ceftazidim	2,0	48	31,1 (1,5)	23,4 (1,4)
Latamoxef	2,0	20	19,4 (1,4)	19,1 (1,2)
Cefriaxon	2,0	18	33,2 (1,5)	33,1 (1,5)
Oxacillin	2,0	34	9,8 (1,7)	14,6 (1,9)
Mezlocillin	5,0	40	30,5 (2,1)	15,2 (2,1)
Azlocillin	5,0	52	25,8 (1,5)	28,0 (1,7)
Piperacillin	4,0	23	14,2 (1,4)	12,6 (1,4)
Fosfomycin	5,0	55	49,6 (1,8)	82,5 (1,9)

[a] Ergebnisse anderer Untersucher

Tabelle 5. Antibiotika-Konzentrationen im Knochen nach i.v. Injektion verschiedener Quinolone (Geometrischer Mittelwert und Standartabweichung in mg/l organischem Knochen)

Pefloxacin (400 mg p.o.)

Zeit (min)	Untersuchte Proben	Mittelwert (mg/l)	Grenzen Minimum	Maximum
124	47	1,66	0,98	2,81
194	56	1,85	1,67	2,05
327	71	2,08	1,59	2,72
766	46	1,79	1,00	3,20

Ofloxacin (400 mg p.o.)

Zeit (min)	Untersuchte Proben	Mittelwert (mg/l)	Grenzen Minimum	Maximum
120	15	0,56	0,35	0,91
150	13	0,66	0,43	1,02
180	15	0,79	0,43	1,45
240	15	0,96	0,48	1,93
270	10	1,22	0,79	1,88
300	13	0,87	0,58	1,30
360	13	0,80	0,52	1,23
480	12	0,56	0,34	0,94

Tabelle 5 (Fortsetzung)

Ciprofloxacin (1000 mg p.o.)				
Zeit (min)	Untersuchte Proben	Mittelwert (mg/l)	Grenzen	
			Minimum	Maximum
101	17	1,04	0,69	1,57
226	31	4,10	2,93	5,74
598	22	2,70	2,01	3,62
2340	12	0,17	0,09	0,31

Tabelle 6. Antibiotikakonzentration in mg/l im Knochen. (nach [21])

Antibiotikum	Zeit	Cort	Spong
Cefmenoxin	50	16,5 -	18,1
Ceftriaxon	50	31,7 -	30,1
Cefotaxim	45	10,8 -	11,6
Cefamandol	55	14,5 -	13,9
Ceftazidim	55	29,4 -	27,1
Cefoperazon	50	31,2 -	29,7
Cefoxitin	50	8,1 -	8,1
Latamoxef	52	17,5 -	16,2

wurden, die sich im wesentlichen an die hier beschriebenen Methoden anlehnten. Abb. 8 zeigt die Korrelation der Konzentrationsmessungen im Knochen mit den Serumhalbwertszeiten.

Diskussion der Antibiotikakonzentrationen im Knochen

Die Problematik der Bestimmung von Antibiotikakonzentrationen im Knochen ist im Einleitungsteil dargestellt worden. In den vorgestellten Untersuchungsergebnissen wurde versucht, die diesbezüglichen Fehler so gering wie möglich zu halten. Dennoch muß unterstellt werden, daß die hier angegebenen Knochenkonzentrationen die tatsächliche Situation nur z.T. richtig wiedergeben. Die positive Korrelation mit den Serumhalbwertszeiten der jeweiligen Substanzen (Abb. 8) zeigt jedoch, daß es sich herbei um einen allgemeinen Fehler handelt, der für alle Substanzen zutrifft und der somit einen Vergleich der einzelnen Antibiotika untereinander auch für therapeutische Zwecke zuläßt. Auch der Vergleich mit den Ergebnissen anderer Autoren, die die gleiche Methode angewendet haben [21], zeigt, daß sich mit der hier geschilderten Methodik durchaus reproduzierbare Untersuchungsergebnisse erzielen lassen.

Schwierig zu interpretieren bleibt hingegen der Befund der Imbution, der Reimbuntion und der verbliebenen Restaktivität des in Hydroxylappatit imbutierten Antibiotikums. Dies gilt insbesondere für die Aminoglykoside, die Chinolone und das Fosfomycin [38, 42]. Hierbei ist zu berücksichtigen, daß diese Substanzgruppen z. T. auch intrazellulär wie die Linkomycine angereichert werden, und daß hierdurch höhere Meßergebnisse erzielt werden, als dies für die β-LactamAntibiotika zutrifft, die nicht in die Zelle penetrieren und dort angereichert werden.

Therapie von Knocheninfektionen mit Antibiotika

Die hier vorgestellten Ergebnisse von Konzentrationsmessungen antimikrobiell aktiver Substanzen im Knochen sind als Grundlage für eine systemische Chemotherapie von Knocheninfektionen nutzbar. Grundsätzlichist zu unterstellen, daß dieses Prinzip wirksam sein muß, da in der Pädiatrie, insbesondere bei der Behandlung der hämatogenen Osteomyelitis, entscheidende Erfolge durch die systemische Chemotherapie mit Antibiotika erzielt werden konnten, und diese Krankheit im modernen Medizinbetrieb kein wesentliches Problem mehr darstellt. Analog muß es auch bei posttraumatischen Knocheninfektionen möglich sein, das Persistieren der Infektionserreger zu verhindern.

Natürlich ist die Ruhigstellung des Infektionsgebietes Voraussetzung für den Therapieerfolg, da nur hierdurch verhindert werden kann, daß sich die harten Knochenfragmente aneinander reiben und fortwährend neue Nekrosen erzeugen, deren Abräumung die körpereigene Abwehr übermäßig beansprucht, so daß die Kapazitäten nicht für eine zusätzliche Infektabwehr ausreichen.

Bei der posttraumatischen Knocheninfektion, insbesondere bei den chronischen Verlaufsformen, bleibt dem Therapeuten meist ausreichend Zeit um eine qualitativ hochwertige, bakteriologische Untersuchung durchzuführen. Das bedeutet, daß ausreichend infektiöses Material vom Infektionsort und nicht nur der obsolete Abstrich, bakteriologisch untersucht wird, um die Keime sorgfältig zu identifizieren. Es ist notwendig, die minimale Hemmkonzentration bzw. die bakte-

Tabelle 7. Fehler bei Antibiotikatherapie von Knocheninfektionen

1. Operative Fehler:
nicht ausreichend saniert
nicht ausreichend ruhiggestellt

2. Ätiologische Infektionserreger:
Oxacyllinresistente Staphylokokken nicht erfaßt
Mischinfektion nicht ausreichend dargestellt
Anaerobe Infektionserreger nicht isoliert

3. Falsches Antibiotikum:
Auswahl des Antibiotikums nach dem Plättchentest und damit zu geringe Dosierung
Falsche Bewertung des Antibiotikums
Geringe Dosierung des Antibiotikums
Perorale Verabreichung mit Resorptionsverlust
Zu kurz bei nichtzentralem Zugang
Wahl eines Antibiotikums, das inaktiv im Knochen ist
Keine MHK bestimmt
Kein zentraler Zugang

rizide Konzentration des Therapeutikums zu ermitteln, durch das der Keim eliminiert werden soll. Bakterizide Substanzen mit länger Halbwertszeit sind vorzuziehen. Nur wenn diese Konzentration unter den im Knochen realisierbaren Antibiotikakonzentrationen liegen, ist mit einem Therapieerfolg zu rechnen. Dabei sollte berücksichtigt werden, daß es unter Therapie zur Resistenzbildung kommen kann, so daß man von vornherein die minimalen Hemmkonzentrationen mehrerer Substanzen bestimmen sollte, bzw. daß der Erreger für spätere Untersuchungen konserviert wird, um zu gegebener Zeit die Therapie zu ändern.

Problematisch erscheint die Therapie von Knocheninfektionen mit Antibiotika nach dem in der Klinik üblichen Plättchentest. Wie aus Abb. 9 hervorgeht, sind die Kriterien, nach denen der Bakteriologe die Empfindlichkeit eines Antibiotikums mißt und dem Kliniker weiter gibt, an die sog. Breakpoints gebunden, die nicht mit den tatsächlichen im Knochen realisierbaren Konzentrationen übereinstimmen, sondern meist darüber liegen. Somit wird in der Regel unterdosiert. Die Selektion resistenter Stämme der Infektionserreger wird begünstigt. Eine unter diesen Kautelen begonnene Therapie ist von Beginn an zum Scheitern verurteilt und erklärt das Unbehagen, das viele Chirurgen und Orthopäden bei der zusätzlichen Chemotherapie von Knocheninfektionen haben.

Ein Therapieerfolg ist wahrscheinlicher wenn die in Tabelle 7 aufgeführten Gesichtspunkte berücksichtigt und Fehler vermieden werden.

Antibiotikatherapie bei posttraumatischer Knocheninfektion

1. Keimbestimmung aus infektiösem Material vor der Operation
2. MHK/MBK-Bestimmung vor der Operation
3. Antibiotikawahl vor der Operation nach exakt bestimmbarer minimaler bakterizider Konzentration und dem im Infektionsort des Knochens realisierbaren Konzentrationen.
4. Beginn der Therapie 30–60 min vor der Operation
   a) möglichst über zentralvenösen Zugang,
   b) ausreichende Dosierung beachten,
   c) ausreichend lange?

Diese Grundlagen zur Antibiotikatherapie von Knocheninfektionen ergeben eine bessere Basis als die herkömmlichen Methoden, wie das auch in klinischen Studien mit ausreichend langer Beobachtungszeit erreicht werden konnte [4, 11, 13, 41]. Es ist zu hoffen, daß hierdurch die Rezidivraten, die Waldvogel et al. [26] sowie Waldvogel und Vasey [27] noch mit 30% angegeben haben, sich senken lassen.

Dauertherapie – Rezidivprophylaxe

Offen bleibt jedoch noch die Frage der Dauer der zusätzlichen Chemotherapie. Kontrollierte Untersuchungen existieren zu diesem Thema nicht. Therapieschema von 14 Tagen bis zu einem halben Jahr sind in Gebrauch oder werden angewendet. Eine rationale Grundlage hierfür existiert jedoch nicht. Allen Therapieschemata liegt der Gedanke zu Grunde, durch eine längerdauernde Therapie persistierende Infektionserreger zu eliminieren. Auch die einzige Studie, die dieser Frage klinisch nachgeht [1], konnte zur Lösung dieses Problems bisher nicht beitragen. Es wäre eine Aufgabe für die Zukunft eine solche Frage multizentrisch über mehrere Jahre nach den Prinzipien der modernen klinischen Forschung im Rahmen einer kontrollierten sauber randomisierten Studie zu lösen.

Literatur

1. Bell M (1976) Further observations on the value of oral penicillins in chronic staphylococcal osteomyelitis. Med J Aust 2: 591–593
2. Burri C (1974) Die posttraumatische Osteitis. Huber, Bern
3. Dornbusch K (1978) Antibiotics in bone tissues. Methodological and practical aspects. Scand. J. Infekt, Dis. 14S: 177–185
4. Dutoy JP, Wauters G (1983) The treatment of bone infections with ceftazidime. J Antimicrob Chemother 12: 229–233
5. Gentry LO (1985) Role for newer beta-lactam antibiotics in treatment of osteomyelitis. Am J Med 78: 134–135
6. Haebler C (1943) Die stabile Osteosynthese der Knochenbrüche und ihre wirtschaftliche Bedeutung. Zbl Chir 15: 374–379
7. Hansis M (1985) Konzentrationen von Antibiotika im Knochengewebe. Therapiewoche 34: 2281–2286
8. Anderson F, Hughes SPF, Dash CH, McCarthy ID, Fleming RH (1983) Extraction of Ceftacidin in bone In: Törholm C, Wittmann DH (eds) Osteomyelitis - Experimental and clinical studies. Proceedings 13th Internat Congr Chemoter., Wien 66: 11–13
9. Kaiser FH, Nowak J, Wüst J (1983) Bacteriological aspects of deep wound sepsis after total hip arthroplasty In: Marti RK (ed) Progress in cemented total hip surgery and revision. Excerpta Medica, Amsterdam, pp 7–17
10. Klein P (1957) Bakteriologische Grundlagen der chemotherapeutischen Laboratoriumspraxis. Springer, Berlin Göttingen Heidelberg
11. Mader JT, LeFrock JL, Hyams KC et al. (1982) Cefotaxime therapy for patients with osteomyelitis and septic arthritis. Rev Infect Dis 4: 472–480
12. Klemm K, Contzen H, Lennert KH (1979) Indikation und Technik zur Einlage von Gentamycin-PMMA-Kugeln bei Knochen- und Weichteilinfektionen. In: Burri C, Rüter A (Hrsg) Lokalbehandlung chirurgischer Infektionen. Huber, Bern S 121–128
13. LeFrock JL, Carr BB (1982) Clinical experience with cefotaxime in the treatment of serious bone and joint infections. Rev Infect Dis 4: 465–471
14. Lewis RP, Sutter VL, Finegold SM (1978) Bone infections involving anaerobic bacteria. Medicine 57: 279–305
15. Mayberry KJ, Tober-Meyer B, Smith JK, Lambe DW, Costerton JW (1984) Bacterial adherence and gycocalyx formation in osteomyelitis experimentally induced with staphylococcus aureus. Infect Immun 43: 825–833
16. Naumann P (1962) Antibiotikaspiegel und Resistenzbestimmung. Antibiot Chemother Fortschr 10: 1–93
17. Nicholas P, Meyers BR, Levy RN Hirschman SZ (1975) Concentration of clindamycin in human bone. Antimicrob Agents Chemother 8 (2): 220–221
18. Peters G, Locci R, Pulverer G (1982) Adherance and growth of caogulase - Negative staphylococci on surfaces on intravenous catheters. J Infect Dis 146: 479–482
19. Plaue R, Müller O, Fabricius K, Bethke RO (1978) Untersuchungen über die Diffusionrate von Cefamandol in verschiedenem menschlichem Gewebe. Arzneimittelforsch 12: 2343–2348
20. Probst J (1977) Die Häufigkeit der Osteomyelitis nach Osteosynthesen. Chirurg 48: 6–11
21. Robbens W (1983) Gewebespiegelbestimmungen in humanem Gewebe: Konzentrationen von Cefmenoxim in Corticalis, Spongiosa, Muskulatur, Fascien, Synovialflüssigkeit und Liquor. Fortschr Antineopl Antimocrob 2 (2): 315–321

22. Saul T (1986) Zur Frage der Behandlung der Osteomyelitis: Pharmakokinetische Untersuchungen über das Penetrationsvermögen von Antibiotika in den Knochen. Dissertation Univ. Hamburg
23. Schmitt DD, Bandyk FD, Pequet AJ, Malangoni MA, Towne JB (1986) Mucin production by staphylococcus epidermidis. Arch Surg 121: 89–95
24. Schweikert CH (1972) Die Asepsis in der Knochenchirurgie. Aktuel Traumatol 2: 53–59
25. Simon C, Mayer E, Malerczyk V (1972) Zur Pharmakokinetik von Propicillin bei geriatrischen Patienten im Vergleich zu jüngeren Erwachsenen. Dtsch Med Wochenschr 97: 1999–2003
26. Waldvogel FA, Medoff G, Schwarz MN (1970) Osteomyelitis: A review of clinical features, therapeutic considerations and unusual aspects. N Engl J Med 282: 198–206
27. Waldvogel FA, Vasey H (1980) Osteomyelitis: The past decade. N Engl J Med 303: 360–370
28. Wittmann DH, Erich M, Freitag V, Kopf PO, Kult K, Pröpper H, Welter J (1980) Antimikrobielle Chemotherapie bei schweren Infektionen. Ther Gegenw 119: 558–570
29. Wittmann DH, Schassan H-H, Freitag V (1980) Pharmakokinetische Untersuchungen zur Verfügbarkeit von Cefamandol bei Knochen- und Gelenksinfektionen. Ther Gegew 119: 1422–1435
30. Wittmann DH (1981) Knochen-Gewebespiegel von Cefoperazon. MMW 123: 110–112
31. Wittmann DH, Schassan H-H, Kohler F, Seibert W (1981) Pharmacokinetic studies of ceftazidime in serum bone bile tissue fluid and peritoneal fluid. J Antimicrob Chemother 8: 293–297
32. Wittmann DH, Schassan H-H, Seidel H (1981) Pharmakokinetische Untersuchungen zur Penetration von Azlocillin und Mezlocillin in den Knochen und in die Gewebeflüssigkeit. Arzneimittelforsch 31: 1157–1162
33. Wittmann DH, Randel G, Saul T, Fock R, Laufs R (1982) Serumkinetik und Knochenkonzentrationen von Ceftriaxon bei älteren Menschen. In: Dettli L, Lode H, Naumann P, Spitzy KH, Schönfeld H (Hrsg) Ceftriaxon ein neues parenterales Cephalosporin. Editiones Roche, Basel Grenzach-Whylen, S 191–200
34. Wittmann DH (1983) Bone concentrations of cefoperazone compared with other new cephalosporins. In: Ueda Y, Kass E (eds) Proceedings of Sixth International Cefoperazone Symposium. Excperta Medica, Amsterdam, pp 131–142
35. Wittmann DH, Bauernfeind A (1983) The uptake of antibiotics by inorganic bone. In: Törholm C, Wittmann DH (Hrsg) Osteomyelitis - Experimental and clinical studies. Proceedings of 13th International Congress of Chemotherapy, Wien. 66: 8–10
36. Wittmann DH, Saul T, Frommelt L, Fock R (1983) Vone concentrations of moxalactam and its clincial significance. In: Törholm C, Wittmann DH (eds) Osteomyelitis - Experimental and clinical studies. Proceeding of 13th International Congress of Chemotherapy Wien. 66: 14–17
37. Wittmann DH, Schassan H-H (1983) The distribution of moxalactam in serum bone tissue fluid and peritoneal fluid. Rev Infect Dis 4: 610–616
38. Wittmann DH (1984) Penetration of pefloxacin into inorganic and organic bone compartments: A cross over study in 30 patients. 24th Interscience Conference on Antimicorbial Agents and Chemotherapy, American Society for Microbiology, Washington DC, Abstract 774
39. Wittmann DH (1984) Zur Therapie der Bauchfellentzündung. Habilitationschrift, Universität Hamburg
40. Wittmann DH, Kuipers T, Fock R, Fedder J (1984) Zur Pharmakokinetik von Imipenem/Cilastatin bei jungen gesunden Probanden und chirurgischen Patienten. Antineopl Antimocrob 2: 89–97
41. Wittmann DH, Hegerfeld R, Hübner A (1986) Imipenem/Celastatin im Vergleich. Infection Fortschr. antimicrob. antineoplast. Chemother. 5: 311–320
42. Wittmann DH, Kotthaus E (1986) Further methodological improvement in antibiotic bone conzentration. Measurements: Penetration of oxflaxacin into bone and cartilage. Infection 13: 286–291
43 Wittmann DH (1987) Staphylokokken, ein Infektionsproblem in der Chirurgie? Fortschr Antineopl Antimicrob Fortschr. antimicrob. antineoplast. Chemother. 5: 1333–1339

Gentamicin-PMMA-Kugelketten zur Lokalbehandlung von Knocheninfektionen

V. Vécsei

Einleitung

Die Grundsätze der chirurgischen Behandlung der ossären Infektionen unter Anwendung von Gentamicin-PMMA-Kugeln oder Ketten, sind:

- radikale Nekroktomie,
- stabile Reosteosynthese, falls nötig (mit evtl. Umstieg von einem zu einem für den Fall geeigneteren Verfahren),
- Defektauffüllung mit Gentamicin-PMMA-Kugeln/Ketten,
- Drainage,

Tabelle 1. Akute Osteitis, 1974–1979 (n = 13)

1) *Anamnese*	
Plattenosteosynthese	6
Marknagelung	2
Verriegelungsnagelung	1
Hüft-Totalendoprothese	2
Hüft-Hemiprothese	1
Verschraubung	1
	13
2) *Zeitpunkt zwischen Erstoperation und Revisionsoperation*	
1. Woche	2
2. Woche	7
3. Woche	3
>	1
3) *Wundheilung nach der Revisionsoperation*	
p.p.	9
p.s.	3
4) *Liegedauer der Gentamicin-PMMA-Kugeln/Ketten*	
8–14 Tage	11
< 3 Monate	2
Fistelung für die Liegedauer des Implantates (US-Platte) Plattenwechsel und 2mal Spongiosaplastik	1
Eine knöcherne Konsolidation konnte in sämtlichen Fällen erzielt werden	
Kontrolle 1983 nach 5 Jahren und länger	
n = 13	
Infekfrei	13
Rezidiv	0

Knochen- und Gelenkinfektionen
Herausgegeben von H. Cotta und A. Braun

- Wundverschluß,
- Spongiosaplatik zur Defektauffüllung,
- evtl. Maßnahmen zum definitiven Hautverschluß.

Eine systemische Antibiotikatherapie ist ergänzend u. E. dann angezeigt, wenn eine floride Infektion mit deutlicher Weichteilbeteiligung, eine Infektion mit multilokulärem Sitz, eine Sepsis, oder ein reduzierter Allgemeinzustand mit verminderter Abwehrlage vorliegen.

Um die Gültigkkeit dieser 1979 von Klemm [6] inaugurierten Therapierichtlinien auf ihre Richtigkeit und Verläßlichkeit zu überprüfen wurde das Krankengut der I. Univ.-Klinik für Unfallchirurgie Wien aus den Jahren 1974–1979 herangezogen und 1983 abschließend nachuntersucht (Tabelle 1 und 2).

Bei der Auswertung haben wir uns folgende Fragen vorgelegt:

- Wie groß ist die primäre therapeutische Versagerquote?
- Wie groß ist die Rezidivrate?
- Sind Rezidive in ihrem Auftreten mit längerwerdender Beobachtungszeit häufiger?
- Ist unter Anwendung des bakterizid wirksamen Antibiotikums Gentamicin eine Änderung des Resistenzverhaltens der Erreger zu beobachten?
- Kommen die als Vorteile der Methode angegebenen Gesichtspunkte: raschere Mobilisierung, Pflegeerleichterung, Verbesserung der Hygieneverhältnisse, Verkürzung der Dauer des Krankenhausaufenthaltes, Reduktion der Behandlungskosten, zum Tragen?

Krankengut

Um diese Fragen beantworten zu können, was einem nun im Lichte der 10jährigen Anwendungspraxis einer abschließenden Bestandsaufnahme gleichkommt, stelle ich folgendes Krankengut vor:

Tabelle 2. Chronische Osteitis, chronische posttraumatische Osteomyelitis, 1974–1979 (n = 124)

Anamnese			
Fraktur	118		
Hautdefekt	3		
Granatsplitterverletzung	2		
Hemilaminektomie	1		
	124		
Frühergebnisse nach Behandlung mit Gentamicin-PMMA-Kugeln/Ketten			
Primäre Wundheilung	76		
Sekundäre Wundheilung	41		
Weiterbestehen der Fistelung (Primärversager)	7	→ Neuerliche Revision	
	124	Infektberuhigung 4	
		Infekt bestehend 3	→ Amputation 1
Therapieversager	3		

1. Kontrolle ∅ 20 Monate (12–72) nach Behandlung 1980

Kontrolliert	118 (100%)
Verstorben	5
Verloren	1

	124

Infektfrei	111 (94%)	
Infekt bestehend, Therapieversager	2 (1,7%)	
Rezidiv	5 (4,2%)	→ 1, 2, 3 × Revision

Infektberuhigung   3
Infekt bestehend   2

Therapieversager sekundär   2

2. Kontrolle ∅ 72 Monate (59–110) Minimum 5 Jahre nach Behandlung 1983

Kontrolliert	68 (100%)
Verstorben	10
Verloren	4
Therapieversager	4
Ausgeschieden	38
a) Beobachtungszeitraum zu kurz	37
b) Amputation	1
Infektfrei	64 (94%)
Rezidiv	4 (6%)

	68

Zusammenfassung

Gesamtkollektiv	124 (100%)	
Nach 1. Eingriff infektfrei	98 (79%)	
Therapieversager	3 (2,4%)	
Rezidive	9 (7,3%)	→ nach 2., 3., 4. Eingriff infektfrei 3
Verstorben aus anderer Ursache	10 (8,1%)	
Verloren	4 (3,2%)	
Summe der beurteilbaren Fälle	110 (100%)	
Primäre Therapieversager	3 (2,7%)	

Rezidivrate   107 : 9 = 8,4%

Infektfrei nach
Erstbehandlung   98
Infektfrei nach   } 101 (91%)
Mehrfachbehandlung   3

* Sekundäre Therapieversager   6 (5,5%)

Tabelle 3. Keimspektrum bei chronischer Osteomyelitis (n = 68)

Grampostiv		Gramnegativ	
Staph. aureus	43	Ps. aeruginosa	10
Staph. epidermidis	8	E. coli	8
Mikrokokkus	3	Proteus Sp.	6
Strep. anhaem.	3	Enterobacter cloacae	3
Strep. viridans	4	Provi. Alcalifaciens	2
Strep. faecalis	5	Ps. fluorescens	1
Strep. pyogenes	2	Klebsiella	2
Coryna bact.	1	Acinetobacter anitr.	2
	69		*34*
Aerobe Sporenbildner	1		
Sterile	5		

1. *Akute Osteitis* (akute Infektion nach Implantation einer Prothese oder nach Osteosythesen) 13 Fälle. Die Indikation und Behandlungsergebnisse sind in der Tabelle 1 dargestellt.

2. *Chronische posttraumatische Osteomyelitis* (chronische Osteitis) 124 Fälle. Zusammenstellung in der Tabelle 2.

50 (40%) dieser Patienten erhielten systemisch eine ergänzende Antibiotikatherapie, 74 lediglich eine lokale in Form der implantierten Kugeln bzw. Ketten.

Die Drainagen sind zwischen dem 4. und 6. Tag, je nach Sekretmenge, entfernt worden.

Die durchschnittliche Liegedauer der Gentamicin-PMMA-Ketten war 10 Tage (0–56 Tage). Die Entfernung erfolgte, falls die Ketten perkutan herausgeleitet waren, ab dem 5. Tag schrittweise. Die schrittweise Extraktion war bis zum 14. Tag abgeschlossen.

In 5 Fällen wurde eine Verriegelungsnagelung durchgeführt, in 12 ein Fixateur externe appliziert, in 4 eine Extension (z. B. bei Hüftgelenksempyem) angelegt. Bei 12 Patienten wurde ein- oder mehrfach eine Spongiosübertragung vorgenommen (Defektaufbau bis zu 20 cm), 2mal war zur Weichteildeckung eine Cross-leg-Plastik nötig und 8 trugen längerfristig einen Gipsverband.

Die durchschnittliche Dauer der Hospitalsation war 30 Tage (0–90 Tage).

Bei 68 der 86 der Gruppe der langzeitbeobachteten Patienten zugehörig, war ein verwertbares Ergebnis der intraoperativ gewonnenen bakteriologischen Untersuchungen (Abstrich, bzw. Gewebe vom Infektionsort) gewonnen worden (Tabelle 3).

92,8% der nachgewiesenen Keime waren gentamicin-empfindlich und 7,2% resistent (Agar-Diffusionstest unter Benützung von 10 Mikrogramm-disc.).

Eine Monoinfektion war in 35, eine Infektion mit mehreren Keimen in 28 Fällen nachweisbar (2 Keime 18mal, 3 Keime 7mal, 4 Keime 3mal). In 5 Fällen gelang bei korrekter Technik der Keimnachweis nicht, während bei 18 Patienten aufgrund von verschiedenen Fehlern das Ergebnis zu verwerfen war (z. B. Austrocknung der Präparate, Aufbewahrung der Abstriche über Nacht im Kühlschrank).

In 23 von den 68 Fällen war eine Diskrepanz zwischen den präoperativ erhobenen Abstrichbefunden und den intraoperativen nachweisbar (33%).

In 8 Fällen wurden gentamicin-resistente Keime nachgewiesen, ohne daß im Heilverfahren irgendeine Komplikation sich eingestellt hätte: Staph. aureus in 3, Providential alcalifac. in 1, Pseudomonas aeruginosa in 2, E. coli in 2 [12–15].

3. Infizierte Pseudarthrosen: Behandlungsergebnisse mit Fixateur externe und Gentamicin-PMMA.

An den Kliniken, BG Unfallklinik Frankfurt/Main, Centre de Traumatologie et Orthopedie Straßburg und I. Univ.-Klinik für Unfallchirurgie Wien, haben wir im Zeitraum von 1976–1979 in 131 Fällen bei septischen Pseudarthrosen die Kombination Gentamicin-PMMA-Ketten mit Fixateur externe angewandt. Die Operationsschritte entsprachen der in der Einleitung besprochenen Vorgangsweise. Lokalisation der septischen Pseudarthrosen: 8mal am Oberarm, 7mal am Unterarm, 40mal am Oberschenkel und 76mal am Unterschenkel.

Ergebnisse: Pseudarthrose geheilt, Infekt beruhigt 112mal (85,5%); Pseudarthrose bestehend, Infekt beruhigt 5mal (3,8%); Pseudarthrose geheilt, Infekt bestehend 6mal (4,6%); Pseudarthrose bestehend, Infekt bestehend 8mal (6,1%). Die letzteren wurden zum Zwecke der Infektsanierung einer Amputation zugeführt. Folgende Komplikationen haben wir beobachtet: Bohrloch-Osteomyelitis 13mal (9,9%); Refraktur 5mal (3,8%). Die Refrakturen konnten durch erneute Behandlungen mit Fixateur externe ausgeheilt werden [17].

4. Ergebnisse der Behandlung mit Gentamicin-PMMA-Miniketten:

An der I. Chirurgischen Abteilung des Wilhelminenspitals haben wir 1983 und 1984 vornehmlich bei Eiterungen im Bereiche der Hand die Gentamicin-PMMA-Miniketten mit vorzüglichem Erfolg angewendet. In 9 Fällen konnte im Zuge der Erstbehandlung eine Infektberuhigung herbeigeführt werden, in einem Fall war die Infektberuhigung erst nach Extraktion der Gentamicin-PMMA-Minikette nach systemischer Antibiotikagabe zu erzielen. Der Beobachtungszeitraum hat 1 Jahr überschritten [10].

Diskussion

Die Behandlung der Osteomylitis mit Gentamicin-PMMA-Kugeln/Ketten hat sich in 10jähriger Praxis bewährt und ist zur Routinetherapie geworden [1, 5, 6, 10, 11, 19]. Ihre Vorteile gegenüber der Spül-Saug-Drainage sind offensichtlich [6, 11]. Gentamicin-PMMA-Ketten sind im Rahmen der üblichen Anwendung, und normale Nierenfunktion vorausgesetzt, atoxisch, der therapeutische Effekt der Gentamicin-Eluation aus dem PMMA ist langfristig [1, 10, 18]. Systemische und lokale Nebenwirkungen, außer Metallallergie (chirurgischer Draht) und einem mir bekannten Fall von PMMA-Allergie sind nicht bekannt.

Die *primären Versager* dieser Behandlung rekrutieren sich aus Patienten, die entweder nicht radikal saniert (Sequester verbleiben in situ, oder aufgrund des Fortschreitens der lokalen Prozesse werden sie erneut abgestoßen) oder nicht sanierbar sind (z.B. Eburnisation des Knochens, Durchblutungsstörungen im Rahmen der sklerotischen Verschlußkrankheit [6, 10, 18]. Dem ersten sind 2 unserer primären Versager, dem zweiten unser Amputationsfall zuzuordnen (s. Tabelle 2 und 4). In der Literatur wird in 5,8–20,3% über primäre Versager berichtet (Tabelle 4). In diesen Zahlen ist die Unterschiedlichkeit der osteomyelitischen Kollektive an verschiedenen Behandlungsstätten am besten dokumentiert [1, 3, 4, 5, 7, 8, 9, 16].

Folgende Annahmen sind zulässig:

1. Die höhere Versagerquote resultiert zunächst aus der Tatsache, daß es sich im Durchschnitt um schwerere Verlaufsformen (z.B. mehrfache Voroperationen) mit größeren Defekten und ausgeprägterer lokaler Beeinträchtigung der Zirkulation mit entsprechenden konsekutiven Folgen auf Abwehr, Reparation etc. handelt (s. auch in diesem Zusammenhang die Amputationszahlen) [4, 8, 9, 16, 18].
2. Die Häufigkeit, sowohl der indikatorischen als auch der technischen Fehler dürfte in den Anfangsphasen der Einführung eines Therapieverfahrens größer sein. In dem Kollektiv der Langzeitbeobachteten sind selbstverständlich die ersten Fälle, die mit dieser Methode behandelt worden sind, enthalten [12, 14, 15, 16].

Die *Rezidivrate,* d.h. der Prozentsatz an lokalen Rezidiven ist in verschiedenen Behandlungsstätten überraschend konstant: 6–13% nach 5 und mehr Jahren (Tabelle 4) [3, 4, 7, 8, 9, 16, 18, 19]. Die Folgerung ist erlaubt, daß die scheinbare Eindämmung der Osteomyelitis längerfristig anhält, daß die „Sanierten" weniger Rückfälle zu erwarten haben. In dieser Gruppe schlagen schlechte lokale Weichteile und zirkulatorische Störungen negativ zu Buche. Daher ist die Forderung zur Behebung dieser rezidivprädestinierenden Lokalfaktoren in Form der verschiedenen plastisch-chirurgischen Maßnahmen berechtigt. Selbstredend ist eine lokale Abtötung aller Erreger ein Wunschtraum, der selten genug zu verwirklichen sein wird. Bakteriennester überleben, durch ein „dynamisches Gleichgewicht" in Schach gehalten, ohne langfristig Infektionszeichen auszulösen, um unter Veränderung der „Kräfteverhältnisse" zum Rezidiv zu führen. Diese Tatsache belastet gleichermaßen alle Behandlungsformen der Osteomyelitis.

Offen ist die Frage, ob im Abstand zur Erstbehandlung die Anzahl der Rezidive abnimmt: Probst u. Übelhör sind der Meinung, daß dies der Fall sei [8]. Im eigenen Krankengut ist eine gewisse Konstanz im zeitlichen Auftreten zu beobachten, d.h. die Anzahl der Rezidive ist vor 5 Jahren der Beobachtung nicht größer, als nach 5 Jahren, aber die Zahlen sind um derartiges definitiv beantworten zu können, zu klein. Es ist zu vermuten, daß rascher, d.h. innerhalb von 2 Jahren nach Erstbehandlung auftretende Rezidive auf eine „Instabilität" hinweisen, die ihr örtliches Korrelat, z.B. in einem Sequester, der zurückgelassen wurde, hat, oder chirurgische Kompromisse, betreffend der Forderung nach Radikalität der Nekroktomie und Verwirklichung derselben, geschlossen werden mußten. Auch in dieser Feststellung kommt zum Ausdruck, daß wir der chirurgischen Lokaltherapie, einschließlich Drainage, den absoluten Vorrang einräumen und Gentamicin-PMMA eine, jedoch wichtige der Ingredienzien in unserem Maßnahmenpaket darstellt [1, 6, 7, 10, 11, 13, 16].

Tabelle 4.   Literaturübersicht – Spätergebnisse der Behandlung der Osteomyelitis mit Gentamicin-PMMA

Autor/Jahr	Anzahl der behandelten Fälle	Primäre Therapie-versager	Aus der Beobachtung verloren	Nach 2, 3, 4, etc. Eingriffen „geheilt"	Amputa-tionen	Krankengut mit Langzeit-beobachtung	Zeitraum der Beobachtung	Rezidive
Probst u. Übelhör (1983)	172	35 (20,3%)	9 (5,2%)	–	19 (11%)	163 (100%)	7–9 Jahre	19 (11,7%)
Jenny u. Jenny (1983)	116	22 (19%)	24 (20,7%)	–	–	70	5–7 Jahre	9 (12,8)%
Vécsei* (1983)	137	8 (5,8%)	18 (13,1%)	7 (5,1%)	1 (0,7%)	68	$\overline{x}$ 76 Monate (59–110 Mo)	4 (6%)
Wahlenkamp et al. (1983)	80	?	6 (7,5%)	–	–	74	$\overline{x}$ 34 Monate	5 (6,7%)
Schmidt u. Leff-ringhausen (1983)	42	4 (9,5%)	6 (14,3%)	–	2 (4,8%)	36	5 Jahre	1** (2,8%)
Härle u. Schulte*** (1983)	80	16 (20%)	0	16 (20%)	0	80	4–5 Jahre	0%
Klemm (1983)	512	36 (7%)	71 (13,9%)	–	–	405	6–78 Monate	39 (9,6%)
	1144	121 (10,6%)	134 (11,7%)			896 (78,3%)		77 (8,6%)

*   ausschließlich posttraumatische Osteomyelitis
** Amputation
*** hämatogene Osteomyelitis im Kindesalter

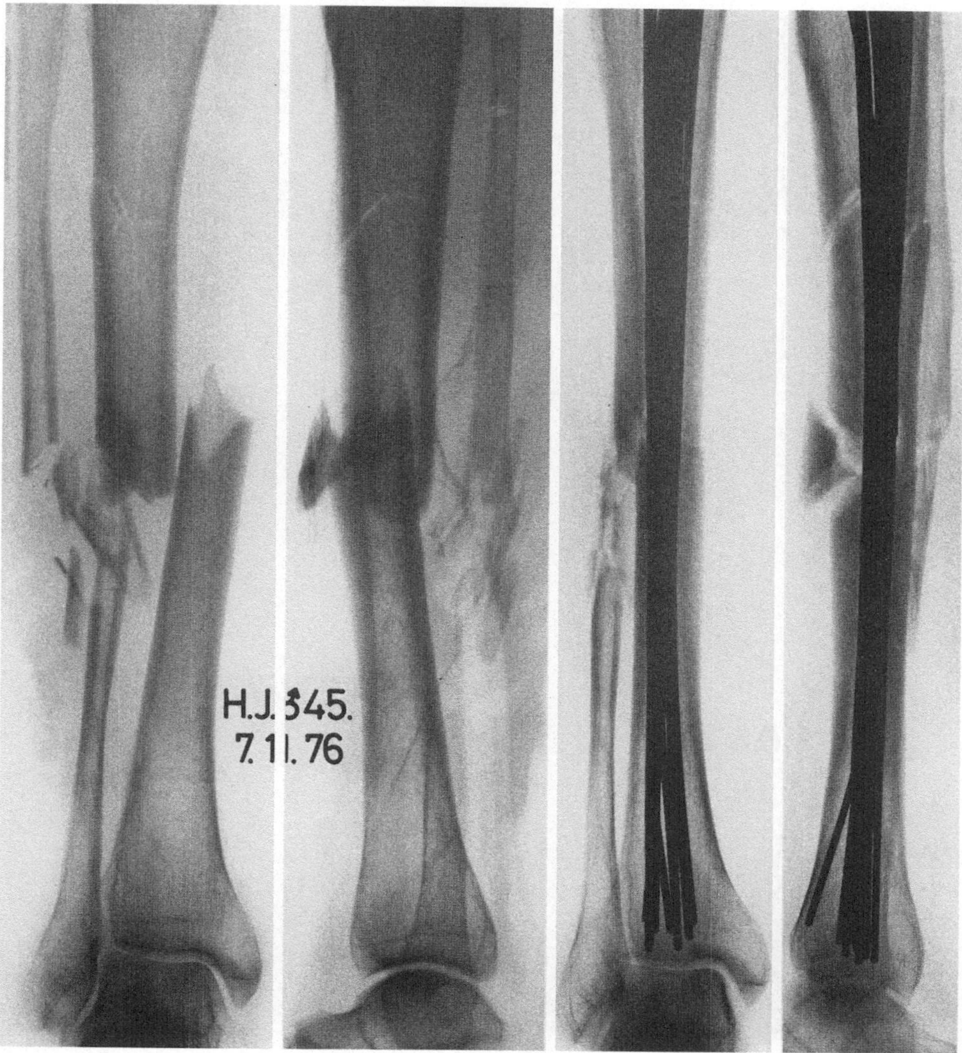

Abb. 1 a–d

Eine Änderung des *Resistenzverhaltens* der Keime im Zusammenhang mit der Lokalbehandlung war im Beobachtungszeitraum weder im eigenen Krankengut festzustellen, noch waren derartige Literaturberichte zu finden. Sowohl diese Tatsache, als auch die Beobachtung, daß in der bakteriologischen Routineresistenzbestimmung resistente Keime ein gutes Ansprechen auf die Lokalbehandlung zeigten, dürfte mit den hohen lokalen Konzentrationen in Zusammenhang stehen [2, 6].

Abschließend darf festgestellt werden, daß die lokale Infektbehandlung der posttraumatischen Osteitis/Osteomyelitis mit Gentamicin-PMMA-Kugeln/Ketten einen beachtlichen Fortschritt darstellt. Bei konsequenter Beachtung der indikato-

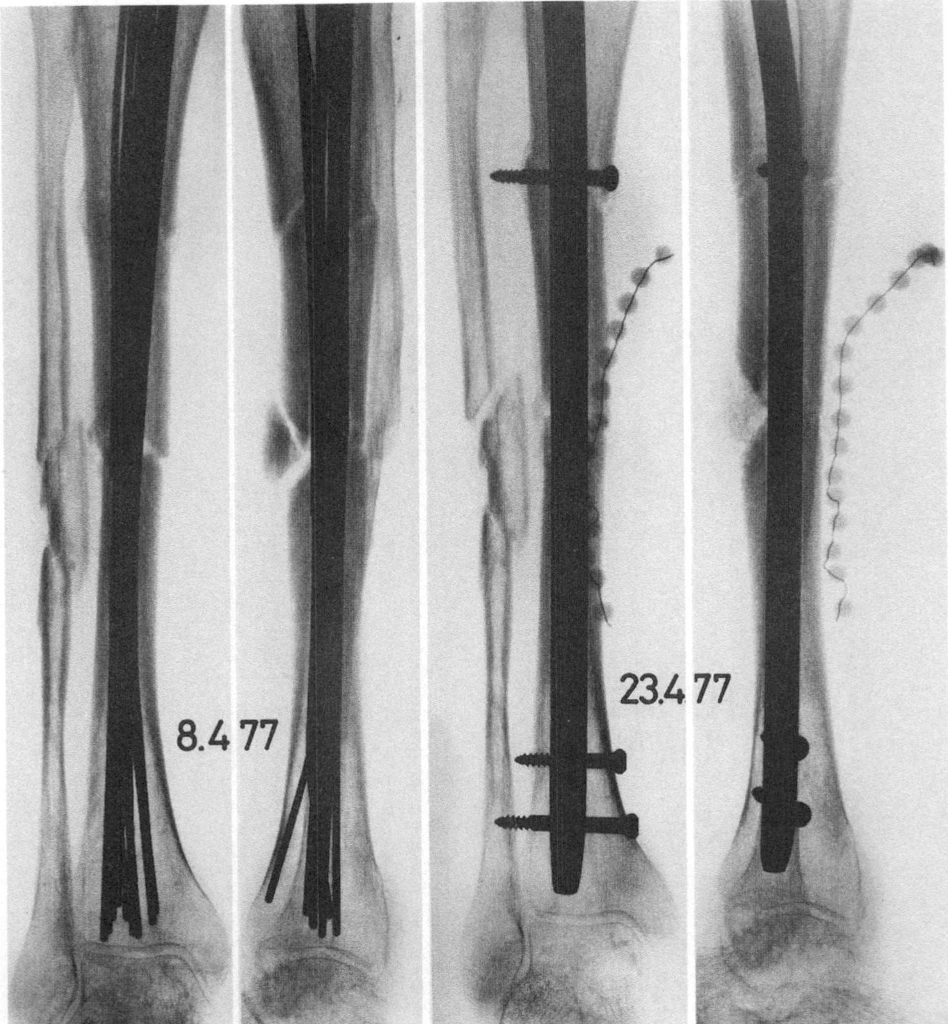

Abb. 1 e–h

rischen wie der Behandlungsrichtlinien ist eine Infektberuhigung in über 90% der Fälle zu erzielen, die auch auf die Dauer von einem Beobachtungszeitraum von über 5 Jahren erhalten bleibt. Wenn ich anläßlich des Einführungssymposiums der Gentamicin-PMMA-Kette im November 1976 in München Schönbauer zitiert habe [12], der 1930 in seinem Beitrag „Chirurgie der Knochen" in der Kirschner-Nordmannschen „Chirurgie" resignierend festgestellt hat, daß die Therapie der chronischen Osteomyelitis zu den entmutigendsten Aufgaben der Chirurgie gehört und anschließend etwas enthusiastisch eine Trendwende festzustellen glaubte, so darf ich heute an meiner Feststellung zu dieser Trendwende festhalten.

Als Ergebnis der Lokalbehandlung kommen, neben dem erhöhten primären therapeutischen Erfolg, eine niedrigere Rezidivrate und deutliche Vorteile für den

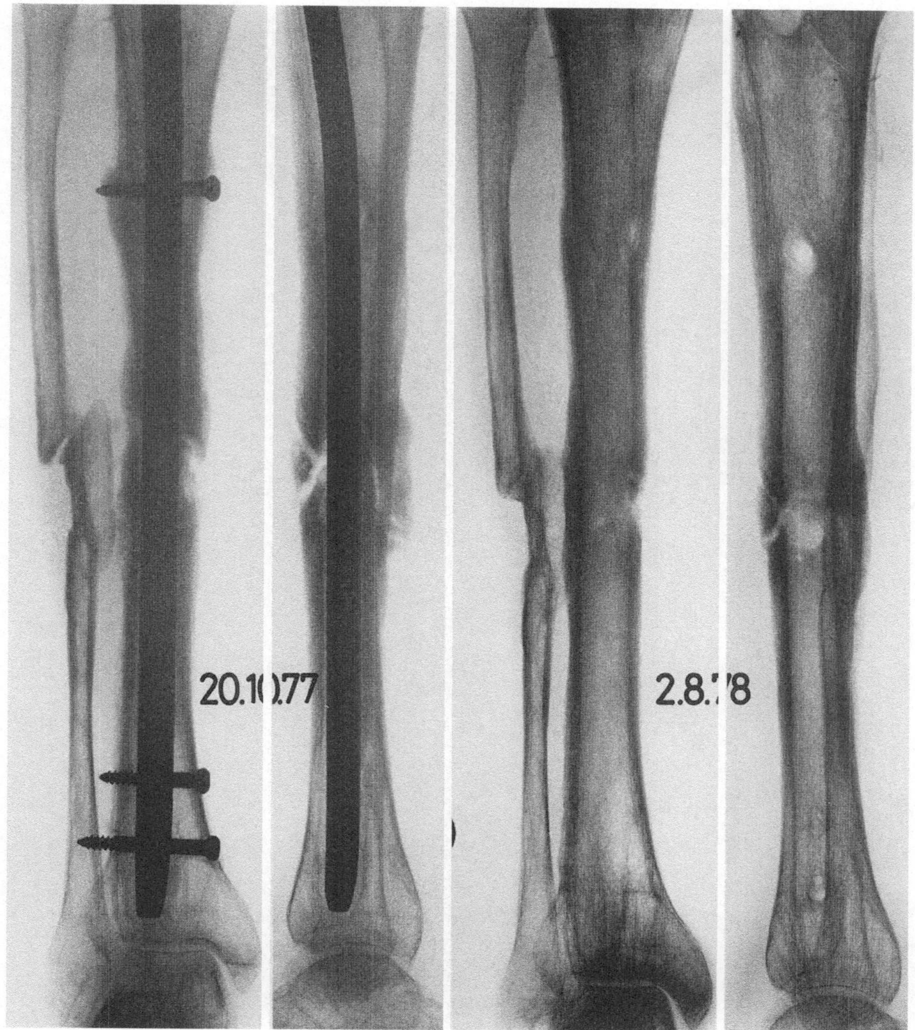

Abb. 1i-1

Patienten in Form der um die Hälfte verkürzten Dauer des stationären Aufenthaltes, um über die Hälfte verkürzte Liegedauer, eine Erleichterung für das Pflegepersonal und damit eine Kostensenkung hinzu. Daß die Hygiene im Krankenhaus durch die Septopalbehandlung im Vergleich zur Spül-Saug-Drainage eindeutig besser abschneidet, liegt auf der Hand.

Kasuistik

Die beiden nachfolgenden klinischen und öntgenologischen Fallbeispiele sollen das zuvor im Text dargelegte Verfahren nochmals verdeutlichen.

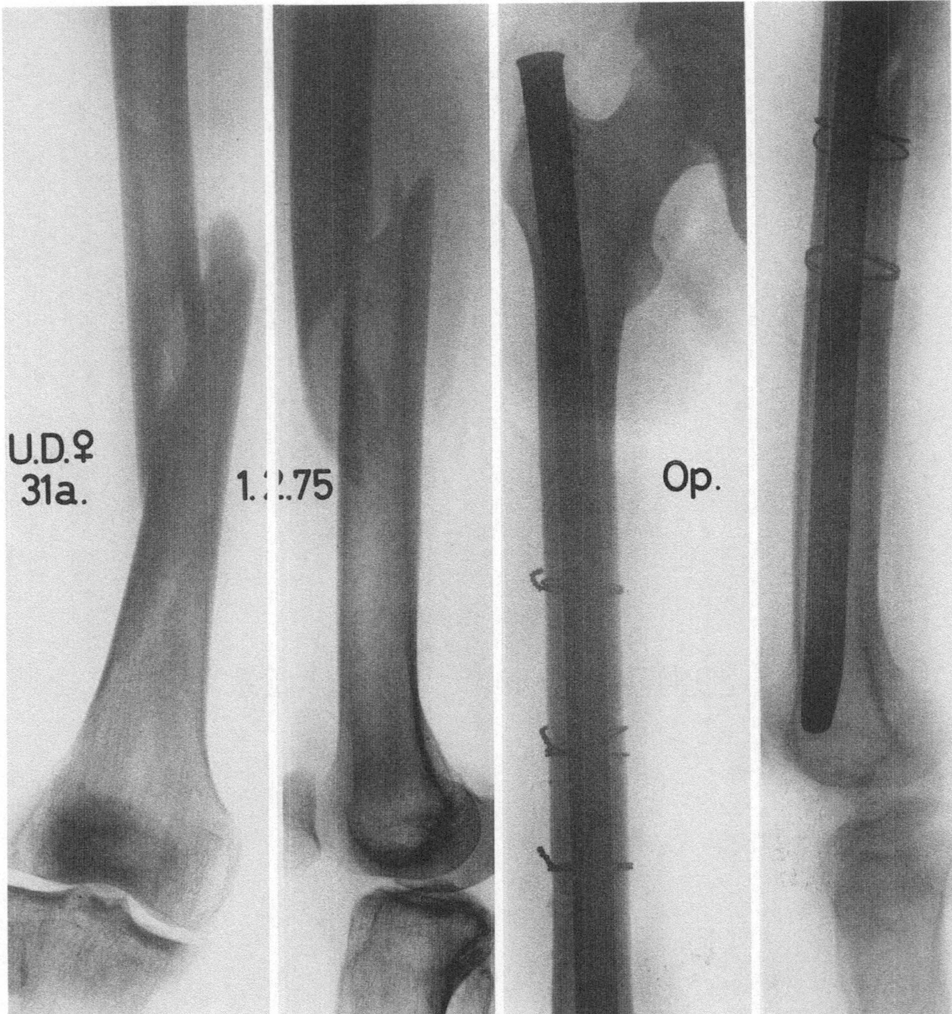

Abb. 2a–d

H. J., männlich, 45 Jahre (Abb. 1), wird im Rahmen eines Verkehrsunfalles verletzt und zieht sich eine drittgradige offene Unterschenkelfraktur rechts und eine schwere Kniebandverletzung links zu. Primäre Bandrekonstruktion, Markdrahtung nach Hackethal. Beidseits Ruhigstellung im Oberschenkelgipsverband für 10 Wochen links und 12 Wochen rechts. Nach 5 Monaten ist ein avitaler Keil ventral im Schaftbereich der Tibia und eine Pseudarthrose zunächst ohne Infektionszeichen zu sehen. Es wird daher beschlossen, eine Extraktion der Drähte durchzuführen, den avitalen Keil zu entfernen und durch Spongiosa zu ersetzen. Zur Überraschung wird bei der Operation festgestellt, daß es sich bei dem Keil um ein Sequester handelt, das in einer Abszeßformation liegt, begleitet von einer Markraumphlegmone. Die Markdrähte werden extrahiert, der Markraum aufgebohrt, sequesterotomiert, primäre Spongiosaplastik vom Beckenkamm, statische Verriegelungsnagelung. Im Bereiche der Nageleinschlagstelle, wie an die Spongiosa im Transplantatlager, wird je eine Septopalkette eingelegt. Systemische Antibiotikagabe über 14 Tage. Es kommt zur

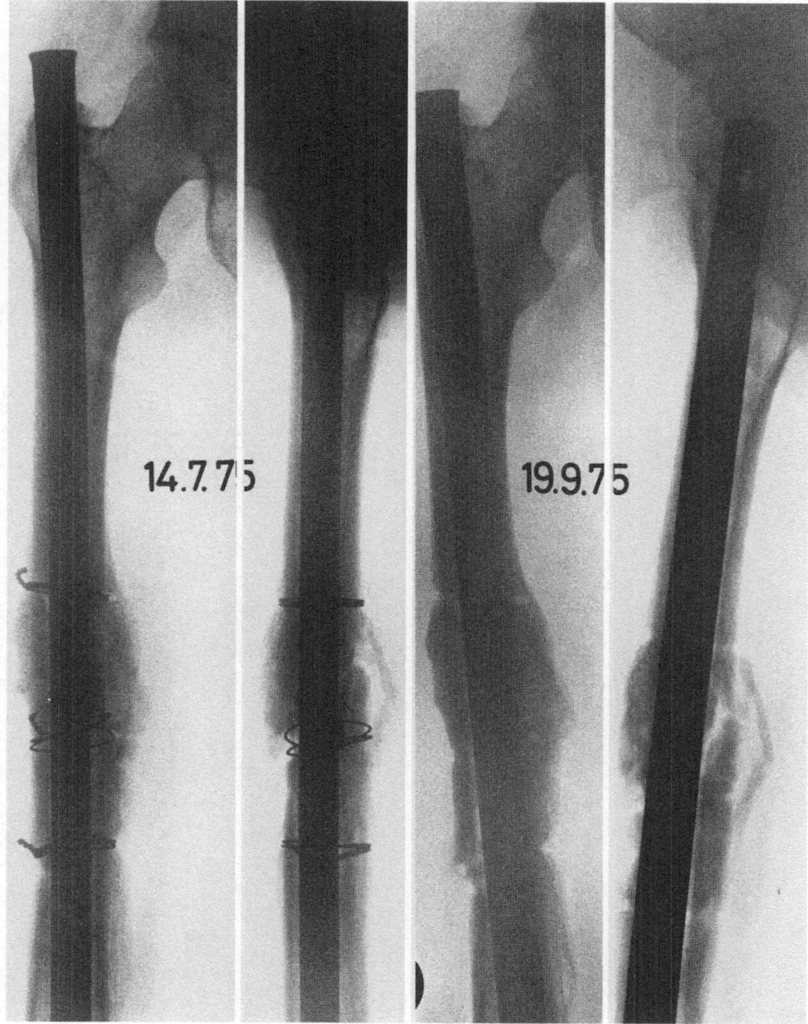

Abb. 2 e–h

primären Wundheilung. Die Ketten werden bis zum 14. Tag extrahiert. Die Fraktur konsolidiert innerhalb von 8 Monaten. Die Marknagelentfernung erfolgt 14 Monate nach der Implantation im August 1978. Der Markraum wird sicherheitshalber neuerlich aufgebohrt und eine Septopalkette temporär eingelegt. Zu einer Fistelung kam es nicht mehr. Anläßlich der Kontrolle 1983 ist der Patient voll gehfähig, gibt zwar nach längerer Belastung Schmerzen an, hatte nie Temperaturen, es liegt kein lokales Erythem vor.

U. D., weiblich, 31 Jahre (Abb. 2), zieht sich im Rahmen eines Verkehrsunfalles eine geschlossene Oberschenkelschaftfraktur am 1. 2. 1975 zu. Primäre Operation. Offene Reposition, Marknagelung mit Cerclagen. 5 Monate später sieht man eine schwere Zirkulationsstörung des Schaftabschnittes, die Patientin klagt über Schmerzen, auf Drehaufnahmen erkennt man eine Pseudarthrose. Die Cerclagen werden entfernt, der Markraum aufgebohrt und mit einem stärkeren Nagel

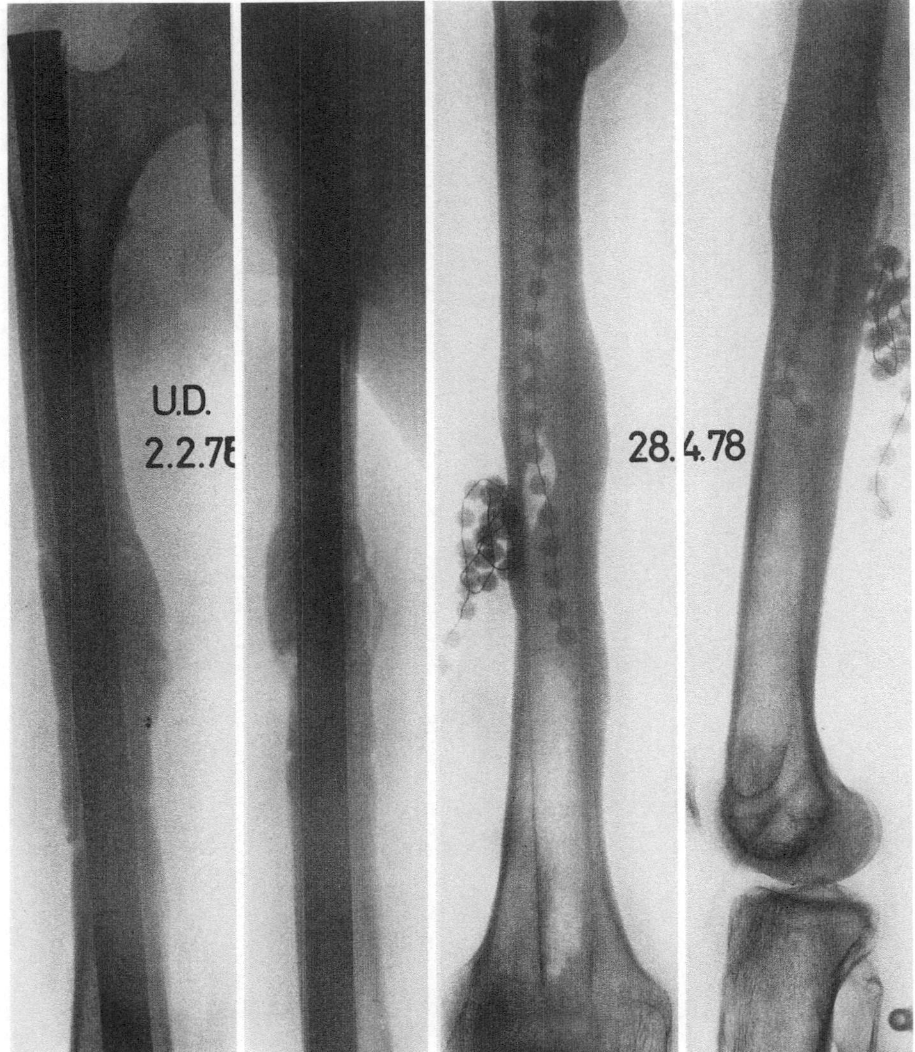

Abb. 2 i–l

stabilisiert. In der Folge erholt sich der Knochen, es kommt aber zum Infekt. Nach einwandfreier
Konsolidierung der Fraktur wird am 28.4. 1978, 2½ Jahre nach der Umnagelung, der Marknagel
entfernt, lokal revidiert. Sowohl in die Weichteile, als auch in den Markkanal wird eine Septopalkette eingeführt. Beide Ketten werden schrittweise zwischen dem 5. und 14. postoperativen Tag
entfernt. Es kommt zur primären Wundheilung. Das Abschlußröntgen am 9.5. 1978 zeigt reguläre
Verhältnisse. 1983, anläßlich der Nachuntersuchung ist eine Beinverkürzung von 1,5 cm festzustellen, die Hüftgelenksbeweglichkeit ist endlagig behindert, die Kniegelenksbeweglichkeit frei.
Die Patientin blieb über 5 Jahre infektfrei.

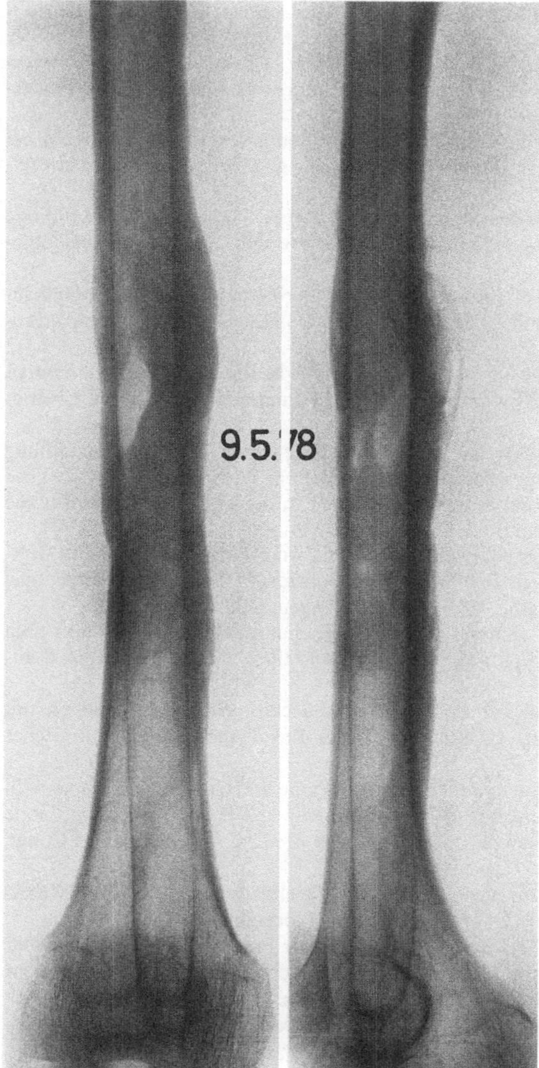

Abb. 2m, n

Literatur

1. Burri C, Rüter A (1979) Lokalbehandlung chirurgischer Infektionen. Huber, Bern
2. Dingeldein E (1979) Spektrum und Empfindlichkeit bakterieller Erreger unter der Behandlung von Knocheninfektionen mit Gentamycin-Polymethylmetacrylat. In: Burri C, Rüter A (Hrsg) Lokalbehandlung chirurgischer Infektionen. Huber, Bern, S 113
3. Härle A, Schulte W (1983) Treatment of haematogenous osteomyelitis in children by application of gentamicin-PMMA-beads. 13th International Congress of Chemotherapy, Proceedings, Part 43
4. Jenny G, Jenny NY (1983) A five year follow-up study concerning the tratment of bone and

soft-tissue infection with gentamicin-PMMA-chains. 13th International Congress of Chemotherapy, Proceedings, Part 43

5. Kaiser H, Lindberg L, Vécsei V, Weller S (1983) Local treatment of bone and soft tissue infections using antibiotic releasing carriers. 13th International Congress of Chemotherapy, Proceedings, Part 43

6. Klemm K (1979) Indikation und Technik zur Einlage von Gentamycin-PMMA-Kugeln bei Knochen- und Weichteilinfektionen. In: Burri C, Rüter A (Hrsg) Lokalbehandlung chirurgischer Infektionen. Huber, Bern, S 121

7. Klemm K (1983) Causes of late recurrences of chronic osteomyelitis following local antibiotic therapy with gentamicin-PMMA-beads and chains. 13th International Congress of Chemotherapy, Proceedings, Part 43

8. Probst I, Übelhör A (1983) Treatment of chronic posttraumatic osteomyelitis with gentamicin-PMMA-chains 7–9 year follow-up results. 13th International Congress of Chemotherapy, Proceedings, Part 43

9. Schmidt HGK, Leffringhausen W (1983) Gentamicin-PMMA-beads for local treatment of chronic osteitis: One and five year follow-up results. 13th International Congress of Chemotherapy, Proceedings, Part 43

10. Suckert R, Vécsei V (1986) Antibiotika-Träger – Ein neuer Weg in der Infektionsbehandlung in der Chirurgie. Med. Pharm. Verlagsgesellschaft, Purkersdorf bei Wien

11. Van Rens TJG, Kayser FH (1981) Local antibiotic treatment in osteomyelitis and soft-tissue infections. Excerpta Medica, Amsterdam, Int. Congr. Series 556

12. Vécsei V (1977) Die Behandlung der Osteomyelitis mit Gentamycin-PMMA-Kugeln und -Ketten. Indikation – Technik – vorläufige Ergebnisse. In: Contzen H (Hrsg) Unfallchirurgie, Symposium München 1976, Special Issue. VLE Verlag, Erlangen, S 39

13. Vécsei V, Klemm K (1978) Re-osteosynthesis of infected pseudarthrosis of femur and tibia with interlocking nail. In: Chapchal G (ed) Pseudarthrosis und their treatment. Thieme, Stuttgart, p 143

14. Vécsei V (1979) Klinische Ergebnisse der Lokalbehandlung chirurgischer Infektionen mit Gentamycin-Kugeln/Ketten. In: Burri C, Rüter A (Hrsg) Lokalbehandlung chirurgischer Infektionen. Huber, Bern, S 153

15. Vécsei V (1980) Long-term results in the treatment of septic bone and soft-tissue diseases with gentamicin-PMMA chains and beads. In: Van Rens TJG, Kayser FH (eds) Local antibiotic treatment in osteomyelitis and soft-tissue infections. Excerpta Medica, Amsterdam, Int. Congr. Series 556

16. Vécsei V (1983) Long-term results in the treatment of osteomyelitis with gentamicin-PMMA-beads/chains. 13th International Congress of Chemoterapy, Proceedings, Part 43

17. Vécsei V, Klemm K, Jenny G (1982) Die Behandlung infizierter Pseudarthrosen mit Fixateur externe und Gentamycin-PMMA-Kugeln/Ketten. In: Rehn J, Schweiberer L (Hrsg) Hefte zur Unfallheilkunde, Bd 157. Springer, Berlin Heidelberg New York, pp 321–327

18. Wahlenkamp GHIM (1983) Gentamicin-PMMA-beads. A clinical, pharmacokinetic and toxicological study. Habilitationsschrift Cliteur, Amsterdam

19. Wahlenkamp GHIM, Van Rens TIG, Van Druten JHM, Dekkers HA (1983) Results of treatment of infections with gentamicin-PMMA-beads. 13th International Congress of Chemotherapy, Proceedings, Part 43

Verschluß von Knochen- und Weichteilfisteln mit dem Fibrin-Gentamicin-Verbund

A. Braun, R. Lücke, V. Ewerbeck und E. Dingeldein

Eine eitrig sezernierende Fistel ist Ausdruck einer chronischen Infektion. Am Bewegungsapparat kommen Fisteln meist nach Osteomyelitiden und Fremdkörperimplantationen vor. Fadenfisteln sind durch die Verwendung resorbierbaren Nahtmaterials selten geworden. Eine chronische, oft übelriechende Fistel ist für den Patienten und sein unmittelbares soziales Umfeld eine erhebliche Belastung. Maligne Entartungen im Sinne eines Fistelkarzinoms kommen bei langer Anamnese immer wieder vor.

Voraussetzung für die Therapie eines osteomyelitischen Fistelganges ist neben den Summationsaufnahmen die Darstellung der Fistel mit Röntgenkontrastmittel. Hierdurch ergeben sich fast immer wichtige Informationen über das Ausmaß der Fistel und über Knochen- oder Fremdkörperbeteiligung (Abb. 1). Die Behandlung einer osteomyelitischen Fistel ist in der überwiegenden Zahl chirurgisch. Der Fistelgang muß exzidiert werden, Fremdkörper und Sequester sind zu entfernen, evtl. sind plastische Verfahren erforderlich. In zahlreichen Fällen ist jedoch nach Röntgenkontrastmitteldarstellung eines Fistelganges ein Spontanverschluß beschrieben worden [8, 13]. Der Wirkungsmechanismus dieses Phänomens ist unklar. Möglicherweise kommt es durch das Kontrastmittel zum lokalen Gewebereiz mit anschließender Verklebung des Fistelganges. Mit dem Fibrin-Gentamicin-Verbund wird ein Verfahren dargestellt, wobei unter hochdosierter lokaler Gentamicinfreisetzung der Fistelgang mit humanem Fibrin verklebt wird.

Hochkonzentriertes humanes Fibrinogen wird als biologischer Gewebekleber verwendet [7]. Dazu wird das handelsübliche Fibrinogen (Tissucol) Kryopräzipitat oder Lyophilisat mit einer – durch Kalziumionen angereicherten – thrombinhaltigen Lösung vermischt (Abb. 2). Damit wird der letzte Schritt der Blutgerinnung vollzogen, und es bildet sich ein Fibringerinnsel, das durch Beigabe des Fibrinolyseinhibitors Aprotinin gegenüber der lokalen Fibrinolyse gefestigt werden kann. Durch unterschiedlich hohe Thrombinkonzentrationen (zwischen 3 und 1000 NIH-Einheiten) kann die Vernetzungsgeschwindigkeit beeinflußt werden. Die Kalziumionenkonzentration sollte 40 mmol/l betragen.

Durch die Beimischung eines Antibiotikums zum Fibrinogen vor der Vernetzung zu Fibrin ist der *Fibrin-Antibiotikum-Verbund* entwickelt worden [1–6]. Er dient als ergänzende Lokalbehandlung von Knochen- und Weichteilinfektionen. Dabei haben chirurgisches Debridement mit plastisch-chirurgischen Verfahren und Immobilisation therapeutische Priorität. Als Antibiotikum hat sich das Aminoglykosid Gentamicin bewährt. Andere Antibiotika, wie Neomycinsulfat und Bacitracin [1, 9], Polybactrin [1] und Cefotaxim [16] sind ebenfalls im Fibrinverbund verwendet worden. Sowohl In-vivo- als auch In-vitro-Ergebnisse über die

Knochen- und Gelenkinfektionen
Herausgegeben von H. Cotta und A. Braun
© Springer-Verlag Berlin Heidelberg 1988

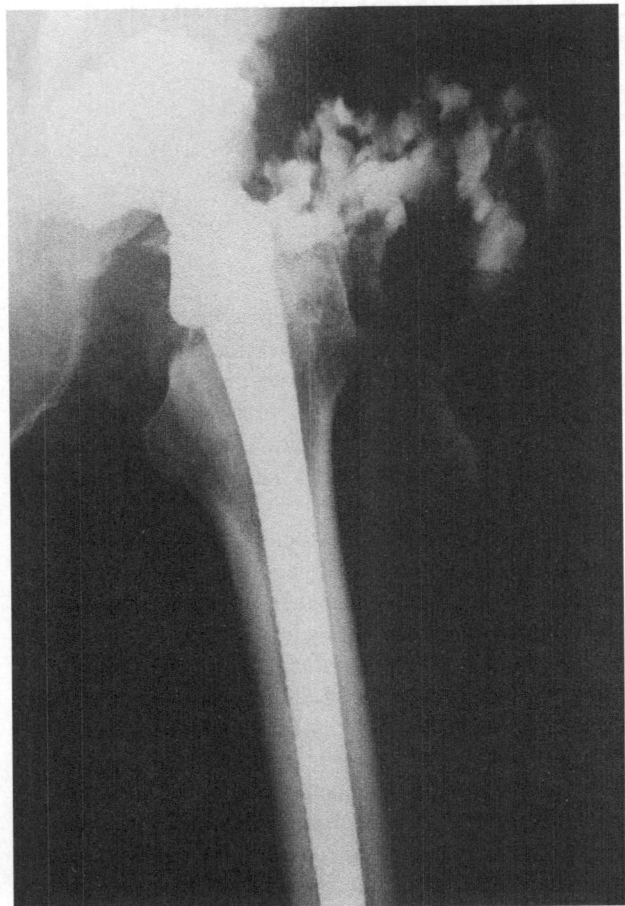

Abb. 1. Fistelfüllung mit Urografin, Frühinfekt nach Hüftendoprothese. Infekt reicht bis zum Knochen und zum Metallimplantat. Keine Indikation zum Fistelverschluß mit Fibrin-Gentamicin-Verbund

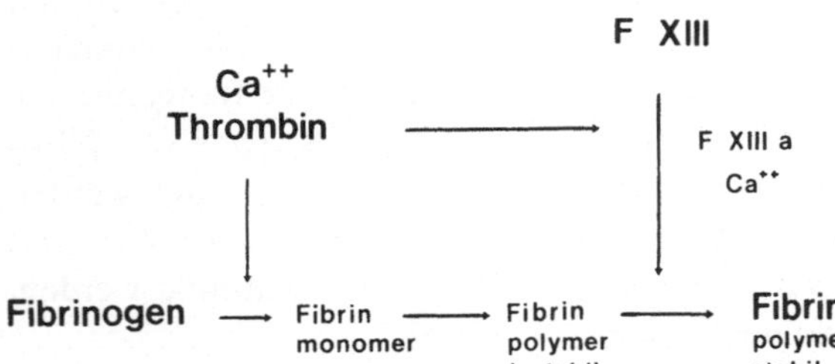

Abb. 2. Polymerisation von Fibrinogen zu Fibrin

Elutionskinetik liegen vor [3, 11, 12, 14, 15]. Pharmakokinetische Untersuchungen nach klinischer Anwendung des Fibrin-Gentamicin-Verbundes mit und ohne Spongiosaplastik (n = 44) haben die früheren Ergebnisse [3] bestätigt. Die Gentamicin-Serumkonzentration (Abb. 3a) zeigt innerhalb der ersten 4 h ihr Maximum bei durchschnittlich 1 µg/ml. Dabei wurde ca. 10 mg/kg KG Gentamincinsulfat verwendet. Nach 48 h ist die Gentamicin-Serumkonzentration auf durchschnitt-

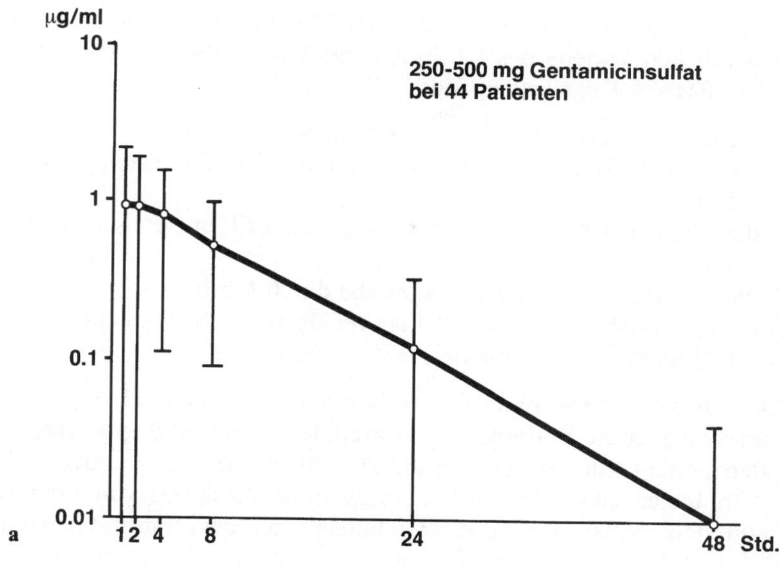

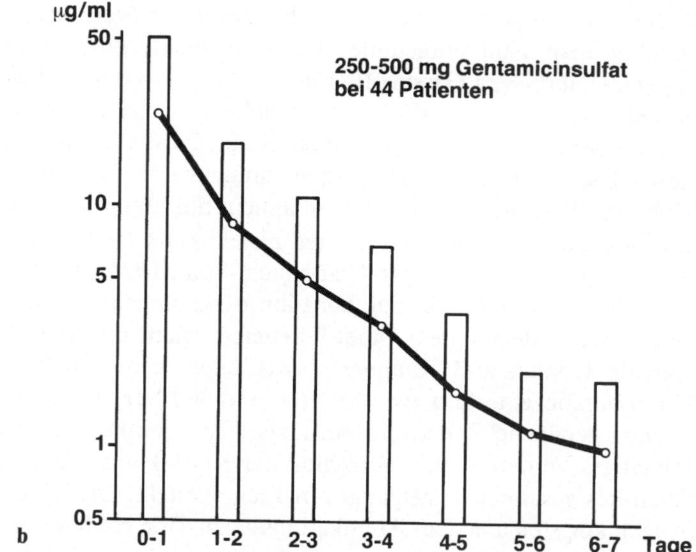

Abb.3. **a** Gentamicin-Serumkonzentration nach klinischer Applikation von Fibrin-Gentamicin-Verbund (n = 44) **b** Gentamicin-Urinkonzentration nach klinischer Applikation von Fibrin-Gentamicin-Verbund (n = 44)

lich 0,01 µg/l gesunken. Bei den gleichen Probanden konnte nach 24 h eine Gentamicin-Urinkonzentration von durchschnittlich 30 µg/ml gemessen werden, die nach 6 Tagen auf etwa 1 µg/ml abfällt (Abb. 3b). Gentamicin konnte noch 20 Tage postoperativ im Urin nachgewiesen werden. Redl et al. [11, 12] haben darauf hingewiesen, daß durch die Beimischung von Antibiotika die Vernetzung von Fibrinogen zu Fibrin verzögert wird. Die Vernetzungsverzögerung kann durch höhere

Thrombinkonzentrationen (ca. 300–500 NIH-Einheiten) ausgeglichen werden. Die wesentlichen Vorteile des Fibrin-Antibiotikum-Verbundes gegenüber den Gentamicin-PMMA-Kugelketten sind:

1. die physiologische Matrix des Verbundes,
2. die Formbarkeit und Plastizität während der Vernetzung von Fibrinogen zu Fibrin,
3. die Möglichkeit der primären Spongiosaplastik im septischen Milieu des Knochens,
4. die Bildung von Granulationsgewebe durch Fibrin,
5. die initial hohe und über 2–3 Tage verzögerte Elutionskinetik von Gentamicin,
6. die Möglichkeit des primären Wundverschlusses.

Die klinischen Ergebnisse sind bisher vielversprechend [4, 10]. Wesentliche Voraussetzung ist die Entfernung von Fremdkörpern und Sequestern, Anbohren von sklerosiertem Knochen und nach Möglichkeit primärer Wundverschluß.

In Fällen einer chronischen Fistel ohne Nachweis von Fremdkörpern und Sequestern haben wir Fistelverklebungen mit dem Fibrin-Gentamicin-Verbund durchgeführt. Wesentliche Voraussetzung ist die Fisteldarstellung mit Röntgenkontrastmittel, um in etwa abzuschätzen, welche Menge an Fibrin-Gentamicin-Verbund benötigt wird. Bei einem Fassungsvermögen des Fistelganges von 4 ml benötigt man 2 ml aufgetautes (Kryopräzipitat) oder aufgelöstes (Lyophilisat) *humanes Fibrinogen* (Tissucol), 1 ml *wäßrige Gentamicin-Sulfat-Lösung* und 1 ml *thrombinhaltige – mit Ca^{++} angereicherte – Lösung.* Die Gentamicin-Sulfat-Lösung wird aus 500 mg Gentamicin-Sulfat-Pulver (Firma Merck, Darmstadt) mit Aqua dest. hergestellt. Die Gentamicinmenge richtet sich nach dem Körpergewicht des Patienten (8–10 mg Gentamicin-Sulfat/kg KG) sowie nach der Größe des Fistelgangvolumens. Bei kleinen Fisteln kann meist nur eine wesentlich geringere Menge (z. B. 50–100 mg Gentamicin-Sulfat) verwendet werden.

Unter der Vorstellung, daß der Fibrin-Gentamicin-Verbund inital nach Instillation in den Fistelgang eine hohe Fließeigenschaft und Formbarkeit hat, um auch schmale Höhlen und Kammern aufzufüllen, benutzen wir meist eine niedrige Thrombinkonzentration zwischen 100 und 300 NIH-Einheiten, um der Fibrinvernetzung genügend Zeit zu lassen. Hohe Thrombinkonzentrationen können durch vorzeitiges Vernetzen zum Verschluß der Knopfkanüle führen. Damit ist das Auffüllen des gesamten Fistelganges in Frage gestellt. Die Thrombinlösung wird am zweckmäßigsten aus dem Applikationsset zu Tissucol hergestellt. Dabei sind Applikationssets von 0,5 und 1 ml sowie 2 ml zu unterscheiden. Sind bei dem Applikationsset zu 2 ml 1000 NIH-Einheiten Thrombin (Flasche D) in 6 ml Kalziumchloridlösung (Flasche B) gelöst, dann haben wir in 3 ml thrombinhaltiger Lösung 500 NIH-Einheiten bzw. in 1 ml ca. 150 NIH-Einheiten Thrombin. Kalziumchloridlösung mit Aprotinin (Flasche A) haben wir bisher beim Fibrin-Antibiotikum-Verbund nicht benutzt, da Fibrin hier mehr die Funktion einer physiologischen Trägersubstanz des Antibiotikums und weniger eine Klebefunktion hat. Der fibrinstabilisierende Faktor XIII ist in ausreichender Menge (ca. 10 E/l) im Fibrinogen enthalten. Bei großen Fistelgängen mit einem Fassungsvermögen über 4 ml ist es erforderlich, den Fibrin-Gentamicin-Verbund in einer Spritze vorzubereiten (Abb. 4). Hierbei muß schnell gearbeitet werden, damit es nicht zur vorzeitigen

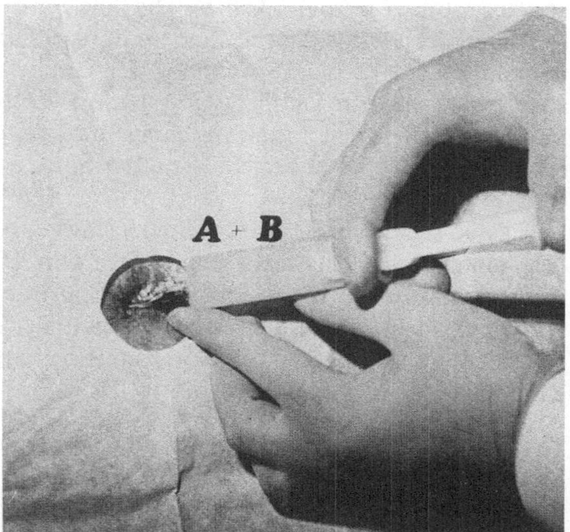

Abb. 4. Applikation von 10 ml Fibrin-Gentamicin-Verbund. In der Einwegspritze sind Fibrinogen mit Gentamicin-Sulfat (*A*) und thrombinhaltige Lösung mit geringer Konzentration (*B*) gemischt. Die Applikation muß rasch erfolgen, um eine vorzeitige Clottierung in der Knopfkanüle zu verhindern

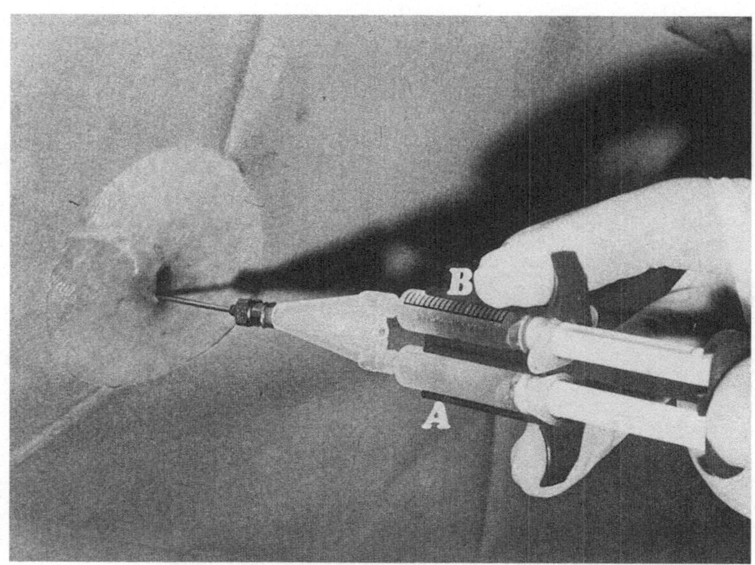

Abb. 5. Applikation von 2 ml Fibrin-Gentamicin-Verbund. In der Doppelwegspritze sind Fibrinogen mit Gentamicin-Sulfat (*A*) und thrombinhaltige Lösung (*B*) getrennt

Fibrinvernetzung in der Spritze und in der Knopfkanüle kommt. In der Spritze wird in folgender Reihenfolge im oben angegebenen Mengenverhältnis gemischt: humanes Fibrinogen, Gentamicin-Sulfat und thrombinhaltige Lösung. Danach ist die sofortige Applikation erforderlich.

Bei kleinen Fistelgängen mit einem Fassungsvermögen von unter 4 ml kann der Fibrin-Gentamicin-Verbund in der dem Applikationsset beigefügten Doppelspritze instilliert werden (Abb. 5). Die eine Spritze enthält aufgetautes oder gelöstes humanes Fibrinogen. Die andere Spritze enthält die gentamicin- und thrombinhaltige Lösung. Bei Verwendung der Doppelspritze beginnt die Fibrinvernetzung erst nach dem Doppelwegesystem in der Knopfkanüle. Die Kanüle sollte möglichst tief in den Fistelgang eingeführt werden. Wird die Fistelöffnung mit einer Kompresse komprimiert, kann der Spritzeninhalt mit Druck instilliert werden.

Lassen sich im Fistelsekret Keime nachweisen, so sollten diese nach Resistenzbestimmung auf Gentamicin empfindlich sein. Wegen der hochdosierten lokalen Gentamicindosis – die Gentamicin-Serum-Konzentration liegt jedoch durchschnittlich nicht über 1 µg/l – sollte eine intakte Nierenfunktion vorliegen. Bei Patienten mit allergischer Diathese kann eine intrakutane Quaddel mit Refobacin Komplikationen vorbeugen.

Kasuistik

Fall 1: V.H., 54 Jahre, männlich. Hüftkopfnekrose rechts. Zustand nach Hori-Plastik 7.81. Postoperativ Wundinfektion durch Staphylococcus aureus. Die Fistelfüllung mit Röntgenkontrastmittel 4 Wochen postoperativ zeigt eine Weichteilfistel ohne Gelenkbeteiligung (Abb. 6). Keine freien

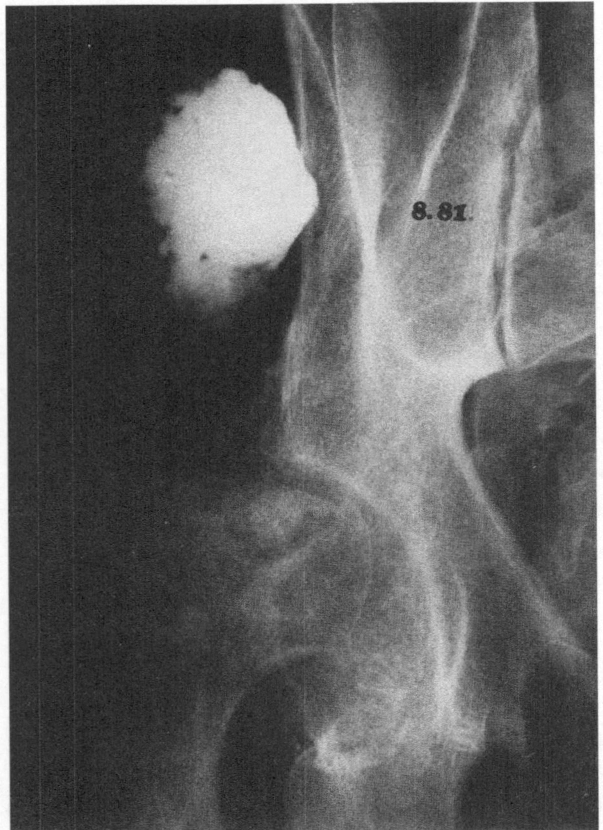

Abb. 6. Weichteilfistel nach Hori-Plastik rechtes Hüftgelenk

Sequester oder Fremdkörper. Benötigte Menge an Fibrin-Gentamicin-Verbund schätzungsweise 10 ml. Fistelverschluß mit Fibrin-Gentamicin-Verbund 9.81. Kein Infektrezidiv. Patient mittlerweile mit Totalendoprothese versorgt. Beschwerdefrei.

Fall 2: R.W., 43 Jahre, männlich. Kniegelenksexartikulation mit postoperativer Fistel (Abb.7). Im Fistelsekret Nachweis von Staphylococcus epidermidis. Fistelfüllung mit 6 ml Fibrin-Gentamicin-Verbund. Kein Infektrezidiv. Prothesenversorgt.

Fall 3: F.M., 23 Jahre, männlich. Schußbruch LWK 2. Transabdominelle Entfernung von Granatsplittern, keine Querschnittsymptomatik. Fraktur knöchern mit kyphotischer Knickbildung konsolidiert (Abb.8 a). Persistierende, eitrig sezernierende Fistel (Abb.8 b–d) mit Nachweis von Escherichia coli und Staphylococcus aureus. Im CT kein sicherer Sequesternachweis, keine Fremdkörper. Fistel läßt sich 15 cm tief sondieren. Am 25.8. 1983 Versuch der Fistelfüllung mit Fibrin-Gentamicin-Verbund, da die operative Revision der ausgedehnten Fistel schwierig ist. 4 Wochen Gipsliegeschale. Dann Mobilisation mit halbelastischem Stützmieder. Fistelrezidiv nach 10 Monaten. Erneuter Fistelverschluß am 8.6. 1984. Bisher kein erneutes Rezidiv. Bei erneuter eitriger Sekretion ist die operative Revision angezeigt.

Fall 4: St.H.D., 41 Jahre, männlich. Luxationsfraktur Th_7/Th_8 mit kompletter Paraplegie (1964). Osteomyelitis li. Sitzbein mit Dekubitus. 12/76 Sitzbeinteilresektion mit Schwenklappenplastik links. 1/77 Ausmuldung der Osteomyelitis am linken Trochanter major mit Entfernung von paraartikulären Verkalkungen. 8/77 Oberschenkelfraktur links. Nach Plattenosteosynthese primäre Wundheilung. 5/80 chronische Fistel der linken Hüfte. Im Fistelsekret Nachweis von Pseudomonas aeruginosa und Staphylocuccos aureus. Resektion des Hüftkopfes und Schenkelhalses, Einlegen von Gentamicin-PMMA-Kugelketten (Abb.9 a). 6/80 Entfernung der Gentamicin-PMMA-Kugelketten, Spül-Saug-Drainage. 1/81 Fistelfüllung mit Röntgenkontrastmittel (Abb.9 b) zeigt große osteomyelitische Höhle im Bereich der resezierten Hüfte. Kein Nachweis von freien Sequestern, keine Kommunikation zur Plattenosteosynthese. 7/81 bei persistierender Fistel und zahlreichen, fehlgeschlagenen operativen Eingriffen Versuch der Fistelfüllung mit

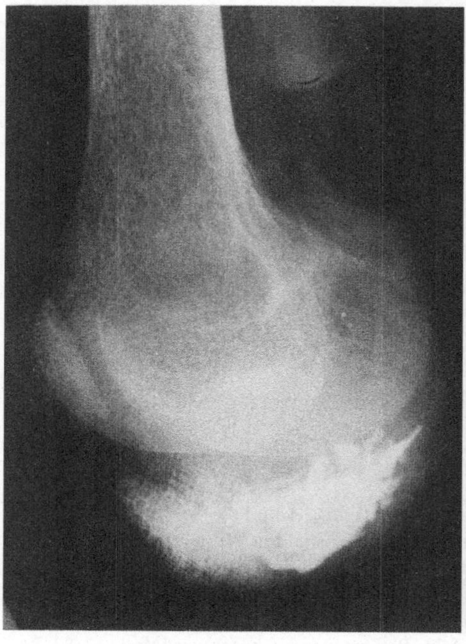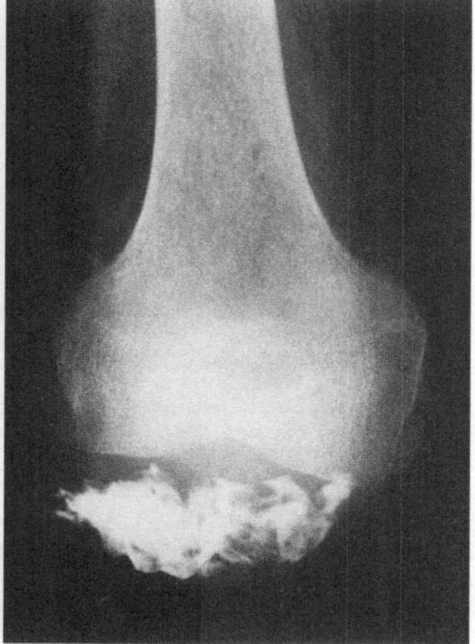

Abb.7. Fistel nach Kniegelenksexartikulation

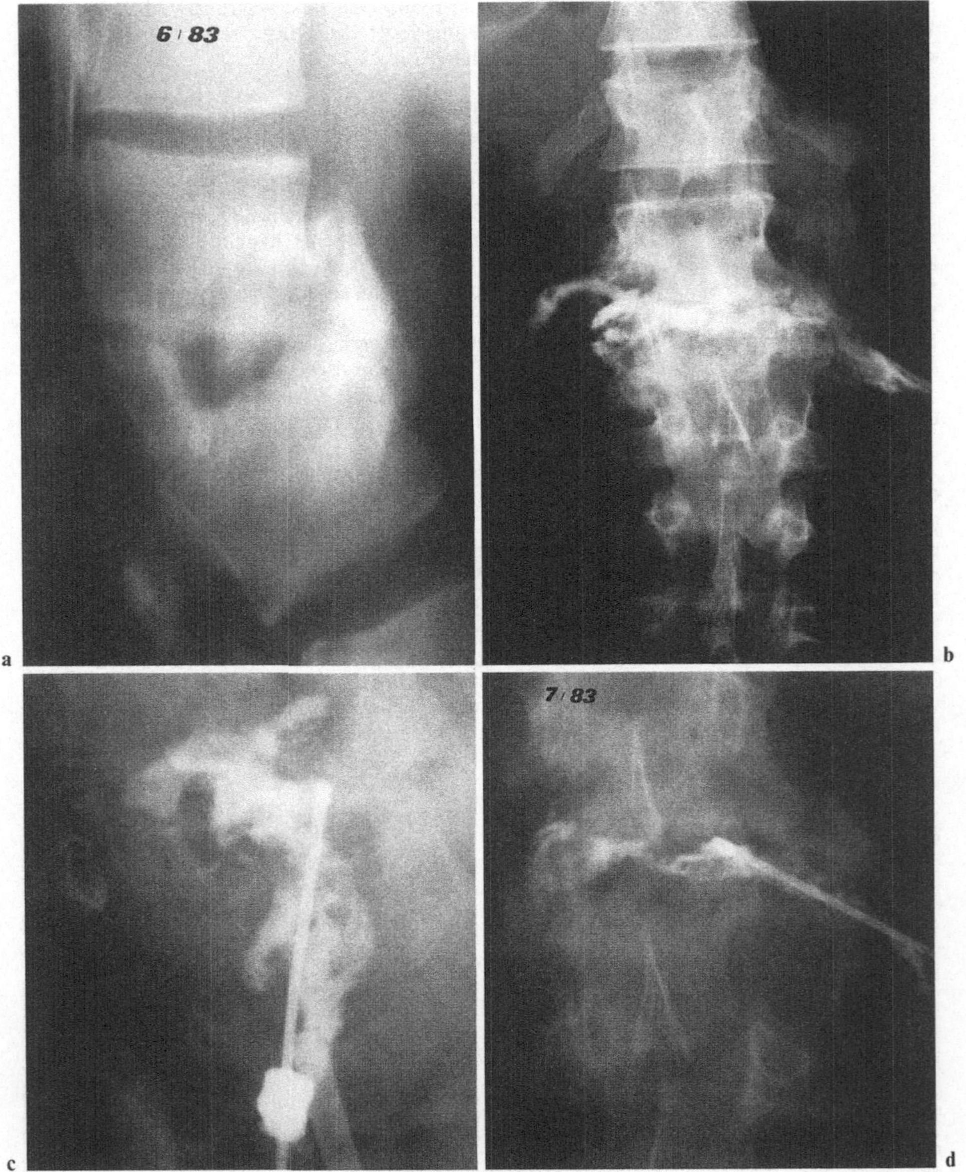

Abb. 8 a–d. Schußverletzung LWK 2 mit Fistelbildung. Kein Hinweis für Sequester oder Fremdkörper

18 ml Fibrin-Gentamicin-Verbund. Primärer Fistelverschluß, bis heute kein Infektrezidiv der linken Hüfte. 10/83 Fibrin-Gentamicin-Füllung einer perianalen Fistel mit primärem Fistelverschluß ohne Infektrezidiv.

Fall 5: E.G., 85 Jahre, männlich. 1970 Totalendoprothese der rechten Hüfte. Dreimal Prothesenwechsel (Abb. 10 a). Nach dem ersten Wechsel Infekt. Patient war nie beschwerdefrei. 12/83 Prothesenausbau, Spül-Saug-Drainage. 6 Wochen Laschenextension. Postoperative Fistel. Im Fistel-

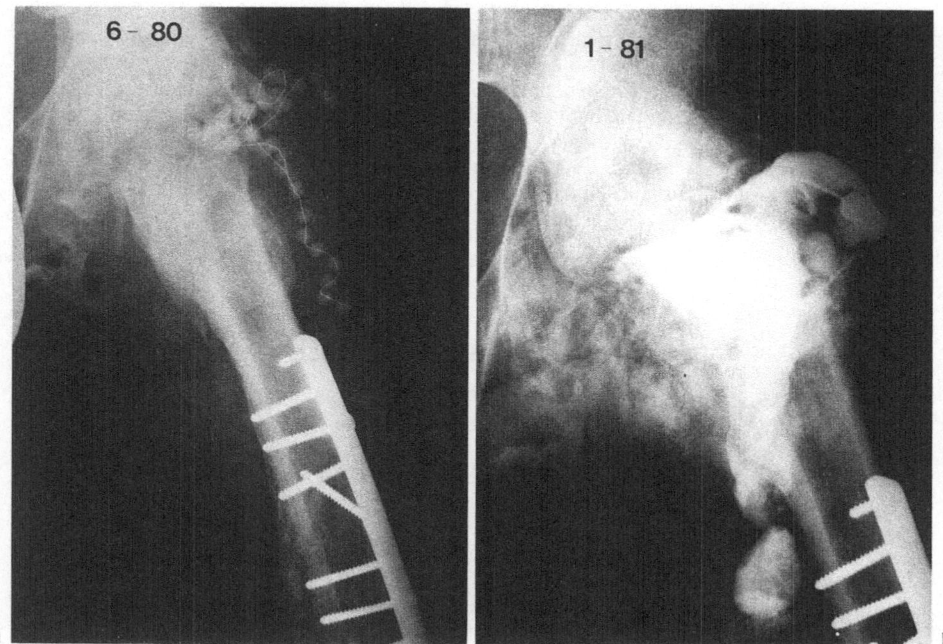

Abb. 9. Komplette Paraplegie nach Luxationsfraktur Th$_7$/Th$_8$. Spitzbein-Osteomyelitis. Mehrfach voroperiert, auch mit Implantation von Gentamicin-PMMA-Kugelketten (**a**). Die Darstellung des Fistelganges mit Kontrastmittel läßt die benötigte Menge an Fibrin-Gentamicin-Verbund abschätzen (**b**)

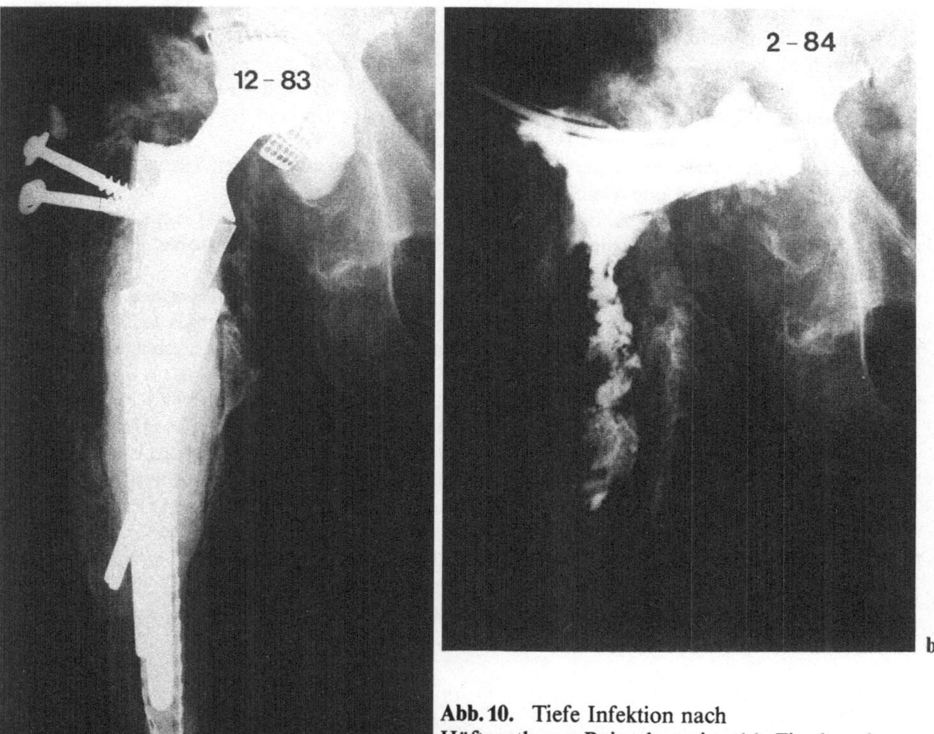

Abb. 10. Tiefe Infektion nach Hüftprothesen-Reimplantation (**a**). Fistel nach Girdlestone-Resektionsarthroplastik (**b**)

sekret Nachweis von Staphylococcus aureus, später auch von Enterokokken und Pseudomonas aeruginosa. Wegen erheblicher kardialer Probleme wurde eine operative Revision abgelehnt. Die Röntgenkontrastdarstellung (Abb. 10 b) zeigt eine große osteomyelitische Höhle vom Azetabulum bis in den proximalen Femur. Die benötigte Fibrinmenge kann geschätzt werden. Kein Hinweis für Sequester, keine metallischen Implantate oder Knochenzementreste. 2/84 Fistelfüllung mit 20 ml Fibrin-Cefotaxim-Verbund, da alle drei nachgewiesenen Keime nur auf Claforan empfindlich waren. Primärer Verschluß der Fistel. Kein Infektrezidiv. Teilbelastungsfähige Girdlestone-Hüfte. Beugung bis 90 Grad möglich, keine Schmerzen.

Literatur

1. Bösch P, Braun F, Spängler HP (1977) Die Technik der Fibrin-Spongiosaplastik. Arch Orthop Unfallchir 90: 63
2. Braun A (1986) Herstellung und Anwendung des Fibrin-Antibiotikum-Verbundes. In: Reifferscheid M (Hrsg) Neue Techniken in der operativen Medizin. Springer, Berlin Heidelberg New York Tokyo, S 98
3. Braun A, Güssbacher A, Wahlig H, Dingeldein E (1984) Der Fibrin-Antibiotikum-Verbund als ergänzende Lokalbehandlung der Osteomyelitis. In: Scheele J (Hrsg) Fibrinklebung. Springer, Berlin Heidelberg New York Tokyo, S 206
4. Braun A, Güssbacher A, Heine WD, Dingeldein E (1985) Fibrin-Antibiotic-Complex: Laboratory investigation and clinical results. In: Uhthoff H (eds) Current concepts of infections in orthopaedic surgery. Springer, Berlin Heidelberg New York Tokyo, p 265
5. Braun A, Kratzat R, Heine WD, Pasch B (1980) Der Fibrin-Antibiotikum-Verbund im Tierexperiment zur lokalen Therapie des staphylokokkeninfizierten Knochens. Hefte Unfallheilkd 148: 809
6. Braun A, Schumacher G, Kratzat R, Heine WD, Pasch B, Roessler H (1982) Der Fibrin-Antibiotikum-Verbund im Tierexperiment. In: Cotta H, Braun A (Hrsg) Fibrinkleber in Orthopädie und Traumatologie. Thieme, Stuttgart, S 172
7. Cotta H, Braun A (1982) Fibrinkleber in Orthopädie und Traumatologie. Thieme, Stuttgart
8. Egkher E, Spängler H (1982) Zum Phänomen des Spontanverschlusses von osteomyelitischen Fisteln nach Kontrastmittelfüllungen. Hefte Unfallheilkd 157: 277
9. Goudarzi YM (1983) Klinische Erfahrungen mit einer Fibrin-Nebacetin-Spongiosaplombe zur Behandlung der chronischen Knocheninfektionen und als lokale Infektionsprophylaxe bei nicht infizierten Knochenherden. Aktuel Traumatol 13: 205
10. Kratzat R, Braun A, Schumacher G (1982) Erste Erfahrungen mit dem Fibrin-Antibiotikum-Verbund bei Knochen- und Weichteilinfektionen. Aktuel Chir 17: 58
11. Redl H, Stanek G, Hirschl A, Schlag G (1982) Fibrinkleber-Antibiotika-Gemische. Festigkeit und Elutionsverhalten. In: Cotta H, Braun A (Hrsg) Fibrinkleber in Orthopädie und Traumatologie. Thieme, Stuttgart, S 178
12. Redl H, Strauch G, Hirsch A, Seelich T, Schlag G (1983) Mixtures of fibrin seal and antibiotics: In vitro properties (clotting – crosslinkage – drug release). Biomaterials 4: 29
13. Rosemeyer B (1973) Beobachtungen über Spontanverschlüsse von Fisteln nach Kontrastdarstellung. Arch Orthop Unfallchir 76: 242
14. Schumacher G, Braun A, Kratzat R, Fabricius K, Roessler H, Plaue R (1982) Zur Antibiotikumdiffusion aus dem Fibrin-Gentamicin-Verbund. In: Parsch K, Plaue R (Hrsg) Hämatogene Osteomyelitis und posttraumatische Osteitis. Med. Lit. Verlagsgesellschaft, Uelzen, S 28
15. Wahlig H, Dingeldein E, Braun A, Kratzat R (1982) Fibrinkleber und Antibiotika – Untersuchungen zur Freisetzungskinetik. In: Cotta H, Braun A (Hrsg) Fibrinkleber in Orthopädie und Traumatologie. Thieme, Stuttgart, S 182
16. Zilch H, Drehsen R, Lambiris E, Hahn H (1982) Diffusionsverhalten von Cefotaxim aus der Fibrin-Antibiotika-Plombe im Tierversuch. In: Cotta H, Braun A (Hrsg) Fibrinkleber in Orthopädie und Traumatologie. Thieme, Stuttgart, S 191

III. Die infizierte Hüftendoprothese

Die infizierte Hüftendoprothese – Frühinfekt

W. WINKELMANN und K. P. SCHULITZ

Bei den Frühinfektionen nach der Totalendoprothese des Hüftgelenkes unterscheiden wir die oberflächlichen von den tiefen Infektionen.

Bei der Definition der *oberflächlichen Infektion* herrscht lediglich darüber Einigkeit, daß sie sich suprafaszial abspielt, ansonsten beinhaltet diese Diagnose gleich einem Sammeltopf neben den Entzündungszeichen auch noch die Befunde Sekretfluß, Fadenfistel, Fadengranulom, subkutanes Hämatom sowie Wundrandnekrose.

Die *tiefe Infektion* ist definiert als subfasziale, den Knochen und die Prothese mit einbeziehende bakterielle Entzündung.

Es ist aus der Literatur sehr schwierig, exakte Angaben darüber zu bekommen, wie häufig nach der Totalendoprothese des Hüftgelenkes eine oberflächliche bzw. tiefe Infektion auftritt. Berücksichtigt man nur die Patienten, bei denen ohne weitere prophylaktische Maßnahmen eine Totalendoprothese implantiert wurde, so läßt sich aus der Literatur in etwa in 5,8% eine oberflächliche, in 4,5% eine tiefe Früh- und in 2,4% eine tiefe Spätinfektion ermitteln [10, 12, 20, 23, 28, 30, 32].

Warum besteht bei TEP-Patienten eine so hohe Rate von Wundinfektionen?

In relativ kurzer Zeit entscheidet sich in der biochemisch-immunologischen Interaktion zwischen Bakterium und Gewebe, ob es zu einer Infektion kommt oder nicht. Jedes in gesundes Gewebe eindringende Bakterium wird sofort durch bereits vorhandene Abwehrmechanismen humoraler Art (z. B. unspezifische Antikörper, Enzyminhibitoren, Properdin, spezifische Resistenzfaktoren) oder zellulär (Phagozyten) wirkungsvoll bekämpft. Zur Infektion kommt es nur, wenn die Anzahl der virulenten Bakterien das vorhandene Potential der lokalen humoralen und zellulären körpereigenen Abwehr überfordert [21, 22].

Es wird diskutiert, daß die Häufigkeit der postoperativen Wundinfektionen abhängig ist vom Alter des Patienten, der Art, Schwere und Lokalisation des Eingriffes, Implantation von Fremdkörpern, Erst- bzw. Zweiteingriff, vom Operateur, dem Reinigungsgrad des Operationssaales sowie der Dauer des präoperativen stationären Aufenthaltes. Die Häufigkeit der postoperativen Wundinfektionen wird weiterhin negativ beeinflußt durch gleichzeitig bestehende infektiöse, rheumatische, tumoröse, immunologische sowie Stoffwechselerkrankungen [3, 6, 7, 11, 13, 14, 17, 19, 24, 31, 33, 34, 36].

Diese Risikofaktoren treffen für die meisten der TEP-Patienten zu, so daß sie besonders stark infektionsgefährdet sind. Es ist bekannt, daß zumindest in kon-

Knochen- und Gelenkinfektionen
Herausgegeben von H. Cotta und A. Braun
© Springer-Verlag Berlin Heidelberg 1988

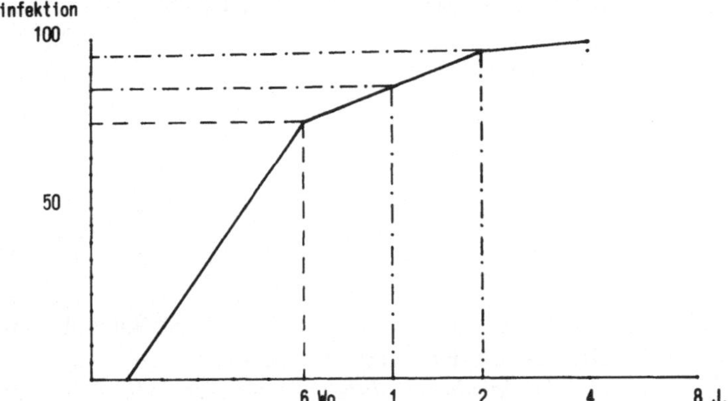

Abb. 1. Zeitpunkt der klinischen Manifestation einer Infektion nach der TEP des Hüftgelenkes. Die Frühinfektionen (bis zur 6. Woche) sind zahlenmäßig wesentlich häufiger

ventionellen Operationssälen die Wunde während der Operation erheblich bakteriell kontaminiert wird, sei es aus der Luft, dem OP-Personal sowie den Gerätschaften. Dies führt natürlich nicht notgedrungen zu einer Infektion, zumal auch Diskrepanzen bestehen zwischen der Erregerart, die man intraoperativ und bei später auftretenden Wundinfektionen nachweisen kann.

Wesentlich ist weiterhin die endogene Autoinfektion, die sowohl zum Zeitpunkt der Operation als auch zu unterschiedlicher Zeit danach zu einer hämatogenen Infizierung der Prothese führen kann [2, 4, 17, 18]. Experimentelle Untersuchungen haben ergeben, daß speziell die Nekrosezone zwischen Pallacos und Knochen einen Locus minorus resistentiae darstellt. Dieser Bereich bildet, insbesondere in der unmittelbaren postoperativen Zeit, in der es noch nicht zum Einwachsen von Granulationsgewebe gekommen ist, einen idealen Nährboden für Bakterien.

Die Abb. 1 zeigt die graphische Darstellung der absoluten Zahlen der Früh- sowie Spätinfektionen (nach Literaturangaben), in Beziehung zum Zeitpunkt ihrer klinischen Manifestation. Es treten deutlich mehr Frühinfektionen auf. Diese größere Zahl von Infektionen machte sich innerhalb einer kurzen Zeit postoperativ bemerkbar. Bei den Spätinfektionen zeigten sich innerhalb des 1. Jahres 50%, bis zum Ablauf des 2. Jahres etwa 85%, und sie treten auch noch vereinzelt mehrere Jahre später auf. Dies hängt sicher mit dem unterschiedlichen Infektionsmodus zusammen. Die bakterielle Infizierung erfolgt hauptsächlich zum Zeitpunkt der Operation, die Gefahr der endogenen Autoinfektion und Infizierung des Wundgebietes, insbesondere der Prothese, besteht ebenso zum Zeitpunkt der Operation und einige Zeit danach, aber auch weiterhin, praktisch solange die Prothese in situ ist [1, 4, 5, 9, 10, 16, 27, 30, 32].

Beim *Erregerspektrum* der Frühinfektionen dominieren die Staphylokokken, und zwar in durchschnittlich 60%. Auffällig ist, daß bei den Frühinfektionen deutlich mehr gramnegative Erreger gefunden werden und hier insbesondere Pseudomonas aeruginosa, Proteus, Klebsiella sowie Escherichia coli. Weiterhin ist auffällig, daß Infektionen mit Staphylococcus epidermidis weniger bei den Früh- als bei den Spätinfektionen auftreten (Tabelle 1).

Tabelle 1. Erregerspektrum bei den Früh- bzw. Spätinfektionen nach der TEP des Hüftgelenkes. Staphylococcus aureus bzw. Staphylococcus epidermidis sind die Haupterreger

	Erregerspektrum			
	Staph. aureus	Staph. epidermidis	Pseudomonas a Proteus Klebsiella E.Coli	andere
Frühinfektion	38,0%	22,8%	21,7%	16,5%
	60,8%			
Spätinfektion	36,0%	36,8%	10,8%	16,4%

Dieser ubiquitäre Hautkeim kann in einem beträchtlichen Anteil eine tiefe Infektion verursachen, wobei jedoch die hämatogene Aussaat nicht wahrscheinlich ist. Gerade von dieser Staphylokokkenart ist bekannt, daß sie lange Zeit in der Tiefe eine klinisch inapparente Infektion unterhalten kann [9, 10, 26, 27, 29, 30, 32, 35].

Bei den frühen Wundinfektionen findet man häufiger auch eine Mischinfektion; nach den Literaturangaben beträgt das Verhältnis Mono- zu Mischinfektion 2,5:1, bei den Spätinfektionen hingegen 5:1.

Der indirekte Beweis dafür, daß die bakterielle Kontamination hauptsächlich zum Zeitpunkt der Operation erfolgt, läßt sich dadurch erbringen, daß mit prophylaktischen Maßnahmen, die speziell in diesem Zeitraum wirken – die perioperative Antibiotikaprophylaxe, Sterilbox und sicher mit seiner Hauptwirkung auch das Gentamicin-Pallacos – sich die Zahl der Frühinfektionen signifikant senken läßt.

Wie können wir die frühen oberflächlichen und tiefen Wundinfektionen nach der TEP des Hüftgelenkes rechtzeitig diagnostizieren, um wirkungsvolle therapeutische Maßnahmen einzuleiten?

Schon die *oberflächliche Frühinfektion* bereitet in der Diagnostik Schwierigkeiten. Es ist nicht immer so einfach, eine bakterielle oberflächliche Wundinfektion von einer bloßen sog. Wundheilungsstörung zu unterscheiden. Nur etwa in ca. 30% beobachtet man eine Wundrötung bzw. Schwellung. Untersuchungen am eigenen Patientengut haben ergeben, daß diese beiden Entzündungszeichen im Durchschnitt erst nach 8,3 Tagen auffällig sind (Tabelle 1). 34% der Patienten hatten Schmerzen, mit der größten Intensität nach durchschnittlich 11 Tagen. Normalerweise haben mehr oder weniger alle Patienten nach der Operation für 1–2 Tage Fieber. Auffällig ist, daß die Patienten mit einer oberflächlichen Frühinfektion einen erneuten Fiebergipfel nach etwa 8 Tagen hatten, insgesamt zeigten jedoch nur etwa 55% der Patienten diesen erneuten Fiebergipfel.

Bei den tiefen Frühinfektionen findet man immerhin in 65% eine Rötung und Schwellung, fast alle Patienten klagen über Schmerzen, Fieber beobachtet man in ca. 70%. Verglichen mit den Befunden bei der oberflächlichen Wundinfektion treten die Entzündungszeichen deutlich verzögert auf (Tabelle 2).

Das Blutbild gibt uns keine wesentlichen Hinweise, allenfalls zeigt sich in einigen Fällen eine mäßiggradige Leukozytose. Die BKS-Beschleunigung ist in der unmittelbaren postoperativen Zeit nicht zu verwerten, da sie hier immer erhöht ist.

Tabelle 2. Häufigkeit des Auftretens und Zeitpunkt der klinischen Manifestation der Entzündungszeichen, Laborparameter und des bakteriologischen Befundes bei der oberflächlichen und tiefen Frühinfektion

	oberflächlich		tief	
Wundrötung Schwellung	32%	nach 8,3 Tagen	65%	nach 15,3 Tagen
Schmerzen	34%	nach 11,0 Tagen	90%	nach 12,5 Tagen
Fieber	55%	nach 8,0 Tagen	70%	nach 9,2 Tagen

	oberflächlich	tief
Leukozytose	±(20%)	±(20%)
BKS	⬆	⬆⬆
C-reaktives Protein	+	+
Positiver bakteriolog. Befund	60%	100%

Die BKS zeigt aber normalerweise nach der 2. Woche eine ständig abnehmende Tendenz. Bei einer tiefen Frühinfektion bleibt die Blutsenkung hoch oder steigt noch mehr an. Auch das C-reaktive Protein wird nach jeder TEP zunächst positiv, bei komplikationslosem Heilungsverlauf ist es aber nach der 3. Woche wieder negativ.

Wenn die Wunde nicht richtig heilt, kommt es fast immer zu irgendeiner Wundsekretion. Per definitionem ist bei einer bakteriellen Entzündung auch ein positiver bakteriologischer Befund zu fordern. Es findet sich aber bei den oberflächlichen Frühinfektionen nur in etwa 60% ein positiver Abstrichbefund. Bei allen Patienten mit einer tiefen Infektion läßt sich früher oder später – und sei es erst bei der Revision – ein positiver bakteriologischer Befund erheben [1, 16, 29, 30].

Das Schicksal der Patienten mit Wundinfektion nach totalendoprothetischem Hüftgelenkersatz entscheidet sich relativ früh. Liegt lediglich eine oberflächliche Wundinfektion vor, und wird diese sofort hochdosiert und gezielt antibiotisch behandelt, kann man davon ausgehen, daß sie folgenlos abheilt.

Anders ist das Schicksal der tiefen frühinfizierten Hüftendoprothese. Betrachtet man zunächst einmal die Gruppe, die entweder nur antibiotisch behandelt wurde, oder bei der neben der antibiotischen Behandlung auch noch eine chirurgische Revision, jedoch ohne Prothesenentfernung, entweder mit Einbringung einer Spül-Saug-Drainage oder mit Einlegen von Gentamicin-Pallacos-Ketten erfolgte. Hier zeigt sich nach eigenen Ergebnissen sowie nach entsprechenden Angaben aus der Literatur, daß sich durch eine derartige Behandlung auf Dauer nur in etwa 20% die Prothese retten läßt [1, 5, 8, 9, 16, 26, 27, 29, 30].

Dies ist aus mikrobiologischer Sicht völlig verständlich. Der bakterielle Entzündungsprozeß liegt mit seinem Zentrum an der Hüftprothese – also dem Fremdkörper – und in der schlecht durchbluteten Grenzschicht zwischen Pallacos und Knochen. Die heute verwendeten bakteriziden Antibiotika wirken nur auf proliferierende, d.h. wachsende und sich vermehrende Bakterien. Nach den Untersuchungen von Eagel [15] bzw. Wood u. Smith [37] wachsen Bakterien in einem Entzündungsherd nur so lange, wie ihre Ernährung gewährleistet ist, bis zu einer maximal möglichen Populationsdichte, und treten dann in eine Ruhephase ein, in der sie antibiotisch nicht mehr angreifbar sind. Mit einer noch so hohen und auch gezielten systemischen Antibiotikabehandlung lassen sich also allenfalls in den Randgebieten, den umgebenen Weichteilen, die Bakterien abtöten, da hier sowohl die Diffusion des Antibiotikums aus der Blutbahn in das umgebende Gewebe gewährleistet ist und auch die Bakterien noch proliferieren. In der schlecht durchbluteten Grenzschicht zwischen Knochen und Knochenzement kommt erstens keine bakterizid wirkende Antibiotikum-Konzentration hinein und wenn, würde sie infolge der bakteriellen Ruhepause hier nur insuffizient wirken können.

Das Ergebnis einer systemischen Antibiotikabehandlung mag zwar anfänglich klinisch sehr wirkungsvoll erscheinen, und zwar durch Rückgang der Entzündung und auch durch Rückgang von Fisteleiterung, die Entzündung flammt jedoch mehr oder weniger lange nach Absetzen des Antibiotikums wieder auf.

Die logische Konsequenz wäre die radikale Sanierung, d.h. ersatzlose Entfernung der Prothese und des gesamten Knochenzementes und gleichzeitige hochdosierte antibiotische Behandlung. Aufgrund eigener Ergebnisse sowie Angaben in der entsprechenden Literatur läßt sich durch diese Behandlungsart in 90% eine dauerhafte Ausheilung der Entzündung erzielen, wenn auch unter den bekannten Nachteilen der Girdlestone-Hüfte. Dieser radikalen Methode steht der Prothesenwechsel nach sorgfältiger lokaler Herdausräumung und Einzementierung mit Gentamicin-Pallacos – entweder einzeitig oder zweizeitig – gegenüber. Die entsprechenden Ergebnisse von Carlsson [10] und Buchholz et al. [8] sind so eindeutig – zwischen 70–90% Ausheilung –, daß man heute im Rahmen der Behandlung der tiefen frühinfizierten Hüftendoprothese nur diese Methode empfehlen kann, und zwar so früh wie möglich, da mit Fortbestehen der tiefen Entzündung die osteomyelitischen Veränderungen zunehmen und die lokale Herdsanierung immer schwieriger wird.

Literatur

1. Abele R (1979) Die Infektion beim alloarthroplastischen Hüftgelenkersatz. Inaugural-Dissertation, Heidelberg
2. Ahlberg A, Carlsson AS, Lindberg L (1978) Hematogenous infection in total joint replacement. Clin Orthop 137: 69
3. Alexander JK, Dennis EW, Smith WG, Amad KH, Duncan WC, Austin RC (1963) Blood volume, cardiac output, and distribution of Systemic Blood Flow in Extreme Obesity. Cardiovasc Res Cent Bull 1: 39
4. d'Ambrosia RD, Shoji H, Heater R (1976) Secondarily infected total joint replacements by hematogenous spread. J Bone Joint Surg [Am] 58: 450
5. Beckenbaugh RD, Ilstrup DM (1978) Total hip arthroplasty. A review of 333 cases with long follow-up. J Bone Joint Surg [Am] 60: 306
6. Boitzy A, Zimmermann H (1969) Komplikationen bei Totalprothesen der Hüfte. Arch Orthop Unfallchir. 66: 968
7. Bruun JN (1970) Post-operative wound infection. Acta Med Scand [Suppl 514]
8. Buchholz HW, Elson RA, Engelbrecht E, Lodenkämper H, Röttger J, Siegel A (1981) Management of deep infection of total hip replacement. J Bone Joint Surg [Br] 63: 342

9. Canner GC, Steinberg ME, Heppenstall RB, Balderston R (1984) The infected hip after total hip arthroplasty. J Bone Joint Surg [Am] 66: 1393
10. Carlsson AS, Lidgren L, Lindberg L (1977) Prophylactic antibiotics against early and late deep infections after hip replacements. Acta Orthop Scand 48: 405
11. Charnley J (1972) Postoperative infection after total hip replacement with special reference to air contamination in the operating room. Clin Orthop 87: 167
12. Collis DK, Steinhaus K (1976) Total hip replacement without deep infection in a standard operating room. J Bone Joint Surg [Am] 58: 446
13. Cruse PJE, Foord R (1973) A five-year prospective study of 23.649 surgical wounds. Arch Surg 107: 206
14. Davidson AIG, Clark C, Smith G (1971) Postoperative wound infection. A computer analysis. Br J Surg 58: 333
15. Eagle H (1952) Experimental approach to the problem of treatment failure with penicillin. I. group: A streptococcal infection in mice. Am J Med 13: 389
16. Eftekhar NS, Stinchfield FE (1973) Total replacement of the hip joint by low friction arthroplasty. Orthop Clin North Am 4: 483
17. Fitzgerald RH, Peterson LRA, Washington JA, van Scoy RE, Coventry MB (1973) Bacterial colonization of wounds and sepsis in total hip arthroplasty. J Bone Joint Surg [Am] 55: 242
18. Franco JA, Baer H, Enneking WF (1977) Airbone contamination in orthopedic surgery. Clin Orthop 122: 231
19. Lidwell OM (1961) Sepsis in surgical wounds. Multiple regression analysis applied to records of post-operative hospital sepsis. J Hyg (Lond) 59: 259
20. Lindberg L (1982) Systemisches Antibiotikum, Gentamicinzement und Reinluft-Operationskabine als Infektionsprophylaktikum bei totalen Gelenkplastiken.
Vortrag anläßlich des internationalen Symposiums über die ‚Systemische Antibiotika-Prophylaxe in der operativen Orthopädie', Düsseldorf
21. Milles AA, Miles EM, Burke J (1957) The value and duration of defence reactions of the skin to primary lodgement of bacteria. Br J Exp Pathol 38: 79
22. Milles AA (1964) Large molecular substances as mediatros of the inflammatory reaction. Ann NY Acad Sci 116: 855
23. Mittelmeier H, Heisel J, Steyns H (1982) Vergleichende Erfahrungen bei der Hüftalloplastik ohne Antibiotika-Prophylaxe sowie mit einer zweijährigen prospektiven Cefamandol-Prophylaxe.
Vortrag anläßlich des internationalen Symposiums über die ‚Systemische Antibiotika-Prophylaxe in der operativen Orthopädie', Düsseldorf
24. National Academy of Sciences – National Research Council, Ad Hoc Committee of the Committee on Trauma, Division of Medical Sciences (1964) Postoperative wound infections: The influence of ultraviolet irradiation of the operating room and of various other factors. Ann Surg 160: 32
25. Nelson UP (1977) Deep infection following total hip arthroplasty. J Bone Joint Surg [Am] 59: 1042
26. Patterson PF, Brown CS (1972) The McKee-Farrar hip replacement. J Bone Joint Surg [Am] 54: 257
27. Pollard JP, Hughes SPF, Scott JE, Evans MJ, Benson MKD (1979) Antibiotic prophylaxis in total hip replacement. Br Med J I: 707
28. Salvati EA, Wilson PD (1973) Long-term results of femoral-head replacement. J Bone Joint Surg [Am] 55: 516
29. Salvati EA, Robinson RP, Zeno SM, Koslin BL, Brause BD (1982) Infection rates after 3175 total hip and total knee replacements performed with and without a horizontal undirectional filtered air-flow system. J Bone Joint Surg [Am] 64: 525
30. Schulitz KP, Winkelmann W, Schoening B (1980) Prophylactic antibiotics in alloarthroplasty of the hip joint. Arch Orthop Trauma Surg 96: 79
31. Stevens DB (1964) Postoperative orthopaedic infections. A study of etiological mechanisms. J Bone Joint Surg [Am] 46: 96
32. Surin VV, Sundholm K, Bäckman L (1983) Infection after total hip replacement. With special reference to a discharge from the wound. J Bone Joint Surg [Am] 65: 412
33. Thomas L (1955) Cortisone, AXTH and infection. Bull NY Acad Med 21: 485

34. Vasey H (1971) L'infection postoperatoire dans un service d'orthopedie et de chirurgie de l'appareil moteur. Habilitation, Genf
35. Visuri T, Antila P, Laurent LE (1976) A comparison of dicloxacillin and ampicillin in the antibiotic prophylaxis of total hip replacement. Ann Chir Gynaecol 65: 58
36. Winnett AR, Wiley AM (1974) Endogenouf factors in wound infections. J Bone Joint Surg [Am] 56: 588
37. Wood WB, Smith MR (1956) An experimental analysis of the curative action of penicillin in acute bacterial infections. J Exp Med 103: 487

Die infizierte Hüftendoprothese –
Spätinfektion nach der 6. postoperativen Woche

G. von Foerster, H. W. Buchholz und K. Heinert

Einleitung

Weltweit werden täglich etwa 1500 künstliche Hüftgelenke eingesetzt. Trotz sinkender Infektionsraten steigt die absolute Anzahl der infizierten Hüftendoprothesen. Die Behandlung der tiefen Infektion wird so zu einem immer größeren und immer häufiger auftretenden Problem. Die tiefe Infektion am Gelenkimplantat ist ein so umfassender Komplex, daß in dieser Arbeit das Thema nicht aus jeder Sicht behandelt werden kann. Aus diesem Grunde haben wir uns auf die nach unserer Meinung wichtigsten Gesichtspunkte beschränkt.

Die perioperative systemische Gabe von antibiotischen Substanzen sowie die Beimengung von verschiedenen Antibiotika zum Zement bei der Implantation von totalen Hüftgelenkendoprothesen sind inzwischen feste Bestandteile der Implantatchirurgie. Die Anwendung von Antibiotikazement hat sich als wirksame Infektionsprophylaxe herausgestellt (Tabelle 1) [4].

Seit 1970 haben wir die Anwendung von Antibiotika-Zement-Gemischen bei der therapeutischen Behandlung der tiefen Infektion am künstlichen Gelenk

Tabelle 1. Tiefe Infektion nach TEP (1968–1975). Krankenhaus St. Georg. Ergänzt im Dezember 1983

		1968	1969	1970	1971	1972	1973	1974	1975
Primäre Coxarthrose:	Anzahl der Operationen	295	332	564	532	304	188	177	173
	Tiefe Infektion (%)	7,5	6,6	4,4	3,2	1,3	1,0	1,7	0,6
Sekundäre Coxarthrose:	Anzahl der Operationen	127	236	281	303	179	212	171	142
	Tiefe Infektion (%)	2,4	3,8	5,7	1,6	2,2	0,5	0,6	4,9
Rheumatische Arthritis:	Anzahl der Operationen	67	97	113	95	26	31	31	18
	Tiefe Infektion (%)	6,0	11,3	2,6	2,1	7,7	3,2	3,2	0,0
Gesamt	Anzahl der Operationen	489	665	958	930	512	431	379	333
	Anzahl der tiefen Infektionen	29	42	44	24	10	4	5	8
	%	5,9	6,3	4,6	2,6	1,9	0,9	1,3	2,4

1968/69 Zement ohne Antibiotikum
1970/1971 Erythromycin oder Penicillin im Zement
Seit 1972 Gentamycin-Palacos (0,5 g)

Knochen- und Gelenkinfektionen
Herausgegeben von H. Cotta und A. Braun
© Springer-Verlag Berlin Heidelberg 1988

anstelle der systemischen Antibiotikagabe bevorzugt [1, 2, 3, 5]. In dieser Arbeit teilen wir unsere Erfahrungen auf diesem Gebiet mit.

Die einzeitige Austauschoperation bei tiefer Gelenkinfektion ist das von uns verwendete Operationsverfahren, bei dem beide Komponenten, der gesamte Zement und das infizierte Gewebe entfernt und dann durch Einsetzen einer neuen Prothese unter Verwendung von antibiotikahaltigem Zement ersetzt werden [3, 5]. Die hier präsentierte Untersuchung bezieht sich auf die einzeitige Austauschoperation von invizierten totalen Hüftgelenkendoprothesen, wobei sich die hier aufgezeigten Behandlungsgrundsätze auch auf andere Gelenke übertragen lassen.

Krankengut und Methode

Bis 1982 haben wir insgesamt 1223 infizierte Hüftgelenkendoprothesen behandelt. 318 Patienten stammen aus unserem eigenen Krankengut, während 905 uns von anderen Krankenhäusern überwiesen wurden. Um eine Nachuntersuchungszeit von wenigstens 2 Jahren zu haben, wurden nur solche Patienten erfaßt und retrospektiv im Jahre 1983 ausgewertet, die in der Zeit von 1972–1981 operiert worden waren.

In diesem Zeitraum wurden 869 einzeitige Austauschoperationen durchgeführt. 147 Patienten stammten aus unserem eigenen Krankengut, 722 waren an uns überwiesen worden. 44 Patienten waren entweder verstorben oder nicht erreichbar, so daß wir insgesamt 825 Patienten erfassen konnten.

Ausgewertet wurden von unserem Team Röntgenaufnahmen und Ergebnisse der Nachuntersuchung. Patienten, die inzwischen verstorben oder bei der letzten Kontrolluntersuchung nicht mehr erreichbar waren, konnten in die Untersuchung miteingeschlossen werden, da die Auswertung nach der Überlebensratenmethode erfolgte. Zum Zeitpunkt der letzten Kontrolluntersuchung wurden unsere Patienten in eine „Versager"- und eine „Nichtversager"-Gruppe eingeteilt. Eine erneute Infektion und/oder eine mechanische Lockerung galt als Versager. Der Zeitpunkt des Versagens bestand in dem Moment, wenn feststand, daß erneut operativ eingegriffen werden mußte. Bei der letzten Kontrolluntersuchung im Jahre 1983 wurde die Zeitspanne von der Operation bis zum festgestellten Versagen oder Nichtversagen für jeden Patienten retrospektiv festgehalten. In den Überlebensdatentabellen wurden die Nichtversager als „Überlebende" und die Versager als „Verstorbene" bezeichnet [4].

Der große Vorteil dieser Methode liegt darin, daß sämtliche Patientenaufzeichnungen zur Beurteilung der Überlebenswahrscheinlichkeit mitherangezogen werden konnten. Für die Berechnung der Prothesenhaltbarkeit bzw. der Überlebensraten bei homogenen Patientengruppen werden „Sterbetafeln" angewandt. Signifikante Unterschiede innerhalb der Kurven werden durch den sog. „log-rank" Test ermittelt, da es häufig wünschenswert ist, zwei oder mehr Behandlungsweisen miteinander zu vergleichen und das Ausmaß der Beziehungen zwischen dem Überlebenden und einer Reihe erklärbarer Variablen zu ermitteln. Die graphische Darstellung des Datenmaterials ist eine kumulative Überlebensfunktion.

Wenn auch innerhalb der Serie eine gewisse Inhomogenität vorhanden ist, setzt sie sich dennoch aus einem Patientengut zusammen, an dem eine einzeitige

Austauschoperation unter Verwendung von Antibiotikazement vorgenommen worden war. Geringe Veränderungen im technischen Vorgehen haben keinen Einfluß auf die einbezogenen Hauptbehandlungsprinzipien, und alle Operationen wurden im gleichen Krankenhaus von dem gleichen Operationsteam durchgeführt.

Die Diagnose einer periprothetischen Infektion wurde aufgrund klinischer Symptome und Befunde gestellt sowie aufgrund röntgenologischer Befunde, Laboruntersuchungen (BSG) und manchmal aufgrund des Operationsbefundes. Den letzten Beweis für eine tiefe Infektion am Gelenkimplantat lieferte schließlich eine positive Bakterienkultur [2, 3, 5].

Der Infektionserreger wurde präoperativ aus dem Gelenkpunktat gezüchtet und identifiziert. Aufgrund der in der bakteriologischen Abteilung erstellten Resistenzbestimmung wurden uns Menge und Zusammensetzung einer geeigneten Antibiotikamischung zur Beimengung im Knochenzement vorgeschlagen. Die in dieser Zeit häufig verwendeten Mischungen sind in Tabelle 3 aufgeführt. Die mechanische Beeinträchtigung des Zementes durch Beimischung von Antibiotika ist uns bekannt. Wir gaben aber der Sanierung der Infektion die Priorität. Die Operation erfolgte so früh wie möglich nach Keimisolierung und Austestung.

Ergebnisse

Von 215 Fehlschlägen infolge einer erneuten Infektion und/oder wegen mechanischer Lockerung wurden 147 (68,4%) als infiziert ausgewiesen (Keimisolierung). Bei allen übrigen war das Operationsgebiet kulturell steril, aber in 33 Fällen (15,3%) gab es einen klinischen Beweis für eine Infektion. Dementsprechend konnten 35 Fälle (16,3%) als Versager aus mechanischer Ursache ausgewiesen werden.

In Abb. 1 werden die Überlebenskurven von 825 Austauschoperationen dargestellt. Daraus geht hervor, daß 10 Jahre nach Beginn der Studie ca. 40% der Implantate versagt hatten. Die Überlebensrate berücksichtigt den Zeitpunkt des Versagens und zeigt außerdem die jährliche Versagensrate. Die Auswertung nach konventioneller Methode zeigt lediglich die Länge der Zeit nach der Operation, schließt jedoch Patienten aus, die irgendwann sterben oder nicht verfügbar sind. Bei der Überlebensratenmethode werden diese Patienten mitberücksichtigt, und aus diesem Grunde wird die Endoklinik in Zukunft alle Ergebnisse nach der Überlebensratenmethode auswerten, unter Einbeziehung gültiger Computerprogramme [4].

Mit Hilfe der Überlebenskurven werden die echten Ergebnisse deutlich, und aus diesem Grunde ist es für die statistische Auswertung zukünftiger Ergebnisse ganz wesentlich, daß sie in der Form dargestellt werden. Eine Übersicht über die Literatur hinsichtlich der Lebensdauer von Gelenkimplantaten läßt uns annehmen, daß viele andere Serien mit konventioneller Bewertung den wahren Zustand verschleiern, der bei der Verwendung von Überlebensdaten aufgedeckt wird.

Die Abb. 2 zeigt eine Aufschlüsselung der Überlebensdaten nach den verschiedenen Operationsdaten in dieser Serie. Trotz der Verbesserung in der Operationsmethode, den Veränderungen in Menge und Art der Antibiotikabeimengungen

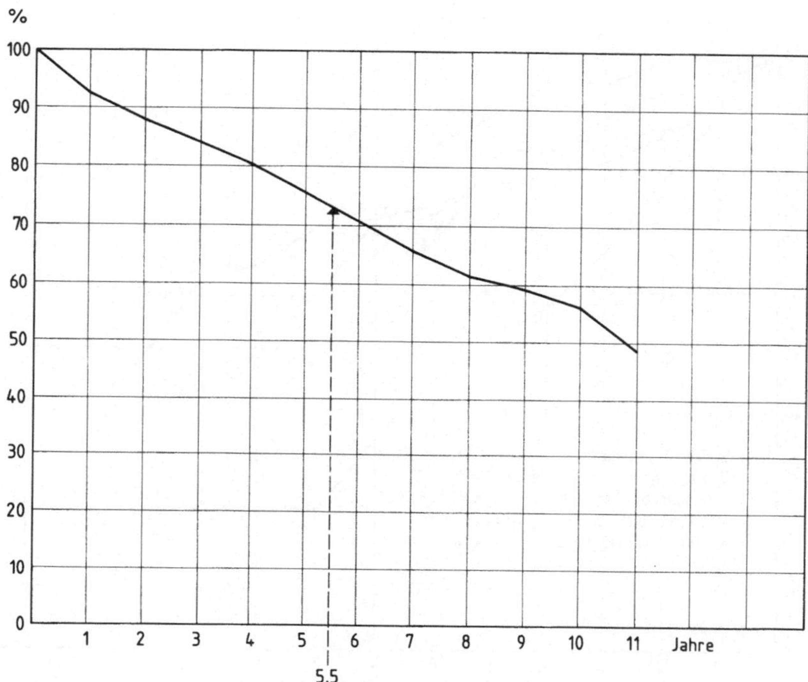

Abb. 1. Fehlgeschlagene einzeitige Austauschoperationen durch Infektionsrezidiv und/oder mechanische Lockerung. Überlebensdaten von 825 Hüftprothesen (1972–1981)

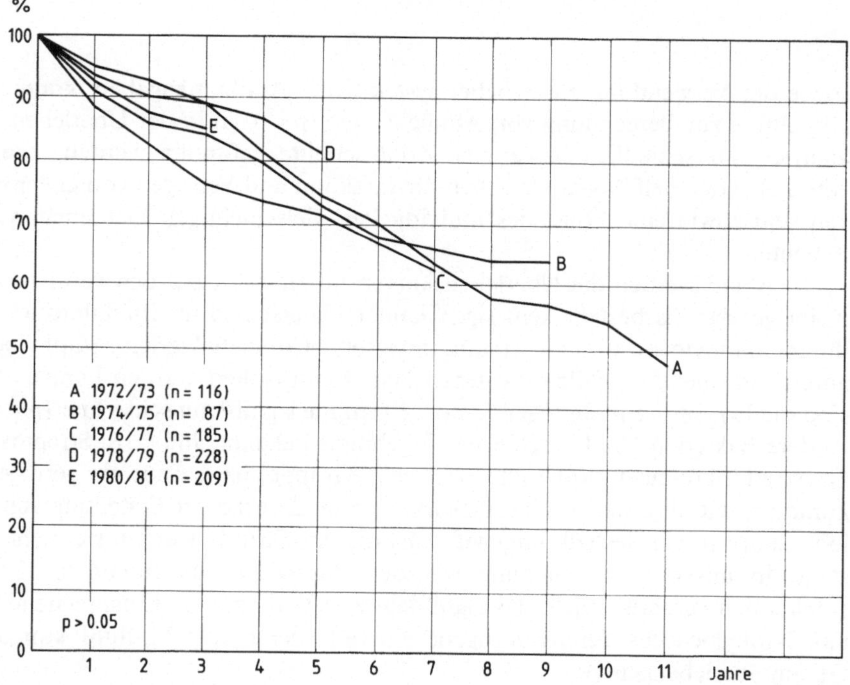

Abb. 2. Vergleich von 5 Überlebensdaten der einzeitigen Austauschoperationen am Hüftgelenk von 1972–1981 (n = 825)

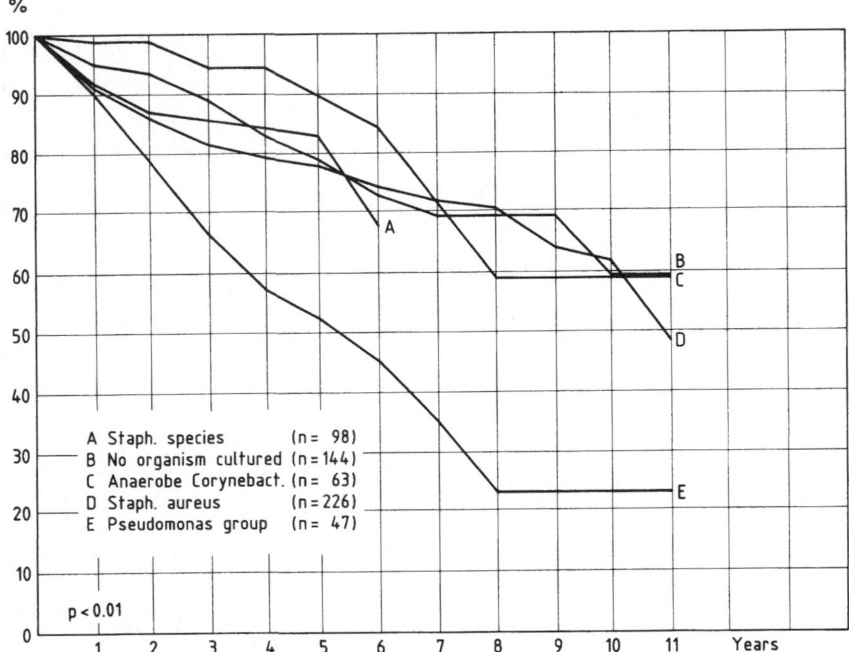

Abb. 3. Überlebensdaten der einzeitigen Austauschoperationen am Hüftgelenk im Hinblick auf den verusachenden Keim (1972–1981)

sowie der Verwendung zusätzlicher systemischer Antibiotikagaben, konnte keine Hypothese zur Berechnung von Ähnlichkeiten (p < 0,05) in der Überlebensdatenanalyse unterschiedlich bewerteter Zeitabschnitte gefunden werden. Dies mag eine Folge der vielfältigen Ursachen für Infektion und Versagen von Gelenkplastiken sein sowie eine Folge des individuellen vielschichtigen Datenmaterials der Patienten.

In Abb. 3 werden die Überlebenskurven im Hinblick auf den verursachenden Keim gezeigt. Es besteht kein signifikanter Unterschied im Infektionsgeschehen durch Staphylococcus epidermidis, anaerobe Corynebakterien, Staphylococcus aureus und bei den Fällen, in denen kein Keim isoliert werden konnte. Jedoch sind die Ergebnisse in der Pseudomonas-Gruppe signifikant schlechter (p < 0,001). Andere Bakterien, die für schlechte Ergebnisse bekannt sind (z. B. Streptokokken Gruppe D, Proteus-Gruppe und Klebsiella-Gruppe) hatten nur ein geringes Vorkommen, und ihre statistische Auswirkung zum Zwecke der Erstellung von Überlebenskurven war deshalb ungewiß. Aus diesem Grunde wurden sie nicht dargestellt. In unserer Untersuchung war der Staphylococcus aureus für 32% der Infektionen verantwortlich, das signifikanteste Vorkommen. Entsprechend ist die auf Staphylococcus aureus bezogene Kurve D der größte Einflußfaktor auf die Gesamtüberlebenskurve.

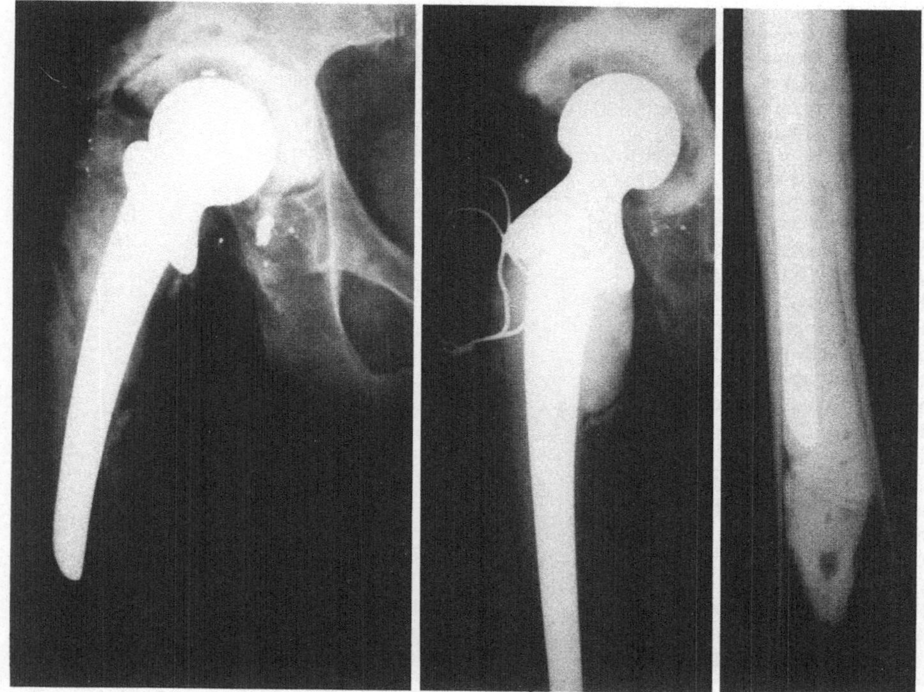

Abb. 4a–c. Tiefe Infektion nach TEP rechte Hüfte mit Lockerung und Aufweitung des Femurs. Zustand nach Prothesenwechsel mit Langschaftprothese

Diskussion

Eine tiefe Infektion erfaßt das Gewebe an der Prothese (periprothetische Infektion) und führt in den meisten Fällen zur Lockerung der zementierten Prothese. Die tiefe Infektion zeichnet sich dadurch aus, daß sie fortdauert, wenn sie einmal da ist und ohne chirurgischen Eingriff in der Regel nicht zur Ausheilung gebracht werden kann (Abb. 4).

Die Infektion wird entweder durch Kontamination bei der Operation oder auf hämatogenem Wege verursacht. Die Kontamination kann signifikant reduziert werden durch supersterile Maßnahmen im Operationstrakt, durch ausgereifte Operationstechnik und äußerst vorsichtige Behandlung des Gewebes. Die Infektion auf hämatogenem Wege kann entweder früh oder spät auftreten, da jeder Infektionsherd die Ursache für eine Bakteriämie sein kann. Aus diesem Grunde ist eine präoperative Sanierung möglicher Infektionsherde von größter Wichtigkeit [3, 5].

Wir wissen heute, daß unter Berücksichtigung einer 10jährigen Verlaufszeit nach Primäroperationen und eines ähnlichen Zeitintervalls nach einzeitigen Revisionsoperationen die Hälfte aller Infektionen innerhalb von 3 Jahren postoperativ auftreten und die andere Hälfte in dem verbleibenden Zeitraum.

Staphylococcus aureus war der meist vorkommende infektionsverursachende Keim und konnte bei ⅓ der Infektionen isoliert werden, gefolgt von Staphylococ-

Tabelle 2. Keimnachweis an infizierten totalen Hüftendoprothesen

Verlaufskontrolle 1972–1981	n = 869	(100%)
Mischinfektionen	n = 124	(14%)
Infektionen mit 1 Keim	n = 593	(69%)
ohne Keimnachweis	n = 152	(17%)
Keimnachweis in Reinkultur	n	%
Staphylococcus aureus	236	32
Staphylococcus species	100	14
anaerobe Corynebakterien	65	9
Pseudomonasgruppe	50	7
Peptokokkengruppe	50	7
Streptococcus haemolyticus	20	3
Klebsiellagruppe	17	2
Streptokokken Gruppe D	12	1
E. coli	12	1
Proteusgruppe	8	< 1
Mycobacterium tuberculosis	2	< 1
anaerobe Corynebakterien	8	< 1
Serratia	5	< 1
Citrobacter	1	< 1
Candida albicans	3	< 1
Streptokokken Gruppe B	1	< 1
Yersinia	1	< 1
Varianten (nicht identifiziert)	2	< 1

cus species (Staphylococcus epidermidis) in 14%, weitere 14% entfallen auf Mischkulturen (Tabelle 2). Anaerobe Corynebakterien, Pseudomonas und Peptokokken wurden häufig gefunden. Ein Versagen beim Versuch, den verursachenden Keim zu isolieren, kann an unzureichenden technischen Möglichkeiten für eine Keimisolierung liegen oder an den Auswirkungen von gleichzeitig verabreichten systemischen Gaben von antibiotischen Substanzen.

Unsere Erfahrung basiert auf 22 000 Gelenkersatzoperationen, die wir seit 1964 durchgeführt haben. Davon entfielen 17 000 auf Hüftgelenkendoprothesen und 5000 auf Kniegelenkendoprothesen. Bis 1969 verwendeten wir reinen Zement. Bis Ende 1971 verwendeten wir Zement mit Zusatz von Erythromycin und Penicillin und gingen dann auf die Anwendung von Gentamycin-Palacos über (0,5 g Gentamycin auf 40 g Palacos). Seit 1972 wurde Refobacin-Palacos routinemäßig verwendet. Die Tabelle 1 zeigt einen gravierenden Abfall der Infektionsrate nach Primärimplantation als Folge der prophylaktischen Anwendung von Refobacin-Palacos.

Die guten Ergebnisse, die wir bei der prophylaktischen Anwendung von Refobacin-Palacos erzielten, veranlaßten uns, Antibiotikazement auch in der Behandlung der tiefen Infektion einzusetzen. Frühe Forschungsarbeiten ergaben eine anhaltende Elution von Penicillin, Erythromycin und Gentamycin aus dem Polymethyl-Methacrylat (PMMA). Nachfolgende Experimente bestätigten die früheren Ergebnisse. Die Liste der aus dem Zement eluierten Antibiotika konnte vergrößert werden. In Tabelle 3 werden die verwendeten Antibiotikakombinationen mit den dazugehörigen Keimen aufgeführt.

Tabelle 3. Antibiotikakombinationen auf 40 g Knochenzement zur Verwendung bei einzeitigen Austauschoperationen von infizierten Hüftendoprothesen

1. Staphylococcus aureus	a) Lincomycin	3 g
	Gentamycin	1 g
	b) Cefamandol	3 g
	Gentramycin	1 g
	c) Cefuroxim	3 g
	Gentamycin	1 g
	d) Cefacedon	3 g
	Gentamycin	1 g
2. Mischinfektionen	a) Gentamycin	1 g
Enterokokken u. Enterobakteria	Mezlocillin	2 g
	Sisomycin	1 g
	b) Gentamycin	1 g
	Thiamphenicol	2 g
Pseudomonas u. Staph. aureus	1) Gentamycin	1 g
	Lincomycin	2 g
	Amikacin	1 g
3. Gram-negative Infektionen	a) Cefotaxim	3 g
Enterobakteria	Gentamycin	1 g
	b) Cefoperazon	3 g
	Gentamycin	1 g
	c) thiamphenicol	2 g
	Gentamycin	1 g
Pseudomonas	a) Gentamycin	1 g
	Amikacin	1 g
	Cefoperazon oder	
	Cefsulodin	2 g
4. Kein Keimnachweis	Gentamycin	1 g
(klinisch infiziert)	Cefacedon	2 g

Mittels unserer Experimentierarbeit wurde deutlich, daß bei der Beimengung von Antibiotikakombinationen zum Zement bestimmte Mischungsverhältnisse von besonderer Bedeutung sind, da sich einzelne Antibiotika in Kombination anders verhalten als getrennt voneinander. Dies kann so weit gehen, daß ihre Wirksamkeit aufgehoben wird. Die in Tabelle 3 aufgeführten Kombinationen sind auf ihre keimtötende Wirkung und Elutionseigenschaften hin geprüft worden (Lodenkämper, persönliche Mitteilung). Die mechanischen Eigenschaften des Knochenzements werden nachteilig beeinflußt durch die Beimengung von Antibiotika [7, 11, 12, 13, 17], da sie die Druckfestigkeit unter die gegenwärtigen Standardwerte nach ASTM-F$_4$ reduzieren. Die Erfahrung hat gezeigt, daß die Veränderung der mechanischen Eigenschaften des Knochenzements nicht so gravierend ist, daß sie deutlich eine frühzeitige Lockerungsrate zur Folge hat. Unsere Ergebnisse könnten trotz eines geringen Vorkommens von mechanischen Lockerungen irreführend sein, da im Falle einer Infektion die mechanische Lockerung des Implantates gleichzeitig einsetzen könnte.

Die systemische Antibiotikagabe, besonders wenn sie in großen Mengen und über einen prolongierten Zeitraum erfolgt [6, 8, 9, 10, 14, 15, 16] schafft nicht selten

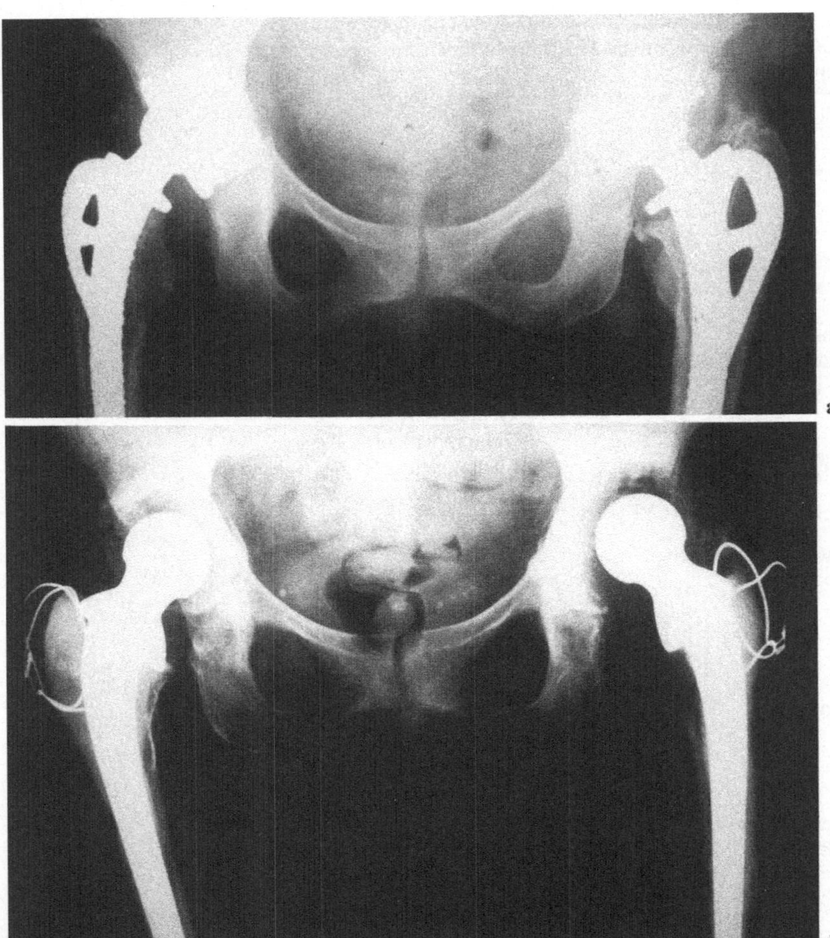

Abb. 5a, b. Tiefe Infektion mit Staphylococcus aureus von beiden zementfreien Hüften nach Austausch unter Antibiotikazementanwendung 3 g Lincomycin, 1 g Gentamycin/40 g Palacos

Probleme, da über die hohen Serumkonzentrationen nicht nur Allergien und Resistenzen entstehen, sondern die toxische Wirkung auch auf nichtbetroffene Organe Einfluß nimmt. Im Gegensatz dazu stellt die Antibiotika-Zement-Anwendung hohe Konzentrationen des Wirkstoffes direkt dort bereit, wo es gebraucht wird, ohne das Risiko der allgemeinen Wirkung (Abb. 5) [3, 4].

Wir glauben, daß die aufgeführten Ergebnisse unsere Behandlungsprinzipien der einzeitigen Austauschoperation unter Verwendung von Antibiotikazement rechtfertigen. Bei fehlgeschlagenen einzeitigen Austauschoperationen wurde in der Regel ein zweiter direkter Austausch vorgenommen (Abb. 6). Die kurzfristigen Ergebnisse sind vielversprechend, aber zum gegenwärtigen Zeitpunkt verbietet sich noch die Auswertung nach der Überlebensratenmethode. Die Verlaufsbeobachtung zeigt, daß sich die Erfolgsrate durch weitere Austauschoperationen erhöhen läßt. Am Ende waren eine endgültige Girdlestone-Pseudarthrose in 4,4% und

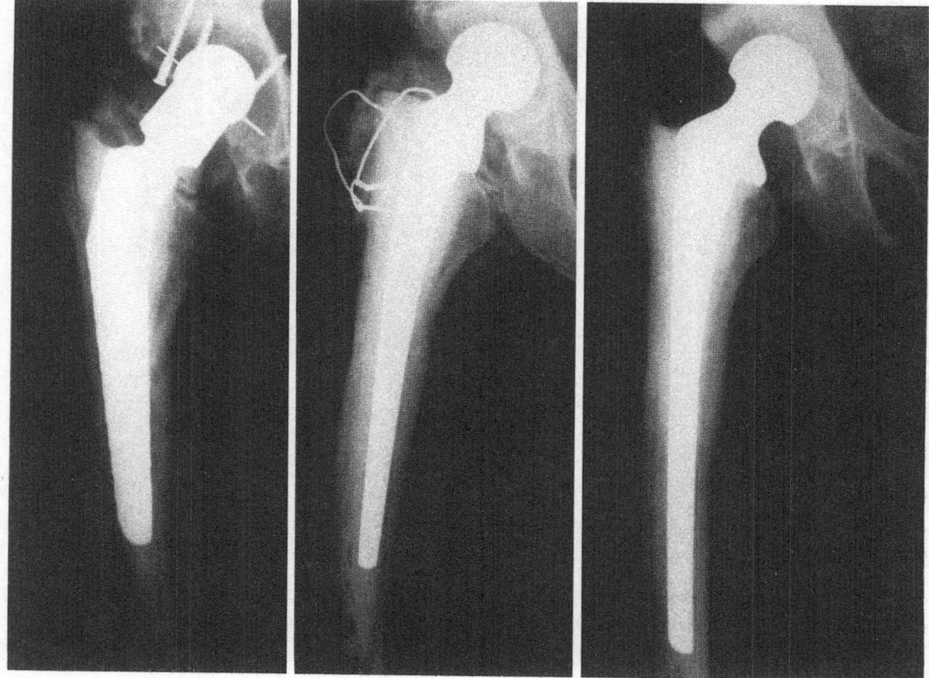

Abb. 6a-c. Tiefe Infektion nach TEP. 1. Wechsel, dann Rezidiv nach 3 Monaten mit Keimwechsel von Staphylococcus aureus zu Staphylococcus species, 2. Wechsel

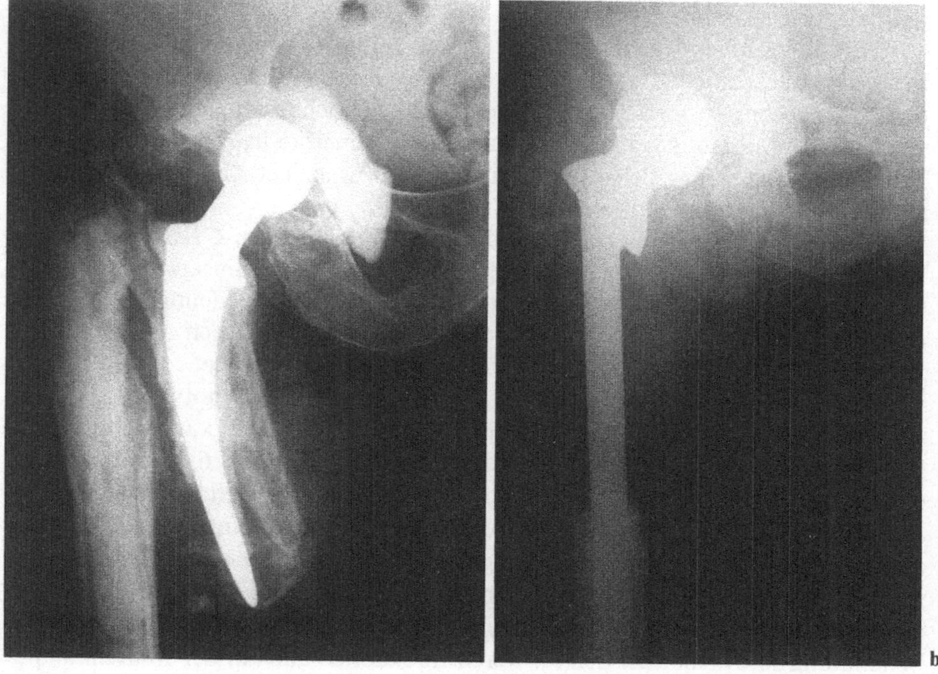

Abb. 7a, b. Tiefe Infektion mit Lockerung und Prothesenausbruch, Teilersatz des Femurs

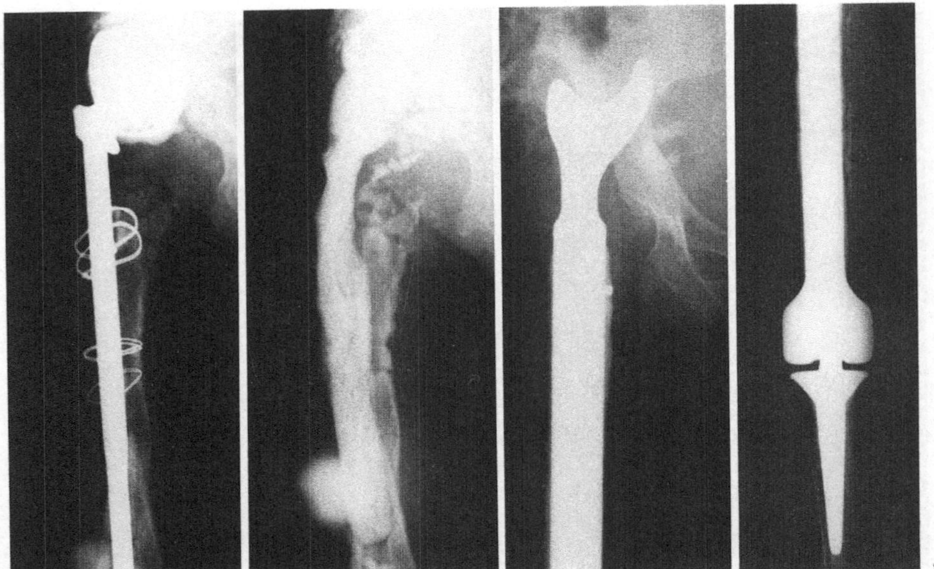

a–d

Abb. 8a–d. Persistierende Infektion nach mehrfachen Wechseloperationen; Prothesenentfernung; Platzhalter mit Antibiotikazement; dann totaler Femur

die Exartikulation in 1,7% nicht zu umgehen. Es bleibt die Frage offen, ob man in diesen wenigen Fällen durch eine andere Therapiemaßnahme zu einem günstigeren Ergebnis gekommen wäre.

Die vorliegenden Ergebnisse aus kleineren Serien, bei denen der Eingriff zweizeitig (zwischenzeitliche Girdlestone-Situation) durchgeführt wurde, zeigen keine besseren Ergebnisse, tortz allgemein angewandter hochdosierter und langfristiger systemischer Antibiotikagabe. Wir glauben, daß immerhin in 77,4% der Fälle dem Patienten durch dieses Behandlungsprinzip das zusätzliche Operationsrisiko des zweiten Eingriffs von vornherein erspart bleibt.

In der chirurgischen Behandlung der tiefen Infektion bei Gelenkimplantaten kommt nach unserer Auffassung der Erfahrung des Operateurs sowie der Verfügbarkeit von geeigneten Implantaten (Abb. 7) eine besondere Bedeutung zu. Bei der Infektion verbietet sich die Rekonstruktion, die im aseptischen Bereich durch Knochentransplantation ganz neue Möglichkeiten geschaffen hat.

Hier ist häufig eine Eskalation in der Implantatauswahl notwendig, die bis zum totalen Femurersatz mit Kopf- oder Sattelabschluß führen kann (Abb. 8). Die frühzeitige chirurgische Intervention kann aber durchaus (Abb. 6) auch ohne Protheseneskalation und ohne wesentliche Knochenverluste durchgeführt werden. Aus diesem Grunde ist nach unserer Auffassung bei dem geringsten Verdacht auf eine tiefe Infektion umgehend die Diagnostik und anschließend die Therapie einzuleiten. Ein wesentlicher Eckpfeiler in der Infektionsbehandlung ist die Zusammenarbeit zwischen dem Mikrobiologen und dem Chirurgen. Die Grenzen dieser Behandlung sind sicher bei den schweren Infektionen auch in der Immunkompetenz des einzelnen Patienten zu suchen.

Literatur

1. Buchholz HW, Engelbrecht H (1970) Über die Depotwirkung einiger Antibiotica bei Vermischung mit dem Kunstharz Palacos. Chirurg 41: 511
2. Buchholz HW, Elson RA, Lodenkämper H (1979) The infected joint implant. In: McKibbin B (ed) Recent advances in orthopaedics, Vol 3. Churchill Livingstone, Edinburgh
3. Buchholz HW, Engelbrecht E, Lodenkämper H, Röttger J, Siegel A, Elson RA (1981) Management of deep infection of total hip replacement. JBJS 63-B: 342
4. Buchholz HW, Elson RA, Heinert K (1984) Antibiotic-loaded acrylic cement (ALAC) – Current concepts. Clin Orthop 190: 96–108
5. Elson RA, Jephcott AE, McGechie DB, Vetteras D (1977) Antibiotic-loaded acrylic cement. JBJS 59-B: 200
6. Fitzgerald RH jr (1981) Indirect exchange of the infected hip implant. Orthop Trans 5 (3): 372
7. Ger E, Dall D, Miles T, Forder A (1977) Bone cement and antibiotics. S Afr Med J 51: 276–279
8. Hunter GA (1979) The results of reinsertion of a total hip prosthesis after sepsis. JBJS 61-B: 422
9. Josefsson G, Lindberg L, Wiklander W (1981) Systemic antibiotics and gentamicin-containing bone cement in the prophylaxis of postoperative infections in total hip arthroplasty. Clin Orthop 159: 194
10. Jupiter JB, Karchmer AW, Lowell JD, Harris HW (1981) Total hip arthroplasty in the treatment of adult hips with current or quiescent sepsis. JBJS 63-A: 194
11. Lautenschläger EP, Marshall GW (1976) Mechanical strength of acrylic bone cements impregnated with antibiotics. J Biomed Mater Res 10: 837
12. Lautenschläger EP, Jacobs JJ, Marshall GW (1976) Mechanical properties of bone cements containing large doses of antibiotic powders. J Biomed Mater Res 10: 929
13. Lee AJC, Ling RSM, Vangala SS (1978) Some clinically relevant variables affecting the mechanical behaviour of the bone cement. Arch Orthop Traum Surg 92: 1
14. Lindberg L, Carlsson A, Josefsson G (1977) Use of antibiotic-containing cement in total hip arthroplasty done in the presence of or after deep wound infection. Proceedings of the 5th open Scientific Meeting of the Hip Society, Bern, p 170
15. Salvati EA, Chekowsky KM, Brause BD, Wilson PD (1982) Reimplantation in infection. Clin Orthop 170: 62
16. Talbott RD, Glassburn AR jr, Nelson JP McElhinney JP, Greenberg RL (1980) Implantation of total hip arthroplasty after known deep infection. Orthop Trans 4 (1): 97
17. Wahlig H, Dingeldein E (1980) Antibiotics and bone cements. Acta Orthop Scand 51: 49

Der Spätinfekt beim prothetischen Hüftgelenkersatz

L. Spotorno, S. Romagnoli und A. Fornaciai

Der Infekt nach Implantation einer Totalprothese trübt deren Prognose, und die Lösung der dadurch entstehenden Probleme ist häufig schwierig.

Die Endergebnisse beim Auftreten dieser Komplikation sind sowohl in punkto Rezidivquote als auch in punkto Funktion schwer belastet. Wir haben uns gefragt, ob Infekte nach prothetischem Gelenkersatz häufiger auftreten, und wo ihr Ursprung ist.

Je nach Ausgangslage bedarf es einer recht unterschiedlichen bakteriellen Besiedelung, um eine Infektion auszulösen (Tabelle 1).

- Um bei einem unberührten Knochen (weder Prothese noch Osteosynthese) eine Osteomyelitis auszulösen, bedarf es folgender Faktoren: eventuelles Trauma und eine sehr hohe bakterielle Besiedelung, der wir die Zahl V zuteilen wollen, also besonders hoch.
- Zur Auslösung eines Infektes nach Osteosynthese bedarf es des Traumas, der Osteosynthesemittel und einer bakteriellen Besiedelung von IV, also hoch [13].
- Infekt nach einer Prothese mit linearer Orientierung und glatter Oberfläche: chirurgisches Trauma, Prothese und bakterielle Besiedelung von III, also durchschnittlich.
- Infekt nach einer Prothese mit makroporöser Oberfläche: chirurgisches Trauma, Prothese, eventuelle Nekrose der einwachsenden Knochensprossen und bakterielle Besiedelung II, also relativ gering.
- Infekt nach zementierter Prothese: chirurgisches Trauma, Prothese, Zement und bakterielle Besiedelung I, also am geringsten.

Die hier beschriebene „bakterielle Signifikanz" kann auch umgekehrt verlaufen: Man denke nur daran, daß nach der Entfernung einer infizierten zementierten

Tabelle 1. Quantitative Bedeutung der bakteriellen Besiedelung bei der Entstehung einer Osteomyelitis

Gesunder Knochen	+ + + + +	V
Osteosynthesematerial	+ + + + −	IV
Zementlose Prothese mit glatter Oberfläche	+ + + − −	III
Zementlose Prothese Typ „Bone-ingrowth"	+ + − − −	II
Zementierte Prothese	+ − − − −	I

Tabelle 2. Infekthäufigkeit

bei Erstprothesen	1%
bei Zweiteingriffen	2%
bei Prothesenwechsel	5%

Knochen- und Gelenkinfektionen
Herausgegeben von H. Cotta und A. Braun
© Springer-Verlag Berlin Heidelberg 1988

Prothese mit gründlicher Wundtoilette die Symptomatik rascher und endgültiger abklingt als beim Belassen einer infizierten nichtzementierten Prothese. Dies nur als Beispiel.

Im Vordergrund steht das Vorhandensein des „Fremdkörpers". Neben entsprechenden sekundären und reaktiven Veränderungen, müssen noch folgende Faktoren berücksichtigt werden:

- Folgen der Oberflächenvergrößerung,
- Folgen des „Bone-ingrowth",
- vorwiegend thermische Schäden durch den Knochenzement [11].

Eine bakterielle Kontamination kann schließlich zu einem Spätinfekt führen, wenn durch bestimmte Faktoren das Bakterienwachstum begünstigt wird. Dabei handelt es sich vorwiegend um folgende Situationen:

- Instabilität, die zur Ausbildung einer schlecht durchbluteten bindegewebigen Membran führt, Auftreten von Nekrosen, relative Vergrößerung der Kontaktflächen.
- Körpereigene Faktoren: Agranulozytose, allgemeine Abwehrschwäche, Diabetes, chronische Infekte verschiedener Lokalisation usw.
- Zementteilchen, die ihren Ursprung entweder in einer mangelhaften Zementiertechnik oder in auftretenden Mikrofrakturen des Zementes haben [15, 18].

Die Beantwortung der Frage, woher überhaupt der Infekt kommt, ist recht komplex. Durch die Einführung der modernen Operationssäle mit laminarer Ultrasterilbelüftung, die bessere Ausbildung des Personals, die prophylaktische Anwendung von Antibiotika, und durch die Klimatisierung der prä- und postoperativen Umgebung, wurde es möglich, die Infektionsquote bei Primäreingriffen auf 1% zu reduzieren, wobei sie jetzt bei Sekundäreingriffen 2% beträgt, bei Prothesenwechseln 5% (Tabelle 2).

Auf was sind die Infektionsquoten zurückzuführen? Der wichtigste variable Faktor ist das Individuum selbst mit seiner saprophytären Flora und seiner spezifischen immunologischen Reaktion auf die jeweilige bakterielle Besiedelung.

Es ist uns gelungen, die peroperative Kontamination soweit als möglich zu reduzieren, indem wir die etwas in Vergessenheit geratene Methode wiederholter Ganzkörperwaschungen und großzügiger lokaler antibakterieller Anwendungen aufgriffen [17]. Um uns Rechenschaft darüber zu geben, ob die individuelle Flora vorbestehend ist oder durch den Aufenthalt des Patienten im Spitalmilieu beeinflußt wird, haben wir unmittelbar nach Spitaleintritt systematisch Hautabstriche der glutealen und der lumbosakralen Gegend kulturell ausgewertet und dabei folgende Keime züchten können:

- Staphylococcus epidermidis,
- Proteus mirabilis,
- Pseudomonas aeruginosa,
- Citrobacter freundii.

Ebenfalls systematisch haben wir bei über 4000 Fällen anläßlich der Drainentfernung das zutiefstliegende Ende des Redon kulturell ausgewertet. Die entsprechende Bakteriologie wird nachstehen wiedergegeben, wobei deren Häufigkeit von oben nach unten abnimmt:

- Staphylococcus aureus,
- Proteus,
- Staphylococcus haemolyticus B,
- Enterokokkus,
- Escherichia coli,
- Klebsiella,
- Pseudomonas.

Diese „bakteriologische Situation" hat sich im Laufe der Zeit sowohl quantitativ wie qualitativ verändert [16]. 1982 ist in unserem Krankengut erstmals die Serratia marcescens aufgetreten, ein Keim, der normalerweise im Verdauungstrakt anzutreffen ist. Heute ist die Serratia zusammen mit Pseudomonas und Enterokokkus in 90% unserer infizierten Fälle gegenwärtig. Man begegnet auch häufiger sog. „opportunistischen Keimen", deren Virulenz sich der jeweiligen Situation anpassen kann und entsprechend auch zu Infekten führt [12].

Die bakteriologische Situation ist das Endergebnis der bakteriellen Besiedelung und der Infektion. Unter Infektion versteht man die Anwesenheit der Keime in der Kultur mit gleichzeitigem Auftreten des typischen klinischen Bildes: Fieber, Leukozytose, evtl. Eiter, Hautrötung, Schmerz usw.

Als einfache Besiedelung werten wir den kulturellen Nachweis von Keimen bei der Untersuchung der Redondrains ohne jegliche Symptomatik.

Die Frühinfekte (0,2%) enden alle mit einem Mißerfolg der Arthroplastik, jedenfalls - etwas milder gesagt - mit einem Zweiteingriff. Ausgenommen davon sind vereinzelte Fälle von sofortiger Revision.

Die bakterielle Besiedelung beträgt anhand der Redonkulturen insgesamt 9%. Nur in 0,5% der Eingriffe kommt es zu einem sog. Spätinfekt; nach Ablauf von 30 Monaten beträgt diese Quote 1%. Also bilden sich fast alle „Kontaminationen" zurück, ohne ein klinisches Äquivalent hervorzurufen [1, 5].

Der Ursprung der Spätinfekte ist neben der oben beschriebenen Besiedelungen zusätzlich auf Faktoren zurückzuführen, die man einfach nicht erfassen kann. Diese kryptogenetischen Infekte, die man nach rund 6 Monaten feststellen kann, stabilisieren sich nach Ablauf von 30 Monaten auf 0,6% der Gesamteingriffe. Wahrscheinlich handelt es sich dabei um kulturell nicht nachgewiesene Besiedelungen, um anaerobe Kontaminationen, die wir labormäßig nicht nachweisen können, um postoperative Kontaminationen, um die Folgen chronischer Infekte anderer Lokalisation, begünstigt durch eine schlechte Abwehrlage und durch metabolische Störungen [19].

Die infizierten Fälle, die uns vorwiegend aus anderen Zentren zur Behandlung zugewiesen werden, weisen eine recht unterschiedliche Dauer des manifesten Infektes auf.

Neben der klassischen Symptomatik (Schmerz, Rötung, Überwärmung und evtl. Fistel), müssen auch röntgenologische Zeichen diagnostisch interpretiert werden, so die Osteoporose, eine periostale Reaktion, Resorptionsherde usw. [7, 8]. Hinzu kommen die Blutsenkungsgeschwindigkeit, die kulturellen Ergebnisse von Probepunktionen, die Szintigraphie, die Arthrographie, die Fistulogra-

Tabelle 3. Indikationen zu Sekundäreingriffen nach Implantation von Hüftendoprothesen

1978–80		1980–84	
gelockert	109	gelockert	198
mit Fistel	36	mit Fistel	12
ohne Fistel	60	ohne Fistel	42
	205		252

Tabelle 4. Durchschnittliches Überleben der Totalendoprothese

bei Infekt	29 Monate
bei Lockerung	64 Monate

phie, wobei selbstverständlich nicht alle Parameter gleichzeitig vorhanden sein müssen [6].

Von 1974–1980 stellten die Prothesenwechsel wegen eines Infektes 47% unserer Sekundäreingriffe dar. Von 1980–1985 ist das entsprechende Krankengut auf 22% zurückgegangen (Tabelle 3). Wir interpretieren diese Quote als Auswirkung einer verbesserten Behandlung, besserer Operationssäle, sorgfältigerer Operationstechnik und einer aufmerksameren und konsequenten Nachbehandlung.

Die mittlere Lebenserwartung einer infizierten Prothese beträgt in unserem Krankengut 29 Monate (Tabelle 4). Die infizierten Prothesen können mehr „operativ strategisch" als klinisch in 2 Gruppen unterteilt werden:

- 1974–1980 mit Abszeß und Fistel
- 1980–1985 mit Abszeß und Fistel
- 1974–1980 ohne Abszeß und Fistel
- 1980–1985 ohne Abszeß und Fistel.

Bis 1977 wurde diese Unterscheidung nicht berücksichtigt, und wir führten jeweils den einzeitigen Prothesenwechsel nach der allgemein bekannten Technik von Buchholz durch [3, 4].

Von 1977 an wurden die septischen Prothesen in 2 Hauptgruppen unterteilt:

1. Abszeß mit oder ohne Fistel.
2. Weder Abszeß noch Fistel.

Entsprechend diesem klinischen Bild erfuhr die Behandlungsstrategie die oben erwähnte Anpassung. Bei der schweren Manifestation erfolgte der Prothesenwechsel zweizeitig; nur dann, wenn der Infekt relativ unterschwellig und begrenzt war, einzeitig.

Bei den einzeitigen septischen Prothesenwechseln ohne Abszeß und Fistel handelt es sich um den Zustand nach 22 zementierten und 43 nichtzementierten Prothesen; das Krankengut der zweizeitigen Prothesenwechsel mit Abszeß und Fistel bestand aus 11 zementierten und 20 nichtzementierten Prothesen (Tabelle 5). Bei der Verwendung nichtzementierter Prothesen, anläßlich des Prothesenwechsels, waren die Ergebnisse betreffend Gehfähigkeit ohne Stockhilfe und residuelle subjektive Beschwerden besser.

Zusätzlich haben wir die funktionellen Ergebnisse und die Quote der septischen Rezidive der Prothesenwechsel mit denjenigen nach Girdlestone und der Trochanterplastik verglichen, genau wissend, daß verschiedene Maßstäbe angewendet werden müssen. Während der Prothesenwechsel eindeutig ein besseres

Tabelle 5. Verteilung der infizierten Prothesen

Infizierte Prothesen ohne Fistel u./o. Abszeß	65	Infizierte Prothesen mit Fistel u./o. Abszeß	31
Zement	22	Zement	11
Zementlos	43	Zementlos	20

Tabelle 6. Ergebnis der Nachkontrollen bei TP-Wechsel

		Ein-bestellt	Kon-trolliert	Rezidiv-frei	%
Gelockert	Zement	78	66	57	85
	Zementlos	157	131	116	88
Septisch	Zement	28	24	19	77
	Zementlos	56	46	38	83
Septisch nach 15/18 M.	Zement	11	9	7	75
	Zementlos	20	17	14	82

funktionelles Ergebnis zeigt, belastet die Girdlestone- sowie die Trochanterplastik schon hinsichtlich der Wiedereingliederung den Patienten manchmal bis zur Grenze des Zumutbaren.

Wir haben auch die Mißerfolge der septischen einzeitigen Prothesenwechsel unter Verwendung von Zement bzw. ohne Verwendung von Zement miteinander verglichen. In dieser Gruppe betrugen die Mißerfolge mit Zement 23%, ohne Zement 17%.

Dagegen betrugen die Rezidive beim zweizeitigen Prothesenwechsel 15–18 Monate nach dem Zweiteingriff bei Anwendung von Zement 25%, bei der zementlosen Technik 18% (Tabelle 6) [2]. Dieses auf den ersten Blick widersprüchliche Ergebnis erklärt sich dadurch, daß es sich bei den zweizeitig operierten Fällen meistens um Eingriffe handelt, die in bakteriologisch virulenterer Umgebung durchgeführt wurden. Heute bevorzugen wir bei den septischen Prothesenwechseln das zweizeitige Vorgehen. Nur noch in wenigen Fällen ohne Abszeß und Fistel nach zementierter Prothese mit lokalisiertem und relativ blandem Infekt wenden wir ausnahmsweise das einzeitige Vorgehen an.

Nach den gemachten Erfahrungen gehen wir jetzt wie folgt vor: In einem ersten Eingriff wird die infizierte Prothese entfernt, um dann ihrer knöchernen Umgebung eine Zeit der funktionellen Ruhe mit Vermeidung von Belastung und biomechanischer Beanspruchung nach Entfernung des Fremdkörpers zu gewähren. Um den ganzen Fremdkörper und sämtliches infiziertes Gewebe entfernen zu können, greifen wir auch zur Fenestration des Femurs, dort, wo man sie nicht vermeiden kann. Dabei wird aber darauf geachtet, Periost und Muskelansätze soweit als möglich zu schonen. Die Tenotomie des Ileopsoas wirt routinemäßig durchgeführt, um die sekundäre Außenrotationsfehlstellung zu verringern. Es folgt das Einlegen von 4 Redondrains, die separat abgeleitet werden.

Entsprechend der peroperativen Bakteriologie und Resistenzprüfung erfolgt eine gezielte antibiotische Behandlung während 30 Tagen, Extension während

20 Tagen, völlige Entlastung während 60 Tagen. Die lokale Spüldrainage haben wir schon längere Zeit verlassen.

Der Zeitpunkt des Zweiteingriffes, der Reimplantation einer Totalprothese, richtet sich nach dem Verschwinden der klinischen, röntgenologischen und humoralen Manifestation des Infektes (BSG, Szintigraphie, Leukozytose usw.).

Eine wieder günstige Konstellation tritt normalerweise rund 6 Monate nach Entfernung der infizierten Prothese ein. Wenn sich der Patient mit dem Zustand der Hängehüfte nicht abfinden kann, erfolgt die Reimplantation der Totalprothese normalerweise 12–18 Monate nach der Prothesenentfernung. Wiederum wird dann während der ersten 2 postoperativen Wochen intensiv antibiotisch behandelt, entsprechend der letzten Resistenzprüfung.

Die Wahl der einzusetzenden Prothese ist sehr wichtig! Zum jetzigen Zeitpunkt implantieren wir vorwiegend eine nichtzementierte Prothese mit geringer Oberflächenvergrößerung, unter gleichzeitiger Verwendung von autologen Transplantaten der Diaphyse und homologen Transplantaten im Bereiche der Pfanne. Wir verwenden keine zementierten Prothesen mehr, da der Verbund zwischen den glatten und hypotrophen Oberflächen der Markhöhle und dem Zement leicht zu einer sekundären mechanischen oder septischen Lockerung führen kann.

Und nun noch ein Wort zu unserem Vorgehen beim Pfannenwechsel:

- Wenn die Grundform der Pfanne ohne Defekte noch einigermaßen erhalten ist, verwenden wir eine Schraubpfanne oder eine Pfanne nach dem Druckknopfprinzip, kombiniert mit spongiösen Transplantaten [9].
- Beim Vorliegen eines Defektes der ventralen oder dorsalen Pfannnenwand versuchen wir ebenfalls die Implantation einer Schraubpfanne oder einer „Druckknopfpfanne" mit entsprechenden Transplantaten. Falls dies nicht mehr möglich ist, falls die Defekte zu groß sind, verwenden wir z.Z. die klassische Pfannendachschale nach M. E. Müller [10].
- Bei größeren ventralen und dorsalen Defekten der Pfanne ist für uns die Indikation der Pfannendachschale nach M. E. Müller in Kombination mit Transplantaten gegeben.
- Bei Defekten des Pfannenbodens mit Protrusion versuchen wir immer, eine Schraubpfanne einzusetzen.
- Bei großen Defekten mit Unterbrechung der mechanischen Kontinuität greifen auch wir zur Stützschale nach Burch-Schneider, kombiniert mit vorwiegend homologen Transplantaten [14].

Literatur

1. Badelon O, David H, Meyer L, Radault A, Zucman J (1979) Suppurations amycobacterium fortuitum après prothèse totale de hanche. A propos de 3 cas. Rev Chir Orthop 65: 39–43
2. Beck H (1977) Infektionen nach Alloplastik der Hèfte. Chirurg 48: 17–21
3. Buchholz HW, Gartmann HD (1972) Infektionsprophylaxe und operative Behandlung der schleichenden tiefen Infektion bei der totalen Endoprothese. Chirurg 43: 446–453
4. Buchholz HW (1973) Tiefe Infektionen nach alloplastischem Hüftgelenksersatz. Langenbecks Arch Chir 334: 547–553
5. Charnley J (1972) Postoperative infection after total hip replacement with special reference to air contamination in the operating room. Clin Orthop 87: 167–187

6. Dussault RG, Goldman AB, Ghelman B (1977) Radiologic diagnosis of loosening and infection in hip prostheses. J Can Assoc Radiol 28/2: 119–123
7. Fitzgerald RH, Peterson LFA, Washington JA, Van Scoy RE, Coventry MB (1973) Bacterial colonization of wounds and sepsis in total hip arthroplasty. J Bone Joint Surg [Am] 55: 1242–1250
8. Mallory TH (1973) Sepsis in total hip replacement following pneumococcal pneumonia. A case report. J Bone Joint Surg [Am] 55: 1753–1754
9. McLaughlin RE, Allen JR (1977) Total hip replacement in the previously infected hip. South Med J 70/5: 573–575
10. Müller ME (1975) Total hip replacement: Planning, technique and complications. In: Cruess RL, Mitchell NS (eds) Surgical management of degenerative arthritis of the lower limb. Lea & Febiger, Philadelphia, pp 91–113
11. Ohnsorge J, Krosen A (1969) Thermoelektrische Temperaturmessungen des abhärtenden Knochenzementes „Palacos". Z Orthop 106: 476–482
12. Pollard JP, Hughens SP, Scott JE, Evans MJ, Bennson MK (1979) Antibiotic prophylaxis in total hip replacement. Br Med J II: 707–709
13. Rubin R, Salvati EA, Lewis R (1976) Infected total hip replacement after dental procedures. Oral Surg Med Pathol 41: 18–23
14. Schneider R (1979) Infekt und Stabilität. Lokalbehandlung chirurgischer Infektionen. Huber, Bern Stuttgart Wien
15. Schwan A, Bengtsson S, Hambraeus A, Laurell G (1977) Airbone contamination and postoperative infection after total hip replacement. Acta Orthop Scand 48/1: 86–94
16. Stinchfield FE (1979) Sepsis in total hip replacement. Orthop Rev VIII/10: 65–70
17. Teinturier P (1974) Les infections dans les arthroplasties totales de hanche: Leur prophylaxie par l'utilisation d'enceintes aseptiques. Chirurgie 100: 432–435
18. Wilson PD, Aglietti P, Salvati EA (1974) Subacute sepsis of the hip treated by antibiotics and cemented prosthesis. J Bone Joint Surg [Am] 56: 879–898
19. Wioblewski BM, Del Sel HJ (1980) Urethral instrumentation and deep sepsis in total hip replacement. Clin Orthop 146: 209–212

Zur Differentialdiagnose der sog. tiefen schleichenden Infektion bei Endoprothesen

H. G. ZECHEL und J. PISCOL

Einen Befund- und Beschwerdekomplex, der dem klinischen Bild einer tiefen, schleichenden Infektion weitgehend gleicht, beobachten wir in unserer Klinik im Anschluß an eine kurze Phase 1981, in der wir unsere endoprothetischen Implantate mit Nebacetin-Sulfix-6 fixierten.

Während dieser 3 Monate wurden 66 Hüft- und Knieendoprothesen implantiert. Sämtliche per- und perioperativen Details, von den Prothesenmodellen bis zur operativen Technik, waren langfristig erprobt, hatten sich bewährt und waren in ihrer Standardisierung somit identisch mit früheren und späteren Alloarthroplastiken – bis auf die Verwendung des genannten Zementtyps.

Das klinische Resultat und die daraus abgeleiteten Konsequenzen: Zahlreiche Patienten wurden postoperativ entweder gar nicht erst schmerzfrei oder entwickelten nach einem beschwerdefreien Intervall ein progredientes Schmerzbild, so daß binnen 8 Monaten 19 Prothesen komplett gewechselt werden mußten, in der Folgezeit noch weitere 3.

In einer damaligen umfassenden Studie konnte in Zusammenarbeit mit Willert, maßgeblich durch bakteriologische und histologische Kriterien, eine septische Kausalität der Implantatlockerung ausgeschlossen werden. Erörtert wurde und wird noch, nicht zuletzt im Rechtsstreit der Regreßansprüche, eine Nebacetinallergie mit lokalen Entzündungsreaktionen.

Beobachtete Symptomatik:

1. *anamnestisch:* ausnahmslos Belastungs- und Bewegungsschmerz, teilweise auch als Ruhe- und Dauerschmerz;
2. *klinisch:* stets unauffällige Weichteilverhältnisse und nicht eingeschränkter Bewegungsumfang;
3. *labortechnisch:* mittelgradige BSG-Beschleunigung, keine Leukozytose, keine Infektanämie;
4. *röntgenologisch:* stets Resorptionssäume an der Knochen-Zement-Grenze, häufige lokale Osteoporose und periostale Auflagerungen, gelegentlich Markraumabdeckelungen im Femurschaft sowie Dislokation des Prothesenschafts;
5. *intraoperativ:* zum großen Teil Auslockerung beider, seltener nur einer Prothesenkomponente;
6. *bakteriologisch:* Keimfreiheit;
7. *histologisch:* (Willert, persönliche Mitteilung): ausgeprägte Eosinophilie, Leukozytose und Nekrosehäufigkeit, insbesondere an der Knochen-Zement-Grenze.

20 weitere, durch das Los ermittelte Patienten boten bei der Nachuntersuchung ein qualitativ gleiches, quantitativ ähnliches Syndrom.

Knochen- und Gelenkinfektionen
Herausgegeben von H. Cotta und A. Braun
© Springer-Verlag Berlin Heidelberg 1988

Die damals kurz entschlossene Rückkehr zum Refobacin-Palacos beendete diese geradezu verheerende Serie.

Zusammenfassung

Bei unseren Alloarthroplastiken traten im Verwendungszeitraum von Nebacetin-Sulfix-6 extrem gehäuft Beschwerde- und Befundkonstellationen wie bei tiefen, schleichenden Infektionen auf.

Durch die Analyse konnte eine infektiöse Genese zwar ausgeschlossen, eine allergische Ursache jedoch nicht bewiesen werden.

Therapeutisches Konzept bei der Behandlung infizierter Totalendoprothesen des Hüftgelenkes

R. KETTERL, B. STÜBINGER und B. CLAUDI

Einleitung

Als Therapie der Wahl bei Coxarthrosen wird die Implantation einer Totalendoprothese (TEP) angesehen. Einer Vielzahl von Patienten konnte dadurch Schmerzfreiheit und Wiedergewinnung der Hüftgelenksbeweglichkeit erbracht werden. Langzeituntersuchungen zeigen jedoch neben den positiven Ergebnissen auch eine Reihe von komplikativen Verläufen, wobei die Infektion die ernstere Komplikation im Hinblick auf Mortalität und Heilungskosten darstellt.

Die Häufigkeit der Infektion nach alloarthroplastischen Hüftgelenksersatz wird mit 1–2% angegeben [3, 6, 16, 19]. Eine signifikant höhere Infektionsrate mit 6–23% ergibt sich nach operativen Revisionen an der Endoprothese [10, 17].

Eine Reihe von therapeutischen Richtlinien wurde vorgeschlagen. Sie reichen von der Girdlestone-Hüfte bis zum Prothesenwechsel. Die Resektionsarthroplastik ist nach amerikanischem Schrifttum das am häufigsten angewandte Verfahren bei infizierter TEP. Während der aktive Infekt und die Schmerzen häufig erfolgreich therapiert werden können, verbleibt ein Verlust an Stabilität und Belastbarkeit der betroffenen Hüfte. Unzufriedenheit mit der gegebenen Situation wird vielfach offenkundig [1, 2, 15].

Ein schmerzfreies, stabiles und funktionsfähiges Gelenk kann nur durch die Reimplantation einer TEP erreicht werden [4, 5, 9, 20]. Die Austauschoperation, d.h. Debridement aller infizierter sowie nekrotischer Weichteil- und Knochenanteilte mit Entfernung der Fremdmaterialien (Prothesenkomponenten, Knochenzement) und gleichzeitiger Neuimplantation einer TEP führt nach Buchholz in 77% der Fälle zum Erfolg. Die Erfolgsrate kann durch weitere Austauschoperationen bis auf 90% erhöht werden [4]. Ähnliche Ergebnisse berichteten Carlsson et al. [5].

In dieser Arbeit möchten wir unser Vorgehen bei infizierten TEP der Hüfte sowie die damit erzielten Ergebnisse vorstellen.

Therapeutisches Konzept

Der Hüftgelenksinfekt ohne Anzeichen einer Prothesenlockerung, in der Regel nur beim Sofort- bzw. Frühinfekt (bis zur 6. postoperativen Woche), wird durch radikales Debridement und ausgiebige Jet-Lavage sowie anschließende Lokalbehandlung (Saug-Spül-Drainage, Gentamycin-PMMA-Ketten oder Gentamycin-Kollagen-Schwamm) therapiert. Unter Jet-Lavage verstehen wir die Anwendung eines pulsierenden Wasserstrahles (Flow 1 l/min, Druck 100 p/cm^2) zur mechani-

Knochen- und Gelenkinfektionen
Herausgegeben von H. Cotta und A. Braun
© Springer-Verlag Berlin Heidelberg 1988

schen Wundreinigung [18]. Gegebenenfalls wird dieses Vorgehen mehrmals wiederholt.

Ergeben sich Hinweise für eine Prothesenlockerung – wie beim Spätinfekt (gerechnet ab der 6. postoperativen Woche) fast ausschließlich zu finden – oder führt das oben aufgeführte Vorgehen nicht zum Erfolg, so verfahren wir nach folgendem Konzept:

- Entfernung des gesamten Prothesenmaterials einschließlich des Knochenzementes. Radikales Debridement aller infizierten und nekrotischen Weichteile und Knochenabschnitte. In die entstandenen Hohlräume werden Getamycin-PMMA-Kugelketten eingelegt. Bis zur Reimplantation einer TEP erfolgt eine Ruhigstellung mittels einer Femur-Kondylen-Drahtextension bzw. in Fällen einer ausgedehnten Infektion mit Fixateur externe.
- Nach Infektberuhigung wird frühzeitig ab der ersten postoperativen Woche die Implantation einer neuen TEP angestrebt. Neben klinischen Verlaufsbeobachtungen sind engmaschige Kontrollen des Blutbildes sowie der BKS zur Dokumentation der Infektberuhigung und für die Bestimmung des günstigsten Reimplantationszeitpunktes erforderlich.

Die Schwierigkeiten der Verankerung der neuen Gelenkpfanne sowie des Prothesenschaftes erfordert oft den Einsatz spezieller Implantate.

Die operativen Maßnahmen zur Therapie der infizierten TEP werden unter systemischer Antibiotikatherapie durchgeführt. Wir bevorzugen, von der vorausgegangenen antimikrobiellen Austestung abhängig, die Verabreichung von 3·2 g Cefotaxim (Claforan).

Frühzeitige krankengymnastische Übungsbehandlungen und Mobilisierung der Patienten vervollständigen unser therapeutisches Konzept.

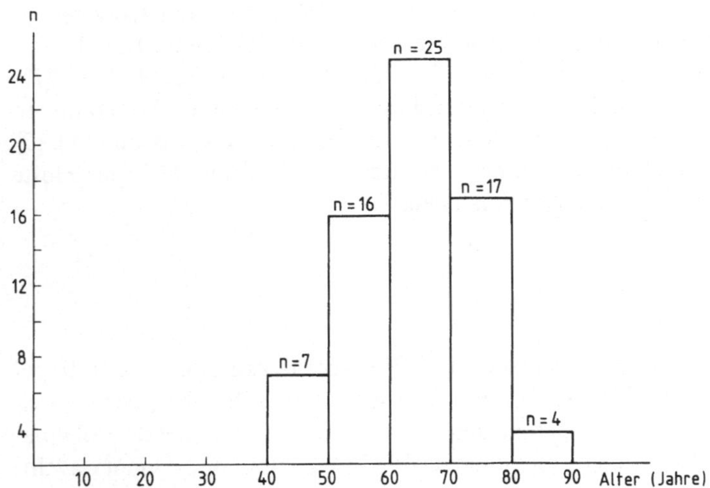

Abb. 1. Altersverteilung bei 69 Patienten, die wegen Infektion des Hüftgelenkes nach Implantation einer Totalendoprothese operativ behandelt wurden

Patientenauswahl

An der Chirurgischen Klinik der TU München wurden seit dem 1.1. 1980 69 Patienten mit Infektion des Hüftgelenkes nach Implantation einer Totalendoprothese operativ behandelt. Es handelt sich um 39 Frauen und 30 Männer mit einem Durchschnittsalter von 67,3 Jahren. Die Abb. 1 zeigt die entsprechende Altersverteilung.

Bei den 9 Erkrankten mit Sofort- bzw. Frühinfektion (Zeitraum bis zur 6. postoperativen Woche) traten die ersten Infektzeichen nach durchschnittlich 4,3 Wochen auf, während 36,8 Monate (1,5–86 Monate) nach der Implantation einer TEP der Spätinfekt diagnostiziert wurde.

Nachuntersuchung

Von den 69 Patienten konnten 58 Erkrankte einer Nachuntersuchung unterzogen werden. Der Beobachtungszeitraum betrug 30,4 Monate (4–67 Monate); als Untersuchungsparameter wurden herangezogen:

- klinische Untersuchungen, Schmerzsymptomatik, Belastbarkeit, Hüftgelenksbeweglichkeit,
- Röntgenkontrolle,
- Blutbild, Serumwerte, BKS.

Die Auswertung der Langzeitkontrollen erfolgte nach folgenden Kriterien:

- *Gutes Ergebnis:* Infektfreiheit, Schmerzfreiheit, volle Belastbarkeit, Gehilfen nicht erforderlich und Flexion im Hüftgelenk größer als 90°.
- *Zufriedenstellendes Ergebnis:* Infektfreiheit, erträgliche Schmerzen, fast Vollbelastung möglich, Gehen mit Gehhilfen und Flexion im Hüftgelenk 60–90°.
- *Unbefriedigendes Ergebnis:* chronische Fistelung, Girdlestone-Hüfte (keine Reimplantation möglich), Belastungsunfähigkeit, erhebliche Schmerzen und Bettlägrigkeit.

Die statistische Auswertung der Leukozyten- und BKS-Werte erfolgte mit dem Student-t-Test.

Ergebnisse

Im Falle der Sofort- bzw. Frühinfektion war es uns in 5 Fällen durch radikales Wunddebridement und lokale antiseptische oder antibiotische Maßnahmen gelungen den Infekt zu beherrschen. Bei 4 Patienten kam es jedoch erst nach Entfernung des gesamten Fremd- und Prothesenmaterials zu einer Infektberuhigung.

Im Gegensatz dazu war bei allen Erkrankten mit Spätinfekt nach TEP eine Lockerung zumindest einer Prothesenkomponente nachweisbar. Während die Ersatzpfanne immer gelockert war, zeigte sich der Prothesenschaft bei 12 Patienten (20%) noch stabil verankert.

Tabelle 1. Zeitpunkt der TEP-Reimplantation

Bis 2 Wochen	n = 30
2–4 Wochen	n = 18
4–8 Wochen	n = 4
8–12 Wochen	n = 2
Nach 12 Wochen	n = 3
Keine Neuimplantation	n = 7
Gesamt	64

Tabelle 2. Bakteriologie

	Frühinfekt		Spätinfekt	
Gesamt [n]	9		60	
Monokultur [n]	9		45	
Mehrfachkultur [n]	0		15	
Grampositive	[n]	[%]	[n]	[%]
Staphylococcus aureus	1	11,1	50	60,2
Staphylococcus albus	1	11,1	7	8,5
Peptococcus	0	0,0	1	1,2
Streptococcus faecalis	0	0,0	1	1,2
Gesamt	2	22,2	59	71,1
Gramnegative				
Pseudomonas aeruginosa	4	44,5	16	19,3
E. coli	2	22,2	3	3,6
Enterobacter cloacae	0	0,0	2	2,4
Proteus	1	11,1	2	2,4
Klebsiella pneumoniae	0	0,0	1	1,2
Gesamt	7	77,8	24	28,9

Tabelle 3. Ergebnisse von 58 nachuntersuchten Patienten mit infizierter Hüftendoprothese

Ergebnisse	[n]	[%]
Gutes Ergebnis	19	32,8
Zusfriedenstellendes Ergebnis	26	44,8
Unbefriedigendes Ergebnis	13	22,4

Zeitpunkt der TEP-Reimplantation

Unser taktisches Vorgehen zielt darauf hin, nach Infektberuhigung eine frühzeitige Reimplantation einer TEP durchzuführen. Während bei 7 Patienten eine erneute Implantation wegen fehlender Infektberuhigung bzw. wegen Todesfall (2 Patienten wegen Multiorganversagen bei septischem Zustandsbild, 1 Patient wegen Myokardinfarkt) nicht erfolgen konnte, waren mehr als 86% der 57 Neuplazierungen innerhalb der ersten 4 Wochen nach Entfernung des Prothesenmaterials

Tabelle 4. Entzündungsparameter im Blut

Leukozyten (Anzahl/mm^3)		
Vor Entfernung der TEP	10800	p < 0,001
Vor Reimplantation	7350	p < 0,001
Nachuntersuchung	6480	
BKS (1 h, mm)		
Vor Entfernung der TEP	35,2	p < 0,005
Vor Reimplantation	21,1	p < 0,001
Nachuntersuchung	13,7	

durchgeführt worden. Die einzelnen Zeitpunkte der TEP-Reimplantation sind in der Tabelle 1 aufgeführt.

Bakteriologie

Es gelang uns bei jedem Patienten der Nachweis der verantwortlichen Infekterreger. Während vorwiegend gramnegative Bakterien im Falle der Frühinfekion nachzuweisen waren, konnten bei den Spätinfekten überwiegend grampositive Keime isoliert werden. Die isolierten Keime sind in der Tabelle 2 aufgelistet.

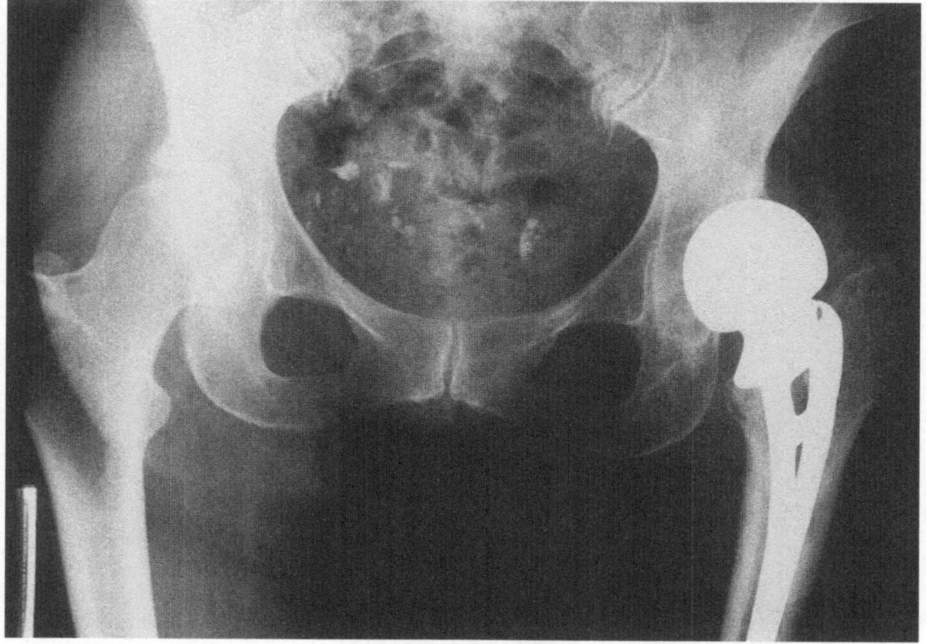

Abb. 2. 68jährige Patientin. 6 Monate nach Implantation eine Endoprothese bei lateraler Schenkelhalsfraktur links zeigte sich eine Abszedierung im Bereich der Operationswunde. Als Ursache für den Infekt sowie die Subluxationsstellung der Endoprothese konnte bei der Entfernung des Prothesenmaterials eine in situ belassene Mullkompresse gefunden werden. Nachgewiesene Erreger: Pseudomonas aeruginosa

Reinfektion

Von den 57 Patienten, bei denen eine Reimplantation einer TEP durchgeführt werden konnte, zeigten 9 (16%) Anzeichen für einen persistierenden Infekt bzw. Reinfekt. Durch operative Interventionen konnte bei 4 (7%) Patienten eine erneute Infektberuhigung erzielt werden, so daß lediglich 5 Erkrankte, das entspricht 9%, eine chronische Infektsituation mit Fistelung aufwiesen.

Follow-up-Untersuchungen

58 Patienten kamen der Aufforderung zur Nachuntersuchung nach. Entsprechend der oben aufgeführten Auswertungskriterien ergab sich folgendes Ergebnis, wobei fast 80% ein gutes bzw. zufriedenstellendes Resultat zeigten (Tabelle 3)

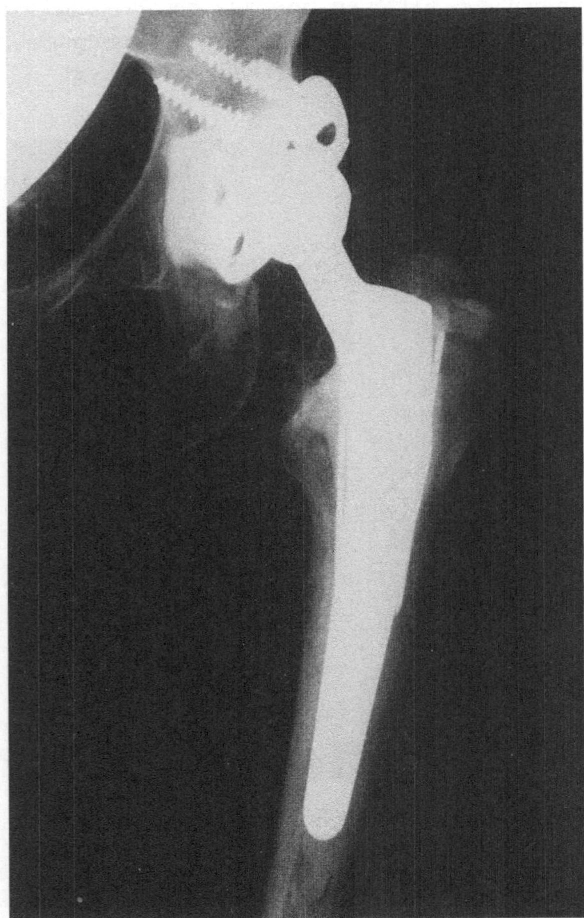

Abb. 3. Gleiche Patientin wie bei Abb. 2. 6 Tage nach Entfernung der Endoprothese verbunden mit Debridement sowie Jet-Lavage erfolgte bei fehlenden aktiven Infektanzeichen die Implantation einer Totalendoprothese. Zur Fixierung der Hüftpfanne wurde ein Müller-Stützring eingebracht

Leukozytenwerte und Blutsenkungsgeschwindigkeit (BKS)

Als Zeichen der Infektberuhigung ergab sich ein teilweise signifikanter Abfall der Leukozyten bzw. BKS-Bestimmungen für die Zeitpunkte „vor Reimplantation der TEP" und „Nachuntersuchung". Tabelle 4 zeigt die einzelnen Ergebnisse.

Fallbeispiele: Prä- und postoperative Röntgenbilder von Patienten mit Infekt nach prothetischer Versorung des Hüftgelenkes zeigen die Abb. 2–7.

Diskussion

Da das hier vorgestellte Krankengut sich größtenteils aus Patienten mit höherem Alter – verbunden mit einer Reihe von Risikofaktoren – zusammensetzt, ist die Forderung nach einer frühzeitigen Neuplazierung einer TEP nach Entfernen eines infizierten Kunstgelenkes zu stellen. Eine lang andauernde Immobilisierung der Erkrankten mit all den damit verbundenen Gefahren kann dadurch vermieden werden. Die geringe Reinfektionsrate mit 9% chronischer Fistelung rechtfertigt die

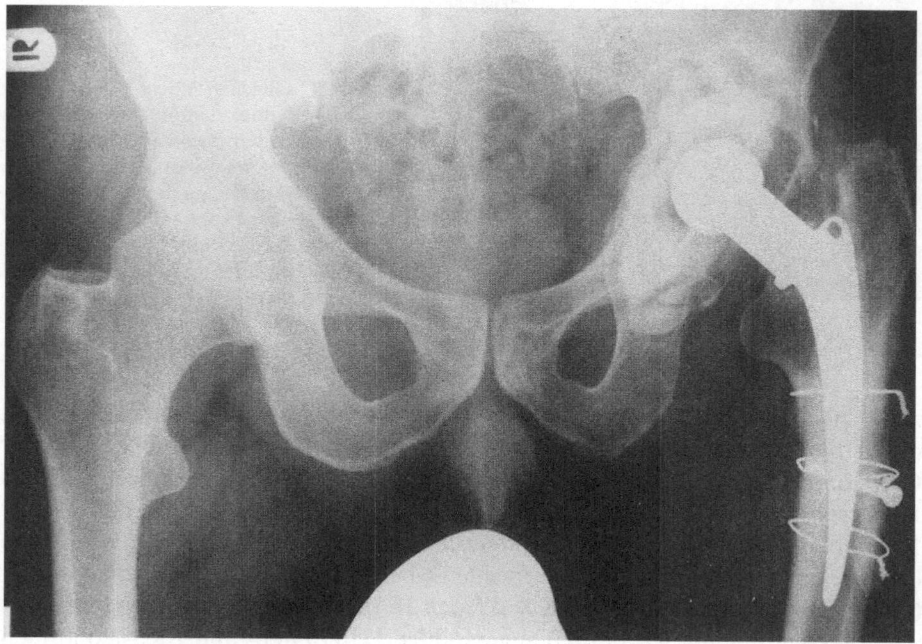

Abb. 4. 71jähriger Patient. 1970 Implantation einer TEP wegen Coxarthrose links. 1975 Prothesenwechsel bei Pfannenlockerung. Mai 1984 Fraktur des lateralen proximalen Femurs im Bereich des Prothesenschaftes. Dabei wurden die Drahtcerclagen sowie die intrafragmentäre Zugschraube angebracht. Postoperative chronische Fistelung. Im November 1984 erfolgte die Einweisung in unsere Klinik mit dieser Beckenübersicht und Fistel am lateralen Femur links mit deutlicher eitriger Sekretion (Keimnachweis: Staphylococcus albus). Es bestand eine Beinverkürzung um 4,5 cm. Bei der Entfernung des Prothesenmaterials und des Knochenzementes zeigte sich ein Knochensequester, der den lateralen proximalen Femur umfaßte

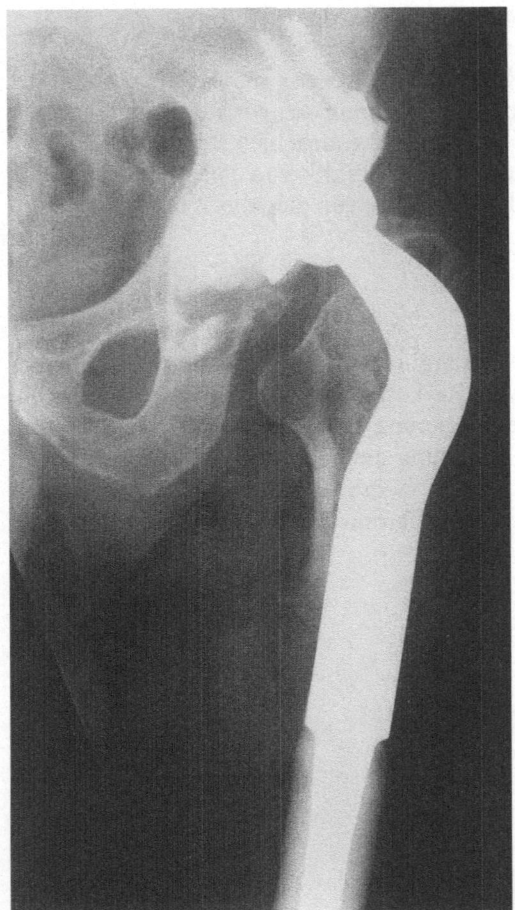

Abb. 5. Gleicher Patient wie bei Abb. 4. Reimplantation einer TEP nach 10 Tagen. Einbringen einer Krückstockprothese, da im proximalen Femur keine Verankerung möglich war. Der dorsolaterale Femuranteil wurde belassen und an die Prothese fixiert. Die Beinlängendifferenz konnte ausgeglichen werden

rasch nach Infektberuhigung durchgeführte Reimplantation einer TEP. Selbst durch mehrmalige Austauschoperationen können nach Buchholz et al. [4] oder Carlsson et al. [5] keine besseren Resultate erzielt werden. Nach Entfernung des Prothesenmaterials und ausgeführtem ausgiebigen Debridement werden bis zur Neuimplantation einer TEP Gentamycin-PMMA-Ketten in die Hohlräume (Femurschaft, Azetabulum) eingebracht. Dabei stellen wir die „Platzhalterfunktion" der antibiotikabeladenen Kugelketten in den Vordergrund. Der Zeitpunkt der Infektberuhigung wird durch engmaschige Leukozyten- und BKS-Kontrollen dokumentiert. Nach Forster u. Crawford [8] sowie Inman et al. [12] stellt der BKS-Verlauf einen wertvollen Hinweis für die Infektaktivität bei infizierten Hüftgelenken dar. Zur Fixierung der neuen TEP verwenden wir Refobacin-Palacos. Eine systemische Applikation von Antibiotika wird in der peri- und postoperativen Phase (5 Tage) beim Prothesenausbau und ebenfalls für 5–7 Tage nach Reimplantation der TEP durchgeführt. In der Regel kommt Cefotaxim (3mal 2 g) zur Anwendung, außer bei mäßiger bzw. fehlender Empfindlichkeit des isolierten

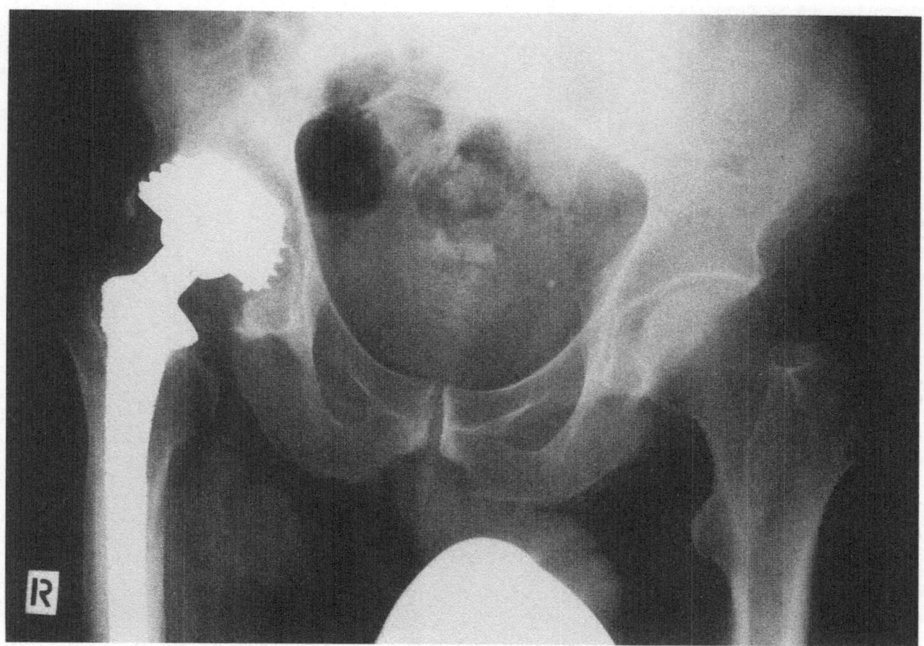

Abb. 6. 55jähriger Patient. 1983 Implantation einer zementlosen TEP rechts bei Coxarthrose. Postoperativ nie beschwerdefrei. Ausbildung einer chronischen Fistelung mit Nachweis von Staphylococcus pyogenes aureus

Infekterregers gegenüber Cefotaxim. Eingehende bakteriologische Befunde bei Infekt nach alloarthroplastischem Hüftgelenksersatz wurden in einer eigenen Arbeit vorgestellt [14].

Eine Wundrevision mit Debridement und lokalen antiseptischen Maßnahmen erscheint zur Therapie des Frühinfekts ausreichend, während beim Spätinfekt die Entfernung des häufig gelockerten Prothesenmaterials unumgänglich ist. Wir bevorzugen dabei das zweizeitige Vorgehen, um eine Neuimplantation einer TEP zum Zeitpunkt der Infektberuhigung durchführen zu können. Die Schaffung einer Resektionsarthroplastik, wie sie von vielen Autoren zur Infektbeherrschung und Schmerzlinderung bei infizierten TEP der Hüfte vorgeschlagen wird [1, 2, 7, 15], halten wir für keine anzustrebende Alternative. Trotz der Infektkontrolle bleibt bei diesem Vorgehen eine Unzufriedenheit der betroffenen Patienten, da eine fehlende Stabilität im resezierten Hüftgelenk wiederum Schmerzen verursacht und in der Regel eine Zuhilfenahme von Gehstöcken erfordert.

Das Nachuntersuchungsergebnis mit 77% guter bzw. zufriedenstellender Resultate rechtfertigt das vorgeschlagene Therapiekonzept, zumal wir nur eine geringe perioperative Mortalität von 4% zu beklagen hatten. Angaben in der Literatur zeigen ähnliche Ergebnisse [4, 5, 11, 13].

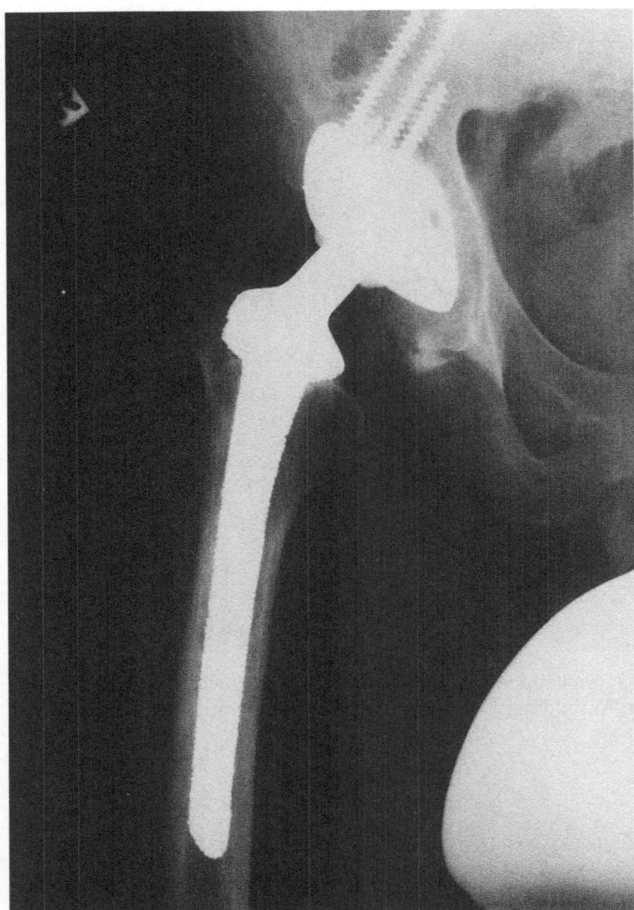

Abb. 7. Gleicher Patient wie bei Abb. 6. 7 Tage nach Entfernung der Schraubpfanne und Durchführung eines radikalen Debridements erfolgte die Neuplazierung einer Hüftpfanne und die gleichzeitige Unterfütterung mit Spongiosa. Der fest verankerte Prothesenschaft wurde nicht gewechselt

Zusammenfassung

Es werden unsere Erfahrungen bei 69 Patienten mit Infekt nach alloarthroplastischem Hüftgelenksersatz vorgestellt. Wir bevorzugen das zweizeitige Vorgehen, d. h. Ausbau des Fremdmaterials (Implantate und Knochenzement) und radikales Debridement aller infizierten Knochen- und Weichteilstrukturen als ersten operativen Schritt und die frühzeitige Reimplantation einer TEP nach erfolgter Infektberuhigung in einer zweiten Sitzung.

Mit diesem Vorgehen konnten wir eine Infektbeherrschung bei mehr als 90% der Patienten erreichen. Langzeitbeobachtungen ergaben bei 77% der Erkrankten ein gutes oder zufriedenstellendes Ergebnis. Die aufgzeigten Resultate rechtfertigen die frühzeitige Neuimplantation einer TEP nach Infektberuhigung. Auf diese Weise kann eine langandauernde Immobilisierung der betroffenen Patienten vermieden werden.

Literatur

1. Bittar ES, Petty W (1982) Girdlestone arthroplasty for infected total hip arthroplasty. Clin Orthop 170: 83–87
2. Bourne RB, Hunter GA, Rorabeck CH, Macnab JJ (1984) A six-year follow-up of infected total hip replacements managed by Girdlestone's arthroplasty. J Bone Joint Surg [Br] 66: 340–343
3. Buchholz HW, Noack G (1973) Results of the total hip prothesis design „St. George". Clin Orthop 95: 201–210
4. Buchholz HW, Elson RA, Engelbrecht E, Lodenkämper H, Röttger J, Siegel A (1981) Management of deep infection of total hip replacement. J Bone Joint Surg [Br] 63: 342–353
5. Carlsson AS, Josefsson G, Lindberg L (1978) Revision with gentamycin-impregnated cement for deep infections in total hip arthroplasties. J Bone Joint Surg [Am] 60: 1059–1064
6. Charnley J (1972) Postoperative infection after total hip replacement with special reference to air contamination in the operating room. Clin Orthop 87: 167–187
7. Clegg J (1977) The results of the pseudarthrosis after removal of an infected total hip prosthesis. J Bone Joint Surg [Br] 59: 298–301
8. Forster IW, Crawford R (1982) Sedimentation rate in infected and uninfected total hip arthroplasty. Clin Orthop 168: 48–52
9. Hughes PW, Salvati EA, Wilson PD, Blumenfeld EL (1979) Treatment of subacute sepsis of the hip by antibiotics and joint replacement. Criteria for diagnosis with evaluation of twenty-six cases. Clin Orthop 141: 143–157
10. Hunter GA, Welsh RP, Cameron HU (1979) The results of revision of total hip arthroplasty. J Bone Joint Surg [Br] 61: 419–421
11. Hunter GA (1979) The results of reinsertion of a total hip prothesis after sepsis. J Bone Joint Surg [Br] 61: 422–423
12. Inman RD, Gallegos KV, Brause BD, Redecha PD, Christian CL (1984) Clinical and microbial features of prosthetic joint infection. Am J Med 77: 47–53
13. James ETR, Hunter GA, Cameron HU (1982) Total hip revision arthroplasty. Clin Orthop 170: 88–94
14. Ketterl R, Beckurts T, Stübinger B, Claudi B (1987) Spectrum and sensitivity determination of causative pathogens in infected hipprosthesis. Abstract 15th Int. Congr. Chemoth., Istanbul 1987, p.125
15. MacElWaine JP, Colville J (1984) Excision arthroplasty for infected total hip replacements. J Bone Joint Surg [Br] 66: 168–171
16. Melton LJ, Staffer RN, Chao EYS, Elstrup DM (1982) Rates of total hip arthroplasty. A population-base study. N Engl J Med 307: 1242–1245
17. Pellicci PM, Wilson PD, Sledge CB, Salvati EA, Ranawal CS, Poss R (1981) Results of revision total hip replacement. In: The hip. Proceedings of the Ninth Open Scientific Meeting of the Hip Society. St. Louis 1981, pp 57–68
18. Plaumann L, Ketterl R, Claudi B, Machka K (1985) Pulsierendes Spülgerät zur Reinigung kontaminierter und infizierter Wunden (Jet-Lavage). Chirurg 56: 754–755
19. Salvati EA, Robinson RP, Zeno SM, Koslin BL, Brause BD, Wilson PD (1982) Infection rates after 3175 total hip and knee replacements performed with and without a horizontal unidirectional filtered air-flow system. J Bone Joint Surg [Am] 64: 525–535
20. Salvati EA, Chekofsky KM, Brause BD, Wilson PD (1982) Reimplantation in infection. A 12-year experience. Clin Orthop 170: 62–75

Der Einsatz der zementlosen PM-Prothese im Austausch gegen infizierte Hüftendoprothesen

C. T. TREPTE und W. NOACK

Bei der Behandlung infizierter Hüftendoprothesen hat sich die Wechseloperation durchgesetzt. Die Austauschoperation kann nach Schneider [7] ein- oder zweizeitig erfolgen. Buchholz [1] berichtete 1973 über gute Erfahrungen bei septischen Prothesenwechseln unter Verwendung von antibiotikahaltigem Knochenzement. 1984 berichtete derselbe Autor über eine Erfolgsquote von ca. 77% beim primären Wechsel septisch gelockerter Totalendoprothesen [2].

Über den Austausch septisch gelockerter Endoprothesen gegen zementlos fixierte Endoprothesen liegen bisher nur wenige Erfahrungen vor.

Heisel at al. [3] berichteten über 15 Patienten, bei denen eine septisch gelokkerte Hüftendoprothese ein- oder zweizeitig gegen eine zementlos fixierte TEP gewechselt worden war.

Patienten

An der Orthopädischen Klinik im RKU/Universität Ulm wurden seit Aufnahme der Operationsbetriebes im Oktober 1984 6 septisch gelockerte zementfixierte Hüftendoprothesen gegen zementlos fixierte Totalendoprothesen gewechselt. 5mal handelte es sich um Spätinfekte, 1mal um einen Frühinfekt.

Alle Patienten waren jünger als 65 Jahre, alle berichteten nach der Erstoperation nie vollständig beschwerdefrei gewesen zu sein. Die BKS war bei allen Patienten mäßig bis stark erhöht, 2mal bestand eine erhebliche Leukozytose.

Vor jeder Operation wurde routinemäßig eine Hüftgelenkspunktion durchgeführt. Bei 2 Patienten mit einem Hüftgelenksempyem konnte bei der präoperativen Punktion Eiter aspiriert werden. Die bakteriologische Untersuchung des Punktates ergab bei beiden Patienten Staphylococcus aureus. Eine Totalendoprothese war bereits an einer anderen Klinik wegen eines 7 Tage post operationem aufgetretenen Empyems entfernt worden.

Bei den 3 übrigen Patienten bestanden schleichende Infekte. Durch die präoperative Punktion konnte auch hier Staphylococcus aureus nachgewiesen werden. Lediglich bei einem Patienten gelang durch die präoperative Punktion kein Erregernachweis. Der intraoperative Abstrich erbrachte auch bei diesem den Nachweis von Staphylokokken.

Bei allen 3 Patienten mit einem „Low-grade-Infekt" fanden sich bei Eröffnung des Gelenkes eine ausgeprägte hypertrophe Synovialitis, große Mengen eines trübflüssigen Ergusses, sowie ausgeprägte Osteolysen um das Prothesenlager. Die intraoperativen Abstriche bestätigten in allen Fällen den präoperativen Bakterien-

Knochen- und Gelenkinfektionen
Herausgegeben von H. Cotta und A. Braun
© Springer-Verlag Berlin Heidelberg 1988

nachweis. Eine histologische Untersuchung des Kapselexzisates bzw. des Granulationsgewebes zeigte die typischen Befunde einer chronisch-bakteriellen Entzündung.

Therapie

Nach unserer Meinung bestehen 2 Hauptprobleme beim septischen Prothesenwechsel:

1. die Sanierung des Infekts und
2. die Rekonstruktion der z. T. erheblichen knöchernen Substanzdefekte.

Unser Vorgehen wurde wie folgt standardisiert: Bestand ein Hüftgelenksempyem,
so wurde die Prothese zunächst entfernt, eine Spül-Saug-Drainage angelegt und
eine systemische Antibiotikatherapie entsprechend der Austestung durchgeführt.

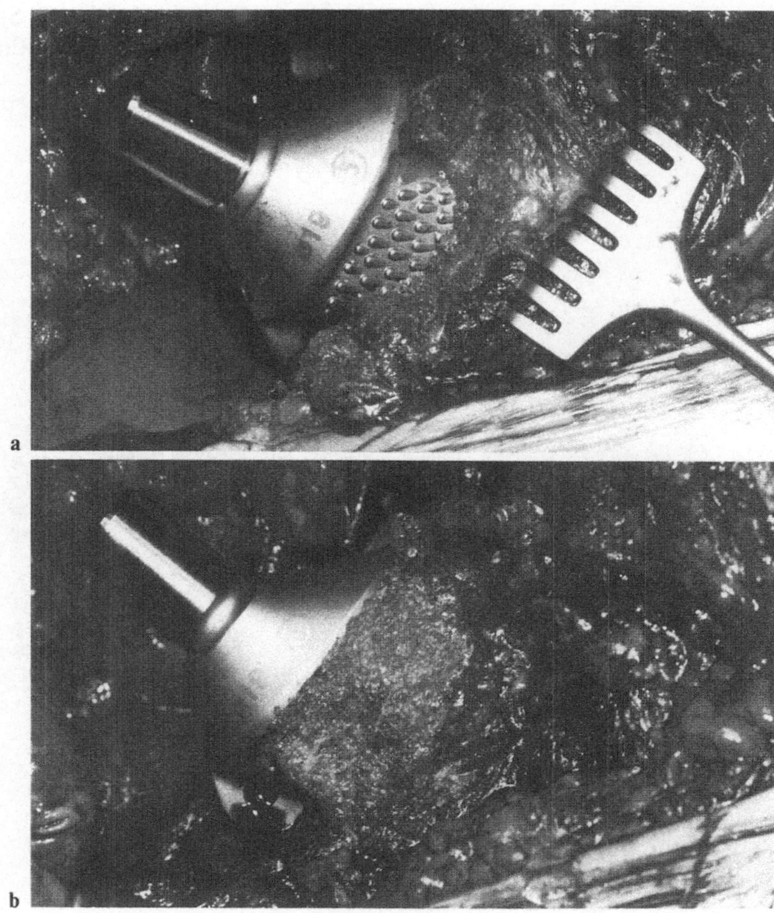

Abb. 1a, b. Spongiosaplastik bei Defekt im Aufsitzbereich

Nach ausgeheiltem Infekt - ca. 6 Wochen nach der Prothesenentfernung - erfolgte die erneute Implantation einer Totalendoprothese.

Beim „Low-grade-Infekt" wird nach sorgfältiger chirurgischer Sanierung (Debridement, Kürettage, antiseptische Spülung) der Wechsel primär durchgeführt.

3mal wurde ein zweizeitiger und 3mal ein einzeitiger Wechsel durchgeführt.

Knöcherne Defekte wurden durch Transplantation auto- und/oder homologer Spongiosa aufgefüllt.

Beim primären Wechsel verwendeten wir homologe Spongiosa um eine Keimverschleppung an den Ort der Spongiosaentnahme zu vermeiden. Die Spongiosa wurde z. T. in Blöcken, z. T. gemahlen eingebracht.

Abb. 1 zeigt einen großen Substanzdefekt des proximalen Femurs nach Entfernung einer septisch gelockerten Prothese. Um Länge zu gewinnen wurden zunächst Spongiosablöcke unter dem Prothesenkragen eingepflockt, verbliebene Defekte wurden mit einer Mischung aus gemahlener Spongiosa und Fibrin überbrückt.

Abb. 2 zeigt einen röntgenologischen Verlauf nach zweizeitigem Prothesenwechsel: guter Umbau und eine Verfestigung der transplantierten Spongiosa im Pfannenbereich, ungestörter Durchbau des zur Entfernung der Prothese angelegten Kortikalisfensters.

Abb. 3 zeigt die transplantierte Spongiosa, die z. T. gemahlen, z. T. in Blöcken (→) im Pfannenbodenbereich eingebracht wurde.

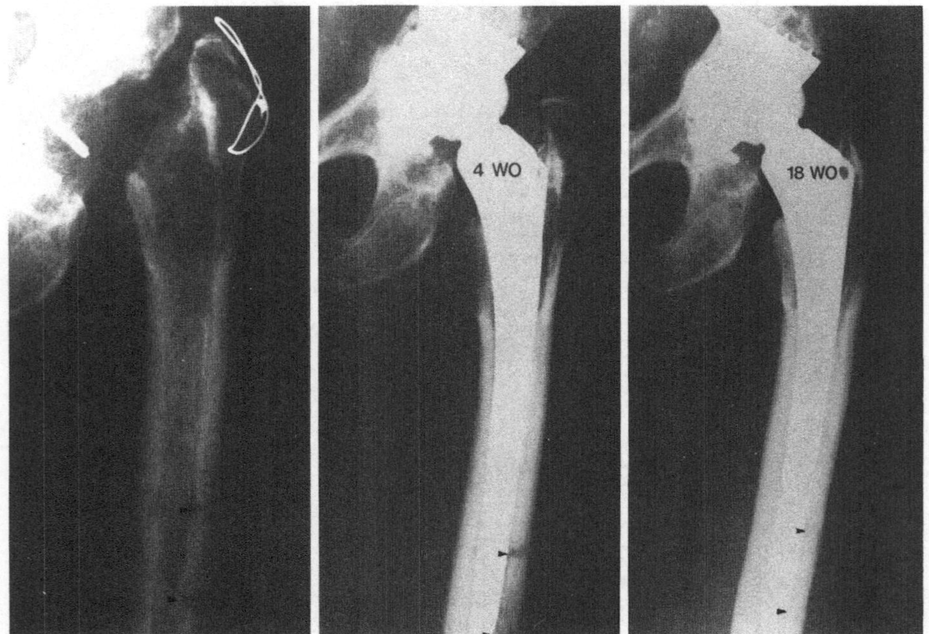

Abb. 2 a-c. Röntgenologischer Verlauf nach zweizeitigem Wechsel wegen septisch gelockerter Endoprothese

Abb. 4 zeigt den röntgenologischen Verlauf nach primärem Wechsel und Transplantation homologer Spongiosa im Pfannenbodenbereich; es findet sich eine Verfestigung des primär vollständig aufgebrauchten Pfannenbodens. Wegen des erforderlichen Weichteildebridements wurde, um eine ausreichende Muskelvorspannung zu gewährleisten und um einer Luxationsneigung vorzubeugen, eine Trochanterdistalisierung durchgeführt.

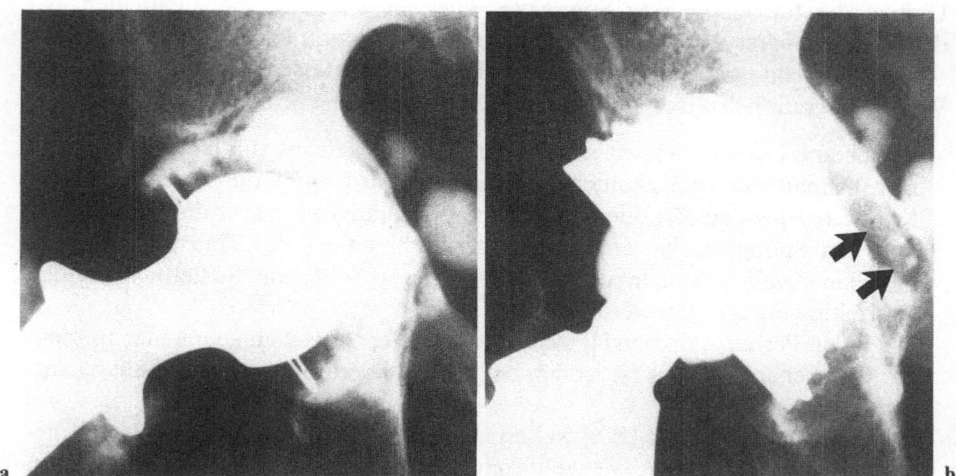

Abb. 3 a, b. Aufbau des aufgebrachten Pfannenbodens mit homologer Spongiosa

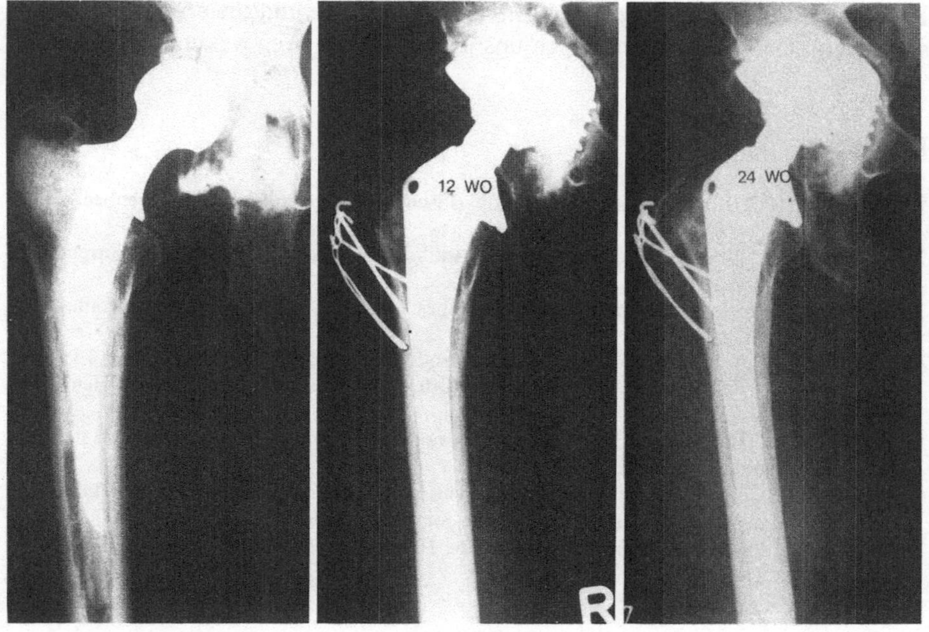

Abb. 4 a–c. Röntgenologischer Verlauf nach primärer Wechseloperation bei „Low-grade-Infekt"

Diskussion

Bei allen von uns unter Einsatz einer zementlosen Endoprothese durchgeführten Austauschoperationen trat im Beobachtungszeitraum von 4–8 Monaten kein Infektrezidiv auf. Die Laborwerte blieben im Normbereich, auch klinisch und röntgenologisch fand sich kein Hinweis für einen erneut auftretenden Infekt. Bei allen Patienten zeigte sich im Röntgenbild eine fest eingebaute Prothese sowie ein Umbau der transplantierten Spongiosa. Dies gilt auch für die 2 Patienten, bei denen ein primärer Wechsel mit Spongiosatransplantation vorgenommen wurde.

Nachfolgende Aspekte sprechen u. E. für die zementlose Fixation, auch bei der Wechseloperation septisch gelockerter Hüftendoprothesen:

- Knöcherne Defekte müssen nicht durch Knochenzement aufgefüllt werden.
- Der Umbau der transplantierten Spongiosa wird nicht durch umfließenden Knochenzement gestört oder gar verhindert. Voraussetzung für die Transplantation von Spongiosa ist eine sorgfältige Vorbereitung des Transplantatlagers; bestehen Zweifel hinsichtlich der Infektlage, so sollte aus Sicherheitsgründen zweizeitig vorgegangen werden.
- Nach den Perren-Axiomen [4] induziert ein unter Vorlast eingebrachtes Implantat Knochenanbau; dies ist jedoch bei zementfixierten Prothesen kaum zu verwirklichen.
- Experimentelle Befunde [5, 6] weisen auf eine negative Beeinflussung der Chemotaxis und der Phagozytosetätigkeit der Leukozyten in Anwesenheit von PMMA hin.

Unsere Erfahrungen, zementlos fixierte Hüftendoprothesen gegen septisch gelockerte zementierte Totalendoprothesen auszuwechseln, sind begrenzt und der Beobachtungszeitraum kurz. Die bisherigen Ergebnisse und die erwähnten grundsätzlichen Überlegungen ermutigen uns jedoch, diesen Weg weiterzuverfolgen.

Literatur

1. Buchholz HW (1973) Infektionen nach alloplastischem Hüftgelenksersatz. Langenbecks Arch Chir 334: 547
2. Buchholz HW, Elson RA, Heinert K (1984) Antibiotic-loaded acrylic cement: Current concepts. Clin Orthop 190: 96
3. Heisel J, Mittelmeier H, Schmitt E (1985) Prothesenwechsel mit zementfreier Keramik-Prothese. Akt Probl Chir Orthop 29
4. Perren SM (1983) Induktion der Knochenresorption bei der Prothesenlockerung. In: Morscher E (Hrsg) Die zementlose Fixation von Hüftendoprothesen. Springer, Berlin Heidelberg New York
5. Petty W (1978) The effect of methylmethacrylate on chemotaxis of polymorphonuclear leukocytes. J Bone Joint Surg 60 A: 492
6. Petty W (1978) The effect of methylmethacrylate on bacterial phagocytosis and killing by human polymorphonuclear leukocytes. J Bone Joint Surg 60 A: 752
7. Schneider R (1982) Die Totalprothese der Hüfte. Huber, Bern Stuttgart Wien

IV. Die infizierte Knieendoprothese

Die infizierte Knieendoprothese – Frühinfekt

W. Thomas

Die Studie der DFVLR [21] schätzt die Zahl der in der BRD implantierten Knieendoprothesen auf 27 500. Diese relativ große Zahl spiegelt die Tatsache wider, daß dieser komplizierte Eingriff zu einem erfolgreichen Therapiemittel geworden ist, nicht zuletzt, weil auch nach mittelfristiger und langfristiger Beobachtungszeit ca. 90% sehr gute und gute Ergebnisse zu registrieren sind [25]. Die Endoprothetik am Kniegelenk nähert sich damit mit ihren Resultaten den Erfolgen der Hüftendoprothetik.

Um diese bereits erfreulichen Resultate auch weiterhin zu verbessern, müssen Entwickler und Anwender unermüdlich bemüht sein, die Problemquellen zu analysieren und nach Möglichkeit völlig auszuschalten. Auf der anderen Seite stellt sich die Frage, wodurch diese Ergebnisse möglich geworden sind. Neben der Verbesserung von Verankerung, Material und Form der Knieendoprothesen ist sicherlich die zunehmende Beherrschung der (Früh)-Infektion ein wichtiger Grund für die ermutigenden Resultate bei der Anwendung der Kniegelenksendoprothesen.

Die Idee, bei hochgradig destruierten Kniegelenken die wichtige Bewegungsfunktion durch Implantation von Gelenkersatzstücken zu erhalten, entstand schon sehr früh. Die Elfenbeinendoprothese von Gluck konnte Ende des letzten Jahrhunderts aber nur 4mal implantiert werden, weil nicht zuletzt Infektionen den Erfolg dieser Eingriffe zunichte machten. Diese Infektionskomplikationen waren auch der Grund, daß erst nach einer längeren Phase (und der allmählichen Entwicklung aseptischer Operationsverfahren) in den 40er bis 60er Jahren dieses Jahrhunderts die nächsten Anstrengungen zur Entwicklung und Anwendung solcher Knieendoprothesen gemacht wurden. Neben dem Impuls durch die stabile Fixationsmöglichkeit mit Polymethylmetacrylat durch Charnley im Jahre 1970 führten die Fortschritte der Asepsis zu ansteigenden Anwendungszahlen der Knieendoprothesen [6].

Bei einer Frühinfektion muß man im wesentlichen davon ausgehen, daß es sich um eine exogene Infektion handelt. Verständlicherweise sind in den letzten Jahren große Anstrengungen gemacht worden, gerade diesen Anteil zu vermindern, wozu auch die Einrichtung hoch aseptischer Operationseinheiten mit gerichtetem Luftstrom gehört. Da der Anteil an der Infektionsbeherrschung durch diese Entwicklung inzwischen auch statistisch bewiesen ist, müssen wir gerade für die Knieendoprothetik derartige technische Voraussetzungen fordern. Die Implantation von Kniegelenksendoprothesen ist hauptsächlich deshalb bezüglich der Entstehung von Infektionen gefährdet, weil die Eingriffe für relativ lange Zeit mit einem weit geöffneten und damit exponierten Situs verbunden sind. Von einer Frühinfektion sollte man dann sprechen, wenn durch vorhandene oder einge-

Knochen- und Gelenkinfektionen
Herausgegeben von H. Cotta und A. Braun
© Springer-Verlag Berlin Heidelberg 1988

brachte virulente Keime durch die operationsbedingte vorübergehende Abschwächung der Resistenz eine bakterielle Entzündung entsteht und somit das Operationsergebnis gefährdet, noch bevor die Rehabilitation abgeschlossen ist.

Die Literatur der letzten Jahre zeigt eine Infektionsrate zwischen 8 und 0,6% [2, 9, 10, 11, 17–20, 23]. Die durchschnittliche Infektionsrate liegt bei 3% [1, 21]. Die Autoren mit den höheren Prozentzahlen erklären ihre Ergebnisse mit der relativen Kompliziertheit und Größe der verwendeten Implantate [2, 10]. Es fällt auf, daß in Zentren für vorwiegend rheumatische Krankheitsbilder durch entsprechende Vorkehrungen, trotz der erhöhten Gefährdung dieser Patientengruppe, die Infektionsrate sehr niedrig gehalten werden kann [11].

In den großen Statistiken sind die rheumatischen Destruktionen zu ca. 30% der Grund für die Implantation einer Knieendoprothese [21]. Die Auswirkung hoch steriler Operationseinrichtungen ist nach umfangreichen wissenschaftlichen Arbeiten ohne Zweifel bewiesen. In der größten multizentrischen Studie dieser Art konnten Lidwell et al. [16] den positiven Einfluß dieser modernen Technik nachweisen. Während bei den Operationen unter konventionellen Bedingungen die Infektionsrate bei nur 1,5% lag, konnte diese unter Bedingungen der ultrasterilen Operationseinheiten noch weiter auf 0,6% gesenkt werden. Diese Autoren stellten weiterhin fest, daß der Einfluß der Atemluftabsaugung des Teams die Ergebnisse nochmals verbessern können. Die besonderen Bedingungen einer solchen ultrasterilen Operationseinheit müssen allerdings von den Operationsteams berücksichtigt werden. Salvati et al. [23] fanden einen Anstieg der Infektionszahlen von 1,4% auf 3,9% im horizontalen Luftstrom. Eine derartig ungewünschte Entwicklung kann nur damit erklärt werden, daß die Notwendigkeit der wirbelfreien Aufstellung des Operationsteams im Operationssaal nicht berücksichtigt wurde. Zur Erlangung einer möglichst niedrigen Infektionsrate muß das Hauptaugenmerk auf der *Vermeidung* einer Frühinfektion liegen. Es sollte deshalb ein Prophylaxeschema berücksichtigt werden, welches in 3 Phasen eingestellt werden kann (Tabelle 1):

In der *präoperativen Phase* muß dafür Sorge getragen werden, daß hochgradig gefährdete Patienten von einem derartigen Eingriff ausgeschlossen werden. Eine bestehende Bakterieämie und Infektion des betroffenen Gelenkes ist selbstverständlich eine absolute Kontraindikation gegen die Implantation einer Endopro-

Tabelle 1. Prophylaxe – Frühinfektion

Präoperativ	Cave: Abwehrschwäche
	Cave: i. a. Injektionen
	Herdsanierung
	Voroperationen
Perioperativ	Pat.-Vorbereitung
	Op.-Hygiene
	Op.-Disziplin
	Op.-Technik
Postoperativ	Cave: Hämatom
	Cave: Wundheilungsstörung
	Schonung bis Abschluß Wundheilung
	Antibiotika ?

these. Die tierexperimentelle Studie von Blomgren u. Lindgren aus dem Jahre 1980 und 1981 hat eindrucksvoll gezeigt, daß eine Bakterieämie in einem erwartet hohen Prozentsatz zur septischen Abstoßung der Endoprothesenteile führen muß (70%), wobei auch die Verwendung von Refobacinpalacos die Situation nicht ändern konnte [3, 4].

Eine allgemeine Abwehrschwäche muß unbedingt überwunden sein und genügend lange auskuriert werden. Hierbei ist zu berücksichtigen, daß nicht nur die parenterale Verabreichung von Kortisonpräparaten, sondern vor allem die intraartikuläre Injektion derartiger Medikamente die Infektionsbereitschaft erhöhen kann. Wichtigster Punkt der präoperativen Infektionsvermeidung ist die Sanierung evtl. bestehender fokaler Infektionen. Hierzu zählen selbstverständlich augenscheinliche Infektionen in der Peripherie der betreffenden Extremität [24]. Aber auch mykotische Herde oder psoriatische Hautinfektionen müssen präoperativ saniert werden. Die Psoriasis stellt für sich keine Kontraindikation dar, zumal sie nur selten präoperativ zur völligen Abheilung gebracht werden kann. Es muß lediglich eine antiseptische Reinigung der Schuppenherde durchgeführt werden, um eine sekundäre Infektion auszuschalten.

Eine sehr große Bedeutung haben Nebenhöhleninfektionen und besonders renale Infektionen. Glynn u. Sheehan haben 1984 festgestellt, daß asymptomatische Bakteriurien keine Kontraindikation zur Implantation einer Knieendoprothese darstellen, während eine bakterielle Zystitis oder Pyelonephritis zunächst auskuriert werden muß [9].

Unerläßlich ist in dieser präoperativen Phase die exakte Auswertung der Röntgenbefunde, gegebenenfalls durch Zusatztechniken, weil degenerative oder polyarthritische Destruktionszysten nicht immer auf Anhieb von entzündlichen Zysten unterschieden werden können. Glynn u. Sheehan beschrieben 1983 einen Fall, bei dem es sich bei einer radiologisch vermuteten Tibiakopfzyste in Wirklichkeit um einen Brodie-Abszeß gehandelt hatte, welcher dann durch Reaktivierung des Infektionsprozesses den endoprothetischen Eingriff erfolglos machte [8].

Die *perioperative Phase* reicht von der direkten Operationsvorbereitung bis zum Abschluß des Eingriffes durch den Verband. Nur bei gleichmäßig schematisiertem Ablauf kann der Eingriff erfolgreich ausgeführt werden. Bei uns hat sich ein Vorbereitungsschema bewährt, bei welchem die ausführende Pflegeperson den jeweiligen Vorbereitungsschritt durch Unterschrift verantwortlich bestätigt. Das Kniegelenk wird nach einem Rasurplan enthaart und nach einem Bad der Extremität in einer antiseptischen Lösung umhüllt. Im Operationssaal folgt nach der Einleitung der Anästhesie eine antiseptische Vorwaschung der gesamten Extremität mit einem speziell vorbereiteten sterilen Set. Die Operateure decken die Extremität nach endgültiger Waschung ab, wobei im horizontalen Luftstrom eine spezielle Umhüllungstechnik Anwendung finden muß, damit über der Operationswunde keine Wirbelungen entstehen. Dem gleichen Ziel dient eine regelmäßige Aufstellung des Operationsteams, welche einen hindernisfreien Luftstrom garantieren muß.

Wichtigster Faktor zur Infektionsprophylaxe in der peroperativen Phase ist die Operationsdisziplin: So ist nicht primär die Zahl der anwesenden Personen für eine evtl. Keimverbreitung entscheidend, sondern vielmehr die Anzahl der Bewegungen im Raum. Das Operationsteam muß also während des gesamten Eingriffes möglichst still und bewegungsarm arbeiten [15]. Regelmäßiger Wechsel der Mundmasken alle 2 h ist eine selbstverständliche Bedingung.

Da traumatisiertes Gewebe besonders infektionsgefährdet ist, muß gerade bei den endoprothetischen Eingriffen am Kniegelenk auf atraumatische Operationstechnik geachtet werden.

Die Inzision soll eine spannungsfreie Öffnung des Situs ermöglichen, darf also nicht zu kurz sein. Die Instrumente müssen atraumatisch geformt sein und spannungsfrei gehalten werden. Das Wundgewebe ist regelmäßig zu befeuchten, weil gerade im Luftstrom sehr schnell eine infektionsgefährdende Austrocknung entsteht. Die Blutsperre wird vor dem Wundverschluß geöffnet, um eine kontrollierte Blutstillung durchführen zu können. Atraumatische Nahttechnik (z. B. mit Klammern) und ein weichgepolsterter Kompressionsverband schließen den Eingriff ab.

An dieser Stelle muß die Frage der perioperativen Antibiotikaprophylaxe zur Diskussion gestellt werden. Wenn man einerseits die bakteriologischen Argumente einer evtl. Hospitalisierung bedenkt und andererseits die bereits erreichten niedrigen Infektionsraten betrachtet, so möchte man geneigt sein, eine pflichtmäßige Antibiotikaverabreichung nicht zu fordern. Es ist hierbei auch zu bedenken, daß eine solche Therapie nicht risikofrei ist. Isacson u. Collert beschreiben 1984 eine erhebliche Anzahl ernster renaler Komplikationen durch die proyphylaktische Verabreichung von Dicloxacillin [14]. In ausgewählten Fällen mit einem besonderen Infektionsrisiko hingegen erscheint eine perioperative Antibiotikaprophylaxe angezeigt.

Diese Meinung wird von Williams et al. [26] geteilt und findet auch ihren Ausdruck in der Studie der DFVLR von Preussner u. Seebauer [21] mit 8,2% perioperativer Antibiotikaverabreichung.

Zu diesen besonderen Gefährdungen gehören neben Vorkrankheiten und Operationen an gleichen Kniegelenk besonders parenterale und intraartikuläre Verabreichungen von Kortikoidpräparaten. Da Nelson et al. [19] nachgewiesen haben, daß im Ergebnis kein Unterschied besteht, ob eine solche Prophylaxe 24 h oder 7 Tage durchgeführt wird, empfiehlt sich für die besonderen Fälle ein Schema folgender Art: 30 min präoperativ 2 g Cephalosporin, weil bei Kniegelenksendoprothesen ein niedrigeres Endniveau erreicht wird als bei Hüftendoprothesen, danach alle 8 h je 1 g bis zu 24 h [7]. Buchholz [5] möchte das Infektionsrisiko durch die Verwendung antibiotikahaltiger Knochenzemente vermindern. Durch die Implantation zementfrei verankerter Endoprothesen mit einer metallspongiösen offenzelligen Oberflächenstruktur, wie wir sie seit 1981 anwenden, ist ebenfalls mit einer Verminderung des Infektionsrisikos zu rechnen, weil die vital bleibenden Knochenverankerungsstrukturen nicht zu einer operationsbedingten Resistenzschwäche führen, wie sie durch thermisch- und chemisch-toxische Knochenzemente anzunehmen ist.

In der *postoperativen Phase* besteht die größte Gefahr einer Infektionsentstehung durch ein Hämatom. Eine derartige Komplikation sollte nach Möglichkeit durch subtile Blutstillung verhindert werden, ist aber durch die notwendige Antikoagulationstherapie nicht immer zu vermeiden. Es ist in einem solchen Falle unbedingt für eine Entlastung des Gelenkes zu sorgen, wobei die Punktion entfernt von der Inzision unter sterilen Kautelen durchzuführen ist.

Einer Wundheilungsstörung kann vorgebeugt werden, wenn die Rehabilitation bis zum Abschluß der Wundheilung sehr schonend durchgeführt wird. Das Gelenk wird noch nicht belastet, die Bewegungen werden spannungsfrei durchgeführt, evtl. unter Verwendung von Wechselschienen. Temporär verabreichte Antiphlogistika und Eis können die Gewebespannung zusätzlich vermindern. Bei strenger Berücksichtigung eines derartigen Prophylaxeschemas ist mit einem infektionsfreien Abschluß des endoprothetischen Eingriffes und seiner Rehabilitation zu rechnen. Wenn dennoch eine Frühinfektion entsteht, ist sofort deren Behandlung einzuleiten. Zeigt ein verdächtiges Punktat einen Keimbefall, so kann die implantierte Endoprothese zumeist durch sofortige Gelenkeröffnung, Spül-Saug-Drainage, Ruhigstellung und hochdosierte parenterale Antibiotikaverabreichung erhalten werden. Eine befriedigende Bewegungsfunktion kann allerdings nach derartigen Reinterventionen nach den Untersuchungen von Rand et al. [22] nur in 35% erwartet werden. Wenn die Reintervention nicht frühzeitig durchgeführt werden kann und bereits eine infektiöse Lockerung der Implantate eingetreten ist, so kann nach Entfernung der Endoprothesenteile und intermittierender Infektionsbekämpfung durch lokale und parenterale Antibiotikaverabreichung eine Reimplantation im Intervall von 2–6 Wochen versucht werden. Rand et al. [22], Insall et al. [13] und Hershman et al. [12] beschreiben ein derartiges Vorgehen. Andernfalls bleibt nach der Entfernung der infizierten Endoprothese allein die Durchführung einer Arthrodese mit Fixateur externe. Glücklicherweise sind derartig dramatische Ausgänge von Endoprothesenoperationen am Kniegelenk bereits seltene Komplikationen geworden. Durch die strenge Berücksichtigung eines Prophylaxeschemas können sie sicherlich in der Zukunft noch weiter vermindert werden.

Zusammenfassung

Neben dem Impuls durch die primär stabile Fixationsmöglichkeit mit Polymethylmetacrylat durch Charnley führten die Fortschritte der Asepsis zu ansteigenden Anwendungszahlen auch der Knieendoprothesen. Die Infektionsraten liegen in der Literatur auch heute noch zwischen 8 und 0,6%, im Durchschnitt bei 3%. Von einer Frühinfektion ist zu sprechen, wenn durch endogene oder exogene Keime und durch die operationsbedingte vorübergehende Abschwächung der Resistenz eine bakterielle Entzündung entsteht und somit das Operationsergebnis gefährdet, noch bevor die Rehabilitation abgeschlossen ist. Wesentliches Ziel muß es sein, durch prophylaktische Maßnahmen diese Infektionsrate weiter zu senken. Derartige Maßnahmen betreffen in der präoperativen Phase hauptsächlich die entsprechende Auswahl und Vorbereitung der Patienten, in der perioperativen Phase eine bestmögliche apparative und operationstechnische Ausrüstung und strenge Disziplin des Personals sowie in der postoperativen Phase eine schonende und gestufte Leistungssteigerung für das operierte Gelenk.

Ist eine Infektion aufgetreten, müssen schnellstmögliche Revisionsmaßnahmen mit Debridement und Spül-Saug-Drainage in die Wege geleitet werden. Bei verzögertem Vorgehen ist nur selten der Erhalt der Endoprothese möglich. Behandlung der Wahl ist dann zumeist die Arthrodese.

Literatur

1. Ahlberg A, Lunden A (1981) Secondary operations after knee joint replacement. Clin Orthop 156: 170–174
2. Aubriot JH, Deburge A, Genet JP (1981) Prothese totale a charniere du genou GUEPAR. Experience evec cind ans de recul. Rev Chir Orthop 67: 337–345
3. Blomgren G, Lindgren U (1980) The susceptibility of total joint replacement to hematogenous infection in the early postoperative period: An experimental study in the rabbit. Clin Orthop 151: 308–312
4. Blomgren G, Lindgren U (1981) Late hematogenous infection in total joint replacement: Studies of gentamicin and bone cement in the rabbit. Clin Orthop 155: 244–248
5. Buchholz K (1979) Spätinfektionen nach künstlichem Gelenkersatz mit septischem Verlauf. Chirurg 50: 573–575
6. Charnley J (1970) The reactions of bone to self-curing acrylic cement. J Bone Joint Surg [Br] 52: 340
7. Cunha BA, Gossling HR, Pasternak HS, Nightingale CH, Quintilian R (1984) Penetration of cephalosporins into bone. Infection 12: 80–84
8. Glynn MK, Sheehan JM (1983) An analysis of the causes of deep infection after hip and knee arthroplasties. Clin Orthop 178: 202–206
9. Glynn MK, Sheehan JM (1984) The significans of asymtomatic bacteriuria in patients undergoing hip/knee arthroplasty. Clin Orthop 185: 151–154
10. Grimer RJ, Karpinski MR, Edwards AN (1984) The long-term results of Stenmore total knee replacements. J Bone Joint Surg [Br] 66: 55–62
11. Haemaelaeinen M, Raunio P, Essen R von (1984) Postoperative wound infection in rheumatoid arthritis surgery. Clin Rheumatol 3: 329–335
12. Hershman E, Schulman N, Scott WN (1983) Salvage of bilateral knee arthroplasties with pseudomonas infection. A case report. Clin Orthop 77: 172–175
13. Insall JN, Thompson FM, Brause BD (1983) Two-stage reimplantation for the salvage of infected total knee arthroplasty. J Bone Joint Surg [Am] 65: 1087–1098
14. Isacson J, Collert S (1984) Renal impairment after high doses of dicloxacillin-prophylaxis in joint replacement surgery. Acta Orthop Scand 55: 407–410
15. Letts RM, Doermer E (1983) Conversation in the operating theater at a cause of airborne bacterial contamination. J Bone Joint Surg [Am] 65: 357
16. Lidwell OM, Lowbury EJ, Whyte W, Blowers R, Stanley SJ, Lowe D (1982) Effect of ultra-clean air in operating rooms on deep sepsis in the joint after total hip or knee replacement: A randomised study. Br Med J [Clin Res] 285: 10–14
17. Lidwell OM, Lowbury EJ, Whyte W, Blowers R, Stanley SJ, Lowe D (1984) Infections and sepsis after operations for total hip or knee-joint replacements: Influence of ultraclean air, prophylactic antibiotics and other factors. J Hyg 93: 505–529
18. Lovelock JE, Griffiths HJ, Silverstein AM, Anson PS (1984) Complications of total knee replacement. AJR 142: 985–992
19. Nelson CL, Green TG, Porter RA, Warren RD (1983) One day versus seven days of preventive antibiotic therapy in orthopedic surgery. Clin Orthop 176: 258–263
20. Oglesby JW, Wilson PC (1984) The evolution of knee arthroplasty. Results with three generations of protheses. Clin Orthop 186: 96–103
21. Preussner B, Seebauer H (1984) Therapieergebnisse der Endoprothetik am Kniegelenk. Deutsche Forschungs- und Versuchsanstalt für Luft- und Raumfahrt e.V.
22. Rand JA, Morrey BF, Bryan RS (1984) Management of the infected total joint arthroplasty. Orthop Clin North Am 15: 491–504
23. Salvati EA, Robinson RP, Zeno SM, Koslin BL, Brause BD, Wilson PD jr (1982) Infection rates after 3175 total hip and total knee replacements performed with and without a horizontal undirectional filtered air-flow system. J Bone Joint Surg [Am] 64: 525–535
24. Thomas W, Moreland JR, Amstutz HC (1983) Infection after total joint arthroplasty from distal extremity sepsis. Clin Orthop 181: 121–125
25. Thomas W (1985) Anwendungsmöglichkeiten des anatomischen GT-Kniegelenksendoprothesensystems. MOT 105: 59–64
26. Williams ON, Gustild RB, Beverly R, Kind AC (1983) Bone and serum concentrations of five cephalosporin drugs. Relevance to prophylaxe and treatment in orthopedic surgery. Clin Orthop 179: 253–265

Infektionen nach Knieendoprothesen – Erfahrungen in Schweden

L. LINDBERG

Als unsere Infektionsgruppe der orthopädischen Universitätsklinik in Lund 1975 die ersten guten Ergebnisse mit den Austauschoperationen der infizierten, totalen Hüftgelenkendoprothesen erreichte, fingen wir auch zuversichtlich mit Austauschoperationen der infizierten totalen Knieendoprothesen an. Die Ergebnisse waren jedoch entmutigend. Während wir bei dem Austausch der infizierten Totalhüften etwa in 80% Heilung der Infektionen erreichten, hatten wir bei den ersten 10 Austauschoperationen der infizierten Knieendoprothesen nur 4 geheilte Infektionen. In den übrigen 6 Fällen mußten wir die neue Prothese entfernen, und das Endergebnis war in 1 Fall Amptation, in 4 Fällen Arthrodese und in 1 Fall eine fibröse Ankylose.

Die Ergebnisse führten dazu, daß wir für einige Jahre nur Arthrodesen durchführten. Mit zunehmender Erfahrung haben wir jedoch allmählich festgestellt, daß eine richtig ausgeführte Austauschoperation oft zur Heilung der Infektion und guter Kniefunktion führt, während die Arthrodese oft eine technisch schwierige Operation mit dem großen Risiko des Mißerfolges ist. Einen großen Teil unserer Erfahrungen haben wir durch eine multizentrische Untersuchung seit 1975 gewonnen, die von insgesamt 41 von 50 schwedischen orthopädisch-chirurgischen Kliniken erbracht wurden [3, 4]. Die teilnehmenden Kliniken senden regelmäßig Behandlungsformulare über ihre gesamten Knieendoprothesen an eine Forschungszentrale in Lund. Jeder Patient wird 1, 3 und 6 Jahre nach der Operation kontrolliert. Nach dieser Untersuchung betrug das Risiko eines revisionsbedürftigen Infektes nach endoprothetischem Ersatz des Kniegelenkes für Prothesen nach Osteoarthrose 1,9% und für Prothesen nach rheumatoider Arthritis 3,1%. Die Infektionsrate ist gegenwärtig wegen besserer Prophylaxe sicherlich niedriger.

Jetzt behalten wir uns die Arthrodese für die Fälle vor, die schon einmal ausgetauscht worden sind, Fälle mit Hautproblemen oder großen Knochenresorptionen. Austauschoperationen machen wir meistens bei kleinen Prothesen, wie Uni-, Bi- und Trikompartmentprothesen, aber mitunter auch bei größeren Prothesen, unter der Voraussetzung, daß die Haut einwandfrei und die Prothese früher nicht ausgetauscht worden ist.

Arthrodese

Die zwei wichtigsten Behandlungsalternativen bei tiefen Infektionen der Knieendoprothesen sind Arthrodese und Austausch der Prothese. Zunächst möchten wir unsere Erfahrungen von Arthrodesen erörtern.

Knochen- und Gelenkinfektionen
Herausgegeben von H. Cotta und A. Braun
© Springer-Verlag Berlin Heidelberg 1988

Während der 6 Jahre von 1976–1981 wurden von den teilnehmenden Kliniken 91 Arthrodesen wegen verschiedener Komplikationen vorgenommen. 66 davon waren Infektionen, 13 waren mechanische Lockerungen und 12 waren andere Komplikationen [2].

Daß die Arthrodese in diesen Fällen eine technisch schwierige Operation ist, geht aus der Untersuchung hervor. Bei 41 Versuchen einer Arthrodese nach Infektion oder Lockerung einer großen Prothese, hat man nur in 16 Fällen eine Knochenüberbrückung erhalten. Die Ergebnisse waren besonders schlecht bei ungenügender Fixation. Das Gesamtmaterial, also einschließlich auch die kleineren Prothesen, ergibt 130 Arthrodeseversuche, von denen nur 42, d. h. ⅓, mit knöcherner Überbrückung gelungen ist. Betrachten wir nur die infizierten Fälle, so sehen wir folgende Ergebnisse: In der Gruppe, in der die Infektion nach der Arthrodese heilte, wurde eine Knochenüberbückung in 22 von 41 Fällen erreicht, in der Gruppe, in der die Infektion nicht heilte, nur in 3 von 15 Fällen. Von den 6 Fällen mit Arthrodese wegen nichtinfektiöser Lockerung, die bei der Arthrodeseoperation infiziert wurden, konnte die knöcherne Konsolidierung lediglich einmal erreicht werden.

Die Schlußfolgerung ist, daß bleibende Infektion und ungenügende Fixation zwei wichtige Ursachen sind und daß eine Knochenüberbrückung nicht erreicht wird. Die Technik mußte in diesen zwei Punkten verbessert werden. In Lund hat man darum die Arthrodesetechnik geändert und jetzt 11 infizierte Knieendoprothesen mit einer *Zweistufentechnik* konsekutiv operiert [5]. Bei einer ersten Operation wurden die Prothese, der Knochenzement und das infizierte Gewebe sorgfältig entfernt. Gewebestücke wurden zur aeroben und anaeroben Bakterienkultur entnommen, ein systemisches Antibiotikum wurde verabreicht. Die Wundhöhle wurde mit Gentamycin-Zement-Kugeln ausgefüllt und primär geschlossen, danach das Instrumentarium für einen Fixateur externe angebracht. In den Fällen, in denen Küntscher-Nägel benutzt werden sollten, wurde das Bein nur mit einer dorsalen Gipsschiene stabilisiert.

Die zweite Operation wurde nach 4–6 Wochen durchgeführt. Die Gentamycin-Zement-Kugeln wurden entfernt, reichlich spongiöser Knochen transplantiert und die externe Fixation richtig eingestellt. In den Fällen, in denen eine Marknagelung durchgeführt werden sollte, schlug man einen überlangen Küntscher-Nagel ein. Ein paar Tage nach der Operation wurde der Patient mit Krücken mobilisiert, eine volle Belastung des Beines wurde nach 6 Wochen erlaubt. Um genügend Fixation zu leisten, muß der gewöhnliche Rahmen des Fixateur externe auch mit einer sagittalen Fixation ergänzt werden. Ergebnisse vieler Kliniken und biomechanische Untersuchungen haben gezeigt, daß eine zusätzliche sagittale Fixation eine viel bessere Stabilität ergibt.

Die Infektionen sind in sämtlichen 11 Fällen gut verheilt. Knochenüberbrükkung hat man in 10 Fällen, davon 8 mit Küntscher-Nägeln erreicht. Bei dem letzten Fall mit Küntscher-Nagel ist nur eine fibröse Heilung erreicht worden. Die durchschnittliche Beobachtungszeit betrug 13 Monate, die durchschnittliche Verkürzung des Beines 4 cm.

Austauschoperationen

Wie ich schon erwähnt habe, reservieren wir meistens die Austauschoperationen für Fälle mit unversehrter Haut, mit kleinen Prothesen und ohne bereits vorausgegangener Austauschoperation. Leider kann ich hier weder eine genaue Anzahl noch eine Statistik über die Ergebnisse angeben, da die Nachuntersuchungen der Fälle erst vor kurzem begonnen haben. Unsere Erfahrungen sind jedoch so befriedigend, daß wir mit diesen Operationen – zumindest bis die Nachuntersuchungen fertig sind – fortfahren werden.

Im Prinzip ist die Methode dieselbe wie bei dem Zweistufenaustausch der Totalhüften. Bei einer ersten Operation werden die Prothese, der Zement und das infizierte Gewebe entfernt. Die Wundhöhle wird mit Gentamycin-Zement-Kugeln ausgefüllt und primär geschlossen. Eine dorsale Gipsschiene wird angebracht und eine systemische Antibiotikabehandlung eingeleitet. Nach 4–6 Wochen wird die zweite Operation ausgeführt. Die neue Prothese wird dann mit Gentamycin-Zement implantiert. Ich verordne danach ein systemisches Antibiotikum für eine Dauer von 2–3 Monaten, aber ich bin nicht sicher, ob das wirklich notwendig ist.

Hämatogene Infektionen

Zum Schluß einige Worte über die hämatogenen Infektionen, die wir auch zu den Spätinfektionen zählen müssen. Drei von den schwedischen Universitätskliniken haben gemeinsam 19 hämatogen infizierte totale Kniegelenkplastiken nachuntersucht [1].

Behandlung und Ergebnisse gehen aus Tabelle 1 hervor. Vier von den Prothesen hat man mit einer Revision und Spül-Saug-Drainage oder Gentamycin-Zement-Kugeln „gerettet". Es ist jedoch zweifelhaft, ob sie wirklich gerettet sind, da drei von diesen Patienten wahrscheinlich lebenslang mit Antibiotika behandelt werden müssen. Der vierte Patient ist seit einigen Jahren ohne Antibiotikum, die Infektion ist darum wahrscheinlich geheilt. Ein Patient wurde amputiert. Eine Prothese wurde entfernt, ohne den Versuch einer Arthrodese. In 4 Fällen wurden Arthrodesen durchgeführt, und in 9 Fällen wurden die Prothese ausgetauscht. In 4 von diesen Fällen wurde die Prothese während einer einzeitigen Operation mit Gentamycin-Zement ausgetauscht, in 5 von ihnen ist die Infektion wahrscheinlich ausgeheilt. In 2 Fällen wurde ein Zwei-Stufen-Austausch vorgenommen, diese beiden Prothesen sind gut verheilt.

Tabelle 1. Behandlungsverläufe von 19 hämatogenen Infektionen

---

4 Infektionen nach Revision und Spül-Saug-Drainage oder Gentamycin-PMMA-Kugeln
  „geheilt". 3 werden mit einem Langzeitantigiotikum behandelt
1 Amputation
1 Entfernung der Prothese
4 Arthrodesen
9 Austausch der Prothese – 7 geheilt

Ich möchte nochmal betonen, daß die Austauschoperationen keine einfachen Routine-Operationen sind, sondern meiner Meinung nach gegenwärtig an bestimmten Kliniken mit Spezialinteresse und Erfahrung zentralisiert werden sollten.

Literatur

1. Blomgren G, Knutson K, Lidgren L, Wigren A (1986) Hämatogene Infektionen bei totalen Knieendoprothesen. In Vorbereitung
2. Knutson K, Hovelius L, Lidgren L, Lindstrand A (1984) Arthrodesis after failed knee arthroplasty. A nationwide multicenter investigation of 91 cases. Clin Orthop 191: 202
3. Knutson K (1985) The failed knee arthroplasty. Thesis, University of Lund, Sweden
4. Knutson K, Lidgren L, Lindstrand A (1985) Survival of knee arthroplasties. A nationwide multicenter investigation of 8000 cases. Submitted for publication
5. Knutson K, Lidgren L, Lindstrand A (1985) Arthrodesis for failed knee arthroplasty. A report of 20 cases. J Bone Joint Surg [Br] 67: 47

Die infizierte Knieendoprothese bei Patienten mit Erkrankungen des rheumatischen Formenkreises

E. Kisslinger, D. Wessinghage und G. Waertel

Chronische Polyarthritiden können ebenso wie die Arthrose zu schweren deformierenden Kniegelenksveränderungen führen. Es kommt zu einer schmerzhaften Bewegungseinschränkung und aufgrund der Instabilität des Gelenkes zu einer zunehmenden Belastungsbehinderung. Im Gegensatz zum Hüftgelenk sind die biomechanischen Probleme beim Kniegelenksersatz bisher nicht optimal gelöst. Nach Möglichkeit führen wir aus diesem Grunde gelenkerhaltende Operationen wie Artikulosynovektomien, Arthrolysen, Gelenkflächenosteotomien oder aber kniegelenksnahe Umstellungsosteotomien durch. Ergänzend können Weichteileingriffe, so zur Beseitigung von Kontrakturen, bzw. die Exstirpation von Baker-Zysten [13, 14], vorgenommen werden. So haben wir bei 923 in der Zeit von 1975 bis 30.6. 1985 an der Orthopädischen Klinik des BRK-Rheumazentrums Bad Abbach vorgenommenen Operationen am Kniegelenk bei Patienten mit ätiologisch unterschiedlichen chronischen Polyarthritiden (cPn) in 620 Fällen (67%) gelenkerhaltende Eingriffe durchgeführt. Trotz dieser immer noch geübten Zurückhaltung zum totalen Kniegelenksersatz wie auch zum partiellen bzw. Gelenkflächenersatz weist bei uns die Rate der Implantationen eine ständig zunehmende Tendenz auf. Dies dürfte z.T. in der Tatsache begründet sein, daß viele noch vor einiger Zeit als inoperabel geltende Patienten in steigendem Maße einer operativen Therapie zugeführt werden.

Zum Kniegelenksersatz verwenden wir die GSB-Kniegelenksprothese nach Gschwend-Scheier-Bähler, ein sog. physiologisches Scharniergelenk mit wandernder Achse. Gschwend [4, 5] gibt folgende Charakteristika für diese Prothese an:

- geringe Knochenresektion
- Erhaltung breiter kondylärer Abstützflächen
- physiologische Kinematik mit wandernder Achse
- intramedulläre Verankerung
- Stabilität trotz zerstörter Bänder
- ausgedehnter Bewegungsumfang.

Bei der heute verwendeten GSB-Prothese ist ein hochgezogener Femurschild als Patellagleitbahn integriert. Zusätzlich wird der partielle Ersatz der Patellagelenkfläche vorgenommen. Hierdurch soll den als Spätfolgen beschriebenen und auch von uns gelegentlich beobachteten progredienten Patellaveränderungen bis zur fortgeschrittenen Arrosion, die auch mit schmerzhaften Funktionseinschränkungen einhergehen, entgegengewirkt werden.

Als Schlittenprothese verwenden wir seit der Einführung in Mainz Ende der 60er Jahre nach der St.Georg-Schlittenprothese [2, 3] in den letzten Jahren aus-

Knochen- und Gelenkinfektionen
Herausgegeben von H.Cotta und A.Braun
© Springer-Verlag Berlin Heidelberg 1988

schließlich das Modell von Tönnis. Der den Femurkondylenkrümmungen angepaßte und in mehreren Größen zur Verfügung stehenden Kufen-Anteil der Schlittenprothese weist auf der konkaven Seite einen zentralen Verankerungsstiel mit
einer stegartig längsverlaufenden Stützfläche auf. Das absatzförmige Tibiaplateau
aus Polyäthylen ist auf der Oberfläche am zentralen Rand mit einem Veranke-
rungsblock versehen [12]. Die Implantation erfolgt bei uns ähnlich wie bei anderen
Operateuren (u.a. [1, 4]) in der ALLO Pro-Sterilbox nach Weber. Der Eingriff wird
zumeist in Blutleere vorgenommen, die Fixierung des Implantats führen wir mit
Refobacin-Palacos durch. Eine systemische perioperative Antibiotikaprophylaxe
bleibt aufgrund unserer Erfahrungen lediglich auf extreme Ausnahmefälle
beschränkt.

In der Zeit von 1/77 bis 6/85 wurden an der Orthopädischen Klinik des BRK-
Rheumazentrums Bad Abbach 425 Kniegelenksendoprothesen bei 335 Patienten
implantiert. 223 Patienten (mit 303 Prothesen) waren an cPn erkrankt, 90% hiervon an chronischer Polyarthritis, der restliche Anteil an juveniler Arthritis, Spondylitis ankylosans, Psoriasis-Arthritis. Diesen gegenübergestellt werden 112 Patienten mit rein degenerativen Veränderungen des Kniegelenkes. Das Verhältnis der
Eingriffe Arthritiker : Arthrotiker = 2 : 1 spiegelt sowohl die besondere Situation
unseres Hauses hinsichtlich der Patienten wider als auch die durch uns geübte
Zurückhaltung zum Ersatzeingriff bei der Arthrose. Das Verhältnis von weiblichen
zu männlichen Patienten betrug 9 : 1 (Tabelle 1).

Bei Patienten mit cPn lag das Operationsalter mit 60,8 Jahren (23,2–83,0 J.) um
10 Jahre niedriger als bei den Arthrotikern. In beiden Gruppen wurden Schlittenprothesen um 3,4 bzw. 4,0 Jahre früher als Totalprothesen eingesetzt. Die Implan-

Tabelle 1. Knieendoprothesen-Patienten (1.1. 1977 – 30.6. 1985). (*cPn* chronische Polyarthritiden)

	cPn		Arthrose		Summe	
	n	%	n	%	n	%
Männer	21	9,4	12	10,7	33	9,9
Frauen	202	90,6	100	89,3	302	90,1
Summe	223	66,6	112	33,4	335	100,0

Tabelle 2. Knieendoprothesen-Implantate (1.1. 1977–30.6. 1985). (*TKP* Totalendoprothesen, *SCHL* Schlittenprothesen)

	cPn		Arthrose		Summe	
	n	%	n	%	n	%
TKP	154	50,8	52	42,6	206	48,4
SCHL	149	49,2	70	57,4	219	51,6
medial	52	34,9	50	71,4	102	46,6
lateral	97	65,1	20	28,6	117	53,4
Summe	303	71,3	122	28,7	425	100,0

tate verteilen sich auf insgesamt 206 Total- (48,4%) und 219 Schlittenprothesen (51,6%). Die erheblichen Destruktionen bei cPn, die Lockerung und Zerstörung des Bandapparates, die Muskelminderung zwingen bei diesen Patienten in einem höheren Prozentsatz (50,8%) zum totalendoprothetischen Ersatz als bei Arthrotikern (41,6%). Auffällig ist, daß bei cPn 65% der Schlittenprothesen lateral, bei der Gonarthrose dagegen 71% medial implantiert werden mußten. Dies entspricht der klinischen Erfahrung mit dem Überwiegen einer Valgusdeformität beim Polyarthritiker. Diese ist möglicherweise auf einen gleichzeitigen Hüftgelenksbefall mit Adduktionskontraktur sowie die typischen rheumatischen Fußdeformitäten zurückzuführen. Andrerseits ist die Varusgonarthrose eine Erkankung der älteren Frau. Wegen des multiplen Gelenkbefalls mußten wir bei cPn vermehrt Eingriffe an beiden Kniegelenken vornehmen: 66,6% aller Patienten haben 71,3% der Implantate erhalten (Tabelle 2).

Infekt als Komplikation

Bei 13 Polyarthritikern (1 männl., 12 weibl. Patienten) kam es an 14 Kniegelenken zum Infekt. Die durchschnittliche Krankheitsdauer mit 15,2 Jahren dieser Patienten lag ebenso wie das Alter zum Operationszeitpunkt mit 62,7 Jahren (47,3–73,3 J.) mit jeweils 2 Jahren nur unwesentlich über den Werten der Gesamtgruppe. Die Infektrate in der cPn-Gruppe war mit 4,6% (14 Prothesen) höher als bei Arthrotikern mit 2,4% (3 Prothesen). Über ähnliche Erfahrungen berichten auch andere Autoren [6, 7].

Unabhängig von der zugrunde liegenden Erkrankung kam es nach Implantation von Totalprothesen mit 5,3% etwa doppelt so häufig zum Infekt wie nach

Tabelle 3. Infektion in Abhängigkeit von Grunderkrankung und Schnittführung (1.1. 1977–30.6. 1985). (*LS* medianer Längsschnitt, *INF* Infekt)

		cPn			Arthrose			Summe		
		n	INF	%	n	INF	%	n	INF	%
Mori	TKP	16	1	6,2	2	1	50,0	18	2	11,1
	SCHL	44	3	6,8	13	1	7,7	57	4	7,0
	Summe	60	4	6,7	15	2	13,3	75	6	8,0
Payr	TKP	24	4	16,6	11	1	9,9	35	5	14,2
	SCHL	16	1	6,2	15	–	–	31	1	3,2
	Summe	40	5	12,5	26	1	3,8	66	6	9,9
LS	TKP	114	4	3,5	39	–	–	153	4	2,6
	SCHL	89	1	1,1	42	–	–	131	1	0,8
	Summe	203	5	2,4	81	–	–	284	5	1,8
Summe	TKP	154	9	5,8	52	2	3,8	206	11	5,3
	SCHL	149	5	3,3	70	1	1,4	219	6	2,7
	Summe	303	14	4,6	122	3	2,4	425	17	4,0

Schlittenprothesen (2,7%) (Tabelle 3). Als prädisponierende Faktoren für die erhöhte Infektquote bei cPn sind anzuführen: vorausgegangene Operationen (Synovektomien bei 2 Pat.), bei weiteren 4 Patienten bestand einmal ein Diabetes mellitus, 3 wiesen lokal schwere Hautschäden auf. Außerdem dürfte der konsumierende Charakter der chronisch entzündlichen Erkrankung in Verbindung mit einer Resistenzminderung eine nicht zu unterschätzende Rolle spielen. Die Rate von voroperierten Kniegelenken lag in der Infektgruppe mit 14,7% (2 von 14 Prothesen) aber nicht höher als allgemein bei cPn mit 14,2% (43 Voroperationen bei 303 Implantaten).

Alle Patienten mit cPn der Infektgruppe standen unter einer allerdings unterschiedlichen Medikation: drei erhielten nur nichtsteroidale Antirheumatika (NSAR), drei NSAR und Cortison, vier NSAR und sog. Basistherapeutika (Gold, Chloroquin, Penicillamin), einer NSAR, Cortison und Gold, zwei weitere NSAR und Immunsuppressiva (Azathioprin). Im Unterschied zum nichtsignifikanten Einfluß einer antirheumatischen Medikamentation fanden wir eine deutliche Korrelation zwischen verwendetem Hautschnitt und Infektrate. Da 10 von 14 tiefen Infekten ihren Ausgang von oberflächlichen Wunddehiszenzen genommen haben, muß eine gefährdende Schnittführung zumindest als Teilfaktor bei der Infektentstehung angesehen werden. Bei der früher – und jetzt noch bei Synovektomien – verwendeten Mori-Schnittführung (2 parapatellare Hautschnitte, Abb. 1) und dem zumeist medial angelegten Payr-Schnitt war die Infektrate, bezogen auf Arthritiker und Arthrotiker, mit 8,0% bzw. 9,1% signifikant höher als bei der jetzt von uns nach der Anregung Gschwends geübten medianen Längsschnittführung mit 1,8%. Über ähnlich positive Ergebnisse mit dem Längsschnitt berichten auch Reichelt u. Trümper [9] sowie Scheier [10]. Die Infektrate bei Mori- und Payr-Schnittführung zeigt bei Aufschlüsselung in cPn mit 9,0% und Arthrose mit 7,3% nur geringfügige Unterschiede auf. Ein gleichartiger Trend ist auch nach Einführung des Längsschnittes zu beobachten: Bei cPn kam es im Beobachtungszeitraum bei 203 implantierten Prothesen in 5 Fällen (2,4%) zum Infekt, bei der Arthrose bisher bei 81 Implantaten noch zu keinem Infekt – daraus resultiert wie erwähnt eine Gesamtinfektrate beim Längsschnitt von 1,8% (Tabelle 3).

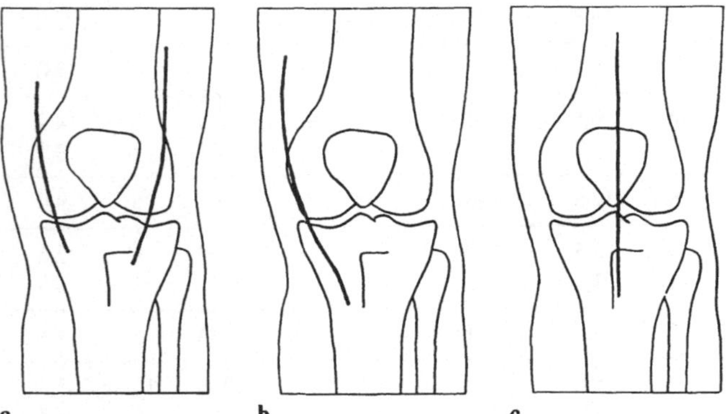

a   b   c

Abb. 1 a–c. Schnittführung am Kniegelenk (schematische Darstellung). **a** Mori-Schnittführung, **b** medialer Payr-Schnitt, **c** medianer Längsschnitt

Bei den 14 Infekten wurden als Erreger 10mal Staphylococcus aureus, einmal Pseudomonas aeruginosa, einmal vergrünende Streptokokken isoliert. In zwei Fällen gelang kein Erregernachweis; auch die histologische Untersuchung erbrachte hier kein spezifisches Resultat, wenn sich auch makroskopisch der Verdacht auf einen Infekt nicht ausschließen ließ. Die Isolierung identischer Keime bei einer Patientin mit doppelseitigem Infekt, bei der wegen eines vorübergehenden Nierenversagens infolge Sepsis eine Hämodialyse vorgenommen wurde, spricht für eine hämatogene Metastasierung des kontralateralen Transplantationsgebietes.

Therapie

Bei der Behandlung von Gelenkinfekten, insbesondere aber beim künstlichen Gelenkersatz, hat sich uns folgendes Vorgehen bewährt, das jeweils den individuellen Gegebenheiten angepaßt wird: Zur Prophylaxe einer Sekundärinfektion bei Wundheilungsstörungen führen wir die Revision durch mit Sekundärnaht und evtl. Einlegen einer Redondrainage. Bei Verdacht auf einen tiefen Infekt (Nachweis von pathogenen Keimen im Punktat) richtet sich das Vorgehen nach dem klinischen Befund. Bei reizlosen klinischen Verhältnissen erfolgt die i.v. Gabe von Antibiotika nach Antibiogramm, lokale Eisapplikation, Ruhigstellung in dorsaler Oberschenkelgipsschiene und intensive krankengymnastische Übungsbehandlung zur Vermeidung fibröser Gelenksteifen. Läßt sich so die Situation nicht beherrschen (Kontrolle von BKS, Leukozyten, Temperatur) entschließen wir uns zur baldigen operativen Revision mit großzügiger Resynovektomie, Debridement und Einlegen einer Spül-Saug-Drainage. Der Spülflüssigkeit setzen wir alternierend im 12-h-Rhythmus Nebacetin und Varidase zu. Nach ca. 2 Wochen erfolgt in Abhängigkeit vom klinischen Befund das Umstellen der Drainage auf Sog, i. allg. wird nach weiteren 2–3 Wochen die Drainage dann entfernt.

Nach der Definition des V. Heidelberger Orthopädiesymposiums über Knochen- und Gelenkinfektionen sind 11 unserer 14 tiefen Infekte bei cPn als Frühinfekte (Auftreten bis zum 6. postoperativen Woche) und 3 als Spätinfekte zu werten.

Zur Sanierung der Frühinfekte mußte bei 4 Patienten letztendlich eine Arthrodese des Kniegelenkes durchgeführt werden. Bei einer weiteren Patientin konnte

Tabelle 4. Therapie bei infizierten Knieendoprothesen bei cPn (1.1. 1977–30.6. 1985)

Frühinfekte (n = 11 Fälle)	
Spül-Saug-Drainage (SSD), Abheilung	6
Arthrodese	2
Arthrodese nach SSD	1
Arthrodese nach Prothesenwechsel	1
Exitus letalis	1
Spätinfekte (n = 3 Fälle)	
Arthrodese	1
Explantation und Orthesenversorgung	
– nach Prothesenwechsel und SSD	1
– nach zweimaliger SSD	1

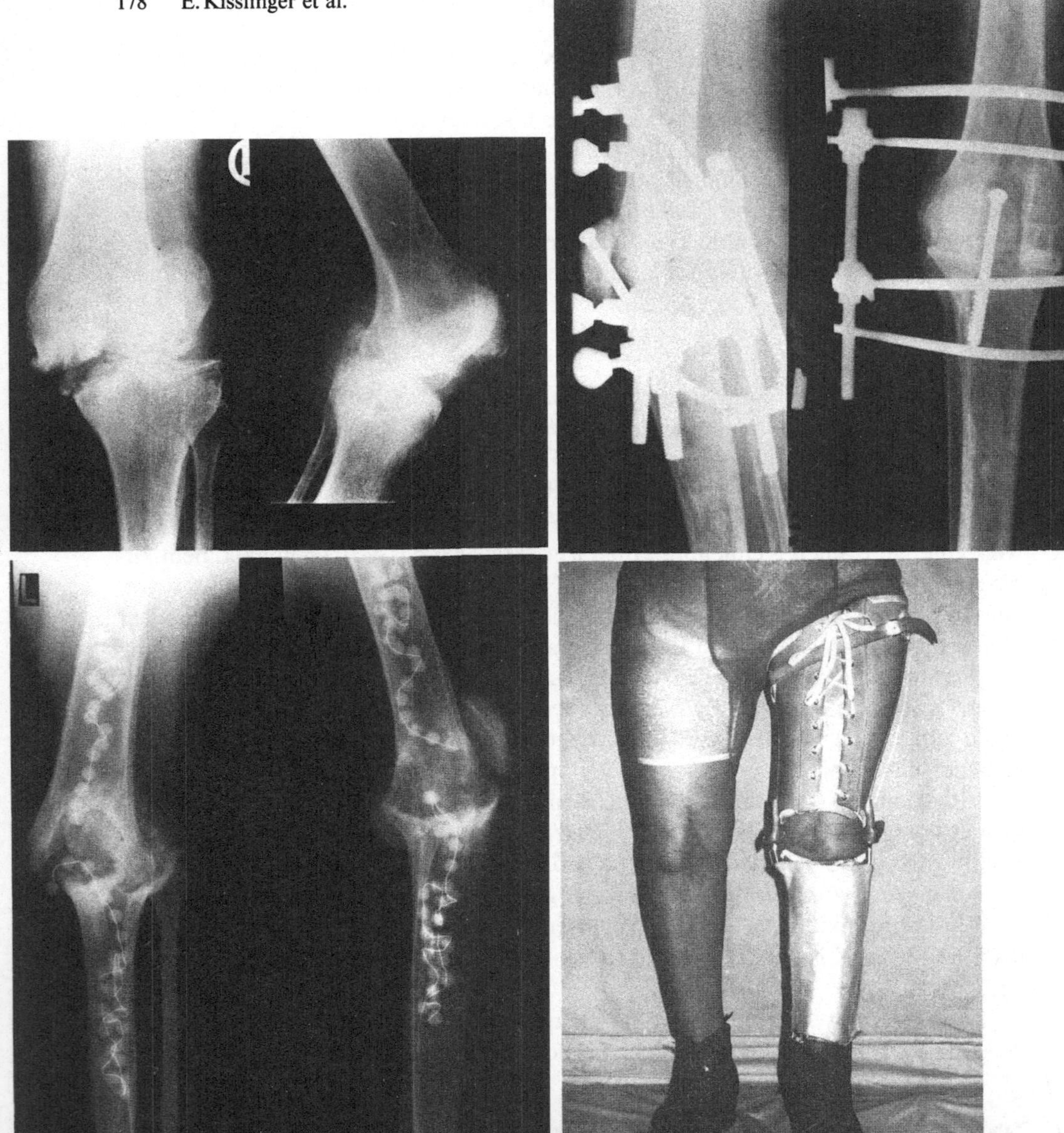

Abb. 2a–d. 63jährige Patientin mit langjährig bestehender chronischer Polyarthritis. **a** Instabilität und Destruktion beider Kniegelenke, präoperative Röntgenaufnahme des linken Kniegelenkes. **b** Nach Infekt Prothesenausbau rechts und Sanierung mit Arthrodese. **c** Bei massivem Infekt links Prothesenausbau, Einlegen von PMMA-Ketten. Bei Arthrodese rechts wurde keine 2. Arthrodese durchgeführt. **d** Versorgung mit Orthese links. Damit besteht eine befriedigende Beweglichkeit der präoperativ bettlägrigen Patientin

wegen des erheblich reduzierten Allgemeinzustandes eine Sanierung durch eine nochmalige Operation in Form einer Arthrodese nicht erfolgen; sie kam 5 Monate nach Implantation einer Schlittenprothese ad exitum.

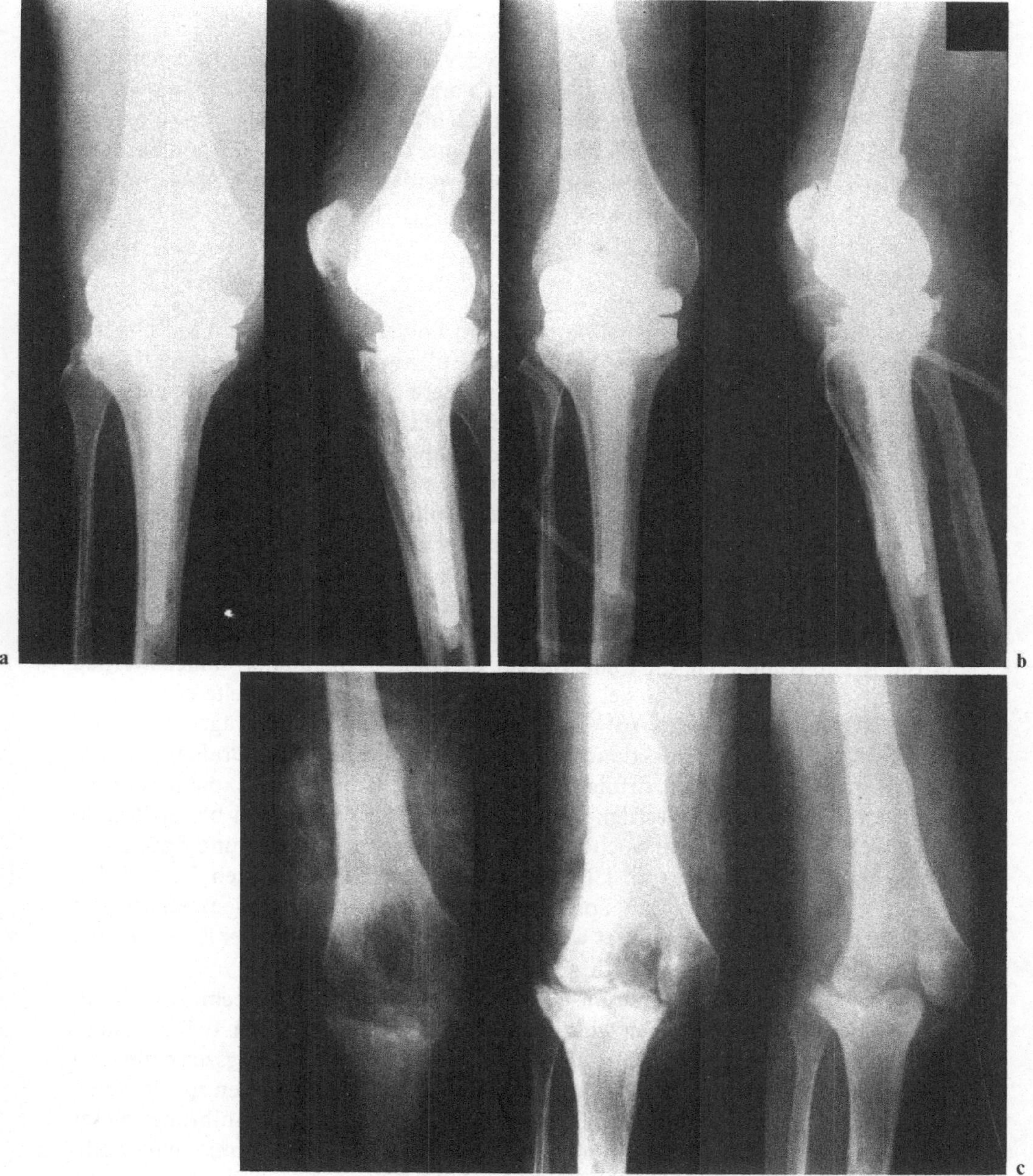

Abb. 3a–c. 71jährige Patientin ebenfalls mit langjähriger chronischer Polyarthritis. **a** Septische Prothesenlockerung. **b** Nach Revision oberflächlicher Wundheilungsstörungen schließlich Einlegen einer Spül-Saug-Drainage. In diesem früheren Fall wurde noch keine großzügige Resynovektomie vorgenommen. **c** Verlauf nach Prothesenausbau. Versorgung mit Orthese, da auf der Gegenseite eine fibröse Kniegelenksankylose bestand

Bedingt durch diese ungünstigen Verläufe haben wir das Procedere auf die oben beschriebene Verfahrensweise umgestellt. Es ist uns dadurch gelungen, 6 Fälle von Frühinfekten zur bisher folgenlosen Abheilung zu bringen (Nachbeobachtungszeit von 1,0–3,5 J.). Die Sanierung der Spätinfekte erfolgte in einem Fall durch Arthrodese, in zwei weiteren nach Explantation durch eine Orthesenversorgung, die jeweils eine Verbesserung der Gehfähigkeit gegenüber präoperativ bewirkte. Auch bei diesen Verläufen ist anzumerken, daß eine Versorgung nach den jetzt geübten Kriterien nicht durchgeführt worden ist (Tabelle 4, Abb. 2 und 3).

Diskussion

Der endoprothetische Kniegelenksersatz beim Polyarthritiker scheint ein höheres Infektionsrisiko gegenüber den Arthrotikern aufzuweisen [4, 6, 7]. Als Erklärung für dieses Phänomen ist anzuführen: eine größere Zahl von Voroperationen, vermehrt vorgenommene intraartikuläre Injektionen, ungünstige lokale und allgemeine Verhältnisse, insbesondere auch eine herabgesetzte Abwehrkraft. In Kenntnis dieser potentiellen Komplikationen sind wir mit dem alloarthroplastischen Ersatz zurückhaltend. Unter entsprechenden Kautelen (Operation im Rein-Raum-System, Verwendung des schonenden medianen Längsschnittes) ist an unserer Klinik die Infektrate bei Kniegelenksimplantaten insgesamt in den letzten Jahren unter 1,8% gesunken (284 Prothesen – 5 Infekte).

Die Infektion einer implantierten Knieendoprothese stellt immer noch eine ernste Komplikation dar, die i. allg. oft nur durch die Explantation saniert werden kann. So führt Gschwend [4] bei allen Infektionen – hierbei handelte es sich ausschließlich um Spätinfektionen – die Kniearthrodese durch. Schwägerl et. al. [11] berichten, daß bei Frühinfektionen der Versuch eine Spül-Saug-Drainage in keinem Fall den erwünschten Erfolg brachte und jeweils nach der Explantation die Arthrodese durchgeführt werden mußte. Sie befürworten dagegen bei Spätinfekten eher ein Zuwarten unter hochdosierter antibiotischer Therapie und Spül-Saug-Drainage. Nach Köhler et al. [8] kann bei sicher nachgewiesenen bakteriellen Infektionen langfristig trotz Spül-Saug-Drainage und Prothesenwechsel der Gelenkersatz i. allg. nicht gerettet werden. Auch Reichelt u. Trümper [9] führen bei der Infektion schließlich die Arthrodese durch.

Diese Berichte stimmen mit unseren Erfahrungen nur z. T. überein. Im Gegensatz zu diesen Autoren können wir über 6 Patienten mit gesichertem tiefen Frühinfekt berichten, bei denen die Sanierung über einen Beobachtungszeitraum von 1,0–3,5 Jahren gelungen ist. Wir führen diesen Erfolg auf die oben geschilderte, rechtzeitige rigorose chirurgische Intervention zurück. Seit Einführung dieser Maßnahmen mußten wir nach Prothesenausbau bei Infekt nur einmal eine Arthrodese durchführen, wobei als komplizierende Ursache infolge einer diabetischen Mikroangiopathie eine ausgedehnte tiefgreifende Hautnekrose vorgelegen hat, die auch durch Schwenkklappenplastik nicht zu sanieren war.

Zusammenfassung

Von 1977 bis 30. 6. 1985 wurden an der Orthopädischen Klinik des BRK-Rheumazentrums Bad Abbach 303 Knieendoprothesen bei 223 Patienten mit chronischen Polyarthritiden implantiert. Wir verwenden ausschließlich die GSB-Totalprothese und die Schlittenprothese nach Tönnis, früher die St. Georg-Prothese von Engelbrecht.

Die Prothesen werden unter regelmäßiger Verwendung von Refobacin-Palacos in der Sterilbox implantiert, i. allg. erfolgt keine perioperative Antibiotikaprophylaxe. Zu einer tiefen Infektion kam es bei 14 Prothesen in der cPn-Gruppe. Die Infektrate lag dabei mit 4,6% deutlich höher als bei den Arthrotikern mit 2,4% (3 Infektionen bei 122 Implantaten). Als Erreger dominierte Staphylococcus aureus. Prädisponierende Faktoren beim Rheumatiker sind insbesondere Voroperationen, intraartikuläre Injektionen, lokale Hautschäden sowie eine herabgesetzte Abwehrkraft durch langdauernde Erkrankung und unterschiedliche medikamentöse Behandlung, insbesondere mit Kortikosteroiden und sog. Basistherapeutika. Die Infektrate konnte insgesamt seit Umstellung auf einen medianen Längsschnitt im Vergleich zu den früher verwendeten Schnittführungen nach Mori und Payr von 8,5% auf 1,8% gesenkt werden. Bei den Spätinfektionen (> 6 Wo. postop.) und bei 4 der 11 Frühinfekte (< 6 Wo. postop.) erfolgte die Sanierung nach Prothesenexplantation durch eine Arthrodese bzw. eine Orthesenversorgung. Dagegen ist es uns in letzter Zeit gelungen, 6 Frühinfekte durch rechtzeitig vorgenommene revidierende Synovektomie und ausgedehntes Debridement sowie Einlegen einer Spül-Saug-Drainage bisher zur Abheilung zu bringen (Nachbeobachtungszeit 1,0–3,5 Jahre).

Literatur

1. Dederich R, Wolf L (1982) Knieendoprothesen-Nachuntersuchungsergebnisse. Unfallheilkunde 85: 359–368
2. Dreyer J, Späh HJ, Teicher A (1984) Längerfristige Ergebnisse mit Schlittenprothesen „St. Georg". Z Orthop 122: 72–77
3. Engelbrecht E (1971) Die Schlittenprothese, eine Teilprothese bei Zerstörungen im Kniegelenk. Chirurg 42: 510
4. Gschwend N (1981) The Gschwend-Scheier-Bähler-(GSB)-replacement of the rheumatoid knee joint. Reconstr Surg Traumatol 18: 174–194
5. Gschwend N, Scheier H, Bähler A (1984) The GSB knee protheses. The knee joint. Int. Congr. Rotterdam 1973. Excerpta Medica, Amsterdam p 264
6. Hagena FW, Hofmann GO (1984) Lang- und mittelfristige Ergebnisse nach Implantation der GSB-Kniegelenks-Endoprothese. Unfallheilkunde 87: 133–143
7. König G (1981) Spätkomplikationen bei Kniegelenksendoprothesen und ihre Therapie bei Rheumatikern. Aktuel Probl Chir Orthop 15: 91–95
8. Köhler G, Mohing W, Richter R (1981) Erfahrungen mit Re-Operationen nach teil- und vollprothetischer Versorgung des Kniegelenkes. Aktuel Probl Chir Orthop 15: 84–90
9. Reichelt A, Trümper L (1984) Ergebnisse mit der GSB-Kniegelenksprothese bei Arthrose und rheumatoider Arthritis. Orthop Praxis 20: 472–479
10. Scheier HG (1977) Spezifische Komplikationen des Totalersatzes Kniegelenk. Orthopäde 6: 233–234
11. Schwägerl W, Böhler N, Czurda R (1981) Komplikationen nach Kniegelenksendoprothesen. Aktuel Probl Chir Orthop 15: 51–57
12. Tönnis D (1979) Eine abgeänderte Schlittenprothese für den Aufsitz auf Kortikalisflächen. Z Orthop 117: 833–836
13. Wessinghage D (1983) Operative Behandlung bei Polyarthritiden. Orthop Praxis 19: 189–206
14. Wessinghage D, Zacher J, Mohr W (1982) Artikulo- und Tenosynovektomie bei chronischen Polyarthritiden. Int Welt 5: 280–289

Der Gastrocnemiuslappen zur Sanierung der infizierten Knieendoprothese

R. Labitzke und J. Jastrzebski

Die Erfahrungen von rund 30 gestielten Muskellappenplastiken an der unteren Extremität zeigen einen möglichen Weg auch in der Behandlung freiliegender Kniegelenksprothesen auf [5].

Das Kniegelenk ist nicht nur wegen seiner schwer faßbaren Biomechanik ein kritisches Gelenk für eine Prothesenimplantation, auch seine magere Weichteilbedeckung kann Wundheilungsstörungen zur Folge haben. Jede Heilungsstörung kann unmittelbar zum Defekt mit Freiliegen einer Prothese führen. Während die Hüfte durch ein gut durchblutetes Muskelpolster im biologischen Vorteil ist, läßt die feste Verwachsung von Haut und Unterhaut an den Knochen des Kniegelenkes nicht einmal die Möglichkeit wirksamer entlastender Hilfsschnitte oder die Bildung ausreichend mobilisierbarer Schwenklappen zu. Wenn das erforderliche Blutvolumen ortsständig nicht bereitgestellt werden kann, lassen sich Defekte über

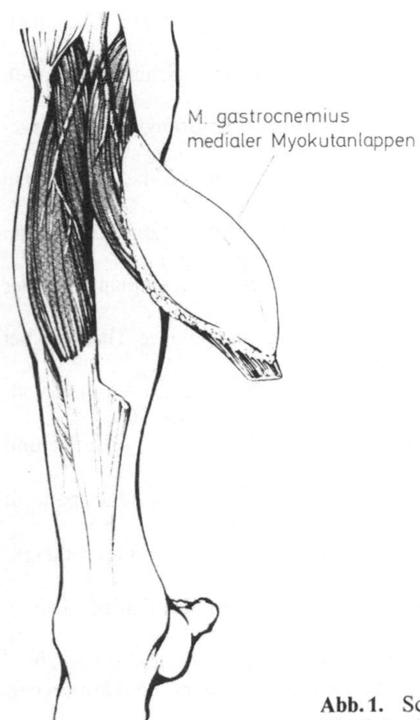

Abb. 1. Schema der Blutversorung beider Gastrocnemiusbäuche. Medialer Myokutanlappen

Knochen- und Gelenkinfektionen
Herausgegeben von H. Cotta und A. Braun
© Springer-Verlag Berlin Heidelberg 1988

freiliegenden Prothesen nicht schließen. Auch der Antibiotikatransport bleibt unzureichend. Kurz- bis mittelfristige Folge ist die infizierte Prothesenlockerung.

Die traditionelle septische Chirurgie – Debridement, lokale Antibiotika, aseptische Wundabdeckung mit Hautersatz – führt in solchen Situationen nicht zum Ziel. Wenn eine Sanierung überhaupt möglich werden kann, dann nur durch transferiertes Gewebe, welches über einen eigenen, vom Wundgrund unabhängigen leistungsfähigen Blutkreislauf verfügt. Generell bieten sich Muskel- und Muskelhautlappen an, am Kniegelenk besonders in Form des medialen und lateralen Gastrocnemius [1]. Für jeden seiner Bäuche getrennt entspringen Suralarterien aus der Poplitea – Typ 1 der Blutversorgung nach Mathes u. Nahai (Abb. 1) [4]. Der mediale Teil des Gastrocnemius läßt sich besonders leicht vom tiefer liegenden Soleus trennen. Die Präparation über einen entlang der medialen Tibiakante verlaufenden Zugang kann überwiegend stumpf nach proximal zum Gefäßstiel durchgeführt werden, nachdem die Masse der Muskulatur von der Achillessehne getrennt ist. Wenn man soweit wie möglich nach kranial geht, läßt sich der Lappen gut rotieren und bleibt sicher durchblutet (Abb. 2) [2, 3].

Patientengut und Ergebnisse

Bisher haben wir den Gastrocnemiuslappen 18mal an der unteren Extremität angewandt. 12 Defekte der Knieregion oder der Tibia betrafen Osteosynthesen mit z. T. freiliegenden Metallen und 3 freiliegenden Endoprothesen, alles übrige waren ausschließlich Weichteilschäden.

Die 3 Prothesen wurden 2mal mit einem Myokutan- und einmal mit einem Muskellappen und Spalthaut gedeckt. Im letzten Falle bildete sich nach einem halben Jahr erneut eine Fistel; das schmerzhaft gelockerte Implantat wurde entfernt, das Gelenk versteift. Wir hatten mit der Lappenbildung etwa 3 Wochen nach sich abzeichnendem Defekt – und damit zu lange – gewartet.

Zusammenfassung

Die Entwicklung eines endoprothetisch versorgten offenen Kniegelenkes führt gesetzmäßig über die tiefe Infektion zur Lockerung, wenn es nicht gelingt, noch im Stadium der Wundheilungsstörung den beginnenden Infekt zu beherrschen. Wir sind der Meinung, daß nur die frühestmögliche Entscheidung zur biologischen Deckung erfolgreich sein kann – bevor der Infekt die Grenze zwischen Prothese und Knochen erreicht.

Die konventionellen Methoden der septischen Chirurgie versagen wegen der fehlenden gut durchbluteten Weichteilmantels. Die bisherigen Erfahrungen mit dem Gastrocnemiuslappen lassen hoffen, daß sich auch für die freiliegende Knieendoprothese ein Weg zeigt, sie vor der Explantation zu bewahren. Bleibt der Erfolg versagt, war die Defektdeckung nicht umsonst, denn sie verhilft über die verbesserte Durchblutung zur komplikationslosen Arthrodese.

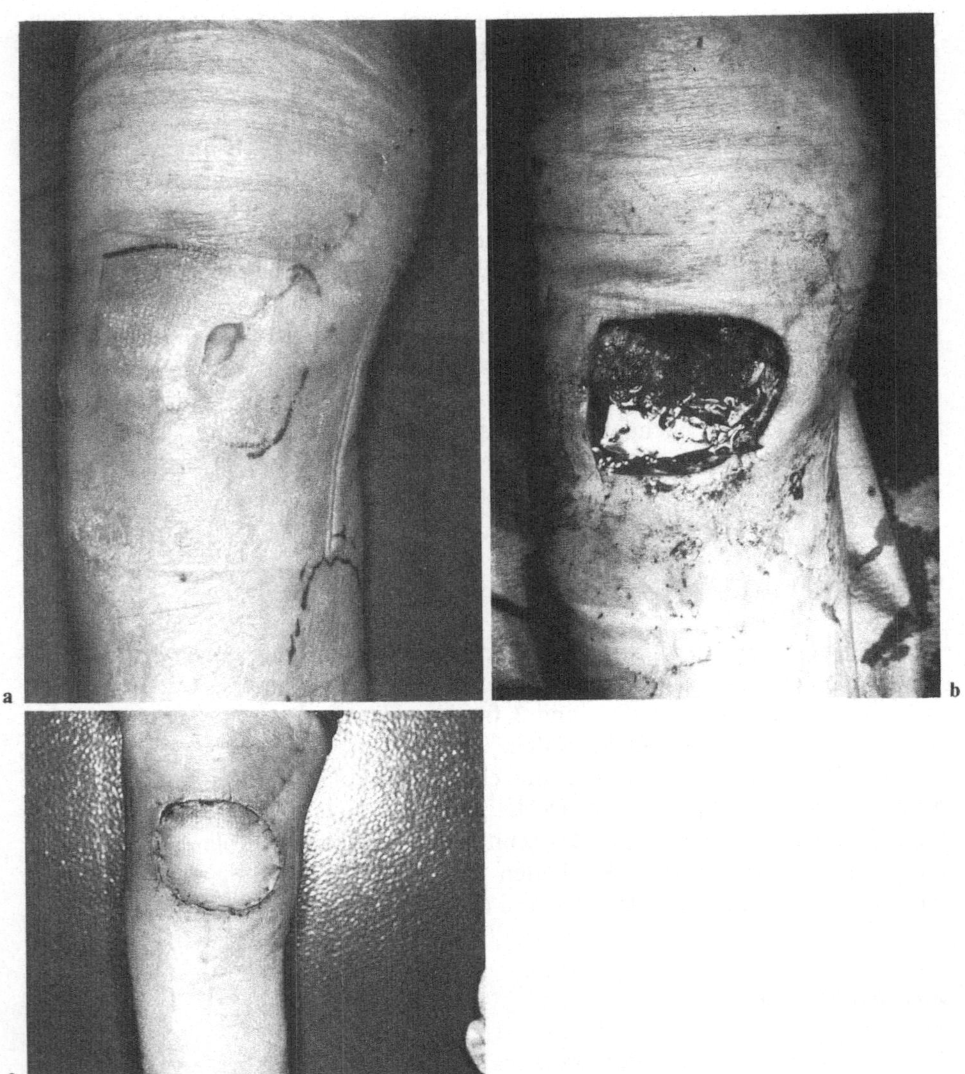

Abb. 2a–c. Medialer Gastrocnemius-Myokutaninsellappen, **a** freiliegende Schlittenprothese, **b** großräumige Exzision der entzündeten Weichteile, **c** 1 Woche post operativ

Literatur

1. Ger R (1971) The technic of muscle transposition in the operative treatment of traumatic and ulcerative lesions of the leg. J Trauma 11: 502
2. Labitzke R, Jastrzebski J (1985) Ausheilung infizierter Defektwunden der unteren Extremität mit dem gestielten Gastrocnemiuslappen. Unfallchirurg 88: 528
3. Jastrzebski J, Labitzke R (1985/86) Der gestielte Gastrocnemiuslappen zur Behandlung von Weichteildefekten der Kniegelenksregion. Chir Praxis 35, 321
4. Mathes J, Nahai F (1982) Clinical applications for muscle and musculocutaneous flaps. Mosby, St. Louis Toronto London
5. Sanders R, O'Neil T (1981) The gastrocnemius myocutaneous flap used as cover for the exposed knee prosthesis. J Bone Joint Surg [Br] 63: 383

Das Schicksal der infizierten Knieendoprothese

A. BRAUN und E. NEUSEL

Klinische Propädeutik

Endoprothesen werden weitaus häufiger an der Hüfte als am Kniegelenk durchgeführt. Neben der historischen Entwicklung ist die komplizierte Biomechanik des Kniegelenkes [32, 33] ein wesentlicher Grund, mit der Gelenkersatzchirurgie des Kniegelenkes zurückhaltender zu sein. Hauptindikationen zur Endoprothese sind Arthrosen unterschiedlicher Ätiologie, rheumatoide Arthritis und Tumoren. *Implantatlockerungen* und *Infektionen* sind die häufigsten Komplikationen. Liegt die Infekthäufigkeit bei Hüftendoprothesen bei ca. 1%, so ist die Infekthäufigkeit nach Knieendoprothesen bei 4–5% [31] anzunehmen. Die Angaben schwanken zwischen 1% und 20% [1, 2, 6, 7, 11, 12, 18, 20–22, 24, 27, 36–38, 40, 41].

Durch verbesserte Operationstechnik, „saubere Luft" und perioperative Antibiotikaprophylaxe bei Risikopatienten ist anzunehmen, daß die relative Zahl der infizierten Kniegelenkendoprothesen fällt. Hält der Trend zur immer großzügiger gestellten Indikation der Knieendoprothese an, ist jedoch mit einer Zunahme der absoluten Zahl infizierter Knieendoprothesen zu rechnen. Unterstellt man, daß in der Bundesrepublik jährlich 7000 Knieendoprothesen implantiert werden, so muß man sich bei einer Infektionsrate von 4% mit 280 tiefen Infektionen pro Jahr am Kniegelenk auseinandersetzen. Weltweit muß man schätzungsweise mit 2800 infizierten Knieendoprothesen rechnen. Diese erschreckend hohe Zahl verpflichtet den Operateur, nicht nur den Patienten auf das Risiko hinzuweisen, sondern auch auf die teilweise erheblichen therapeutischen Probleme vorbereitet zu sein. Im Zweifelsfall sollten Patienten in Spezialabteilungen verlegt werden, die sich bevorzugt mit infizierten Gelenkimplantaten beschäftigen.

Ursachen zur Entstehung infizierter Knieendoprothesen (Risikofaktoren)

Bei der Endoprothetik des Kniegelenkes ist das Infektionsrisiko wegen der *dünnen Weichteilbedeckung* und des Fehlens einer schützenden Muskelmanschette weitaus höher als an der Hüfte einzuschätzen. *Wundheilungsstörungen* im Haut- und Subkutangewebe können sich leicht zu tiefen Infektionen ausbreiten. Hood u. Insall [18] haben darauf hingewiesen, daß es in 30% zu lokalen Wundproblemen, wie Hämatomen und verzögerter Wundheilung, gekommen ist. Jones et al. [24] haben die unmittelbare Nähe zwischen *Hautinzision* und Implantat als Infektionsgefahr angesehen. Wundheilungsstörungen werden bei medialem Payr-Schnitt häufiger als bei der geraden Schnittführung beobachtet. Die gerade Schnittführung hat dar-

Knochen- und Gelenkinfektionen
Herausgegeben von H. Cotta und A. Braun
© Springer-Verlag Berlin Heidelberg 1988

über hinaus noch den Vorteil, daß versetzt zur Hautschnittführung ein medialer, para-patellarer Schnitt die Gelenkkapsel durchtrennt. Die versetzte Schnittführung stellt ein Hindernis für die tiefe exogene Infektion dar.

Vorausgegangene Operationen, insbesondere mit Infektionen, stellen ein erhöhtes Infektionsrisiko dar [13, 15, 23, 34]. Auch die *Prothesenart* wird mit der Infekthäufigkeit verknüpft. Achskniegelenke haben dabei eine ungünstigere Prognose als Gelenkflächenersatzprothesen [2, 20]. Ultrasterile Luft hat die Infekthäufigkeit auch am Kniegelenk deutlich gesenkt [29], obwohl bei Salvati et al. [38] im horizontalen „laminar flow" die Infektionsrate bei Kniegelenkendoprothesen angestiegen ist.

Weitere Risikofaktoren sind *Diabetes mellitus* [18], *chronische Polyarthritis* [2, 14, 16, 35], *Übergewicht* [18], *Kortisontherapie* [16], *Harnwegsinfekt, Immunsuppression, Zytostatika, lokale Strahlentherapie* und lange *Operationszeit.* Bei allen Patienten mit Risikofaktoren ist nach unserer Auffassung eine zweitägige peri- und postoperative Antibiotikumprophylaxe mit einem Cephalosporin zweiter Generation zu empfehlen. Durch atraumatische Operationstechnik, häufiges Spülen und sorgfältige Blutstillung lassen sich Infektionen vermeiden.

Diagnostik der infizierten Kniegelenkendoprothese

Bei der Diagnostik infizierter Kniegelenkendoprothesen müssen wir zwischen Früh- und Spätinfektionen unterscheiden. Die unmittelbar nach dem operativen Eingriff auftretenden Infektionen werden auch häufig als *Sofortinfektionen* bezeichnet. Neben allgemeinen Entzündungsparametern, wie Fieber, Schüttelfrost, Leukozytose und BKS-Erhöhung, ist der Lokalbefund zu beachten. Rötung, Schwellung, Schmerz, Ergußbildung und Überwärmung sind häufig schwierig von den Entzündungsreaktionen einer normalen Wundheilung zu unterscheiden. Die eitrige Sekretion mit Keimnachweis beweist die Infektion.

Der Begriff der *Frühinfektion* wird bezüglich der postoperativen Zeitspanne unterschiedlich definiert. Sie kann die Sofortinfektion miteinbeziehen und bis zum 6. Monat postoperativ reichen. Wir bezeichnen einen innerhalb der ersten 12 Wochen postoperativ auftretenden Infekt als sog. Frühinfektion. In dieser Zeitspanne ist bei rechtzeitiger chirurgischer Intervention und gezielter Antibiotikatherapie häufig noch ein Erhalten der Prothese möglich. Neben den bereits erwähnten allgemeinen und lokalen Entzündungsparametern kommt der Gelenkpunktion sowie der Technetium-Knochen- und Leukozyten-Szintigraphie [25] besondere Bedeutung zu. Die Aspiration von eitrigem Sekret mit Keimnachweis ist beweisend für eine Infektion. Im positiven Leukozytenszintigramm kann durch die Anreicherung markierter Leukozyten der dringende Verdacht auf eine Infektion geäußert werden. Unter Antibiotikatherapie kann sowohl ein falsch negatives Antibiogramm, als auch ein negatives Leukozytenszintigramm zu diagnostischen Problemen führen. Neben der erhöhten BKS kann auch der Anstieg des C-reaktiven Proteins ein empfindlicher Entzüngundsnachweis sein.

Spätinfekte sind überwiegend exogene, schleichende - und nur gelegentlich endogene - Infektionen und gehen meist mit Prothesenlockerungen einher. Die klassischen allgemeinen und lokalen Entzündungszeichen können fehlen. Damit kann die Differentialdiagnose zwischen einer septischen und aseptischen Prothesenlockerung schwierig sein. Hauptsymptom ist der Schmerz, Gelenkdetritus und Metallose können auch unter Punktion den Verdacht einer bakteriellen Infektion wecken. Der Keimnachweis ist anzustreben. Nach der Punktion sollte Kontrastmittel intraartikulär appliziert werden. Ein Kontrastmitteldepot zwischen Knochen- und Prothesen-Zement-Komplex beweist die Lockerung. Die septische Lockerung zeigt radiologisch lokale Osteolyseherde mit reaktiver Randsklerose an der Knochen-Zement- oder Knochen-Prothesen-Grenzzone. Technetium-Knochenszintigraphie und Leukozytenszintigraphie können bei schleichenden septischen Lockerungen von diagnostischer Bedeutung sein. Gelegentlich gelingt der Keimnachweis nur intraoperativ durch Entnahme des entzündlichen Granulationsgewebes zur bakteriologischen Untersuchung.

Systematik der infizierten Kniegelenkendoprothese

Nach Implantation einer Kniegelenkendoprothese kann es primär zu einem *Weichteilinfekt* oder nach Wundheilung zu einem *primär tiefen Infekt* kommen. Die Einteilung nach endogener oder exogener Infektion ist initial schwierig und häufig gar nicht möglich.

Lassen sich bei einem *primären Weichteilinfekt* pathogene Keime nachweisen, müssen wir klinisch prüfen, ob es sich um einen *oberflächlichen Infekt ohne Eröffnung der Gelenkkapsel* oder um einen *tiefen Infekt mit Eröffnung der Gelenkkapsel* handelt. Handelt es sich nach Wundheilung um einen *primär tiefen Infekt*, unterscheiden wir zwischen *Frühinfekt* bis zur 12. postoperativen Woche, oder *Spätinfekt* nach der 12. postoperativen Woche. Diese Einteilung hat sich hinsichtlich des therapeutischen Vorgehens bewährt.

Therapie der infizierten Knieendoprothese

Primärer Weichteilinfekt

Oberflächlicher Infekt

Die Beherrschung des Infektes hat therapeutische Priorität. Man sollte alles tun, um eine tiefe Infektion zu vermeiden. Wichtigste Sofortmaßnahme ist die Entfernung der Hautfäden im infizierten Bereich sowie Keim- und Resistenzbestimmung, damit ggfs. eine gezielte Antibiotikatherapie eingeleitet werden kann. Bis das Ergebnis vorliegt, sollte ein gegen Staphylokokken wirksames Breitbandantibiotikum intravenös appliziert werden. Die Ruhigstellung des Kniegelenkes in einer dorsalen Gipsschale fördert die Infektberuhigung. Ist die Phase der akuten Entzündung beherrscht, sind meist granulationsfördernde Maßnahmen ausreichend. Haut und subkutane Nekrosen müssen abgetragen werden. Häufig läßt sich durch Sekundärnaht bei spannungsfreier Adaptation eine rasche Wundheilung erzielen (Abb. 1). Läßt sich die Wunde nach einem Weichteildebridement nicht verschließen, sind granulationsfördernde Maßnahmen und evtl. Hauttrans-

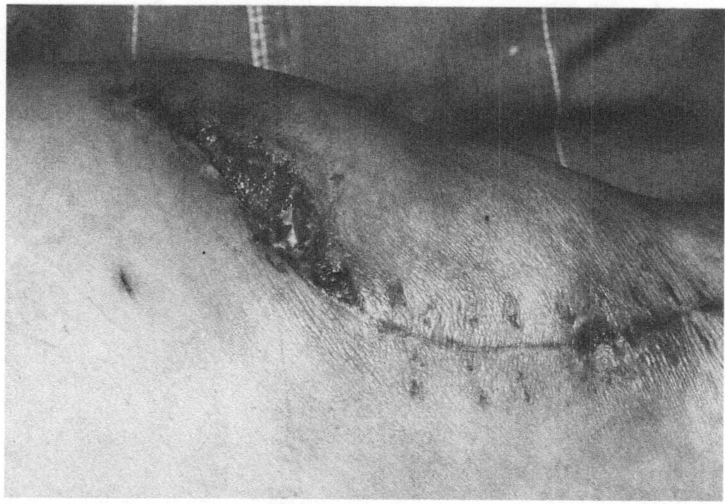

Abb. 1. B. E., 60 J., linkes Kniegelenk. Oberflächliche Wundheilungsstörungen nach Totalendoprothese. Ungünstige Payr-Schnittführung. Granulationsfördernde Maßnahmen, evtl. Sekundärnaht erforderlich

plantationen oder Verschiebelappenplastiken erforderlich. Die Dauer der systemischen Antibiotikumtherapie richtet sich nach der Wundheilung. Oberflächliche granulierende Wunden müssen in der Regel nicht durch ein systemisches Antibiotikum behandelt werden.

Tiefer Infekt

Der primär tiefe Weichteilinfekt ist Ausdruck einer massiven, die Gelenkkapsel überschreitenden Wundheilungsstörung. Diese ist häufig bedingt durch Gewebsnekrosen (Abb. 2a) bei medialer Schnittführung nach Payr oder Spannung der Weichteile beim Hautverschluß durch zu starken prothetischen Ersatz der retropatellaren Gleitfläche. Unter Antibiotikumschutz für 4–6 Wochen müssen die Gewebsnekrosen abgetragen werden. Durch haut- und muskelplastische Maßnahmen muß versucht werden, die Knieendoprothese mit vitalem Weichteilgewebe zu decken. Der oft bis zu handflächengroße Weichteildefekt kann durch eine gestielte Musculus-gastrocnemius-medialis-Transposition [28, 39], freie myokutane Lappentransplantation mit mikrochirurgischer Anastomose oder Brückenlappenplastik gedeckt werden. Zur Brückenlappenplastik ist ein „lateral release" von Haut und Subkutangewebe erforderlich (Abb. 2b, c). Um eine spannungsfreie Wundrandadaptation zu erhalten, mußten wir in einem Fall die Patella resezieren. Der laterale Defekt wurde mit Spalthaut gedeckt. Bei einer Nekrose eines Brückenlappens ist nach Weichteildebridement eine Latissimus-dorsi-Transplantation mit Gefäßanastomosen durchgeführt worden. Der Lappen wurde ebenfalls nekrotisch (Abb. 2d) und zeigt die erheblichen Probleme des dünnen Weichteilmantels nach

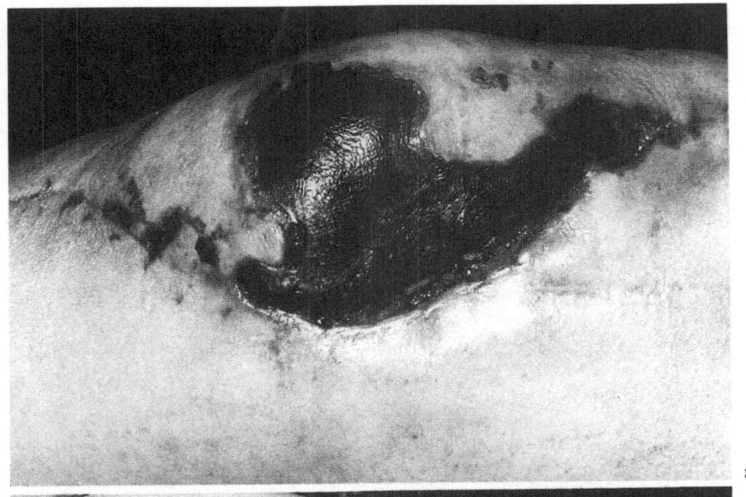

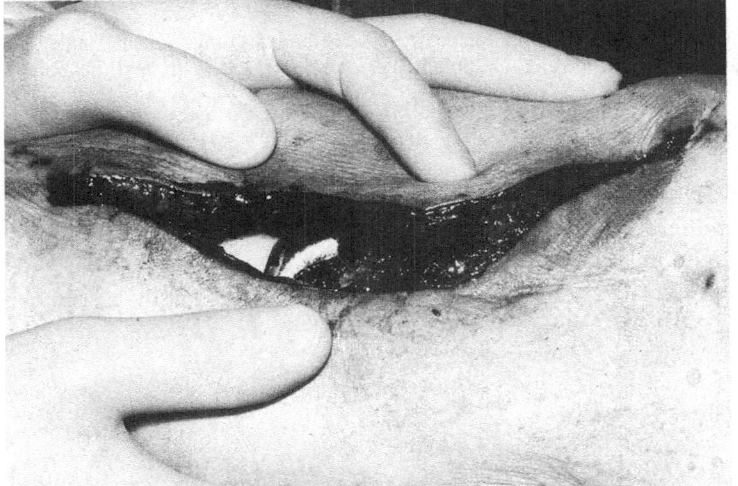

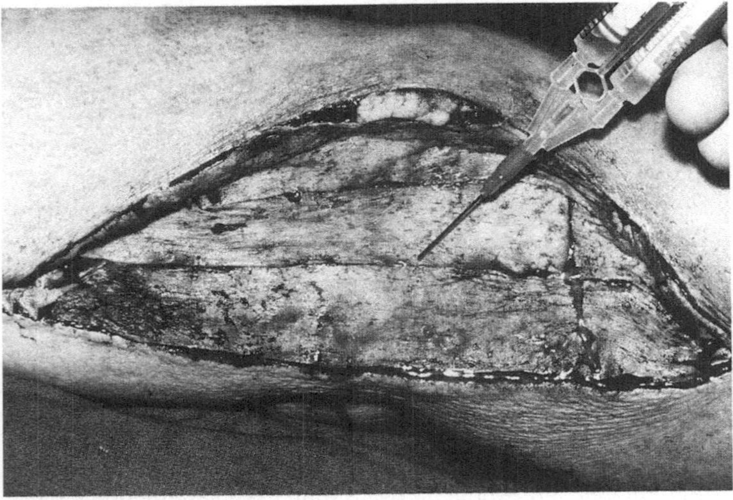

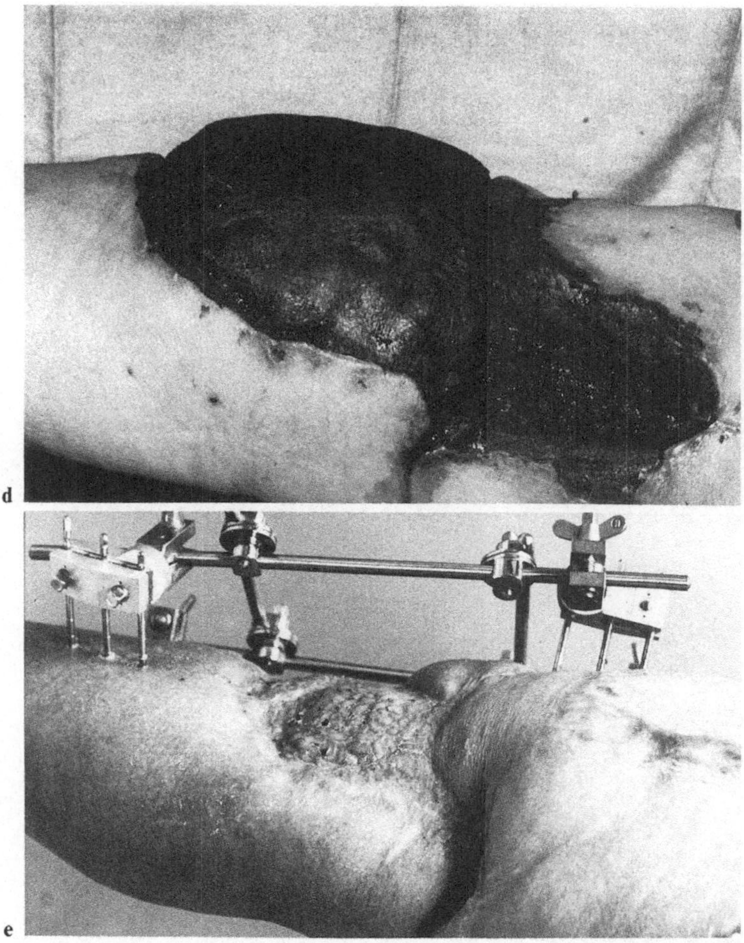

Abb. 2 a–f. B. H., 73 J., rechtes Kniegelenk. **a** Ausgedehnte Wundheilungsstörung mit tiefen Nekrosen nach Totalendoprothese. **b** Brückenlappenplastik. **c** Lateraler Hautdefekt mit Spalthaut gedeckt. **d** Nekrose nach Latissimus-dorsi-Plastik mit mikrovaskulärer Anastomose. **e** Nekrosenabtragung, Prothesenausbau, Fixateur externe, bei gut granulierendem Wundgrund Reverdin-Plastik. (Abb. 2f s. S. 192)

Kniegelenkendoprothesen. Durch granulationsfördernde Maßnahmen, Reverdin- und Spalthautplastiken sowie späterem Prothesenausbau konnten Infektberuhigung und fibröse Ankylose des Kniegelenkes erzielt werden (Abb. 2 e, f). Mit einer Orthese ist das Bein voll belastungsfähig. Das Beispiel soll zeigen, daß nicht zu beherrschende Weichteilprobleme zu allen erdenklichen Komplikationen eines Spätinfektes führen können.

Zur Wundheilung nach haut- und muskelplastischen Maßnahmen soll eine vorübergehende Gelenkimmobilisation erfolgen. Als adjuvante lokale Therapieverfahren werden Spül-Saug-Drainage und Gentamycin-PMMA-Kugelketten alternativ eingesetzt, um die Keimzahl an der kontaminierten Endoprothese nied-

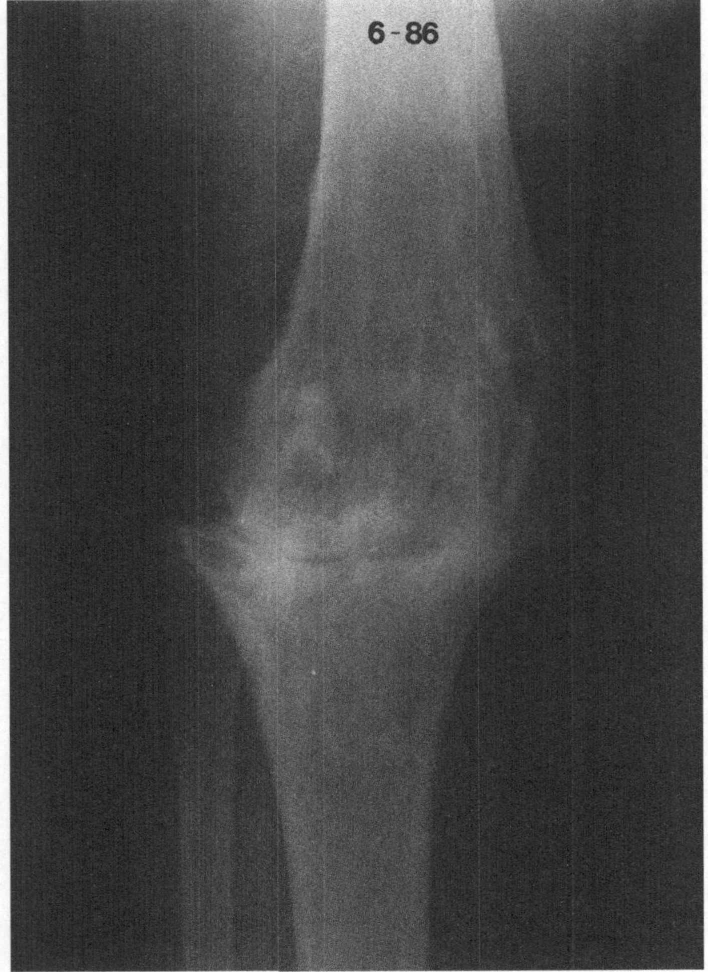

Abb. 2. fFibröse Ankylose nach Resektionsarthroplastik. Röntgenkontrolle ap: Infektberuhigung, jedoch keine knöcherne Konsolidierung. Lederhülse zur äußeren Stabilisierung erforderlich

rig zu halten. Beide Verfahren haben Vor- und Nachteile und sollten unter individuellen Gesichtspunkten angewendet werden. Durch Kontrastmittelbeimischung zur Spülflüssigkeit konnte gezeigt werden, daß nicht der gesamte Gelenkbinnenraum gespült wird. Das feuchte Milieu der Spül-Saug-Drainage fördert auch die Bildung von Naßkeimen. Wir bevorzugen eine Spül-Saug-Drainage für 24 h mit Ringer-Lösung um für weitere 48 h am Drainagesystem ausschließlich zu saugen. Die Drainagenspitzen sollten nach der Entfernung zur bakteriologischen Untersuchung eingeschickt werden. Gentamicin-PMMA-Kugelketten haben den Nachteil, daß sie wieder entfernt werden müssen und die anzustrebende frühfunktionelle Behandlung auf der Bewegungsschiene nach Drainageentfernung behindern. Die Dauer der systemischen Antibiotikumtherapie bei einer kontaminierten Endoprothese sollte mindestens 4–6 Wochen betragen – davon 14 Tage intravenös. Gelingt eine gute Weichteildeckung, ist ein Erhaltungsversuch der Prothese anzustreben.

Primär tiefer Infekt

·Frühinfekt

Beim primär tiefen Frühinfekt ist mit dem Nachweis von lokalen und allgemeinen Entzündungszeichen – meist mit Punktion von Eiter – die sofortige Revision angezeigt. Das Gelenk wird im Verlauf der alten Narbe geöffnet (Abb. 3) und ein ausgiebiges Weichteildebridement durchgeführt. Insbesondere sollte eitriges Sekret, Fibrin, entzündliches Hämatom und Granulationsgewebe entfernt werden. Eine systemische Antibiotikumtherapie sollte über 12 Wochen durchgeführt werden, davon in den ersten 4 Wochen mit parenteraler Applikation nach Keim- und Resistenzbestimmung. Wir bevorzugen analog zum primär tiefen Weichteilinfekt eine Spül-Saug-Drainage mit Ringer-Lösung über 24 h. Danach wird über 48 h an den Spüldrainagen gesaugt. Bis zur Drainagenentfernung immobilisieren wir das Gelenk im Gipsverband, danach wird funktionell auf der Bewegungsschiene behandelt. Gentamicin-PMMA-Kugelketten verwenden wir aus oben angeführten Gründen nicht.

Zwischen primär tiefem Weichteilinfekt und primärem Infekt der Endoprothese gibt es klinisch nicht abgrenzbare Übergänge, die sich hinsichtlich der therapeutischen Konsequenz nicht wesentlich unterscheiden. Ist ein tiefer Frühinfekt therapeutisch nicht zu beherrschen, geht er in einen Spätinfekt über.

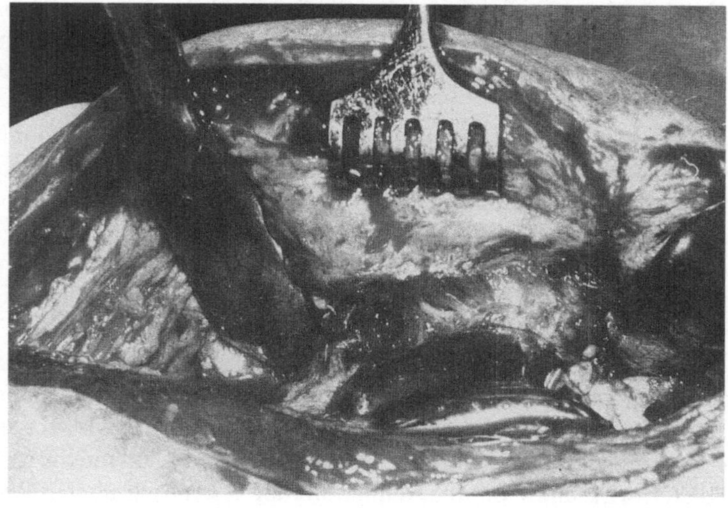

Abb. 3. B. E., 73 J., rechtes Kniegelenk. Frühinfekt nach Endoprothese. Weichteildebridement, 24stündige Spül-Saug-Drainage, 48stündige Saugdrainage, danach frühfunktionelle Behandlung

Spätinfekt

Bei Spätinfektionen nach Knieendoprothesen handelt es sich analog zur Hüfte überwiegend um schleichende exogene Infektionen, die zur Lockerung des Implantates führen. Endogene – durch hämatogene Streuung – entstandene Infektionen dürften wesentlich seltener sein. Dafür spricht das Keimspektrum, in dem z. B. Streptokokkeninfekte kaum vorkommen.

Zahlreiche Modalitäten, wie Prothesenart, Keimart, Weichteilverhältnisse, Allgemeinbefinden, Knochensubstanzverlust, bilateraler Befall und Funktion benachbarter Gelenke, fordern ein individuelles therapeutisches Vorgehen. Anhand der Literatur werden die möglichen operativen Behandlungsverfahren dargestellt und bewertet.

Revision und Belassen der TEP. Woods et al. [41] konnten nach Revision und Belassen der Knieendoprothese in 27 Fällen 3 Prothesen erhalten. *Dies entspricht einem Erfolg von 12%.* Petty et al. [36] beschreiben 10 Patienten mit Früh- oder Spätinfektion nach Knieendoprothesen, von denen nur 3 eine erneute Revision benötigten. Brodersen et al. [6] haben die guten Ergebnisse von Petty et al. [36] widerlegt. Erfahrungsgemäß sind die Ergebnisse bei Frühinfektionen mit rascher Revision wesentlich günstiger als bei Spätinfektionen.

TEP-Ausbau und sofortige Reimplantation. Cameron et al. [12] haben mit der „one stage procedure" eine *Erfolgsrate von 25%* (n = 19) angegeben. Die Operation wird unter dem Schutz systemischer und lokaler Antibiotika im Knochenzement durchgeführt und ermöglicht unmittelbare Stabilität (Abb. 4a, b). An der Hüfte hat das einzeitige Vorgehen durch die Ergebnisse von Buchholz et al. [8–10] weite Verbreitung gefunden.

TEP-Ausbau und frühe Reimplantation. Rand u. Bryan [37] haben 14 infizierte Kniegelenke ausgebaut und innerhalb von 2 Wochen wieder reimplantiert. *Die Erfolgsrate wird mit 35% angegeben.* Es wird darauf hingewiesen, daß dieses Verfahren nur bei geringgradig virulenten Keimen durchgeführt werden soll.

TEP-Ausbau und späte Reimplantation. Insall et al. [22] haben mit dieser Methode („two stage procedure") eine *Erfolgsrate von 81%* (n = 11) angegeben. Nach Entfernung des Prothesen-Zementkomplexes wurde über 6 Wochen eine intravenöse Antibiotikumtherapie durchgeführt. Die Reimplantation erfolgte durch ein „Totalcondylar"-Gelenk mit systemischer Antibiotikumgabe über 3–8 Tage. Die Operation wurde bei schlechtem Allgemeinbefinden und Mischflora nicht durchgeführt. Borden u. Gearen [3] haben durch zweizeitiges Vorgehen bei infizierten Knieprothesen 7 von 8 erfolgreich behandelt. Der Zeitpunkt der Prothesenreimplantation wurde nicht definiert. – Nach Entfernen des Prothesen-Zementkomplexes sollte eine lokale Antibiotikumtherapie mit Gentamicin-PMMA-Kugelketten (Abb. 5a) erfolgen. Zusätzlich sollte ein synergistisch zum Gentamicin wirkendes staphylokokken-wirksames Breitbandantibiotikum systemisch über 6 Wochen verabreicht werden. Bevorzugt kommen Cephalosporine zur Anwendung. Die Immobilisation zwischen Femur und Tibia erfolgt im Fixateur externe (Abb. 5a) und ist eine

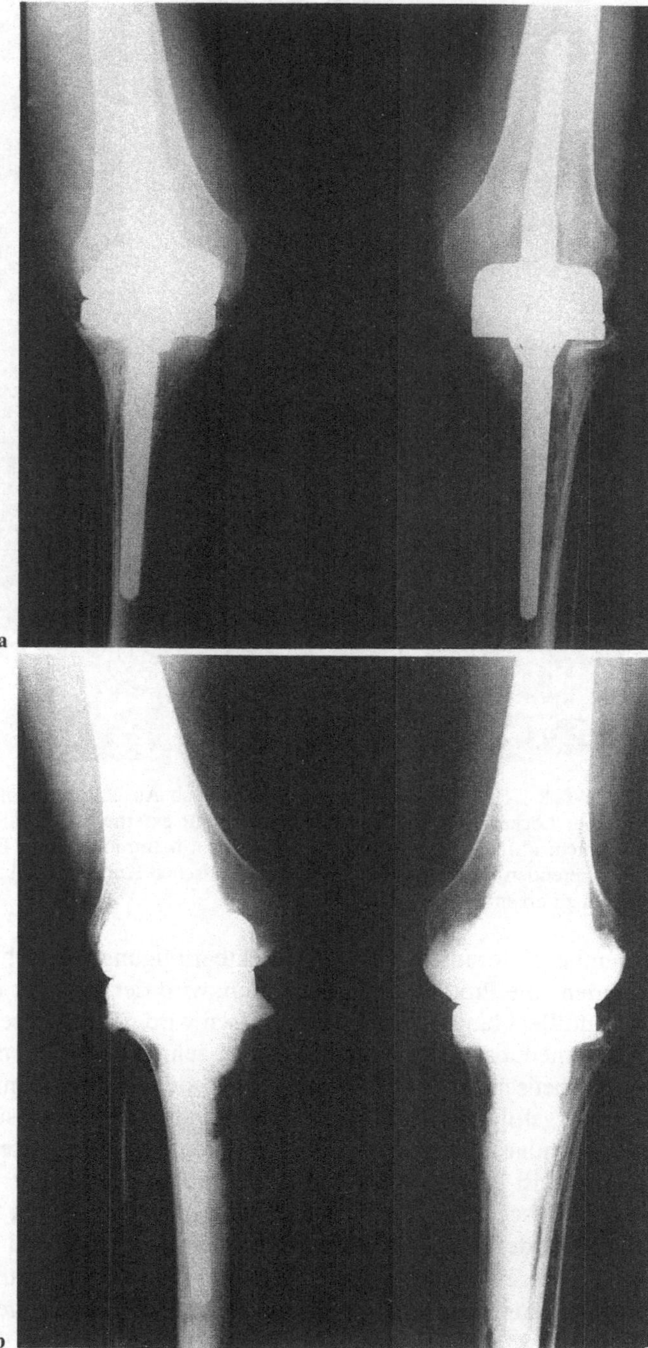

Abb. 4 a, b. L. R., 68 J.   **a** Septische Implantatlockerung beidseits nach Knieendoprothesen bei chronischer Polyarthritis.   **b** Prothesenausbau und einzeitige Reimplantation mit Refobacin-Palacos, zunächst rechts, dann links. Nach 4–6 Monaten erneute Infektion beidseits

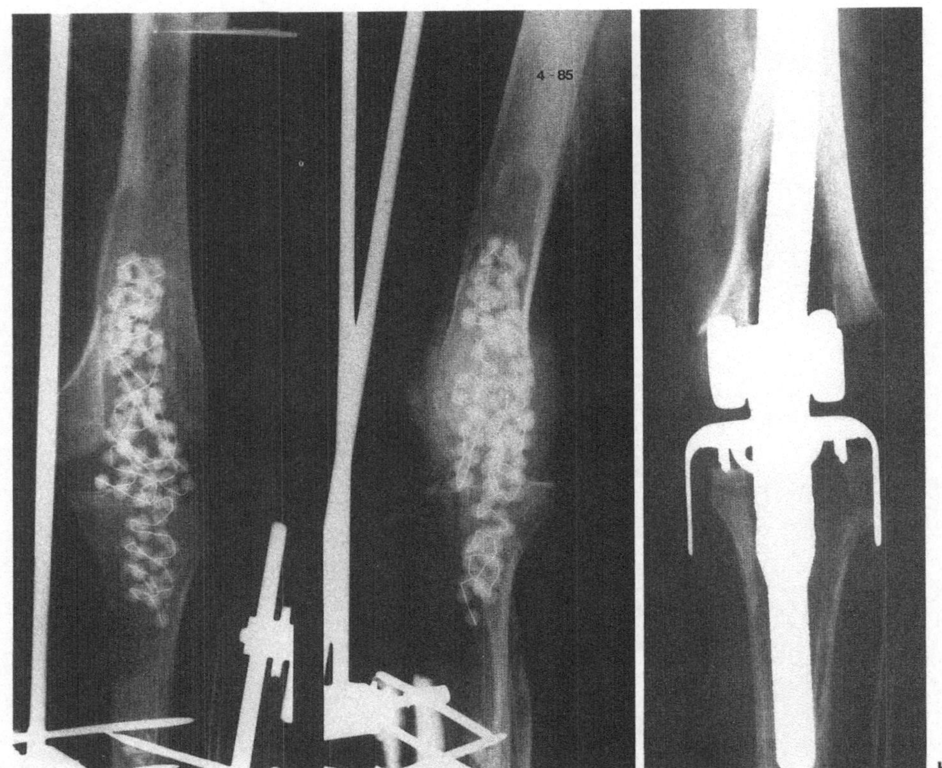

Abb. 5 a–f. S. L., 81 J., linkes Kniegelenk. **a** Nach Ausbau des Prothesenzementkomplexes bei septischer Lockerung Immobilisation im Fixateur externe und lokale Antibiotikumtherapie mit Gentamicin-PMMA-Kugelketten für 6 Wochen. **b** Intraoperatives Einpassen der zementlos zu implantierenden Endoprothese. Die periprothetischen Knochendefekte sind bevorzugt am Femur deutlich zu erkennen

wesentliche Voraussetzung zur Infektberuhigung. Gerechtfertigt das Allgemeinbefinden eine Prothesenreimplantation, wird der Fixateur externe nach 5 Wochen entfernt. Bei blanden Wundverhältnissen wird die Prothese mit Refobacin-Palacos oder zementlos reimplantiert. Bei der zementlosen Reimplantation werden die periprothetischen Knochendefekte mit dem Fibrin-Gentamicin-Spongiosa-Verbund aufgefüllt [4]. Damit kann eine tragfähige Knochensubstanz gewonnen werden. Wichtige Voraussetzung ist, daß die neu implantierte Prothese primär stabil verankert ist (Abb. 5 b–e). Die Nachbehandlung erfolgt für 6 Wochen auf der Bewegungsschiene, danach wird Teilbelastung und nach 12 Wochen volle Belastung gestattet. Ist der Knochen eingeheilt (Abb. 5 f), sind günstige Voraussetzungen für die evtl. erforderlichen Rückzugsmanöver (s. unten) geschaffen. Bei der zementfixierten Prothese ist unmittelbare Belastbarkeit gegeben und Refobacin-Palacos gewährleistet eine protrahierte Freisetzung von Gentamicin, jedoch mit der Gefahr der Resistenzentwicklung. Spätkomplikationen können mit erheblichen therapeutischen Problemen verbunden sein. Nach Prothesenreimplantation sollte mindestens für 12 Wochen eine systemische Antibiotikumbehandlung durchgeführt werden, davon 4 Wochen postoperativ parenteral.

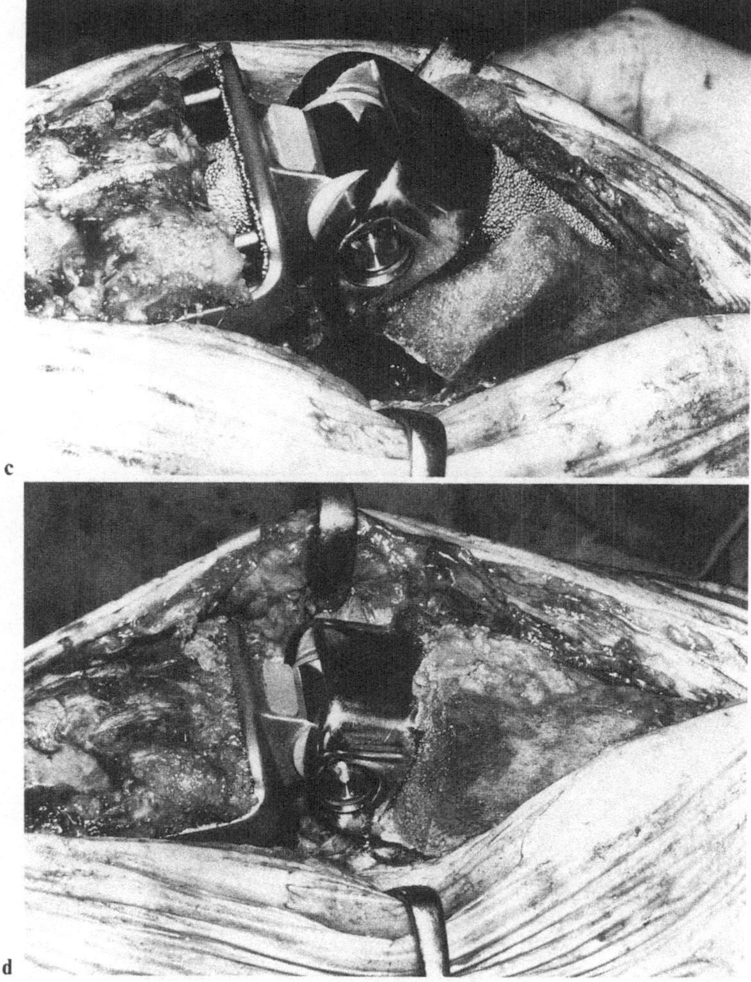

Abb. 5. **c** Intraoperativer Situs nach Einpassen der Prothese. **d** Die periprothetischen Knochendefekte sind mit Fibrin-Gentamicin-Spongiosa-Verbund aufgefüllt.

Arthrodese. Bei schlechten Weichteilverhältnissen und/oder Problemkeimen ist die Arthrodese Therapie der Wahl. Bei meist erheblichem knöchernen Substanzdefekt ist die knöchrne Konsolidierung nur schwierig zu erlangen. Häufig resultiert eine fibröse Gelenksteife, die meist eine zusätzliche äußere Stabilisierung durch eine Lederhülse erforderlich macht. Hagemann et al. [17] haben *in 64%* (n = 14) eine solide *knöcherne Durchbauung* erzielt. Normalerweise konsolidieren 95% der Arthrodesen am Kniegelenk knöchern. Brodersen et al. [6] weisen darauf hin, daß das Ergebnis der Arthrodese vom Typ der Kniegelenkendoprothese abhängig ist. Arthrodesen nach *Gelenkflächenersatzprothesen konsolidieren in 81%* und nach *Scharnierprothesen* – aufgrund des größeren knöchernen Substanzverlustes – *in 56%.* Locht u. Hunter [30] geben an, daß von 7 Arthrodesen nach Gelenkflächenersatzprothesen 4 fest wurden. Woods et al. [41] empfehlen zur Arthrodese

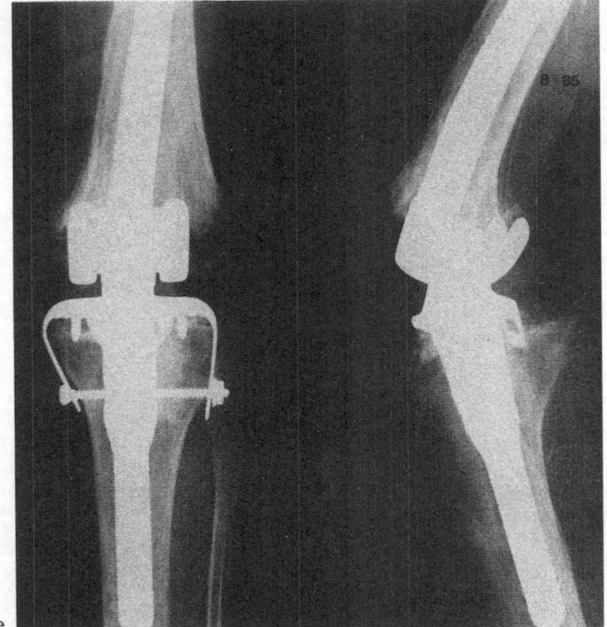

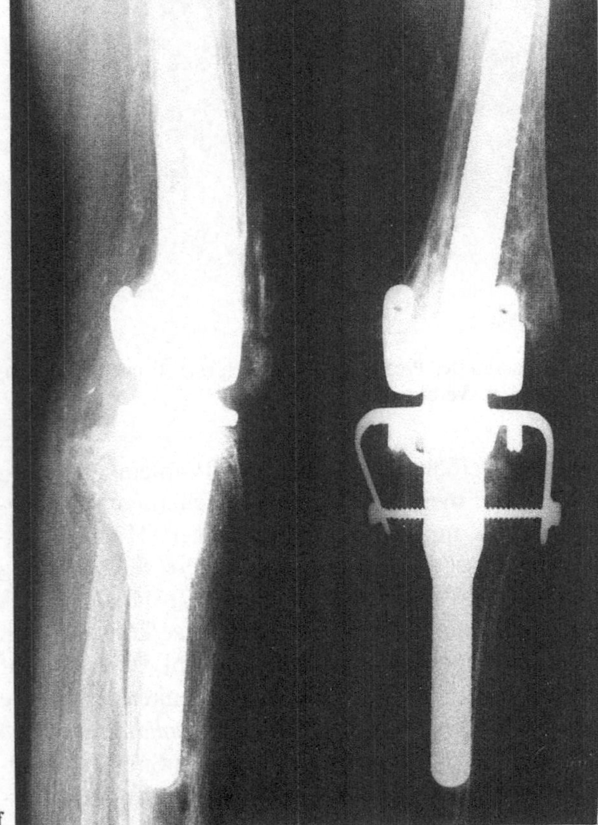

Abb. 5.   **e** 4 Monate postoperativ. **f** 1 Jahr postoperativ, kein Infektrezidiv, Spongiosaplastik gut eingeheilt, keine Lockerungszeichen

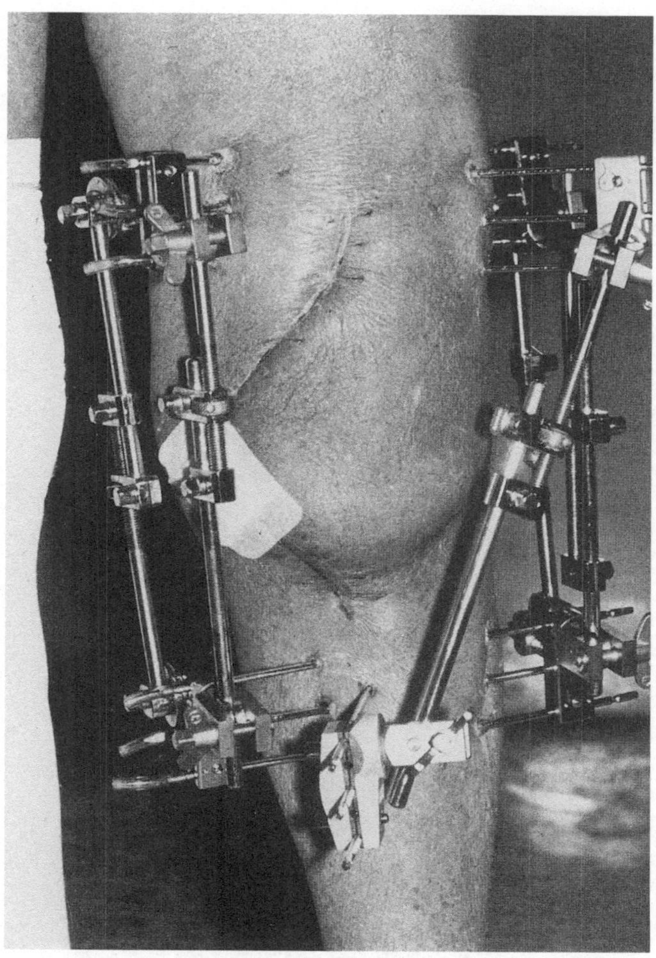

Abb. 6. P. M., 69 J., linkes Kniegelenk. Dreidimensionaler Fixateur externe zur Arthrodese nach größerem Substanzverlust des Knochens

eine Knochentransplantation nach Infektberuhigung – bevorzugt nach 3 Monaten. Die Arthrodese sollte nach Möglichkeit mit dem Fixateur externe durchgeführt werden. Nach Gelenkflächenersatzprothesen mit wenig Substanzverlust des Knochens reicht eine Doppelrahmenverspannung nach Charnley aus, wie sie auch bei konventionellen Kniearthrodesen verwendet wird. Bei großem Substanzverlust des Knochens mit häufig nur punktuellem Knochenkontakt sollte eine dreidimensionale Fixateur-externe-Konstruktion verwendet werden (Abb. 6).

Die Applikation eines lokalen Antibiotikums in der physiologischen Trägersubstanz Fibrin [4] ermöglicht bei „Low-grade"-Infektionen eine Arthrodese mit primärer Spongiosaplastik. Autologe Spongiosa ist zu bevorzugen. Bei sehr großen Defekten ist man zusätzlich auf allogene Bankspongiosa angewiesen.

Unter Berücksichtigung des Allgemeinzustandes und des erforderlichen Zweiteingriffes ist bei „High-grade"-Infektionen die Spongiosaplastik sekundär durch-

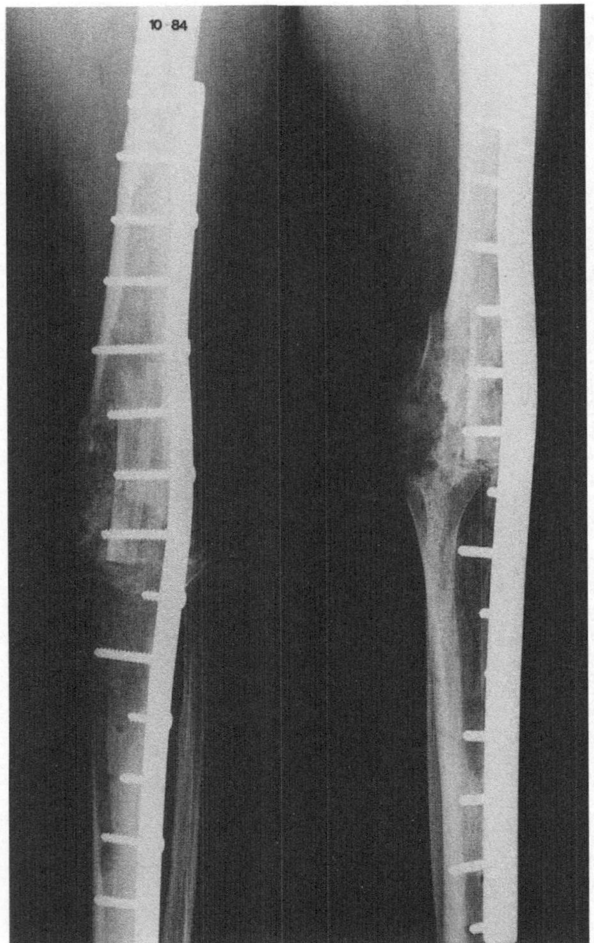

Abb. 7. R. L., 61 J., linkes Kniegelenk. Arthrodese mit Platte und autologem kortikospongiösem Span nach septischer Prothesenlockerung. Vorbehandlung für 6 Wochen durch Fixateur externe, lokale und systemische Antibiotikatherapie (vgl Abb. 5 a)

zuführen. Nach Entfernung des Prothesen-Zement-Komplexes können Gentami-cin-PMMA-Kugelketten in die Knochenhöhle eingelegt werden. Die Ruhigstel-lung erfolgt im Fixateur externe. Bei Infektberuhigung können nach 6 Wochen die Kugelketten entfernt und gleichzeitig die Spongiosaplastik mit Fibrin-Antibioti-kum-Verbund durchgeführt werden. Beim Zweiteingriff kann der Fixateur externe durch eine Platte ersetzt werden (Abb. 7). Ist der zu überbrückende Knochende-fekt groß, können auch autologe kortikospongiöse Blöcke verwendet werden. Die systemische Antibiotikumtherapie sollte mindestens für 6 Wochen erfolgen.

Wird keine Spongiosaplastik durchgeführt, ist bei großen Knochendefekten meist nur eine fibröse Gelenksteife zu erreichen (Abb. 8). Auf optimale Immobili-sation ist besonders zu achten.

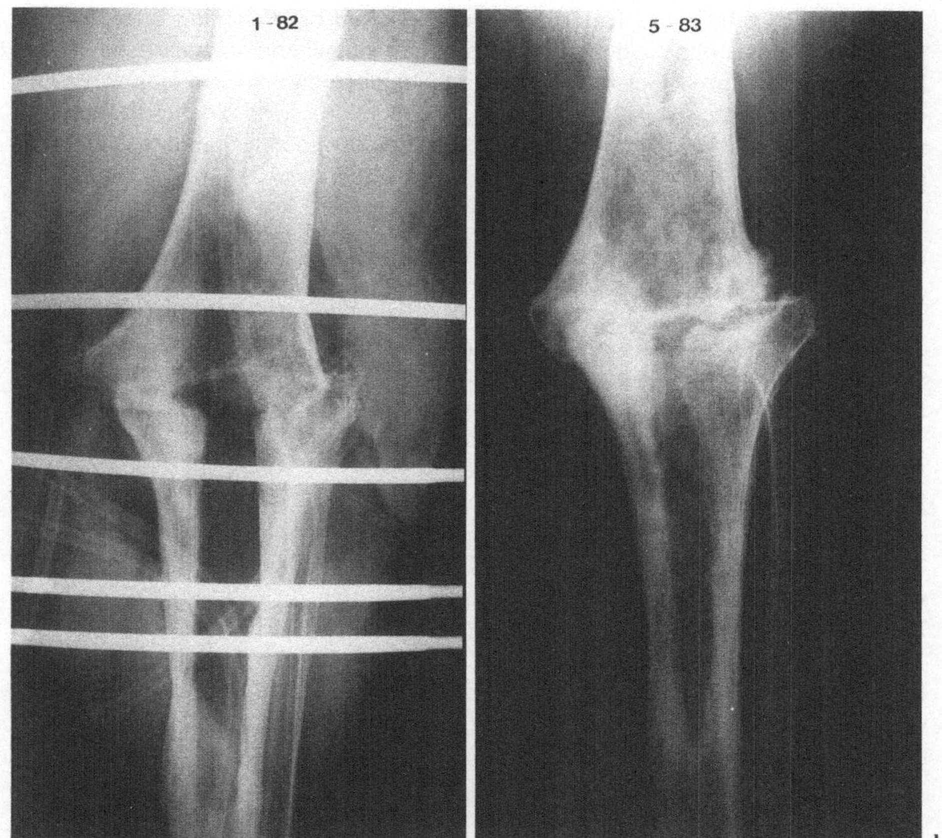

Abb. 8 a, b.   T. B., 68 J., linkes Kniegelenk. Septische Prothesenlockerung. Nach Entfernung des Prothesenzementkomplexes Versuch der Arthrodese mit Fixateur externe **(a)**. Fibröse Ankylose **(b)**, Infektberuhigung, keine Schmerzen

Resektionsarthroplastik. Nach Kaufer u. Matthews [26] konnte nach Entfernung des Prothesen-Zement-Komplexes *in 75% (n = 16) ein zufriedenstellendes Ergebnis* erzielt werden. Im Gegensatz zum Hüftgelenk ist die Muskelführung nach Resektionsarthroplastik am Kniegelenk unzureichend. Mit Entfernung der Prothese ist zunächst ein Fixateur externe für 6 Wochen, danach eine Orthese erforderlich. Bewährt haben sich in der initialen Phase Kunststoffschalen mit Klettverschlüssen. Auf Dauer ist eine geschnürte Lederhülse empfehlenswert. Nur selten wird eine fibröse Gelenksteife ohne äußere Stabilisierung ausreichenden Halt geben.

Amputation. Hunter u. Arciszewski [19] geben an, von 160 tiefen Infektionen nach Knieendoprothesen 28 Amputationen durchgeführt zu haben. Mit *17,4%* liegt die Zahl damit weitaus höher als nach Hüftendoprothesen. Sie ist ein Zeichen der als extremitätenerhaltenden Maßnahme schwierigen und teilweise nicht zu lösenden therapeutischen Problematik.

Iatrogene Fistel. Infizierte Kniegelenkendoprothesen bei Patienten in schlechtem Allgemeinzustand ohne Zeichen der Sepsis bei weitgehend schmerzfreier Belastbarkeit können durch Gelenkspülung und Drainage eine wesentliche Besserung der klinischen Entzündungssymptomatik erfahren. Als Minimaleingriff sind diesem Verfahren Grenzen gesetzt und gegenüber den obengenannten Methoden abzuwägen.

Unsere Behandlungsergebnisse bei infizierten Kniegelenkendoprothesen

An der Orthopädischen Universitätsklinik Heidelberg wurden von 1974–1984 22 Patienten mit *24 infizierten Kniegelenkendoprothesen* behandelt. Das Durchschnittsalter der Patienten zur Zeit der manifesten Infektion betrug 70 Jahre. Davon waren 16 weibliche und 6 männliche Patienten.

7 Kniegelenkprothesen wurden andernorts – 17 Prothesen (7 Scharnier- und 10 Gelenkflächenersatzprothesen) im eigenen Hause – implantiert, wobei wir eine Infektionsrate bei Knieendoprothesen von 6,6% haben.

Von den 24 infizierten Kniegelenkendoprothesen waren 14 Scharnier- und 10 Gelenkflächenersatzprothesen. Die Indikation zur Kniegelenkendoprothese waren Gonarthrose (n = 16), rheumatoide Arthritis (n = 5), posttraumatische Deformierung (n = 2) und Osteonekrose (n = 1).

In 20 Fällen konnte ein eindeutiger Keimnachweis geführt werden (Tabelle 1). In 4 Fällen war – bei vorausgegangener Antibiotikumtherapie – der Keimnachweis negativ. Klinischer Verlauf und histologischer Befund waren jedoch typisch für eine bakterielle Entzündung.

Primärer Weichteilinfekt (n = 5)

Durch Ruhigstellung, Antibiotika und Lokalbehandlung von Haut- und Subkutangewebe kam es in 3 Fällen zur Infektberuhigung. *In 2 Fällen kam es zu tiefen Infektionen mit Spätinfekt.* Bei 1 Patientin wurde nach Brückenlappenplastik

Tabelle 1. Keimspektrum bei 24 infizierten Kniegelenkendoprothesen

Keimspektrum	(n = 24)
Nachweis	n = 20
Kein Nachweis	n = 4
Monoinfektionen	
Staphylococcus aureus	n = 10
Staphylococcus epidermidis	n = 1
Acinobacter spezies	n = 1
hämolysierende Streptokokken	n = 1
nicht hämolysierende Streptokokken	n = 2
Proteus mirabilis	n = 1
Mischinfektionen	
Staphylococcus aureus/Enterokokken	n = 2
Staphylococcus epidermidis/Klebsiella pneumoniae	n = 1
Staphylococcus aureus/hämolysierende Streptokokken	n = 1

Tabelle 2. Verfahren und Ergebnisse beim *primären Weichteilinfekt* (n = 5)

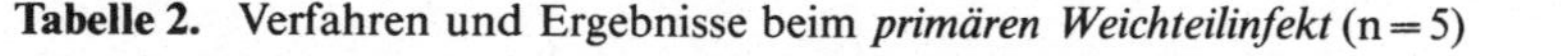

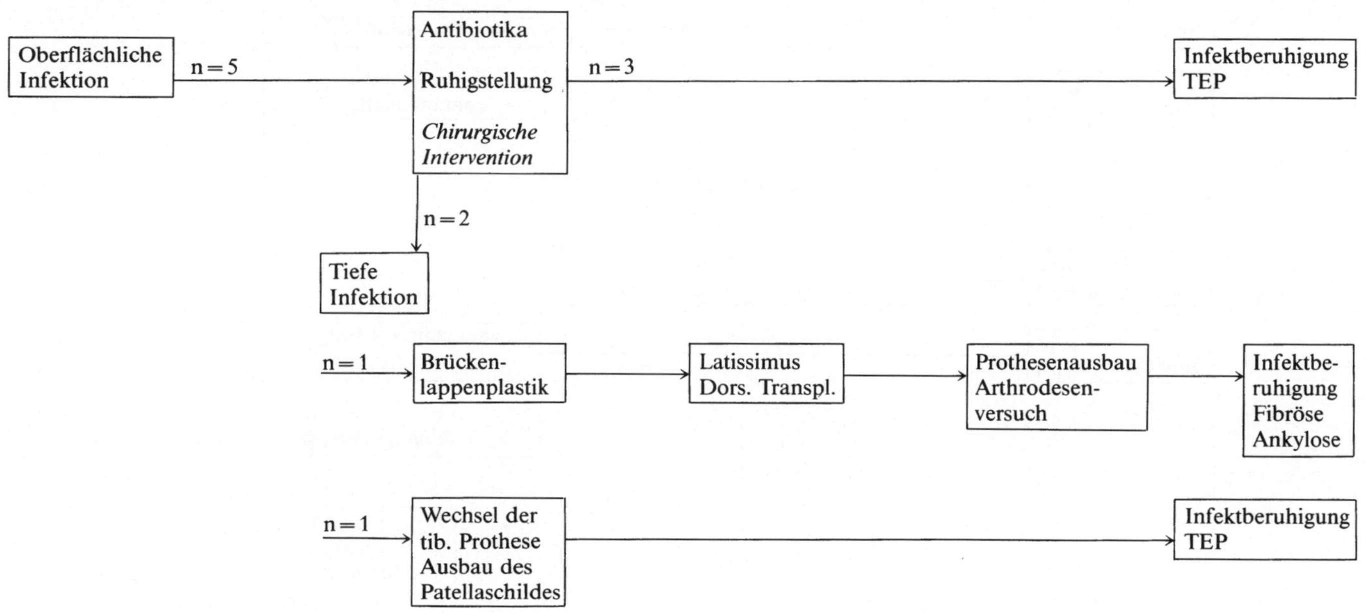

Tabelle 3. Verfahren und Ergebnisse beim primär tiefen Infekt *(Frühinfektion bis einschließlich 12. postoperativer Woche;* die mit * gekennzeichneten Fälle sind in einen Spätinfekt übergegangen)

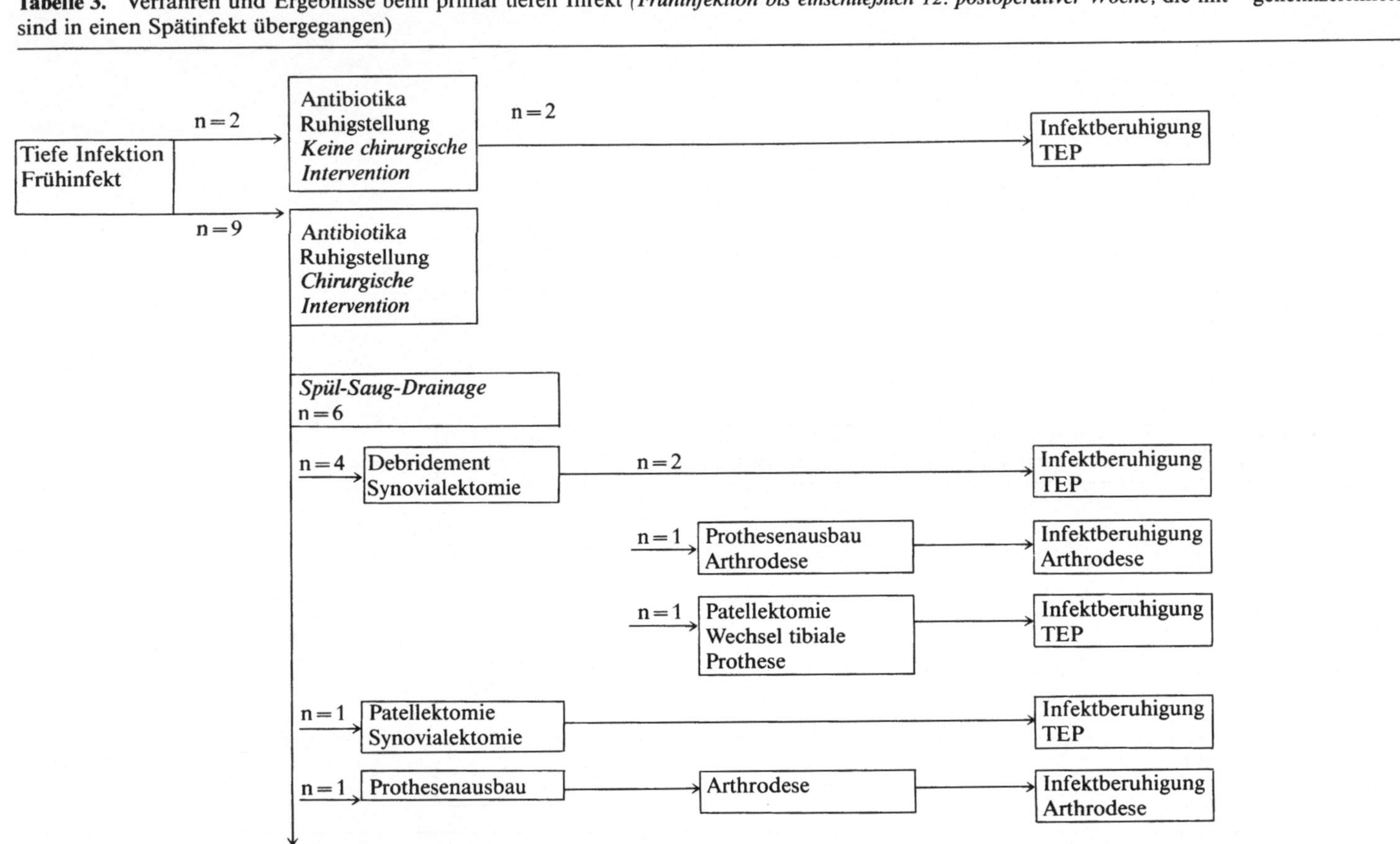

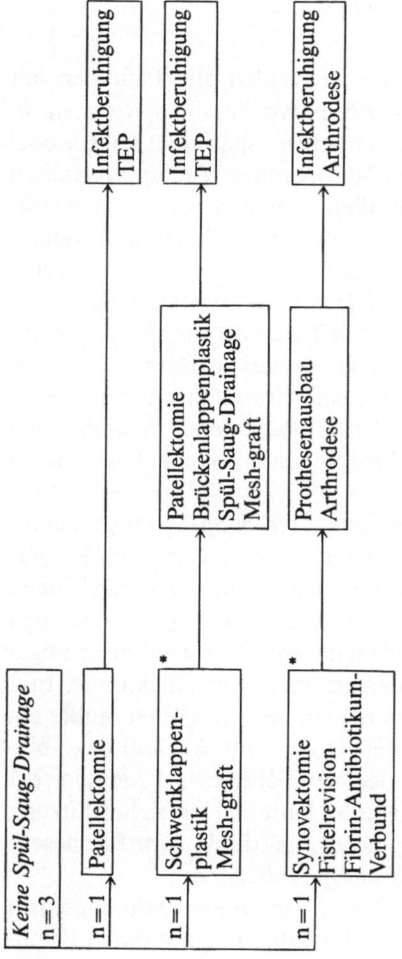

Keine Spül-Saug-Drainage
n = 3
n = 1 Patellektomie
Infektberuhigung TEP
n = 1 Schwenklappen-plastik Mesh-graft *
Patellektomie Brückenlappenplastik Spül-Saug-Drainage Mesh-graft
Infektberuhigung TEP
n = 1 Synovektomie Fistelrevision Fibrin-Antibiotikum-Verbund *
Prothesenausbau Arthrodese
Infektberuhigung Arthrodese

(Abb. 2b, c) und mißglücktem freiem Latissimus-dorsi-Transplantat (Abb. 2d) die Prothese entfernt und eine fibröse Ankylose mit Infektberuhigung errreicht. Im zweiten Fall wurde nach Wechseln des tibialen sowie Entfernung des patellaren Gelenkanteiles ebenfalls Infektberuhigung erzielt (Tabelle 2).

Primär tiefer Infekt

Frühinfekt bis einschließlich 12. postoperativer Woche (n = 11)

Zu dem Patientengut mit primär tiefen Frühinfekten zählen alle Patienten mit Frühinfekten bis einschließlich der 12. postoperativen Woche, auch wenn sie in einen Spätinfekt übergehen. 3 der 11 Fälle gingen in einen Spätinfekt über, wobei durch auswärtige Vorbehandlung häufig erst späte operative Therapieverfahren (bis zu 2 Jahren) eingeleitet werden konnten. In allen 11 Fällen mit einem primär tiefen Infekt kam es nach verschiedenen, teilweise mehrzeitigen Therapieverfahren zur Infektberuhigung (Tabelle 3). In 8 Fällen konnte die Prothese erhalten werden. In 3 Fällen wurden Arthrodesen durchgeführt, die knöchern konsolidierten.

Bei *9 der 11 Patienten* wurde durchschnittlich 154 Tage nach der Primäroperation (zwischen 5 und 655 Tagen) eine *operative Revision* durchgeführt. Bei 2 Patienten konnte keine Operation wegen tiefer Unterschenkelthrombose bzw. schlechtem Allgemeinzustand durchgeführt werden. Beide Patienten erhielten nach Antibiogramm eine systemische Antibiotikumtherapie. In beiden Fällen kam es zur Infektberuhigung und Beschwerdefreiheit.

Bei den 9 operativen Revisionen wurde *6mal eine Spül-Saug-Drainage* durchgeführt. Durchschnittlich wurde über das Drainagesystem 7 Tage mit Ringer-Lösung gespült; danach wurde 2 Tage gesaugt. Bei allen 9 operativen Revisionen erfolgten zwischen 4 und 12 Wochen systemische Antibiotikumgaben. Zu den 6 Fällen mit Spül-Saug-Drainagen wurden zusätzliche operative Methoden angewandt – davon 4mal eine Revision mit Debridement und Synovialektomie. In 2 dieser Fälle kam es zur Infektberuhigung, in den beiden übrigen Fällen mußte ein Prothesenausbau mit Arthrodese sowie eine Patellektomie mit Wechsel des tibialen Prothesenteiles durchgeführt werden. Bei den verbliebenen 2 Patienten, bei denen eine Spül-Saug-Drainage durchgeführt wurde, kam es in gleicher Sitzung einmal zur Patellektomie mit Synovialektomie und einmal direkt zum Prothesenausbau. Hier wurde später eine Arthrodese notwendig (Tabelle 3).

Bei den *3 Patienten,* bei denen primär *keine Spül-Saug-Drainage* durchgeführt wurde, kam es nur 1mal nach dem Ersteingriff zur Infektberuhigung durch Patellektomie. In den beiden anderen Fällen war nach Schwenklappenplastik und Meshgraft-Transplantat bzw. nach Synovialektomie mit Fistelrevision und Fibrin-Antibiotikum-Verbund ein weiterer operativer Eingriff notwendig. Im ersten Fall mußte eine Patellektomie mit Brückenlappenplastik – Mesh-graft-Transplantat und Spül-Saug-Drainage –, im anderen Fall ein Prothesenausbau mit gleichzeitiger Arthrodese durchgeführt werden.

Somit kam es bei allen 9 operativen Revisionen nach tiefem Frühinfekt zu einer Infektberuhigung. 4mal (44,4%) war nur ein einzeitiges Vorgehen notwendig;

5mal ein zweizeitiges Vorgehen (55,6%). Alle 3 (33,3%) durchgeführten Arthrodesen konsolidierten knöchern. Eine Reimplantation nach Prothesenausbau wurde in keinem Fall durchgeführt.

Spätinfekt – nach der 12. postoperativen Woche (n = 8)

Von 8 spätinfizierten Knieendoprothesen wurden *6 operativ versorgt.* Bei 1 Patientin mit zwei infizierten Knieendoprothesen konnte aufgrund des schlechten Allgemeinbefindens keine Operation durchgeführt werden; hier kam es später zum Exitus. Bei den verbliebenen 6 infizierten Knieendoprothesen erfolgte die Revision durchschnittlich 31 Monate (zwischen 4 und 80 Monaten) nach Implantation der Endoprothese. Alle Revisionen erfolgten unter systemischer Antibiotikumgabe zwischen 6 und 12 Wochen. In allen 6 Fällen kam es nach verschiedenen, teilweise mehrzeitigen Therapieverfahren zur Infektberuhigung.

Nur in 1 Fall konnte die primär infizierte Knieendoprothese erhalten werden. 5mal kam es zu einem Prothesenausbau, 4mal konnte eine Prothesenreimplantation (2mal einzeitig und 2mal zweizeitig) durchgeführt werden. 2mal erfolgte eine Arthrodese – davon konsolidierte 1 knöchern, im anderen Fall kam es zur fibrösen Ankylose. 1mal wurde eine Oberschenkelamputation notwendig (Tabelle 4).

Bei den 6 operativen Revisionen nach Spätinfekt kam es 5mal zu einem Infektrezidiv. Somit war in 5 Fällen ein zweizeitiges, in 2 Fällen sogar ein dreizeitiges Vorgehen notwendig (Tabelle 4).

2mal wurde primär eine alleinige Spül-Saug-Drainage durchgeführt mit Debridement und Synovialektomie des Kniegelenkes. Hierbei kam es 1mal zu einer Infektberuhigung mit gutem funktionellen Ergebnis. Bei dem 2. Patienten war ein nachfolgender Prothesenausbau mit gleichzeitiger Arthrodese notwendig, bis Infektberuhigung eintrat.

Bei 1 Patientin mit zwei infizierten Knieendoprothesen bei chronischer Polyarthritis wurde jeweils ein Prothesenwechsel im Infekt (Prothesenausbau und sofortige Reimplantation) durchgeführt. Es kam jedoch schon nach 12 bzw. 15 Wochen zu einem Rezidiv. Bei beiden Kniegelenken wurden Spül-Saug-Drainagen mit Revision und Debridement durchgeführt. Es kam jedoch zu erneuten Infektrezidiven. Aufgrund einer pathologischen Oberschenkelfraktur rechts und Sepsis wurde eine Oberschenkelamputation erforderlich; links erfolgte eine Arthrodese, die knöchern konsolidierte (Abb. 7).

2mal wurde ein Ausbau der Knieendoprothese vorgenommen. Nach dem Schema der verzögerten Reimplantation wurden für 6 Wochen systemische und lokale Antibiotika (Abb. 5a) verabreicht. Danach wurde 1mal eine zementlose und 1mal eine zementierte Prothese reimplantiert. In beiden Fällen kam es zur Infektberuhigung mit gutem funktionellen Ergebnis.

Diskussion

Die *Infekthäufigkeit* nach Knieendoprothesen schwankt zwischen 1% [20] und 20% [40]. Nach McElwain u. Hunter [31] liegt der Mittelwert bei 4–5% und ist damit im Vergleich zur Hüftendoprothetik um das 4fache erhöht. Im eigenen

Tabelle 4. Verfahren und Ergebnisse beim primären tiefen Infekt *(Spätinfektion – nach der 12. postoperativen Woche)*

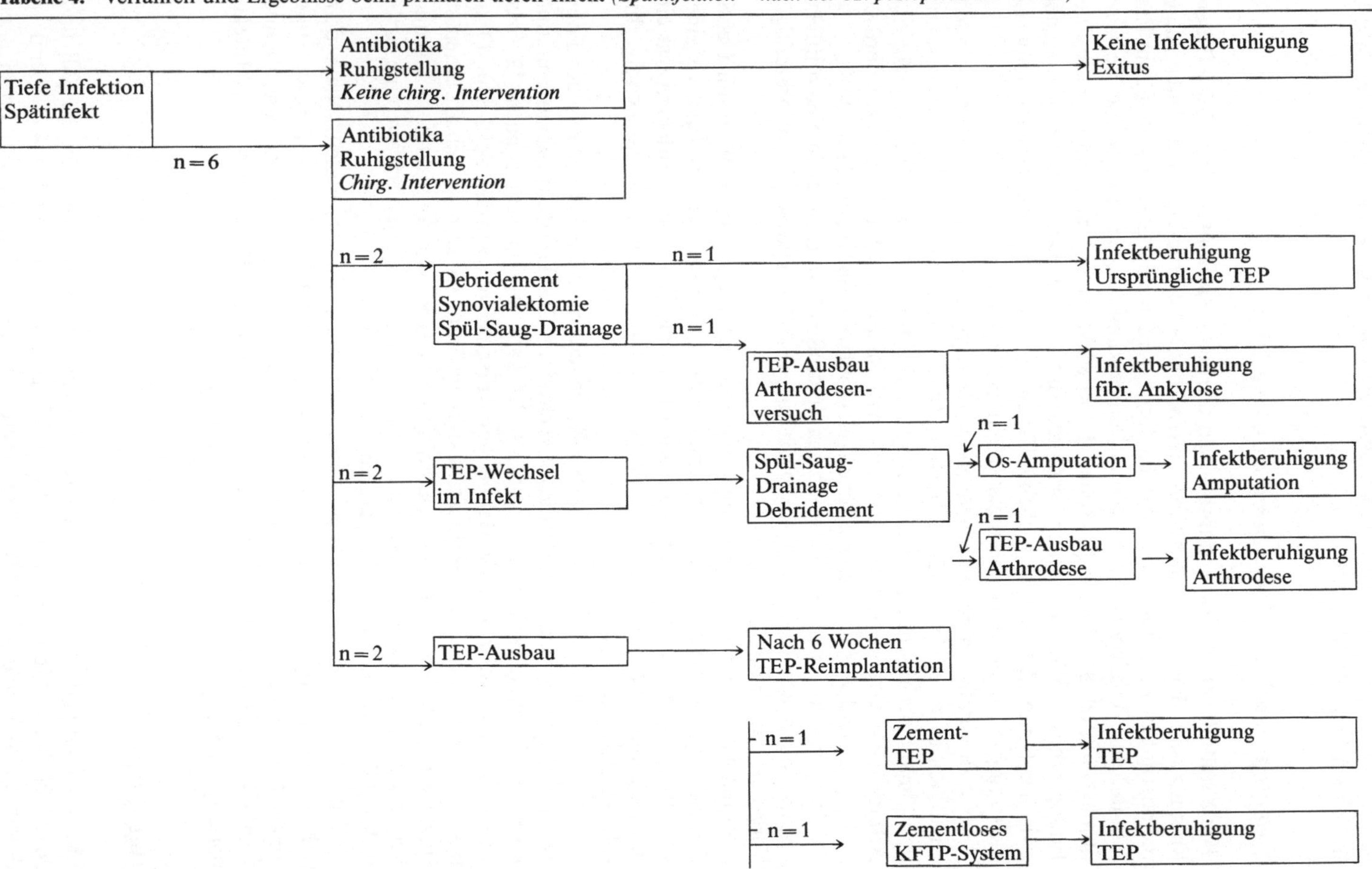

Krankengut liegt die Infektquote bei 6,6% und ist nach Scharnierprothesen höher als nach Gelenkflächenersatzprothesen.

Bei 13 der von uns behandelten 24 infizierten Knieendoprothesen bei 22 Patienten lagen *Risikofaktoren* in Form von Diabetes mellitus, Kortisonmedikation, Zytostatikatherapie, chronische Polyarthritis und Voroperationen vor. In dieser Gruppe mit erhöhtem Infektrisiko ist eine intra- und postoperative Antibiotikumprophylaxe für 48 h empfehlenswert. Ebenso wichtig sind gewebeschonendes Operieren und mehrfache intraoperative Spülungen.

Die *Einteilung* infizierter Knieendoprothesen richtet sich nach dem Zeitpunkt des Infektnachweises (Sofort-, Früh- und Spätinfektionen), nach dem Ort der primären Infektausbreitung (oberflächlich oder tief) und nach dem Erregernachweis. Aus der Einteilung ergeben sich wesentliche therapeutische Richtlinien. Die Zeitspanne der Frühinfektion reicht nach unserer Definition bis zum Ende der 12. postoperativen Woche. Die klinische Erfahrung zeigt, daß in der Phase der Sofort- und Frühinfektion mit gutem Erfolg der Erhalt der Endoprothese angestrebt werden soll, da hier überwiegend Weichteilinfektionen und meist noch keine Implantatlockerungen vorliegen. Der Spätinfekt hat hinsichtlich des Erhaltens der Prothesen eine wesentlich ungünstigere Prognose. Häufig kommt es zur Implantatlockerung, und ohne Entfernung des Prothesen-Zement-Komplexes wird meist keine Infektberuhigung eintreten.

Bei der *Frühinfektion* muß man zwischen primärem Weichteilinfekt mit oder ohne Eröffnung der Gelenkkapsel sowie primär tiefer Infektion unterscheiden. Der Weichteilinfekt ohne Eröffnung der Gelenkkapsel hat sicherlich die günstigste Prognose. Bei den dünnen Weichteilverhältnissen am Kniegelenk kann der oberflächliche Infekt jedoch rasch die Gelenkkapsel durchdringen. Die versetzte Schnittführung durch geraden, längsgerichteten Hautschnitt und parapatellaren Kapselschnitt scheint die Infektausbreitung in die Tiefe zu hemmen. Am eigenen Krankengut zeigte sich, daß von 5 oberflächlichen Weichteilinfektionen 2 in tiefe Infektionen mit Kontakt zur Endoprothese übergingen (Tabelle 2). Bei den primär tiefen Infektionen konnten *ohne* chirurgische Intervention, also nur durch Antibiotika und vorübergehende Ruhigstellung, in 2 von 11 Fällen Infektberuhigung erzielt werden. In den übrigen 9 Fällen war neben der Antibiotikatherapie und vorübergehender Ruhigstellung auch eine chirurgische Intervention erforderlich. Nimmt man die zwei tiefen Infektionen nach oberflächlichem Infekt noch dazu, übersehen wir den Verlauf von 11 frühinfizierten Knieendoprothesen, die eine operative Intervention erforderlich machten (Tabelle 2 und 3). In allen Fällen konnten wir Infektberuhigung erzielen, in 7 Fällen konnte die ursprüngliche Prothese erhalten werden. 3 Arthrodesen wurden fest - nur 1mal kam es zur fibrösen Ankylose. Die Ergebnisse zeigen, daß offensichtlich die rechtzeitige operative Intervention beim Frühinfekt für das gute Behandlungsergebnis von entscheidender Bedeutung ist. Auch wenn in 2 Fällen ohne chirurgische Behandlung die ursprüngliche Endoprothese mit Infektberuhigung erhalten werden konnte, so sollte dieses Verfahren nur unter strenger klinischer Kontrolle durchgeführt werden. Bei den geringsten Zeichen anhaltender oder progredienter Infektion ist die chirurgische Behandlung mit adjuvanter Antibiotikatherapie und vorübergehender Ruhigstellung die Therapie der Wahl. Die Einteilung mit oder ohne Spül-Saug-Drainage sollte nicht überbewertet werden und dient in Tabelle 3 nur der besseren

Übersicht. Obwohl von 13 frühinfizierten Prothesen 7 erhalten werden konnten, behält die Arthrodese ihre Bedeutung einer bleibenden, belastungsfähigen Extremität. Die Ergebnisse nach Arthrodese sind bei Frühinfekten besser als bei Spätinfekten, weil meist noch mehr Knochensubstanz zur Verfügung steht. Ist eine knöcherne Konsolidierung eingetreten, sind Spätkomplikationen kaum mehr zu erwarten.

Bei den *Spätinfektionen* handelt es sich meistens um schleichende Infektionen, die mit Prothesenlockerung einhergehen. Aufgrund des Keimspektrums – mit überwiegend Staphylococcus aureus – muß man annehmen, daß es sich um exogene Infektionen handelt. Die in der Literatur angegebenen Therapieverfahren variieren stark von der Revision mit Belassen der Endoprothese [6, 36, 41] bis zum Prothesenausbau mit später Reimplantation [22]. Dazu kommen Resektionsarthroplastik [26], Arthrodese [6, 17, 30, 41], Amputation [19] oder iatrogene Fistel. Die Vielfalt der Behandlungsmöglichkeiten beruht auf der Komplexität der Erkrankung. Dabei muß man vielen Prioritäten und therapeutischen Problemen gerecht werden, wie Allgemeinzustand, Keimspektrum, Belastungsfähigkeit anderer Gelenke, Weichteilverhältnisse und Substanzverlust des Knochens. Aufgrund dieser Vielseitigkeit sind die in der Weltliteratur angegebenen – und von uns zusammengefaßten Ergebnisse der verschiedenen Therapieverfahren – kaum vergleichbar. In der Tendenz scheinen die nach Prothesenausbau durchgeführten späten Reimplantationen, die Arthrodese nach Gelenkflächenersatzprothesen sowie die Resektionsarthroplastiken die besten Ergebnisse zu zeigen. Mit Einschränkung der Resektionsarthroplastiken können wir die Ergebnisse bestätigen. Der an der Hüfte immer wieder empfohlene „Endoprothesenwechsel im Infekt" mit antibiotikaangereichertem Knochenzement nach Austestung ergab in unserem Patientengut keinen dauerhaften Erfolg. In einem Fall mußte eine Oberschenkelamputation, im anderen eine Arthrodese durchgeführt werden. Wird jedoch durch Knieendoprothesenausbau, Immobilisation von Femur und Tibia im Fixateur externe und lokale sowie systemische Antibiotikabehandlung Infektberuhigung erzielt, scheinen nach verzögerter Reimplantation die Ergebnisse günstiger zu sein. Wenn auch bei großem Substanzverlust des Knochens die Prothese zementlos fest verankert werden kann, hat sich bei uns bewährt, den periprothetischen Knochenverlust mit Spongiosa-Fibrin-Gentamicin-Verbund aufzufüllen [5]. Damit kann im Gegensatz zur Zementierungstechnik Knochensubstanz gewonnen werden, die bei evtl. nochmaliger operativer Intervention günstige Voraussetzungen schafft. Die mit antibiotikumhaltigem Knochenzement reimplantierte Prothese hat den Vorteil der unmittelbaren postoperativen Belastungsfähigkeit. Bei Problemkeimen (z. B. Pseudomonas aeruginosa) sollte der Arthrodese der Vorzug gegeben werden. Arthrodesen nach Gelenkflächenersatzprothesen haben im Hinblick auf ihre knöcherne Konsolidierung eine günstigere Prognose als nach Scharnierprothesen. Bei großem Substanzverlust an spongiösem Knochen ist meist keine knöcherne Stabilität zu erzielen, auch wenn über 16–20 Wochen im dreidimensionalen Fixateur externe immobilisiert und zusätzlich eine Spongiosaplastik durchgeführt wird. Eine fibröse Anyklose kann nur selten ausreichende Stabilität geben. Meist ist eine zusätzliche Orthese erforderlich. Die Resektionsarthroplastik am Knie hat im Gegensatz zur Hüfte weniger guten Erfolg. Aufgrund der schlechten Muskelführung wird meist keine Gelenkstabilität erreicht.

Das Schicksal einer infizierten Knieendoprothese ist im Frühstadium günstiger als im Spätstadium. Von 11 frühinfizierten Prothesen konnten immerhin 7 mit Infektberuhigung erhalten werden. Von 8 spätinfizierten Prothesen konnten nur 2 durch Reimplantation erhalten werden (Tabelle 4). Die Einteilung zwischen Früh- und Spätinfekt erscheint sinnvoll, der zeitliche Übergang ist jedoch fließend. Gelegentlich wird die Zeitspanne vom Sofortinfekt bis zum 6. postoperativen Monat noch als Frühinfekt angegeben. Das Behandlungsverfahren der infizierten Kniegelenkendoprothesen kann nur teilweise standardisiert und muß meist individuellen Gegebenheiten angepaßt werden. Neben der lokalen und systemischen Antibiotikatherapie sowie der vorübergehenden Immobilisation ist die oft mehrfache chirurgische Therapie der infizierten Endoprothese wichtigstes Behandlungsprinzip.

Literatur

1. Ahlberg A, Lunden A (1981) Secondary operations after knee joint replacement. Clin Orthop 156: 170–174
2. Arden GP (1975) Total replacement of the knee. J Bone Jt Surg [Am] 57: 119–120
3. Borden LS, Gearen PF (1984) Management of the infectet total knee arthroplasty. Presented at the American Acad. of Orthopedic Surgery, Atlanta
4. Braun A (1986) Herstellung und Anwendung des Fibrin-Antibiotikum-Verbundes. In: Reifferscheid M (Hrsg) Neue Techniken in der operativen Medizin. Springer, Berlin Heidelberg New York Tokyo, S 98–106
5. Braun A, Neusel E (1987) Die Therapie der infizierten Kniegelenksendoprothese unter Berücksichtigung der zementlosen Reimplantation mit dem Fibrin-Gentamicin-Spongiosa-Verbund. Springer, Berlin Heidelberg New York Tokyo
6. Brodersen MP, Fitzgerald RH jr, Peterson, LFA, Coventry MB, Bryan RS (1979) Arthrodesis of the knee following failed total knee arthroplasty. J Bone Jt Surg [Am] 61: 181–185
7. Bryan RS, Rand JA (1982) Revision total knee arthroplasty. Clin Orthop 170: 116–122
8. Buchholz HW, Engelbrecht H (1970) Über die Depotwirkungen einiger Antibiotika bei Vermischung mit dem Kunstharz Palacos. Chirurg 41: 511
9. Buchholz HW, Elson RA, Engelbrecht E, Lodenkämper H, Rotger J, Siegel A (1981) Management of deep infection of total hip replacement. J Bone Jt Surg [Br] 63: 342–353
10. Buchholz HW, Elson RA, Heinert K (1984) Antibiotic braded acrylic cement (ALAC). Current concepts. Clin Orthop 190: 96–108
11. Cameron HU, Fedorkow DM (1981) The early results of the bateman single assembly total hip used as a revision protheses. Acta Orthop Belg 47: 49
12. Cameron HU, Hunter GA, Elsh RP, Bailey WH (1981) Revision on the total knee replacement. Can Surg 24: 418–420
13. Cherney DL, Amstutz HC (1983) Total hip replacement in the previously septic hip. J Bone Jt Surg [Am] 54: 1256–1265
14. Editorial British Medical Journal (1972) Infections in rheumatoid disease. Br Med J II: 549–550
15. Fitzgerald RH jr, Nolan DR, Ilstrup DM, Scoy RE van, Washinton JA, Coventry MB (1977) Deep wound sepsis following total hip arthroplasty. J Bone Jt Surg [Am] 59: 847–855
16. Garner RW, Mowat AG, Hazlemann BL (1973) Wound healing after operations on patients with rheumatoid arthritis. J Bone Jt Surg [Br] 55: 134–144
17. Hagemann WF, Woods GW, Tullos HS (1978) Arthrodesis in failed total knee replacement. J Bone Jt Surg [Am] 60: 790–794
18. Hood RW, Insall JN (1983) Infected total knee joint replacement arthroplasties. In: Evarts CM (ed) Surgery of the musculo-skeletal system, Vol 4. Churchill Livingstone, Edinburgh, pp 173–188
19. Hunter GA, Arciszewski C (1984) Amputation – A Rare complication following infected total knee arthroplasty. Orthop Rev 13: 109

20. Insall JN, Scott WN, Ranawat CS (1979) The total condylar knee prosthesis. A report on 220 cases. J Bone Jt Surg [Am] 61: 173–180
21. Insall JN, Dethmers DA (1982) Revision of total knee arthroplasty. Clin Orthop 170: 123–130
22. Insall JN, Thompson FN, Brause BD (1983) Two-stage re-implantation for the salvage of infected total knee arthroplasty. J Bone Jt Surg [Am] 65: 1087–1098
23. James ETR, Hunter GA, Cameron HU (1982) Total hip revision arthroplasty. Does sepsis influence the results? Clin Orthop 170: 88–94
24. Jones EC, Insall JN, Inglis AE, Ranawat CS (1979) Guepar knee arthroplasty results and late complications. Clin Orthop 140: 145–152
25. Kaps HP, Georgi P (1986) Zur Wertigkeit der Szintigraphie mit 111 In-Acetylaceton-Eigenleukocyten in der Diagnostik infizierter Totalendoprothesen. Nuklearmedizin 25: 2–8
26. Kaufer H, Matthews LS (1981) Resection arthroplasty: An alternative to arthrodesis for salvage of infected total knee arthroplasty. Orthop Transact 5: 413
27. Kim L Fingerman G (1983) Results of revisions for aseptic failed total knee arthroplasties. Orthop Transact 7 (3): 535
28. Labitzke R, Jastrzebski J (1985) Ausheilung infizierter Defektwunden der unteren Extremität mit dem gestielten Gastrocnemiuslappen. Unfallchirurg 88: 528
29. Lidwell OM, Lowbury EJL, Whyte W, Blowers R, Stanley ST, Lowe D (1982) Effect of ultra-clean air in operating rooms on deep sepsis in the joint after total hip or knee replacement. A randomized study. Br Med J 285: 10–14
30. Locht RC, Hunter GA (1983) Deep sepsis after cemented total knee replacement. Infect Surg 2: 219–224
31. Mc Elwain JP, Hunter GA (1985) Septic and aseptic hip and knee replacements: Results of revision. In: Uhthoff HK (ed) Current concepts of infections in orthopedic surgery. Springer, Berlin Heidelberg New York Tokyo, pp 203–212
32. Menschik A (1974) Mechanik des Kniegelenkes, Teil 1. Z Orthop 112: 481–495
33. Menschik A (1975) Mechanik des Kniegelenkes, Teil 2. Z Orthop 113: 388–400
34. Murray WR (1982) Treatment of the established deep wound infection after total hip arthroplasty. A report on 65 cases. In: Leach, Hoaglund, Riseborough (ed) Controversies in orthopaedic surgery. Saunders, Philadelphia
35. Niekerk A van, Charnley J (1979) Post-operative infection of the charnley low-friction arthroplasty of the hip. J Bone Jt Surg [Br] 61: 252–253
36. Petty W, Bryan RS, Coventry MB, Peterson LFA (1975) Infection after total knee arthroplasty. Orthop Clin North Am 6: 1005–1014
37. Rand JA, Bryan RS (1983) Re-implantation for the salvage of an infected total knee arthroplasty. J Bone Jt Surg [Am] 65: 1081–1086
38. Salvati EA, Robinson RP, Zeno SM (1982) Infection rates after 3175 total hip and knee replacements performed with and without a horizontal unidirectional filtered air-flow system. J Bone Jt Surg [Am] 64: 525–535
39. Sanders R, O'Neil T (1981) The gastrognemius myocutaneous flap used as cover for the exposed knee prothesis. J Bone Jt Surg [Br] 63: 383
40. Tinning RN (1975) Total replacement of the knee. J Bone Jt Surg [Am] 57: 119–120
41. Woods GW, Lionberger DR, Tullos HS (1983) Failed total knee arthroplasty: Revision and arthrodesis for infection and non-infectious complications. Clin Orthop 173: 184–190

V. Osteomyelitis im Neugeborenen-, Säuglings- und Kindesalter

Diagnostik der Osteomyelitis im Neugeborenen-, Säuglings- und späteren Kindesalter

G. Heimann

Einleitung

Noch vor 15 Jahren leiteten Fachkollegen ihre Übersichten zur Osteomyelitis im Kindesalter wie folgt ein:

Der Chirurg: „Mit Recht kann die Osteomyelitis als klassische chirurgische Erkrankung bezeichnet werden" [4]. Der Pädiater: „Da sich die akute Osteomyelitis häufig zuerst als allgemein-septisches Krankheitsbild manifestiert, ist es nicht verwunderlich, daß die betroffenen Patienten zunächst vom internistischen Pädiater gesehen werden [2]."

Diese Feststellungen eignen sich heute wohl mehr zur Charakterisierung der Mentalität der Fachvertreter, denn zur adäquaten Diagnostik und erfolgreichen Therapie ist die Kooperation mehrerer Fachdisziplinen unerläßlich. In ihrer akuten hämatogenen Form befällt die Osteomyelitis in über 90% der Kinder mit einer unveränderten Häufung im Säuglings- und mittleren Schulalter [2]. Zur Entwicklung der Morbidität der akuten Osteomyelitis fehlen verläßliche Daten, eindeutig ist jedoch, daß die Letalität, die in der vorantibiotischen Ära mit 20–30% angegeben wird, auf 3% und weniger zurückgegangen ist [2].

Die akute Osteomyelitis ist ein eindrucksvolles Beispiel dafür, wie sich durch Wachstum, Differenzierung und funktionelle Anpassung des kindlichen Organismus ein Krankheitsbild epidemiologisch, pathophysiologisch und klinisch verändern kann. Dies betrifft zunächst die pathologisch-anatomischen Besonderheiten.

Pathologisch-anatomische Grundlage

Beim Säugling wird die epiphysennahe Region von der Metaphyse mit Blut versorgt (Abb. 1a). Die Kortikalis im Metaphysenbereich ist eine dünne, vielfach durchbrochene Platte. Daher kommt es leicht zur Ausbreitung des Abszesses unter das Periost. Die Diaphyse ist selten betroffen, eine Markphlegmone tritt nur dann auf, wenn der subperiostale Abszeß unter Druck via Havers- und Volkmann-Kanäle in den Markraum eindringt.

Bis zum Auftreten der epiphysennahen Barriere, die zwischen dem 8. und 18. Lebensmonat erfolgt, ist somit die Säuglingsosteomyelitis gekennzeichnet durch einen primär epiphysären Entzündungsherd, durch Einbruch in das Gelenk und durch Ausbildung eines subperiostalen Abszesses. Etwa im 18. Lebensmonat kann die Epiphysenfuge infolge der getrennten Gefäßversorgung von Metaphyse und Epiphyse eine Barrierenfunktion aufbauen. Der Entzündungsherd bevorzugt

Knochen- und Gelenkinfektionen
Herausgegeben von H. Cotta und A. Braun
© Springer-Verlag Berlin Heidelberg 1988

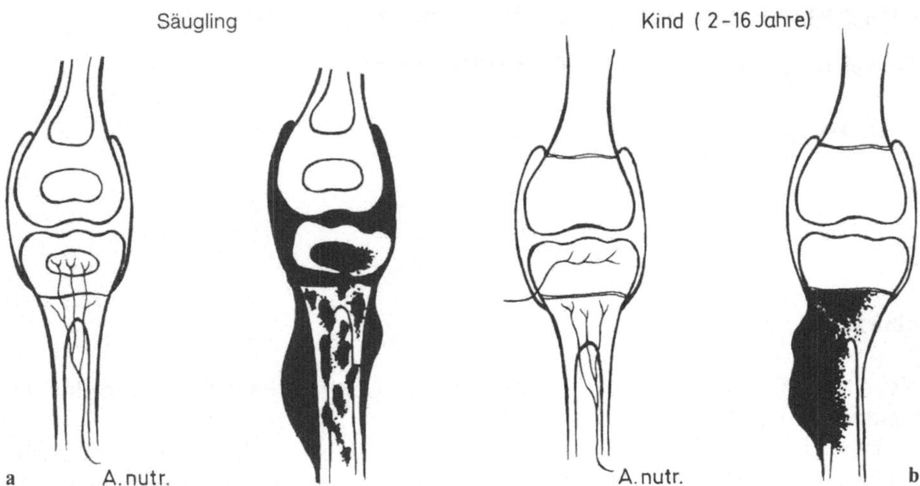

Abb. 1 a, b. Pathologisch-anatomische Grundlagen der akuten hämatogenen Osteomyelitis

daher bei der juvenilen Osteomyelitis die Metaphyse (Abb. 1b). Da das Periost schon fester haftet, breitet sich die Entzündung eher diaphysenwärts im Markkanal aus. Eine aufsteigende Markphlegmone infolge der Thrombosierung der A. nutritia führt zur Minderversorgung der Diaphyse. Unter Druck geratene Markabszesse können aber auch den subperiostalen Raum erreichen. Somit ist die Osteomyelitis des älteren Kindes charakterisiert durch einen primär metaphysären Entzündungsherd, das Auftreten einer Markphlegmone und die Ausbildung eines subperiostalen Abszesses.

Sekundär septische Arthritiden jenseits des Säuglingsalters sind nur in den Gelenken möglich, bei denen die Gelenkkapsel distal der Metaphyse inseriert, wie dies beim Hüft- und Schultergelenk zutrifft.

Verlauf und klinische Symptomatologie

Das Spektrum der heute zur Verfügung stehenden diagnostischen Verfahren kann nicht verhindern, daß auch bei frühzeitiger Diagnosestellung innerhalb der 1. Erkrankungswoche noch bei knapp 10% der Erkrankungsfälle mit Übergang in eine chronische Verlaufsform, und in knapp 5% mit einer Defektheilung zu rechnen ist (Abb. 2) [7]. Die Gründe dafür dürften gleichermaßen in ungelösten diagnostischen Problemen und unzulänglichen therapeutischen Maßnahmen zu suchen sein. Dies wird dadurch belegt, daß vom Beginn initialer Symptome bis zur Diagnosestellung nur in ⅔ der Erkrankungen 1 Woche vergeht und für das verbleibende Drittel sogar 2–6 Wochen Zeit benötigt werden (Abb. 3) [9]. Somit stellt sich vorrangig die Frage, welchen Stellenwert die klinische Symptomatologie und weiterführende diagnostische Verfahren haben.

Die zu erwartenden klinischen Leitsymptome bei einer akuten bakteriellen Infektion im Weichteil-Skelett-Bereich sind keineswegs obligat und treten mit

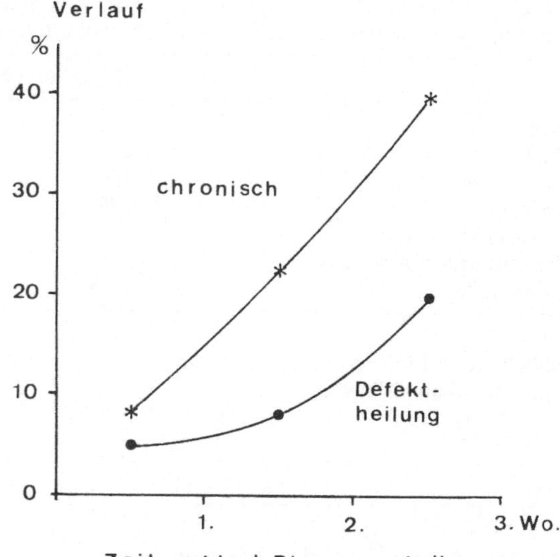

Abb. 2. Krankheitsverlauf der Osteomyelitis in Abhängigkeit vom Zeitpunkt der Diagnosestellung. (Nach [7])

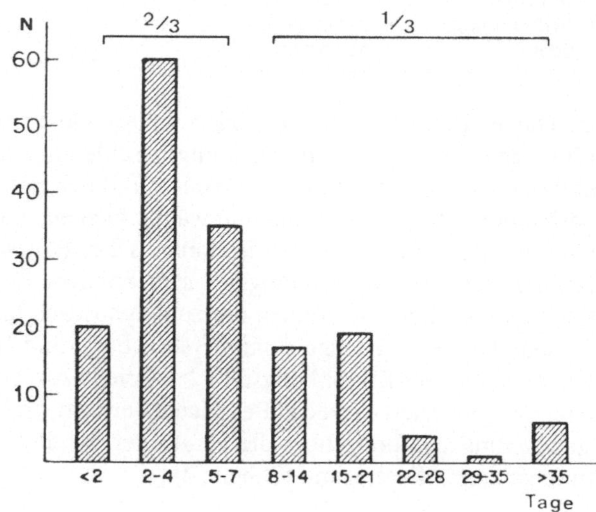

Abb. 3. Zeitpunkt der Diagnosestellung nach Erkrankungsbeginn

einer altersspezifischen Häufung auf (Tabelle 1). Während bei älteren Kindern Fieber, lokale Schwellung und Berührungsempfindlichkeit im Vordergrund stehen, können beim Neugeborenen und jungen Säugling Bewegungseinschränkung der noch unkoordinierten Spontanmotorik, seltener auch unspezifische Begleitsymptome, wie Durchfälle, imponieren. Problematischer wird die Aufdeckung klinischer Leitsymptome in den ersten Lebenstagen, da hier immer noch das unspezifische Symptommuster eines septischen Krankheitsbildes zu erwarten ist. Dazu zählen blasses Hautkolorit, Trinkunlust, Tachydyspnoe, Apnoe und andere Symptome.

Tabelle 1. Initiale klinische Symptome (%) der akuten hämatogenen Osteomyelitis (→charakteristische altersspezifische Unterschiede)

	Neugeborene	ält. Kinder
Schwellung	77	71
Fieber	65	90◆
Bewegungseinschränkung	54◆	22
Rötung	30◆	16
Überwärmung u. a.	23	32
Berührungsempfindlichkeit	14	71◆
Durchfälle	12 ◆	–

Tabelle 2. Eintrittspforten bzw. Ursachen der akuten Osteomyelitis

Ursachen

Kind	Säugling/Neonat
• Pyodermie ⎫ 3/4	• Sepsis
• Anginen ⎭	• Nabelinfektion
• Infizierte	• Mastitis d.
Windpocken	Mutter
• Impetigo	• Otitis
• Verbrennungen	• eitrige Rhino-
• Sepsis	pharyngitis

Die in der Überzahl der Erkrankungsfälle festzustellende Leukozytose mit
Linksverschiebung und Blutsenkungsbeschleunigung ist nur dann diagnostisch
hilfreich, wenn mindestens ein Lokalbefund der Entzündungsreaktion gleichzeitig
vorhanden ist. Es soll nicht unerwähnt bleiben, daß diese Laborparameter bei
einer viralen Entzündung mit azetonämischer Stoffwechsellage und Begleitarthri-
tis in gleicher Weise pathologisch sein können. Ergänzende Parameter wie das
CRP und die Elastase können hierzu diagnostisch hilfreich sein.

Durch eine sorgfältige Anamneseerhebung und Inspektion können bei älteren
Kindern in ¾ der Erkrankungsfälle bakterielle Affektionen der Haut und Schleim-
haut diagnostiziert werden. Bei Neugeborenen und jungen Säuglingen dagegen
stehen Eintrittspforten über die Haut oder durch orale Aufnahme über die Nahrung ganz im Hintergrund (Tabelle 2) [1].

Bakteriologische Diagnostik

Die bakteriologische Diagnostik der akuten Osteomyelitis gilt zwar in jedem
Lebensalter als obligat, sie dient aber vorwiegend der nachträglichen Diagnosesicherung sowie der Optimierung der antimikrobiellen Chemotherapie. Im Gegensatz zur chronischen Osteomyelitis kann der Zeitpunkt des Therapiebeginns niemals vom Vorliegen eines positiven bakteriologischen Befundes mit entsprechender Resistenzprüfung abhängig gemacht werden. Dies verbietet sowohl die
mangelnde Treffsicherheit als auch der Zeitpunkt des mikrobiologischen Nachweises.

Je nach Studie kann nur in 60–85% der Erkrankungsfälle ein positiver bakteriologischer Nachweis erwartet werden.

Wenn dabei gezielte chirurgische Verfahren einer einfachen Blutkultur überlegen sind, so verwundert dies nicht.

Die Möglichkeiten zur Optimierung der Abnahmetechniken von Blutkulturen sind jedoch noch nicht ausgeschöpft. Eine deutliche Steigerung der Trefferquote ist zu erwarten, wenn 2–3 Blutentnahmen im Abstand von ca. 2 h gewonnen werden. Bei jüngeren Kindern wird übersehen, daß ein Mißverhältnis besteht zwischen dem Volumen des Nährmediums und der gewonnenen Blutmenge. Deshalb müssen bei Neugeborenen und jungen Säuglingen angepaßte Systeme Verwendung finden.

Röntgendiagnostik

In enger Anlehnung an das Entzündungsgeschehen, das im Knochenmark beginnt und sich zentrifugal ausbreitet – mit bevorzugtem Befall der langen Röhrenknochen –, bestehen heute klare Vorstellungen über die Korrelation dieser Vorgänge zur radiologischen Diagnostik. Solange keine antibiotische Therapie erfolgt, ist die Sequenz der Befunde relativ einheitlich und wird nur unwesentlich vom Lebensalter, der Lokalisation des Prozesses und der Virulenz des Erregers beeinflußt.

In der Initialphase der ersten Tage werden ausschließlich Weichteilsymptome beobachtet. Erst nach mehreren Tagen und Wochen kommt es zur lokalen Osteolyse, Periostreaktion, gefolgt von Sequesterbildung, die in Abhängigkeit von operativen Maßnahmen zur Normalisierung bzw. zur Defektheilung führen [3]. Weichteilsymptome, die innerhalb der ersten 3 Tage auftreten, sind kleine lokale, tiefe Weichteilschwellungen, die in der Metaphyse mit unscharfer Begrenzung lokalisiert sind. Danach verschwinden die Fetträume. Im Bereich der Spongiosa und Metaphyse kann es u. U. zur sog. Metaphysitis, d. h. einer geringen periostalen Reaktion, kommen. Im Säuglingsalter werden diese Weichteilveränderungen ergänzt durch Verbreiterung des Gelenkspaltes bis zur Luxation, einem Phänomen, das vor allem für das Hüftgelenk zutrifft [3].

In der Folgezeit schwillt die Muskulatur vom Erkrankungsherd zur Peripherie hin an. Die Subkutis-Muskelkontur verstreicht. Zusätzlich wird ein ausgeprägtes subkutanes Ödem beobachtet. Die in dieser Phase vorhandenen Knochendestruktionen sind radiologisch nicht sichtbar.

Säuglinge benötigen knapp 2 Wochen, Kleinkinder 2–3 Wochen und Schulkinder 3 Wochen bis zur Ausbildung des klassischen Röntgenbildes mit Knochendestruktionen und periostaler Knochenneubildung. Der Beitrag der Nativ-Röntgendiagnostik zur initialen Diagnosesicherung ist sehr gering und beschränkt sich auf Weichteilveränderungen. Das sog. „Leck" der Röntgendiagnostik wird auf dem Hintergrund der Forderung so früh wie möglich – auch im Verdachtsfall antimikrobiell zu behandeln – noch verstärkt. Unter diesen Bedingungen heilt eine Osteomyelitis vom Stadium der beginnenden Weichteilveränderungen nicht selten radiologisch spurlos ab. Daraus kann nicht abgeleitet werden, daß im Rahmen der Diagnostik auf eine initiale Röntgenaufnahme verzichtet werden kann.

Szintigraphische Methoden

In der Frühdiagnostik der kindlichen Osteomyelitis haben szintigraphische Methoden einen entscheidenden Fortschritt erbracht. Basierend auf den klinischen Leitsymptomen weisen Howie et al. [5] eine Sensitivität (Empfindlichkeit) von 89%, eine Spezifität von 94% und einen Voraussagewert von 92% nach.

Damit ist diese Methode der radiologischen Diagnostik in der Frühphase eindeutig überlegen.

Als 3-Phasen-Szintigraphie läßt sich eine initiale arterielle Phase unmittelbar nach der Injektion von der sog. Blutpool-Phase (5–10 min post injectionem) und einer Knochenphase (ca. 2 h nach Injektion) abgrenzen. Durch diese 3-Phasen-Technik läßt sich die Spezifität gegenüber konventionellen Verfahren von 75 auf 94%, bei gleichbleibender Empfindlichkeit, steigern [6].

Die eindeutigen Vorteile der Szintigraphie liegen
1. in der frühen Diagnosestellung 24–48 h nach Auftreten der ersten Symptome,
2. in der Möglichkeit der Darstellung des gesamten Skeletts und der Aufdeckung multipler Herde bei geringer Strahlenbelastung,
3. in der exakten Lokalisation mit Erleichterung einer diagnostischen bzw. therapeutischen Punktion.

Falsch negative Befunde, sog. „cold lesions" sind bei Kindern innerhalb der ersten 24 h nach Beginn der klinischen Symptomatologie zu beobachten, wenn frühe Gefäßverschlüsse zu einer verminderten Perfusion führen. Deshalb muß für die Szintigraphie ein Zeitabstand von 24 h nach Symptombeginn eingehalten werden. Ein negativer Befund ist auch bei der Femurhalsosteomyelitis mit Gelenkbeteiligung häufiger, da hierbei die Kapselspannung die Perfusion behindert.

Liegt im frühen Kindesalter ein entzündlicher Epiphysenbefall vor, so kann die hohe Eigenspeicherung der Epiphyse eine Differenzierung erschweren. Hier trägt zur Optimierung die Szintimetrie bei.

Die Bewertung der Nützlichkeit der szintigraphischen Techniken für die Neugeborenenphase ist noch uneinheitlich. Je nach Autor variieren die positiven Befunde zwischen 30 und 95% der klinisch gesicherten Osteomyelitiden. Die Probleme der technischen Durchführung in dieser Altersgruppe scheinen noch verbesserungsbedürftig.

Mit Ausnahme der Neugeborenenperiode leistet die Skelettszintigraphie bei der akuten Osteomyelitis im Kindesalter einen entscheidenden Beitrag zur frühen Diagnosestellung. Sie dient dem Nachweis eines multilokulären Befalls. Darüber hinaus ist eine Bewertung der Aktivitätsgrade mittels Szintimetrie möglich. Somit sollte die Szintigraphie der Röntgenaufnahme vorangestellt werden. Ob kombinierte Gallium-Technetium-Szintigraphietechniken oder die Verabreichung indiummarkierter Leukozyten für das Kind Vorteile bringt, ist noch nicht entschieden. Diese Techniken haben eine größere Bedeutung in der Differentialdiagnose posttraumatischer oder postoperativer Knochenveränderungen mit und ohne bakterielle Entzündungskomponente [6].

Nach den bisherigen klinisch-empirischen Erfahrungen kann die Sonographie einen wichtigen Beitrag zur Frühdiagnostik der akuten Osteomyelitis leisten. Subperiostale Abszesse und Gelenkergüsse bzw. Gelenkempyeme und Veränderungen der Gelenkspaltbreite sind diagnostizierbar.

Obwohl bisher der Stellenwert der Sonographie gegenüber den sonst üblichen diagnostischen Verfahren in großen Studien noch nicht endgültig definiert und abgegrenzt worden ist, sollte diese Methode als nichtbelastendes Verfahren bei jedem klinischen Verdacht angewendet werden.

Unter dem Postulat, daß der Beginn der antibiotischen Behandlung so früh wie möglich, d.h. innerhalb der ersten beiden Erkrankungstage beginnen soll, lassen sich die diagnostischen Verfahren in zwei Gruppen einteilen. Aufbauend auf Anamnese und klinischer Befunderhebung liefern die Laborparameter, die Szintigraphie und die Sonographie Daten im Sinne der Frühdiagnostik. Selbstverständlich kann auch eine erfolgreich verlaufende Punktion mit Gewinnung von Entzündungsmaterial in diese Kategorie eingereiht werden. Der mikrobiologische Nachweis eines Erregers sowie die Resistenzbestimmung und die radiologische Nativdiagnostik sind obligate diagnostische Verfahren, ein Therapiebeginn darf davon jedoch nicht abhängig gemacht werden.

Der klinische Alltag lehrt, daß die Frühdiagnostik nicht selten nur deshalb verfehlt wird, weil die altersspezifischen psychomotorischen Eigenheiten des Kindes und deren pathologische Varianten unbeobachtet oder unerkannt bleiben. Darüber hinaus wird dem Kausalitätsbedürfnis der Eltern, die die Symptome des Kindes in Zusammenhang mit z.B. einem Bagatelltrauma darstellen, zu leichtfertig gefolgt.

Es ist gleichermaßen beruhigend und herausfordernd, feststellen zu können, daß für die Diagnostik der Osteomyelitis im Kindesalter eine sorgfältige Anamneseerhebung und klinische Untersuchung ihren herausragenden Stellenwert behalten werden.

Literatur

1. Adam D (1983) Die Osteomyelitis im Kindesalter. FAC 2: 39–44
2. Bühler UK, Stalder G (1970) Die Osteomyelitis aus der Sicht des Pädiaters. Z Kinderchir 8: 48–54
3. Giedion A (1970) Radiologische Aspekte der akuten hämatogenen Osteomyelitis im Kindesalter. Z Kinderchir 8: 36–47
4. Hecker WC, Schuster H, Buchholz R (1969) Analyse und Behandlungsergebnisse bei 329 Fällen von akuter und chronischer hämatogener Osteomyelitis im Kindesalter aus der Vorantibiotika- und Antibiotikaära. Z Kinderchir 7: 534–554
5. Howie DW, Savage JP, Wilson TG et al. (1983) The technetium phosphate bone scan in the diagnosis of osteomyelitis in childhood. J Bone Joint Surg [Am] 65: 431–437
6. Merkel KD, Fitzgerald RH, Brown ML (1984) Scintigraphic evaluation in musculoskeletal sepsis. Orthop Clin N Am 15: 401–416
7. Spohr HL, Gadner H, Waldschmidt J (1981) Die akute Osteomyelitis im Kindesalter. Pädiat Prax 25: 303–315
8. Trueta J (1959) Three types of acute hematogenous osteomyelitis. J Bone Joint Surg 41 [Br]: 671–680
9. Vu Quoc Dich, Nelson JD, Haltalin KC (1975) Osteomyelitis in infants and children – A review of 163 cases. Am J Dis Child 129: 1273–1278

Knochentuberkulose, BCG-Osteomyelitis und hämatogene Osteomyelitis – Gedanken zur Differentialdiagnose*

H.-G. Büsch

Einleitung

Die hämatogene Osteomyelitis bei Kindern wird allgemein in 4 Verlaufsgruppen eingeteilt (Tabelle 1). Während in den ersten 3 Gruppen akute Verlaufsformen mit ausgeprägter Klinik und eindeutigen Laborwerten vorherrschen, weisen rund 50% der Osteitiden die subakute Form auf [14], mit nur äußerst blanden Zeichen (Tabelle 2). Sie sind damit von besonderem differentialdiagnostischem Interesse.

Problemstellung

Im folgenden soll dargestellt werden, welche Schritte zur Klärung der Diagnose unternommen werden sollten. Da eine bakteriologische Klärung sehr häufig nicht gelingt, sollten optimale Voraussetzungen für den Versuch des Nachweises geschaffen und auch weitere Aspekte zur Diagnostik berücksichtigt werden. Ein Hauptproblem ist es hierbei, auch an spezifische Infektionen zu denken, zum einen, da durch die zunehmende Tuberkulose bei älteren Menschen das Infektionspotential wächst, zum anderen auch Komplikationen nach BCG-Impfungen möglich sind.

Tabelle 1. Formen der Osteomyelitis. (Nach [14])

1. Neonatale Osteomyelitis oder septische Arthritis des Neugeborenen
2. Septische Arthritis des Kindes und des Jugendlichen
3. Akute hämatogene Osteomyelitis
4. Primär subakute hämatogene Osteomyelitis (mit Sonderformen)

Tabelle 2. Klinik der BCG-Osteomyelitis

BSG mittelgradig erhöht
Diff. BB unauffällig
Geringe Weichteilschwellung
Schmerzhafte Bewegungseinschränkung
Afebrile bis subfebrile Temperatur
Immunstatus unauffällig

---

* Herrn Prof. Blauth zum Geburtstag

Knochen- und Gelenkinfektionen
Herausgegeben von H. Cotta und A. Braun
© Springer-Verlag Berlin Heidelberg 1988

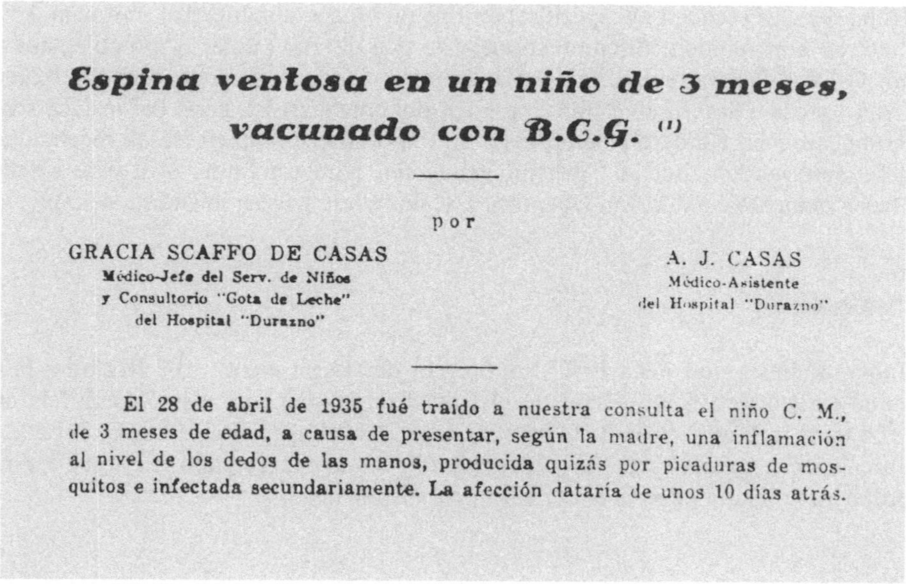

Espina ventosa en un niño de 3 meses, vacunado con B.C.G. [1]

por

GRACIA SCAFFO DE CASAS
Médico-Jefe del Serv. de Niños
y Consultorio "Gota de Leche"
del Hospital "Durazno"

A. J. CASAS
Médico-Asistente
del Hospital "Durazno"

El 28 de abril de 1935 fué traído a nuestra consulta el niño C. M., de 3 meses de edad, a causa de presentar, según la madre, una inflamación al nivel de los dedos de las manos, producida quizás por picaduras de mosquitos e infectada secundariamente. La afección dataría de unos 10 días atrás.

Abb. 1. Titel der Erstbeschreibung 1936 (Uruguay)

Anamnesen

Häufig führen anhaltende Schmerzen nach einer Bagatellverletzung zum Arzt, wie z. B. Sturz oder Verklemmen eines Beinchens im Kinderbett [5, 9, 13, 14]. Felländer [5] nimmt gar an, daß durch das Bagatelltrauma eine BCG-Osteomyelitis erst zum Ausbruch kommen könne, Lincoln u. Sewell [9] beobachteten bei tuberkulösem Gelenkbefall gehäuft Traumen in der Vorgeschichte. Typischerweise finden sich in der Anamnese Nachtschmerzen, die aber auch auf Tumoren deuten können.

Bei Tuberkulosen findet sich in 77% eine Infektionsquelle [10], die vulnerable Phase nach BCG-Impfung beträgt etwa 8 Wochen, Superinfektionen sind möglich (Abb. 1) [16]. Ebenso sind bovine Tbc-Infektionen von Mensch zu Mensch beschrieben [18]. Einer möglichen Tbc-Infektionsquelle inklusive BCG-Impfung muß also nachgegangen werden. Bei der BCG-Osteomyelitis in der BRD beträgt die mittlere Latenzzeit 16 Monate [3].

Die Latenzzeit von 6–8 Wochen bei Tuberkulosen gilt für pulmonale Infektionen und anschließende hämatogene Streuung, nicht jedoch für direkte Infektionen durch die Haut oder orale Aufnahme. So kann auch die Tuberkulose-Zeittafel nach Wallgren [12] nicht weiterhelfen.

Klinik

Entzündungszeichen

Das klinische Bild zeigt untypische, blande Zeichen (Tabelle 2) bei allen hier zu diskutierenden Osteomyelitiden. Rötung und deutliche Überwärmung fehlen. Die

Höhe der BSG scheint bei spezifischen Entzündungen abhängig zu sein vom Ausmaß der bestehenden Mischinfektionen, da sich die BSG unter Antibiotikagabe – vor OP und Diagnoseklärung – verlangsamte [3]. Dementsprechend häufig fehlen Leukozytosen. Sofern eine Impfung nicht dokumentiert ist, kann bei in Deutschland geborenen Kindern eine linsengroße Impfnarbe am linken Gesäß regelmäßig gefunden werden. Bei im Ausland geborenen Kindern findet sich eine solche Narbe manchmal am linken Oberarm, z. T. sind diese Kinder auch oral geimpft.

Tuberkulintests

Tuberkulintests sind nach BCG-Impfung in der Regel positiv, die Reaktion läßt keine eindeutigen Schlüsse auf die Art der Erkrankung zu – also Superinfektion (Tbc trotz Impfung) oder BCG-Impfschaden. Allerdings gilt eine starke Tuberkulinreaktion als tuberkuloseverdächtig [1, 17]. Stark positiv kann die Tuberkulinprobe auch relativ kurz nach der Impfung ausfallen.

Abwehrlage

Tuberkulöse Erstinfektionen können klinisch stumm sein, gleichzeitig aber hämatogen streuen (Tabelle 3). Die klinische Ausprägung der Tuberkulose ist ganz wesentlich von der Abwehrlage abhängig. Ob eine gute Abwehrlage allein Impferfolg ist oder auch auf die bessere Ernährung und allgemeine Hygiene zurückzuführen ist, soll hier nicht diskutiert werden. Auffällig bleibt jedoch, daß Tuberkulosen mit klinisch schwerwiegendem Verlauf trotz erneuter Zunahme an Infektionen nicht häufiger werden.

Röntgen

Thorax

Die Röntgenaufnahmen der Lungen sind im Kindes- und Jugendalter nicht immer eindeutig, so können ein- oder auch beidseitige Hilus-Lymphknotenvergrößerungen nicht als beweisend oder gar ausschließend für eine Tuberkulose gelten. Diese kann auch radiologisch völlig inapparent sein, gleichwohl aber schon streuen. Lymphknotenreaktionen sollen auch bei BCG-Osteomyelotiden am Hilus vorkommen.

Tabelle 3. Primärtuberkulose des Kindes. (Nach [1])

1. Primärherd so klein, daß er radiologisch nicht erfaßbar ist
2. Erstinfektion klinisch und radiologisch inapparent
   - hämatogene Streuung möglich -
3. Starke Tuberkulinreaktion nach BCG-Impfung ist Tbc-verdächtig

Skelett

Für die subakute, hämatogene Osteomyelitis wird primär die diffuse Entkalkung, sekundär die – z.T. fleckförmige – Osteolyse meist im Metaphysenbereich angegeben.

Spezifische tuberkulöse Entzündungen zeigen [13] röntgenologisch bis zu 2 Monate nach Erkrankung keine Zeichen, dann bei *Gelenkbefall* an den oberen Extremitäten Entkalkung, an den unteren Knochenarrosionen, im Spätstadium Gelenkspaltverschmälerungen, selten periostale Knochenneubildung. Bei *Osteomyelitiden* eher periostale Reaktionen, zystische Läsionen und überwiegendes Vorkommen an den unteren Extremitäten.

Radiologische Verdachtszeichen auf die Tuberkulose sind [21] die Demineralisation, Weichteilschwellungen, Konturverwischungen und zystische Läsionen. Weitere Kriterien sind in Tabelle 4 wiedergegeben. Anhand der unterschiedlichen Aussagen zur Periostreaktion wird deutlich, daß das radiologische Bild des tuberkulösen Skelettbefalls nicht typisch sein muß.

Für die BCG-Osteomyelitis sind folgende Kriterien beschrieben [11]: Gut abgegrenzte, randständig gelegene Zerstörung der Metaphyse langer Röhrenknochen mit Kortikalisdurchbruch in die Weichteile und wenig periostaler Reaktion. Mortenson et al. [11] beobachteten in ihrem Untersuchungsgut (29 Patienten) Periostabhebungen lediglich bei sehr raschem Verlauf, jedoch kaum Randsklerose, keine Sequester und keine röntgenologisch nachweisbare Arthritis oder Knorpeldestruktion. Befall der benachbarten Epiphysen wurde fast ausschließlich in Kniegelenksnähe, dabei mehr am distalen Femur als an der proximalen Tibia gesehen.

Mortenson bezeichnet das radiologische Bild als in den meisten Fällen charakteristisch und gut von der akuten pyogenen Osteomyelitis oder Tumoren (Ewing-Sarkom) abgrenzbar.

Bei sog. atypischen Mykobakterien – Mycobacterium cansas – sind Osteolysen mit Entkalkung und leichter Sklerosierung beschrieben [8].

Mehrfacher Knochenbefall mit klinisch stummen Herden kommt selten vor, wie es auch bereits aus der deutschen Erstbeschreibung aus dem Jahre 1965 bekannt ist [19].

Es erscheint wesentlich, darauf hinzuweisen, daß bei derart unklaren Befunden die gesunde Gegenseite der Gliedmaße ebenfalls geröntgt werden sollte, um eine eventuelle Demineralisation oder Weichteilverdickung (Abb. 2) zu erkennen.

Tabelle 4. Röntgenzeichen der Tuberkulose des Skeletts (Nach [20])

1. Langsame Knorpeldestruktion
2. Periphere Erosionen
3. Periartikuläre Atrophie
4. Erweiterung und Beschleunigung der Epiphysenentwicklung
5. Unregelmäßige Destruktionsherde
6. Minimale Periostreaktion
7. Langsame Vergrößerung des Herdes
8. Befall des benachbarten Gelenkes
9. Ausbildung eines Abszesses
10. Im Spätstadium Tendenz zur Weichteilverkalkung

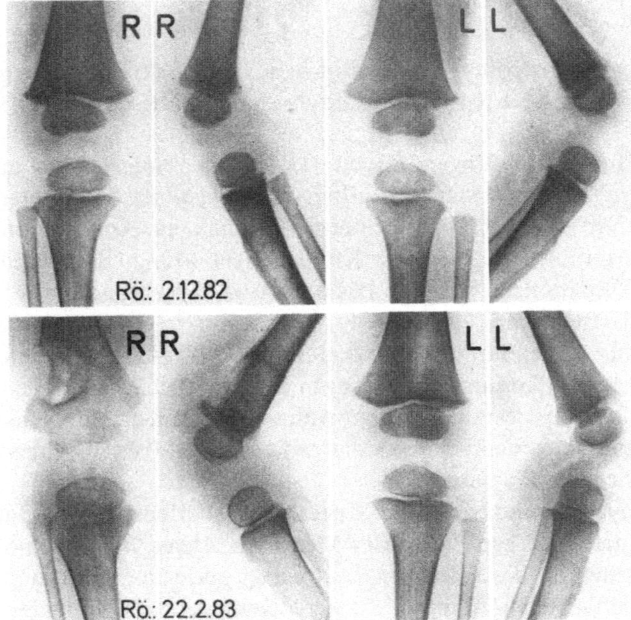

Abb. 2. Bakteriologisch nicht gesicherte BCG-Osteomyelitis bei einem 11 Monate alten Knaben

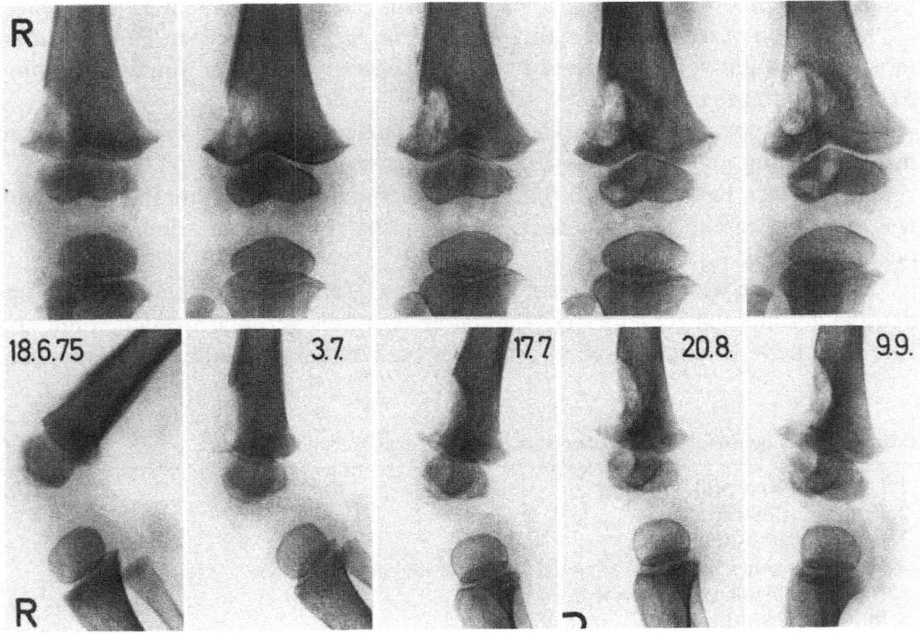

Abb. 3. Bakteriologisch gesicherte BCG-Osteomyelitis bei einem 1 Jahr alten Mädchen

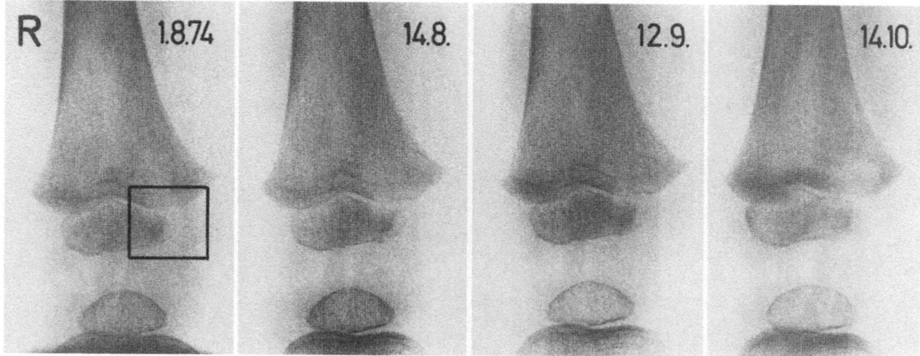

Abb. 4. 22 Monate alter Junge mit bakteriologisch gesicherter BCG-Osteomyelitis

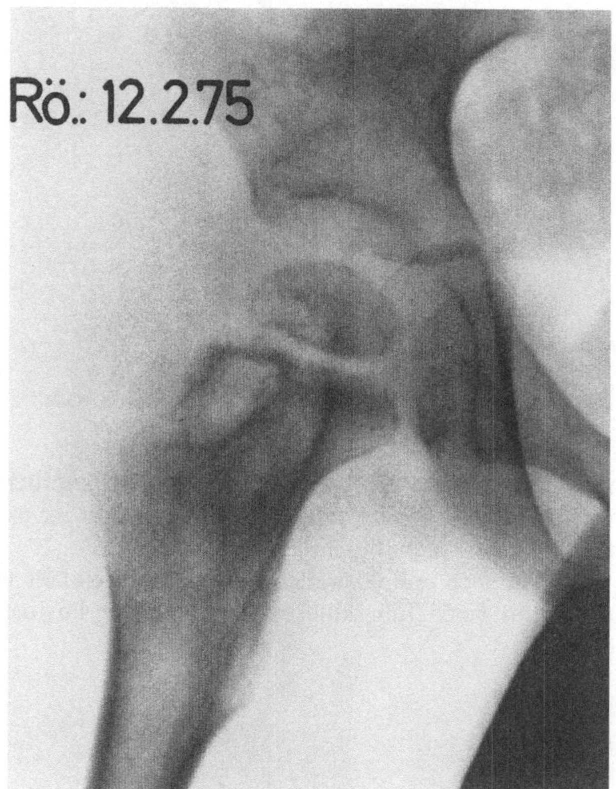

Abb. 5. 34 Monate alter
Junge mit bakteriologisch
nicht gesicherter BCG-
Osteomyelitis

Bevorzugte Lokalisationen sind das distale Femur und die proximale Tibia. Anscheinend für spezifische Entzündungen sehr charakteristisch ist der rasche Verlauf der Knochendestruktion (Abb. 3), der nicht mit einer entsprechenden Klinik einhergehen muß. Röntgenologisch unauffällige oder nicht eindeutige Befunde sollten deswegen zur kurzfristigen Kontrolle Anlaß geben (Abb. 4). Manchmal sind auch Pseudozysten zu beobachten (Abb. 5). Bei der BCG-Osteo-

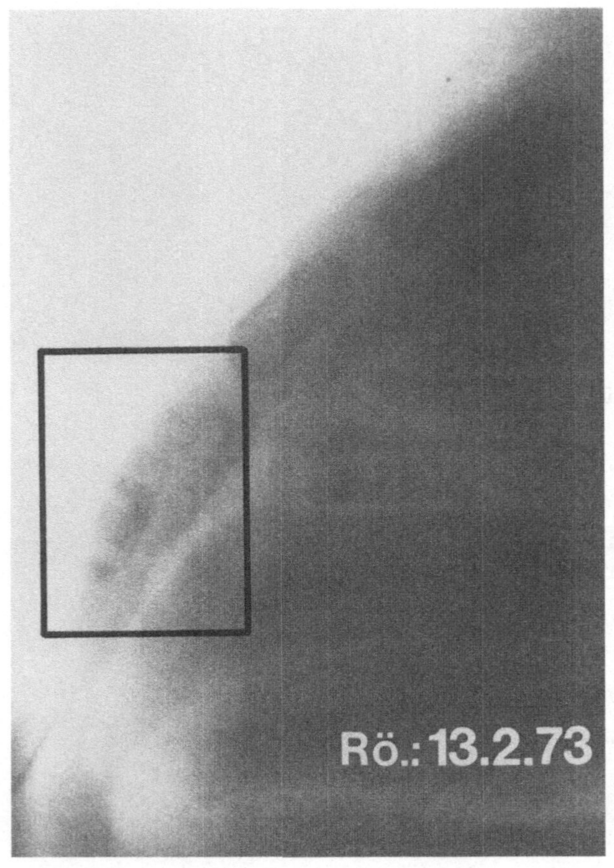

Abb. 6. Bakteriologisch nicht gesicherte BCG-Osteomyelitis des Sternums bei 15 Monate altem Mädchen

myelitis ist der Befall des Rumpfskelettes ausgesprochen selten (Abb. 6), tuberkulöse, *isolierte* Spondylitiden sind auch unseres Wissens nach bei Kindern im Krabbelalter bisher nicht beschrieben.

Allein nach radiologischen Gesichtspunkten läßt sich eine BCG-Osteomyelitis nicht von einer Tuberkulose humanen oder bovinen Ursprungs unterscheiden (Abb. 7).

Bakteriologie

Dem Keimnachweis kommt bei der Behandlung von Knochen- und Gelenkinfektionen allergrößte Bedeutung zu. Bei den subakuten Krankheitsbildern sollte deswegen unbedingt an eine mykobakterielle Infektion gedacht werden. Die Probeentnahme muß vom Herd des Geschehens erfolgen und sowohl für Pathologie wie Bakteriologie genügend Material gewinnen. Zwei bakteriologische Proben müssen eingesandt werden, da nicht aus nur einer Probe allgemeine Kulturen und mykobakterielle Kulturen angelegt werden können. Weiterhin sollten die Proben als schwer gewinnbar gekenzeichnet sein, damit neben – häufig negativer – Kultur

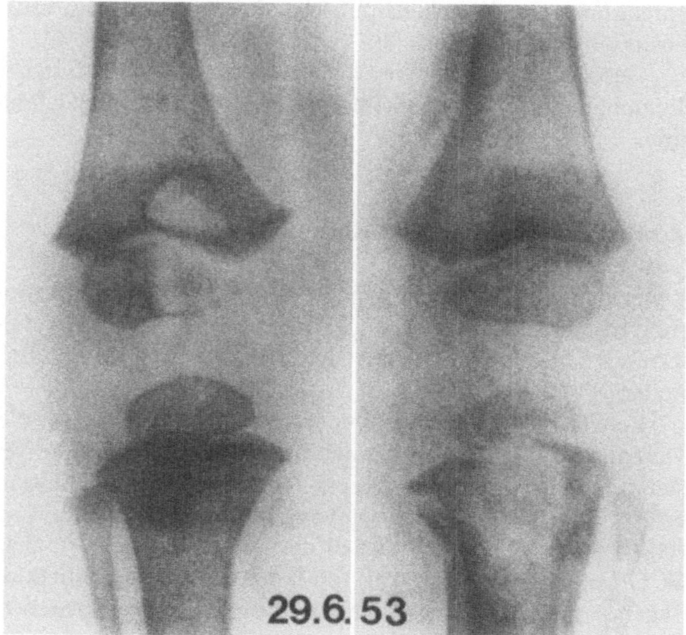

Abb. 7. Skelett-Tuberkulose mit Befall links des distalen Femurs und rechts der proximalen Tibia und Gelenkbefall. (Nach [15])

auch die empfindlichen Tierversuche gemacht werden. Besteht der Verdacht auf eine BCG-Osteomyelitis, empfiehlt sich neben Meerschweinchen-Tierversuchen auch solche an Goldhamstern und eventuell Kaninchen durchzuführen, da das Bacterium Calmette-Guérin für das Meerschweinchen praktisch apathogen ist [19]. Letztlich sollte der Tierversuch mindestens über 10 Wochen laufen, da positive Befunde erst nach 9 Wochen auftreten können.

Auf die Einzelheiten der bakteriologischen Differenzierung soll nicht eingegangen werden, sie sind 1965 gemeinsam mit Frau Meissner im Rahmen der deutschen Erstbeschreibung von Sinios, Swoboda und Stur dargestellt worden [19].

Pathohistologie

Das Ergebnis der feingeweblichen Untersuchung hängt entscheidend von der Entnahmestelle der Probe ab. Bei hämatogenen, unspezifischen Entzüdnungen liegt normalerweise ein einheitliches Bild vor, bei spezifischen Entzündungen müssen u. U. sehr kleine Herde aus der häufig bestehenden Mischinfektion herausgefunden werden [4]. Eine histologisch typische Tuberkulose wird als Kriterium auch für die BCG-Osteomyelitis gefordert [12], aber auch „nicht ganz typische" Bilder werden angegeben [4]. Das feingewebliche Bild wird mit säurefesten Stäbchen, diffus verteilten Plasmazellen und markierten Zentren um tuberkulöse Herde angegeben [6]. Ähnliche pathohistologische Bilder werden auch vom Mycobacterium avium-intracellulare [7] angegeben; chronisch unspezifische Entzündungen für

Infektionen des Knochens mit Mycobacterium kansas, aber auch das Bild eines eosinophilen Granuloms [8].

Gesetzmäßige, zeitliche Abläufe der spezifischen Entzündung, wie sie für die Lymphadenitis nach BCG-Impfung beschrieben sind [2], fehlen für die Osteomyelitis.

Zusammenfassung und Diskussion

Unter dem Eindruck von gehäuft auftretenden Komplikationen nach BCG-Impfung in den skandinavischen Ländern haben Foucard u. Hjelmstedt [6] zunächst *Verdachtskriterien* und dann auch *Diagnosekriterien* der BCG-Osteomyelitis formuliert (Tabelle 5 und 6).

Bereits 1968 hatten, wohl unabhängig voneinander, Müller [12] und Sinios [20] Diagnosekriterien bzw. Charakteristika der BCG-Osteomyelitiden zusammengestellt (Tabelle 7 und 8). In diesem Zusammenhang soll besonders darauf hingewiesen werden, daß Tuberkulosen vom Typ Bovis auch von Mensch zu Mensch übertragen werden können und daß der „gutartige Verlauf" nicht nur typisch für die BCG-Osteomyelitis sein soll, sondern auch für die Tuberkulose selbst in unseren Tagen – mit den verbesserten Ernährungs- und Hygienebedingungen. Weiterhin bietet die Schutzimpfung keine 100%ige Sicherheit, sondern soll lediglich die Schwere der Tuberkulose mindern, wobei von den Impfbefürwortern hervorgeho-

Tabelle 5.   Verdachtskriterien der BCG-Osteomyelitis. (Nach [6])

1. BCG-Impfung ja
2. Weniger als 4 Jahre Latenzzeit
3. Keine Tbc-Infektionsquelle bekannt
4. Klinisches Bild in Übereinstimmung mit
Veröffentlichungen
5. Pathohistologische Tuberkulose

Tabelle 6.   Diagnosekriterien der BCG-Osteomyelitis (n = 14).
(Nach [6])

1. Geringe Virulenz der Erkrankung
2. Antibiotika gegen grampositive Kokken wirkungslos
3. Weniger als 4 Jahre zwischen Impfung und Erkrankung

Tabelle 7.   Charakteristika der BCG-Osteomyelitiden. (Nach [19])

1. Langes Intervall zwischen Impfung und Erkrankung
2. Diskrepanz Klinik – Röntgenbefund
3. Keine Blutbildveränderungen, geringe BSG-Beschleunigung, afebriler bis subfebriler Verlauf
4. Immunitätslage unauffällig, evtl. geringe Globulinverminderung
5. Gelegentlich lokales Trauma
6. Meta- und epiphysäre Knochenherde

Tabelle 8. Diagnosekriterien der BCG-Osteomyelitis. (Nach [12])

1. Impfung	ja
2. Infektionsquelle human o. bovin	nein
3. Rö.-Thorax (meist)	frei
4. Pathohistologie (typisch)	Tbc
5. Bakteriologie Nährboden	wie Typ hum.
Meerschweinchentierversuche	kaum virulent
6. Tbc-Zeittafel nach Wallgren	ja
7. Tuberkulinprobe	– oder (+)
8. Gutartiger Verlauf	
9. Chemotherapie erfolgreich	
10. „Dysgammaglobulinämie"	
11. Dem wirklichen Fachmann gelingt es, den Ereger „nicht vom BCG unterscheidbar" zu bestimmen	

ben wird, daß seither die tuberkulösen Meningitiden praktisch nicht mehr vorkommen.

Deswegen muß betont werden, daß anhand der eben dargestellten Verdachtskriterien, Diagnosekriterien und Charakteristika eine eindeutige Diagnose, nämlich ob Tuberkulose oder Impfschaden, nur mit bakteriologischer Differenzierung möglich ist. Deshalb soll besonderer Wert auf den Versuch des Keimnachweises gelegt werden.

Literatur

1. Ball F (1984) Primärtuberkulose des Kindes: Wegweisende Röntgenbefunde. Dtsch Ärztebl 31/32: 2305–2310
2. Brehmer W, Falkenberg N, Otto H, Preußler H, Waldschmidt J (1977) Regionale suppurative Lymphadenitis nach BCG-Impfung. Dtsch Med Wochenschr 102 (35) 1251–1255
3. Büsch H-G (1985) BCG-Osteomyelitis. In: Weber U, Rettig H, Jungbluth H (Hrsg) Knochen- und Gelenktuberkulose. Perimed, Erlangen, S 99–103
4. Castrup H-J, Fuchs K, Lenard H-G (1978) BCG-Osteomyelitis. Z Kinderchir 23 (3): 309–313
5. Felländer M (1963) Tuberculous osteitis following BCG – Vaccination. Acta Orthop Scand 33: 116–125
6. Foucard T, Hjelmstedt A (1971) BCG-Osteomyelitis and -osteoarthritis as a complication following BCG-vaccination. Acta Orthop Scand 42: 142–151
7. Jakschik M (1984) Mycobacterium avium-intracellulare als Krankheitserreger. Umweltmedizin 3: 42–44
8. Lakhanpal P, Tull S, Hardas Singh SPC (1980) Mycobacterium kansasii and osteoarticular lesions. Acta Orthop Scand 51: 471–473
9. Lincolm EM, Sewell EM (1963) Tuberculosis in children. McGraw-Hill, New York Toronto London
10. Lukas W (1979) BCG-Impfung. Internist 20: 294–309
11. Mortensson W, Eklöf O, Jorulf H (1976) Radiologic aspects of BCG-Osteomyelitis in infants and children. Acta Radiol [Diagn] (Stockh) 17: 845–855
12. Müller RW (1968) Über Tuberkulose durch den BCG. Prax Klin Pneumol 22 (6): 379–384
13. Newton P, Sharp J, Barnes KL (1982) Bone and joint tuberculosis in Greater Manchester 1969–1979. Ann Rheum Dis 41: 1–6
14. Parsch K (1979) Haematogene Osteomyelitis bei Kindern. Dtsch Ärztebl 42: 2723–2729
15. Reinhard W (1966) Die Tuberkulose und die Gelenke. Springer, Berlin Heidelberg New York Tokyo

16. Scaffo de Casas G, Casas AJ (1936) Espina ventosa en un niño de 3 meses, Vaccundo con BCG. Arch Pediatr Uruguay 7: 476–477
17. Schmid PC (1984) Aktuelle Tuberkulindiagnostik. Dtsch Ärztebl 31/32: 2299–2304
18. Schmiedel A (1966) Über die Epidemiologie der menschlichen Bovinustuberculose in einem Industrieland. Prax Klin Pneumol 20: 271–284
19. Sinios A, Swoboda W, Meissner G, Stur D (1965) Osteomyelitis als Folge der BCG-Impfung. Monatsschr Kinderheilkd 113: 605–609
20. Sinios A (1968) Komplikation der BCG-Impfung. Mat Med Nordmark XX (3): 113–118
21. Versfeld GA, Solomon A (1982) A diagnostic approach to tuberculosis of bone and joints. J Bone Joint Surg [Br] (4): 446–449

Danksagung

Folgenden Kollegen wird für die Überlassung von hier verwendeten Röntgenbildern gedankt:
Dr. med. F. Lang, Kinderklinik Kreiskrankenhaus Herford
Med. Dir. Dr. med. Saame, vormals Kinderheilstätte Mammolshöhe
Frau Dr. med. Brunier, Kinderklinik im Universitätsklinikum Essen.

Die operative Behandlung der Osteomyelitis im Neugeborenen-, Säuglings- und Kindesalter

C. BRUNNER

Beim Neugeborenen und Säugling ist es möglich, in der ersten akuten Phase eine Osteomyelitis konservativ mit hohen Dosen von Antibiotika zu behandeln. Sollten Sequester entstehen, so ist der junge Organismus fähig, die Umgebung rasch zu revaskularisieren und den Sequester so schnell abzubauen, daß keine größeren Abszesse und damit Defekthöhlen entstehen, wohin die Antibiotika nicht mehr in wirksamer Konzentration gelangen können. Revaskularisation und Knochenumbau werden aber immer langsamer, je älter das Kind ist. Beim Kleinkind, und insbesondere beim älteren Kind, wird sich der Abbau und Umbau von nekrotischem Knochen über Monate, ja Jahre hinziehen.

Wir sind daher der Meinung, daß Sequester immer operativ entfernt werden müssen. Damit hat der kindliche Organismus die Möglichkeit sehr rasch den Knochen wieder aufzubauen. Eine Restitutio ad integrum ist damit möglich. Bleiben Sequester bestehen, braucht es Jahre bis zur Wiederherstellung der Form des Knochens, eine Restitutio ad integrum ist jedoch kaum mehr möglich.

Die Osteomyelitis als hämatogene Infektion beginnt vorwiegend in der Metaphyse. Von hier breitet sie sich in Richtung Schaft aus, aber auch die Epiphysenfuge und die Epiphyse selbst sind in Gefahr.

Das Beispiel eines 3jährigen Knaben soll dies illustrieren (Abb. 1 a–d).

Zu Beginn der Krankheit wurde eine rein konservative Therapie durchgeführt. Erst nachdem die Diagnose der sequestrierenden Osteomyelitis gestellt war, gelangte das chirurgische Prinzip „ubi pus ibi evacua" zur Anwendung. Der Sequester, hier also ein Großteil des Femurschaftes, wurde entfernt. Es brauchte 2 Jahre bis zur Ausheilung der Infektion, und nach Abschluß des Wachstums waren Residuen an der Hüfte und eine erhebliche Überlänge vorhanden.

Wir gehen daher heute so vor, daß wir bei Verdacht auf eine Osteomyelitis mittels konventionellem Röntgen, mit Technetium-Szintigraphie, evtl. mit Tomographie, die Lokalisation und Ausdehnung des Infektes feststellen. Ein Abszeß und/ oder ein Sequester wird operativ entfernt, je nach Ausdehnung und Lokalisation eine Spül-Saug-Drainage angelegt und zusätzlich resistenzgerecht mit systemischen Antibiotika während 3 Wochen behandelt. Damit ist es möglich, in den meisten Fällen die Osteomyelitis in 6 Wochen zur Heilung zu bringen (Abb. 2 a–d).

Handelt es sich um einen Säugling oder um ein Kleinkind, und ist die Lokalisation der Infektion genau bekannt, kann eine Perforation der Kortikalis mittels dicker, starker Punktionskanüle genügen. Der intramedulläre Druck wird damit abgelassen, was u. U. die Thrombosierung der kleinsten metaphysären Venen verhindert und so keine Sequester entstehen läßt. Beim Adoleszenten genügt die alleinige Herdausräumung nicht, da große Defekthöhlen - wie beim Erwachsenen -

Knochen- und Gelenkinfektionen
Herausgegeben von H. Cotta und A. Braun
© Springer-Verlag Berlin Heidelberg 1988

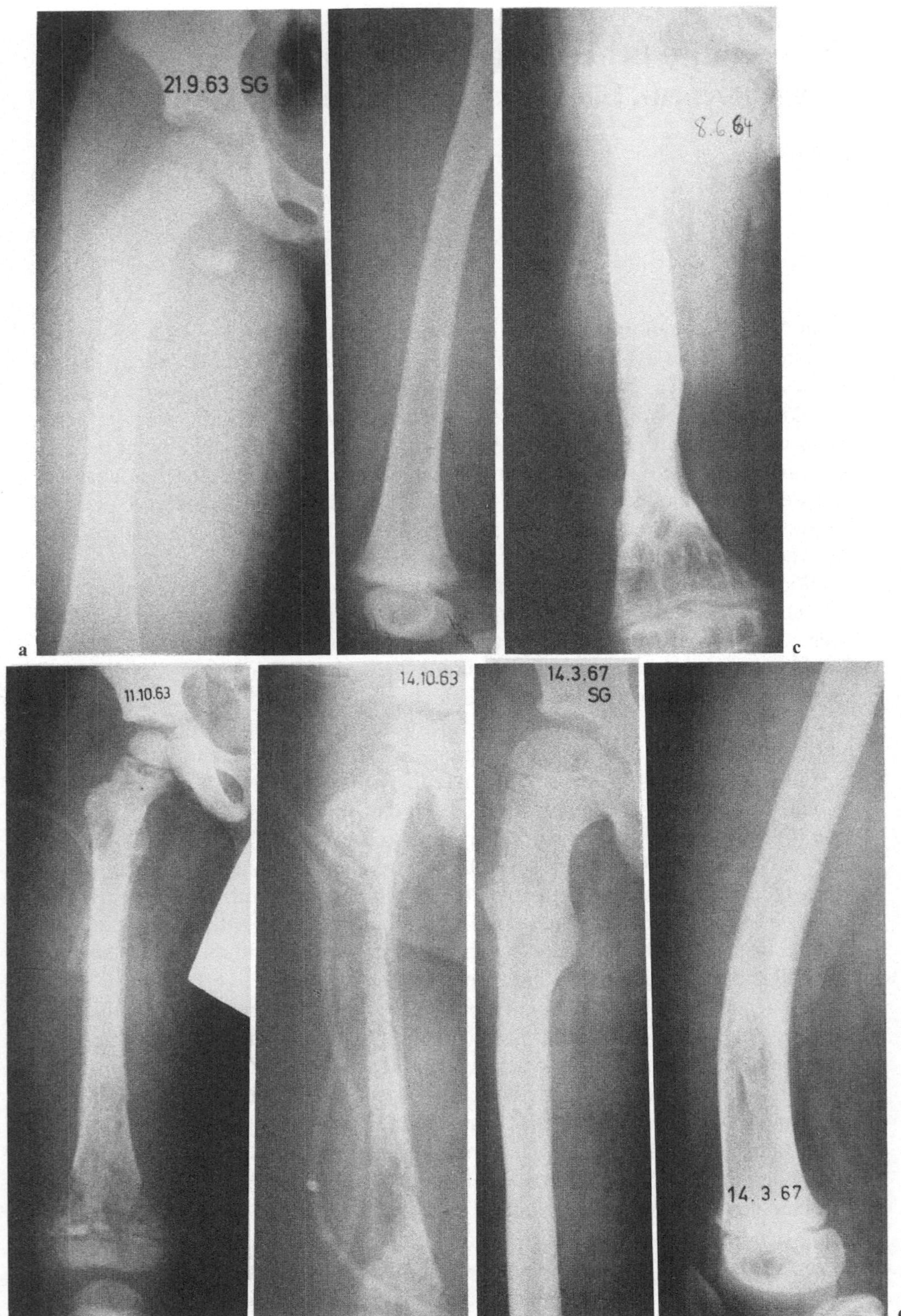

Abb. 1a–d. Die akute Osteomyelitis mit Spätsequesterektomie (St. M. ♂, 2½jährig, Nr. 83 167 KS). **a** 2 Wochen nach Krankheitsbeginn; **b** 5 Wochen nach Beginn, nach operativer Sequesterektomie; **c** 8 Monate nach Operation: Infekt geheilt, Bein belastbar; **d** 3½ Jahre nach Beginn: Restitutio, außer Coxa valga

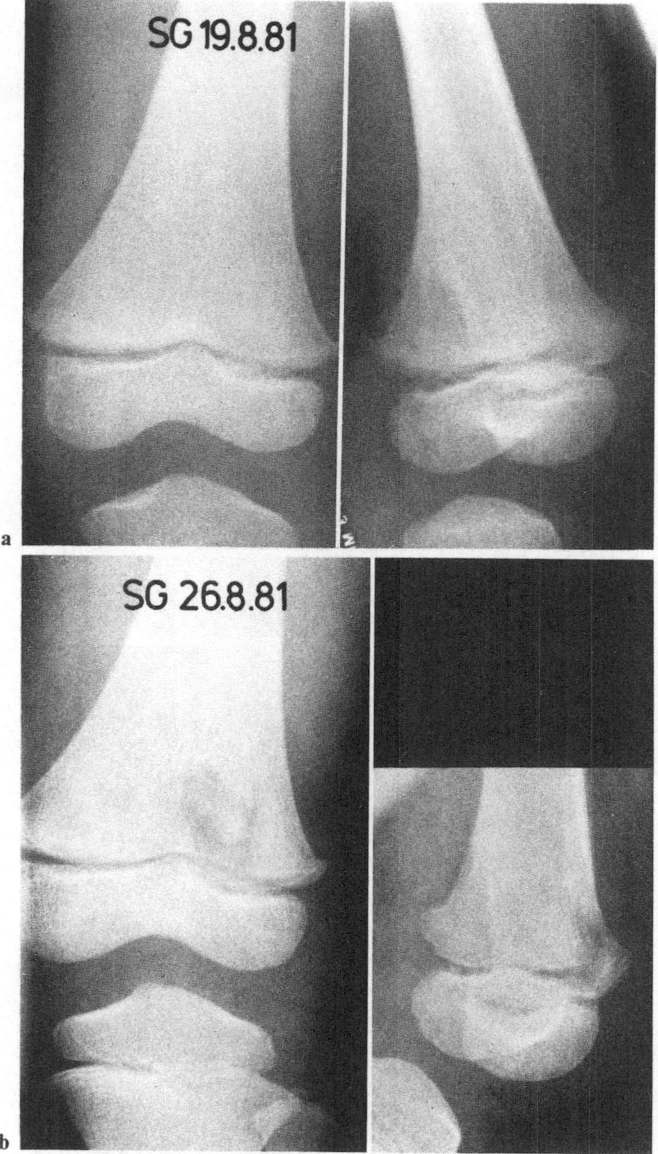

Abb. 2a–d. Die akute Osteomyelitis mit zeitgerechter Sequesterektomie (B.J. ♀, 5jährig, Nr. 22 502 Ki). **a** Radiologisch noch keine Osteolyse; **b** 1 Woche später: Osteolyse – Therapie: operative Herdausräumung; **c** 3 Monate postoperativ: nur noch geringe Residuen sichtbar; **d** 3 Jahre postoperativ: Restitutio. (Abb. 2c, d s. S. 236)

ein Wiederaufflackern des Infektes begünstigen. Hier sollte nach einer 10- bis 14tägigen Spül-Saug-Drainagezeit die Spongiosaplastik angeschlossen werden.

Liegt eine Osteomyelitis auf eine Fraktur aufgepfropft vor, so müssen alle Sequester entfernt werden, ohne Rücksicht auf die Defektgröße. Die Stabilität, welche es zur Infektausheilung braucht, wird durch die Anwendung des Fixateur

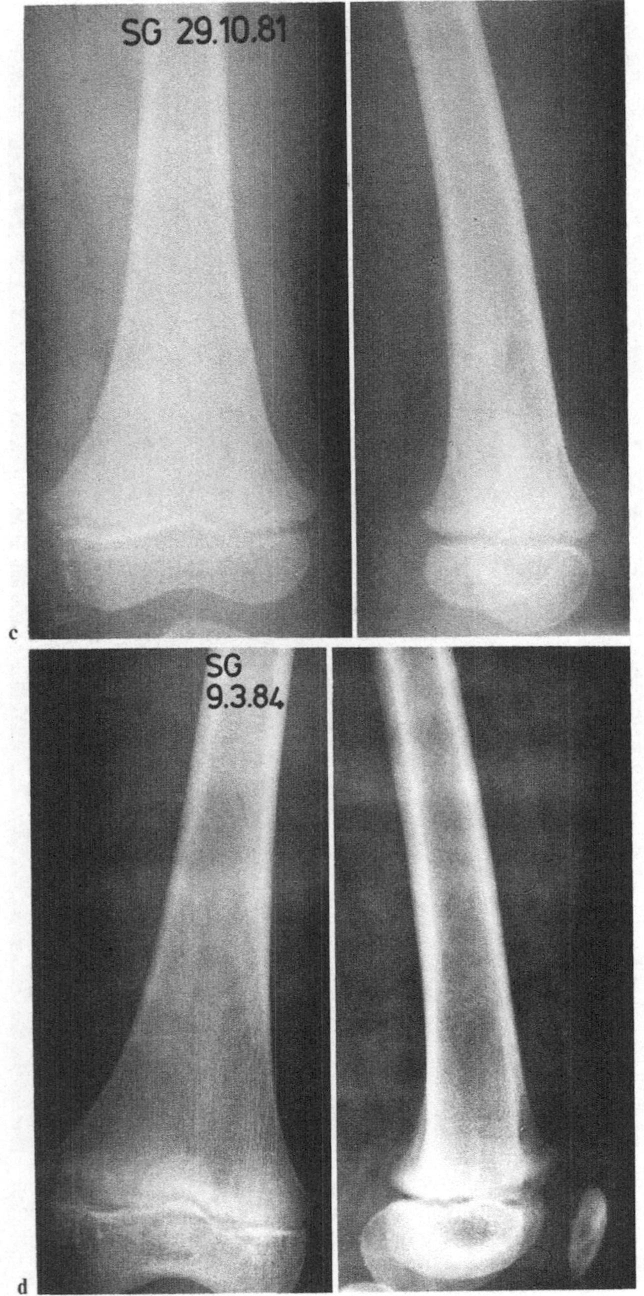

Abb. 2c, d

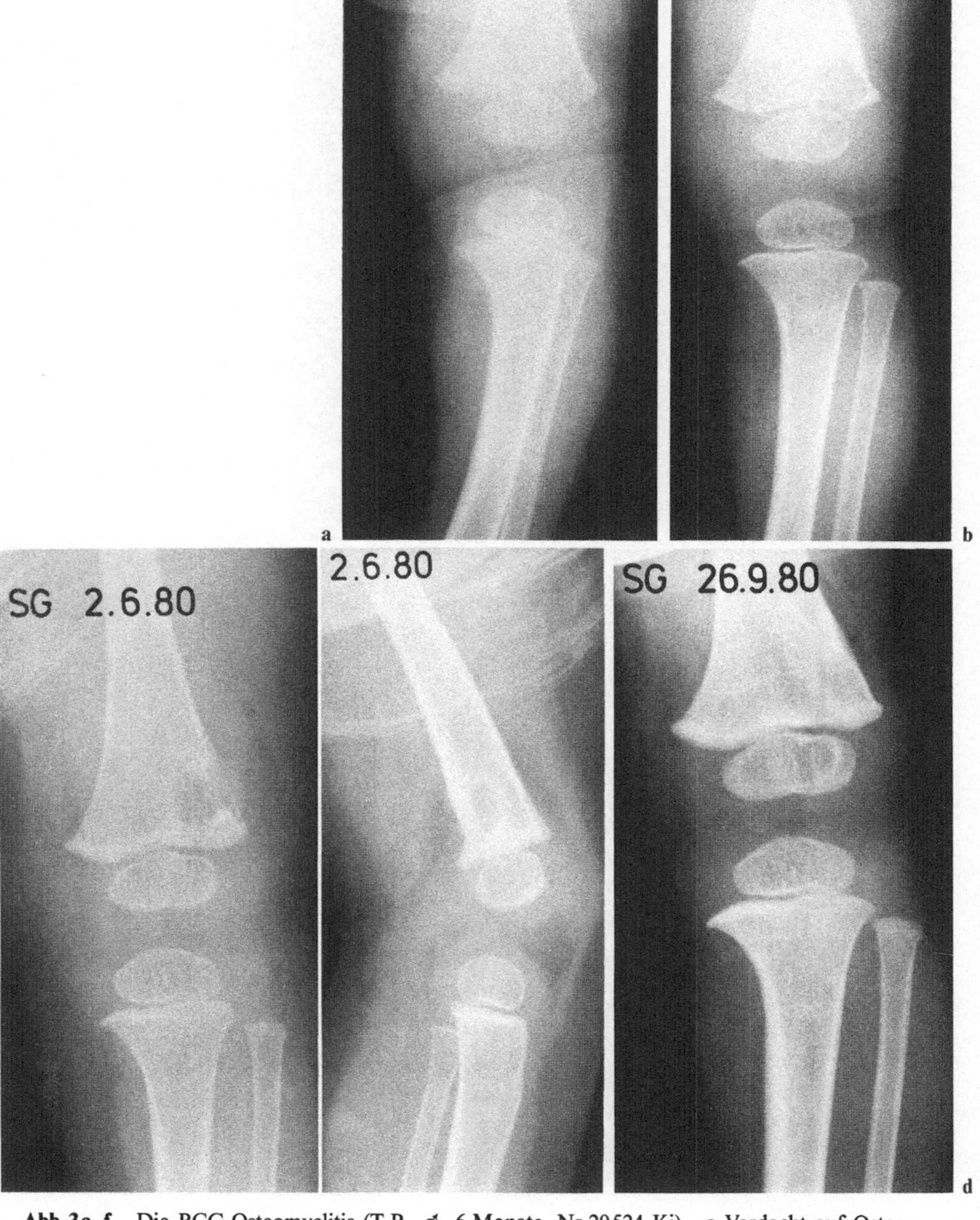

Abb. 3a–f. Die BCG-Osteomyelitis (T.P., ♂, 6 Monate, Nr. 20 524 Ki). **a** Verdacht auf Osteomyelitis distales Femur; **b** 17 Tage nach Beginn der Antibiotikatherapie: sanduhrförmige Osteolyse; **c** 6 Wochen postoperativ: beginnende Ausheilung; **d** 5 Monate postoperativ: Osteomyelitis geheilt; **e** 1 Jahr nach Beginn: Wachstum trotz Narbe in der Fuge normal; **f** 4 Jahre nach Krankheitsbeginn: weiterhin normales Wachstum. (Abb. 3e, f s. S. 238)

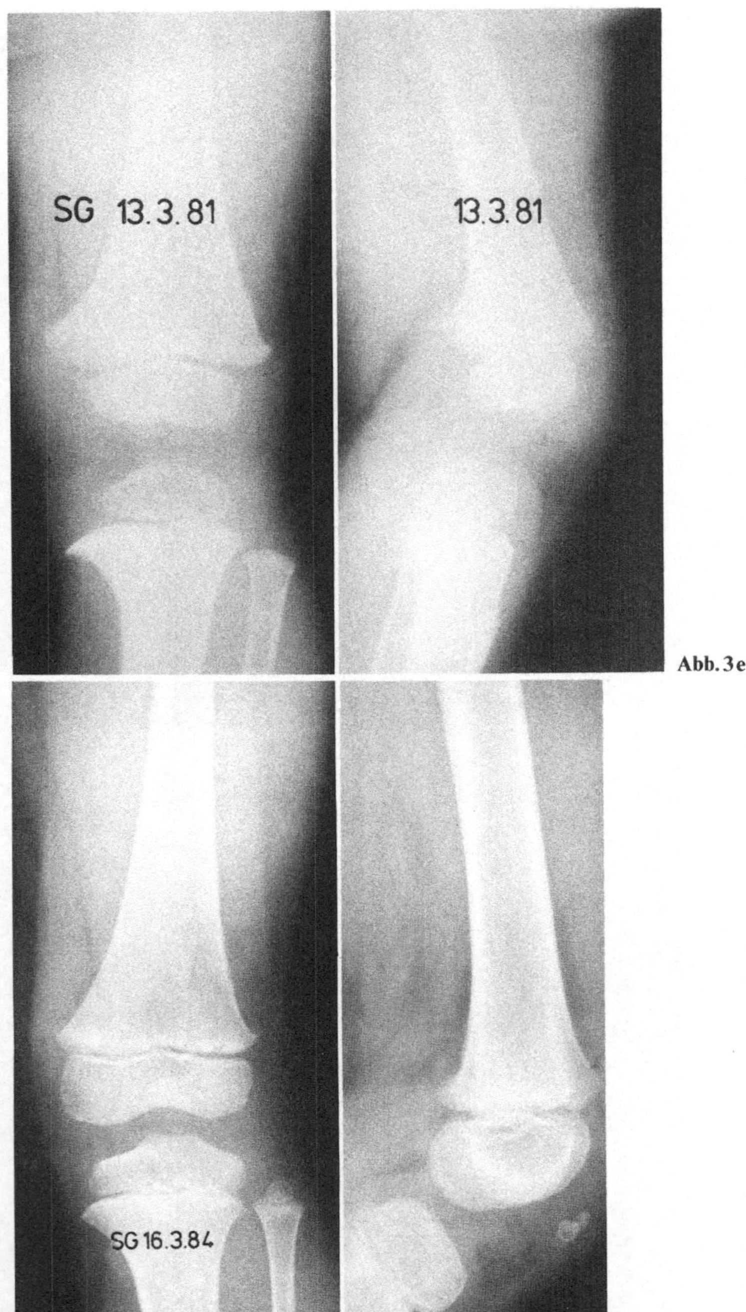

Abb. 3e

Abb. 3f

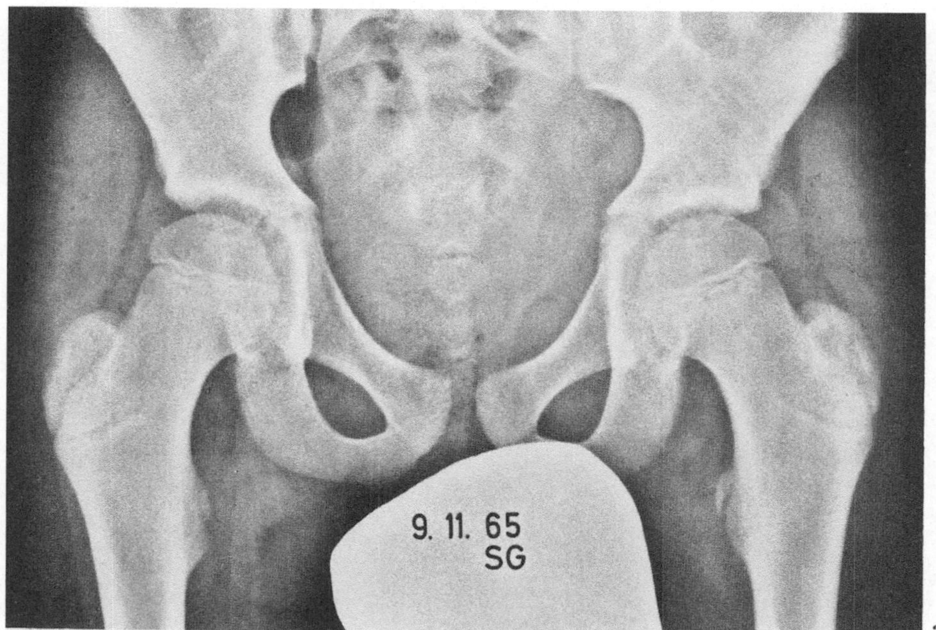

Abb. 4a–e. Schenkelhalsosteomyelitis und septische Nekrose (M.Ch., ♂, 11jährig, Nr.99268 KS). **a** 2 Wochen nach Sepsisbeginn: Coxitis mit Kapselspannung links; **b** 6 Wochen nach Beginn: septische Nekrose von Hüftkopf und Schenkelhals; **c** 10 Wochen nach Beginn: Infekt, Nekrose und pathologische Fraktur; **d** 3 Jahre nach akuter Sepsis, nach Sequesterektomie: Defektgelenk, instabil, schmerzhaft; **e** definitive Sanierung: Hüftarthrodese. (Abb.4b–e s.S.240)

externe erreicht. So kann auch in diesen schweren Fällen eine Heilung in einem vernünftigen Zeitraum erreicht werden.

Als Grundregel im Therapieablauf hat sich bei uns der 3-Wochenrhythmus bewährt. Ist bei der konservativen und auch bei der operativen Therapie nach 3 Wochen kein wesentlicher Fortschritt zu verzeichnen, so muß – evtl. erneut – operativ vorgegangen werden.

Der folgende Fall dient dazu als Beispiel (Abb.3a–f):

Ein 6 Monate alter Säugling bewegt seit einigen Tagen sein Bein bzw. sein Kniegelenk nicht mehr und hat offensichtlich im Kniegelenk Schmerzen. Unter der Diagnose Osteomyelitis in der distalen Femurmetaphyse wird während 3 Wochen mit hochdosierten Antibiotika intravenös behandelt. Trotz dieser Therapie ist klinisch keine Besserung zu sehen und radiologisch zeigt sich jetzt eine sanduhrförmige Osteolyse, also eine Perforation der Wachstumszone. Bei der Operation findet man wider Erwarten keinen Eiter, jedoch eine große Höhle, die mit Granulationsgewebe ausgefüllt ist. Eine Spül-Saug-Drainage wird angelegt. Die Bakteriologie ergibt bereits im Direktausstrich viele säurefeste Stäbchen, und die Kultur beweist das Vorliegen einer Infektion mit BCG, d.h. es liegt eine Tbc-Impfstoff-Osteomyelitis vor. Die tuberkulostatische Therapie in Kombination mit der lokalen chirurgischen Herdsanierung ermöglicht hier eine folgenlose Heilung.

Dieses Beispiel zeigt zudem, wie wichtig der Keimnachweis ist, damit erreger- und resistenzgerecht behandelt werden kann.

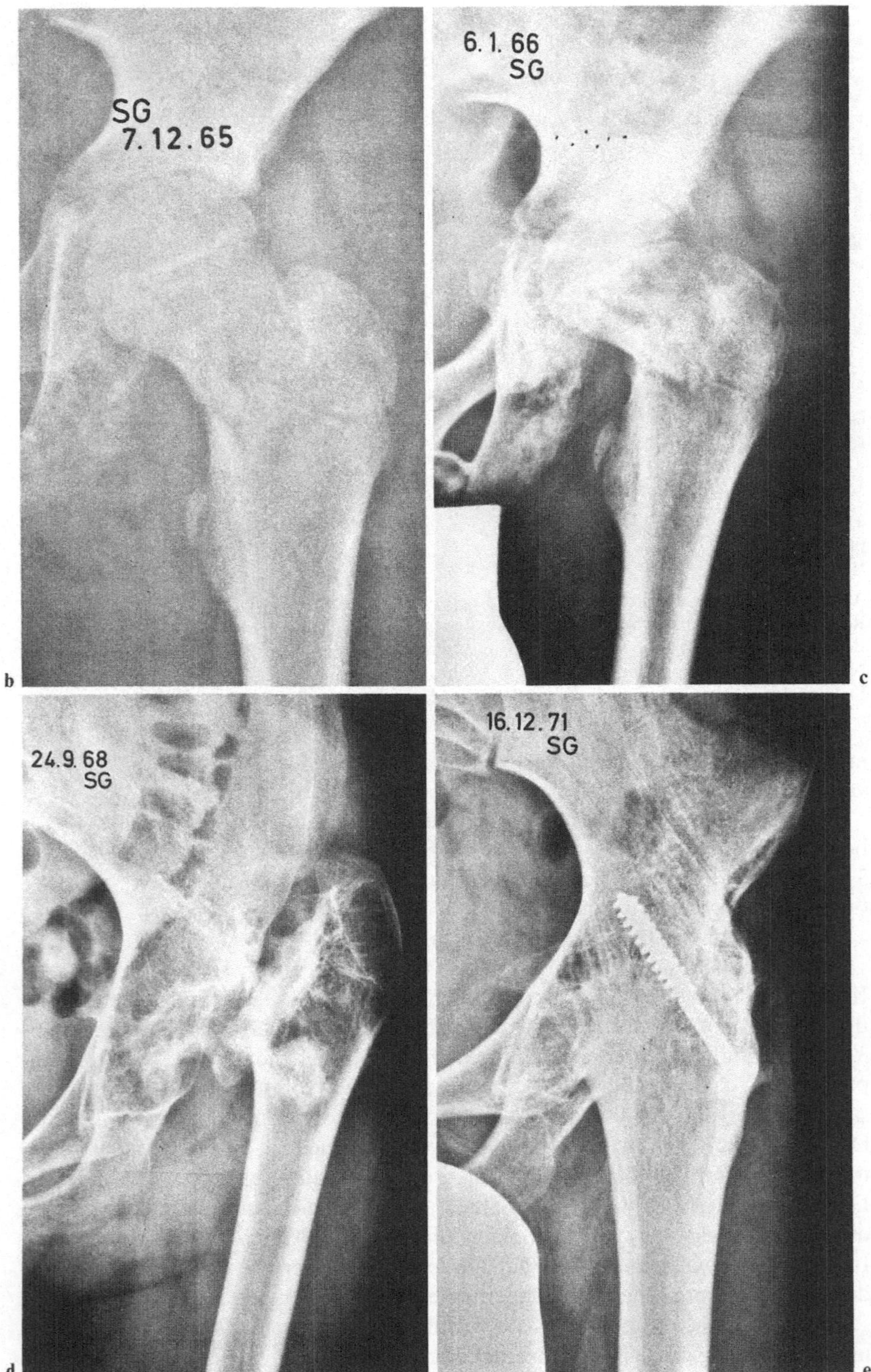

SG
7. 12. 65
6. 1. 66
SG
b
c
24. 9. 68
SG
16. 12. 71
SG
d
e

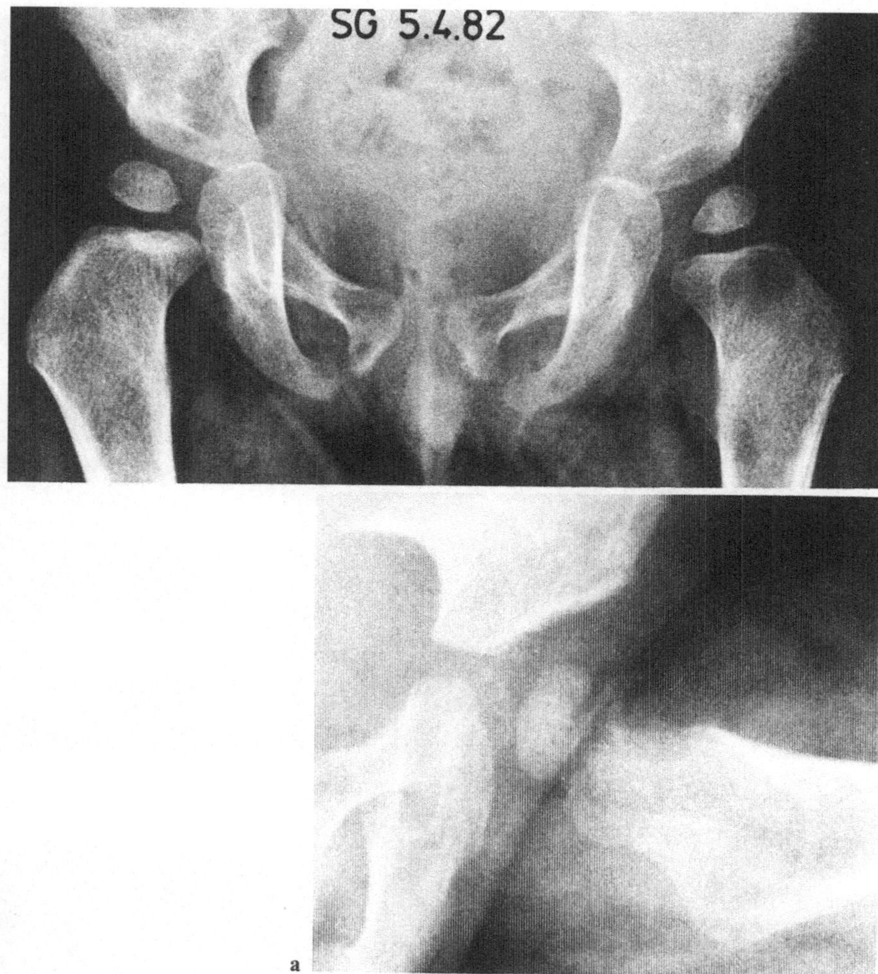

Abb. 5a-e. Die Schenkelhalsosteomyelitis (N.S., ♂, 19 Monate, Nr. 23472 Ki). **a** Große Osteolyse im Schenkelhals; **b** 3 Wochen später: Perforation in das Gelenk, Coxitis purulenta, sofortige
Kapsulektomie; **c** 3 Monate und 6 Monate nach Beginn: Osteolyse des nekrotischen Kopfker-
nes, Infekt geheilt; **d** 5 Monate nach Beginn: Resorption des nekrotischen Knochen fast vollständig, Schenkelhalswachstum normal; **e** 9 Monate nach Infekt: Beginn des Wiederaufbaus.
(Abb. 5b-e s. S. 242, 243)

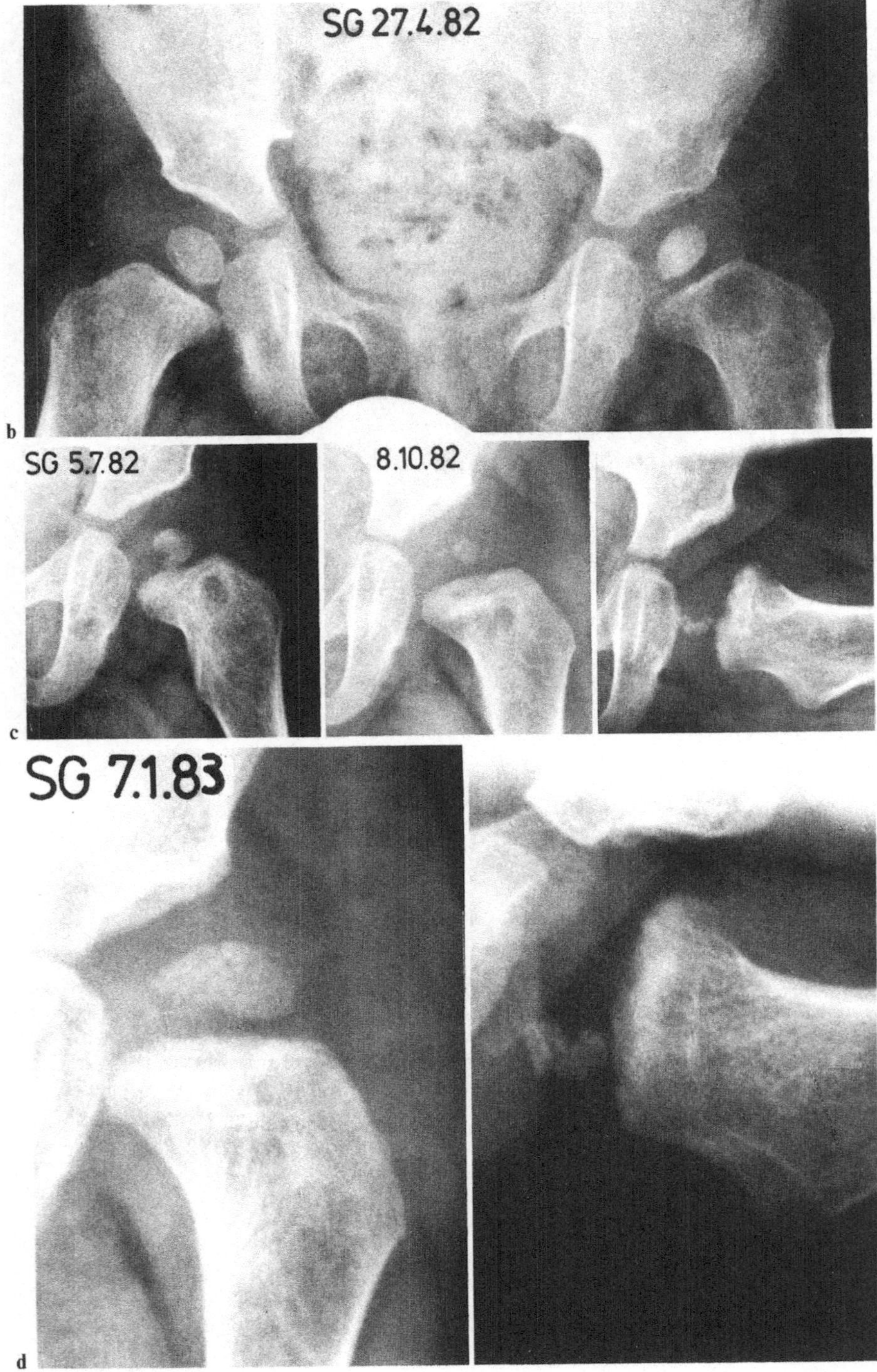
SG 27.4.82
b
SG 5.7.82
8.10.82
c
SG 7.1.83
d

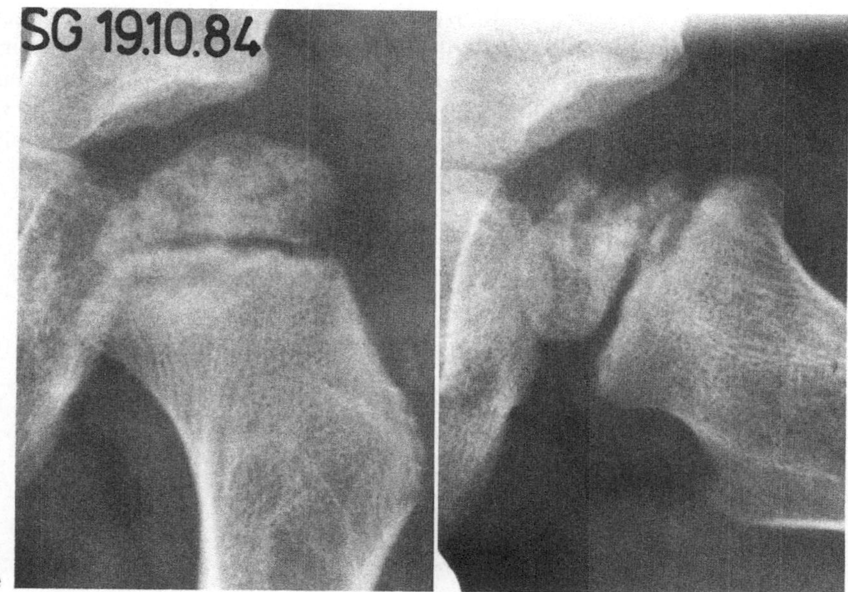

Beim Neugeborenen und beim Säugling ist eine Form der Osteomyelitis von sehr problematischer Prognose, die Schenkelhalsosteomyelitis. Da die Osteomyelitis sich in einem geschlossenen Gelenksystem abspielt, ist eine begleitende Coxitis purulenta sehr häufig, ja fast immer die Regel. Die einzig richtige Therapie ist die sofortige Gelenkkapseleröffnung, Spülung und allenfalls Positionierung der Beine während der Heilungsphase. Wird die Gelenkkapsel nicht eröffnet, kommt es unter dem Pyarthrosdruck zum Oblitieren der Synovialvenen und damit zum thrombotischen Verschluß des venösen Abflusses aus dem Femurkopf. Die Hüftkopfnekrose ist die Folge. Liegt eine septische Sequestrierung vor, ist die Katastrophe programmiert.

Abb. 4a–e zeigt einen solchen Verlauf ohne Kapsulotomie. Es handelt sich um eine schwere Sepsis mit schlechtem Allgemeinzustand und mit generalisierter Abszeßbildung. Die Coxitis purulenta wird wegen der Dramatik des Geschehens unterschätzt. Der Hüftkopf stirbt ab, und der Schenkelhals zeigt eine Fraktur wegen septischer Knochennekrose. Die Ausheilung kann nur mit der Hüftarthrodese erreicht werden.

Den Gegensatz dazu zeigt der zweite Fall einer Coxitis als Folge der Osteomyelitis (Abb. 5a–e). Die sofort durchgeführte Kapsulotomie sowie Spül-Saug-Drainage konnte zwar die vorübergehende Durchblutungsstörung nicht verhindern, der Infekt wurde aber beherrscht, so daß sich der Femurkopf wieder aufbauen konnte.

Es hat sich bei uns folgendes Procedere bewährt: Bei Verdacht auf Osteomyelitis wird so rasch wie möglich die Lokalisation und die Ausdehnung festgestellt, bei Vorliegen von einer Abszeßhöhle oder eines Sequesters sofort chirurgisch der Herd saniert. Beim Säugling ohne Abszeß oder Sequester kann mittels Knochenkortikalispunktion die Metaphyse bzw. Markhöhle quasi konservativ drainiert und 3 Wochen systematisch mit Antibiotika behandelt werden. Besteht dann kein Fortschritt, wird dieses Vorgehen im Sinne der Herdsanierung wiederholt, bis eine zuverlässige Heilung vonstatten geht. Beim Vorliegen von Frakturen muß zusätzlich eine Stabilisierung des Knochens erreicht werden, was mit dem Fixateur externe am ehesten möglich ist.

Konservative Therapie der Osteomyelitis im Neugeborenen-, Säuglings- und späteren Kindesalter

G. Heimann

Die konservative Therapie der Osteomyelitis im Kindesalter beruht auf zwei Säulen, der frühestmöglichen antimikrobiellen Therapie und der Ruhigstellung der betroffenen Skelettabschnitte. Welchen Anteil eine verzögerte Diagnosestellung und damit verspätet einsetzende Antibiotikatherapie auf den Heilerfolg haben, ist gut dokumentiert.

Nach Modde [6] sinken die Chancen, durch alleinige antibiotische Therapie den Prozeß zur Ausheilung zu bringen, rapide jenseits des 3. Behandlungstages. So ist es zu verstehen, daß in größeren Statistiken eines nichtselektierten Krankenguts die akute Verlaufsform der Osteomyelitis nur in ⅔ der Fälle durch rein konservative Maßnahmen zu beherrschen ist. Für das verbleibende Drittel sind trotz antibiotischer Therapie chirurgische Eingriffe wie Inzision und Knochentrepanation notwendig.

Aber auch eine früh einsetzende antimikrobielle Chemotherapie ist zum Scheitern verurteilt, wenn altersspezifische Grundregeln der Infektologie und klinischen Pharmakologie des Kindes unbeachtet bleiben.

Bezogen auf das Keimspektrum gilt für ältere Kinder unverändert, daß Staphylokokken in einer Größenordnung zwischen 80 und 95% auslösende Erreger sind. Je jünger ein Kind ist, um so mehr tritt die Streptokokkengruppe in den Vordergrund [1] (Tabelle 1). Für Risikoneugeborene können Problemkeime der gramnegativen Gruppe, vor allem nosokomiale Keime, von Bedeutung sein. Sogenannte Sepsisrezidive bei intensivmedizinisch behandelten Neugeborenen sind u. U. verdächtig auf eine Osteomyelitis für die in dieser Altersgruppe nahezu alle klinischen Leitsymptome fehlen können.

Nach initialer intravenöser Behandlung ist eine orale Weiterführung der Therapie nur dann zulässig, wenn durch Konzentrationsbestimmungen des Antibiotikums im Blut notwendige Wirkspiegel überprüft werden [8].

Für die Auswahl geeigneter Antibiotika ist daraus zu folgern, daß in der Neugeborenenperiode jedes lokalisierte Entzündungsgeschehen, auch eine Osteomyelitis, mit dem lokal angepaßten Sepsistherapieschema behandelt werden muß. Dies besteht meistens aus einer Kombination eines Aminoglykosids mit einem β-Lactamantibiotikum.

Bei älteren Kindern steht eine Vielzahl von Substanzen zur Auswahl. Die am häufigsten ausgesprochene Empfehlung besteht aus einer Kombination von Penicillin G in einer Dosierung von ca. ½ Mio. Einheiten pro kg Körpergewicht mit einem penicillinasefesten Derivat, z. B. Dicloxacillin oder Flucloxacillin in ausreichend hoher Dosierung [1] (Tabelle 1). Die dauerhafte intravenöse Gabe ist dabei obligat, eine Selbstverständlichkeit, die leider nicht immer eingehalten wird.

Knochen- und Gelenkinfektionen
Herausgegeben von H. Cotta und A. Braun
© Springer-Verlag Berlin Heidelberg 1988

Tabelle 1. Häufigkeit der Erreger der akuten hämatogenen Osteomyelitis beim Kind nach Adam [1]

Keimart	Häufigkeit in %
Staphylokokken	80–95
Streptokokken	5–10
(bei Kindern unter 2 J.	50–60)
Salmonellen Pneumokokken Influenzabakterien Proteus E. Coli Coli-Gruppe Pseudomonas Gonokokken Anaerobier Brucellen Klebsiellen Enterokokken	2–5–10

Eine antibiotische Therapie oral einzuleiten, muß als Fehler bezeichnet werden, die orale Langzeitbehandlung ist fragwürdig. Gegenüber dem älteren Kind und dem Erwachsenen haben das Neugeborene und der junge Säugling physiologischerweise eine eingeschränkte Bioverfügbarkeit für Antibiotika [5]. Dies betrifft einmal die Menge des oral verabreichten Anteils, der vom Gastrointestinaltrakt resorbiert wird, zum anderen die Geschwindigkeit mit der diese Resorption erfolgt. Das Ausmaß in dem die resorbierte Menge eingeschränkt sein kann, ist im Einzelfall schwer kalkulierbar. Somit könnte eine notwendige bakterizide Konzentration im Organismus verfehlt werden. Auch durch die alleinige Verzögerung der Resorption kann mit einem Wirkungsverlust des Antibiotikums gerechnet werden. Der verzögerte Konzentrationsanstieg im Organismus verhindert, daß ausreichend hohe bakterizide Konzentrationen im Organismus aufrechterhalten werden.

Dieses Problem kann erheblich begünstigt werden, wenn Antibiotika, der Not gehorchend, zusammen mit der Nahrung der Kinder verabreicht werden. Bei diesem Vorgehen, das zugegebenermaßen bei Schwestern und Eltern sehr beliebt ist, wird die orale Bioverfügbarkeit in erheblichem Umfang vermindert [4].

Über die Dauer der notwendigen antibiotischen Therapie besteht in der Literatur keine einheitliche Meinung. In weit gefaßten Grenzen erstrecken sich die meisten Vorschläge auf eine Therapiedauer von 4 bis etwa 8 Wochen, aber auch kürzere und längere Intervalle werden angegeben (zusammengef. in [3, 7]). Faßt man die wichtigsten Therapiestudien zusammen, so scheint sich doch eine Mindestbehandlungsdauer von etwa 4 Wochen als notwendig zu erweisen. Die Therapiedauer kann jedoch nur im Einzelfall verbindlich festgelegt werden. Sie richtet sich vor allem nach dem klinischen Verlauf, dem Verschwinden der akuten Infektionszeichen im Blut und nicht zuletzt nach radiologischen Verlaufskontrollen. Hilfreich mag in diesem Falle das Elektrophaerogramm sein, das nach seiner anfänglichen α_2-Globulinerhöhung, gefolgt von einem γ-Globulinanstieg, sich unter der

Tabelle 2. Schema einer Strategie zur konservativen *(A)* und der Notwendigkeit zur zusätzlichen chirurgischen Behandlung *(B)*

	Allgem. Entzündungs- zeichen	Lokal- befund	Szintigr.	Röntgen- befund
A	↓	↓	+	−
	↓	↓	−	+
B	↓	↑	(±)	+(+ +)
	↑	↑	(±)	+ +

Tabelle 3. Auswahl wirksamer Antibiotika zur Behandlung der akuten Osteomyelitis beim Kind. Penicillin muß mit einer staphylokokkenwirksamen Substanz kombiniert werden

PENICILLIN G	0,5 Mio/kg
DICLOXACILLIN FLUCLOXACILLIN	} 150–200 mg/kg
CEFAMANDOL CEFOTIAM CEFUROXIM CEFOPERAZON	} 150–200 mg/kg
FOSFOMYCIN CLINDAMYCIN	35–40 mg/kg

Therapie vollständig normalisieren sollte. Natürlich können diese Veränderungen auch durch die alleinige Verlaufskontrolle der Blutsenkungsgeschwindigkeit in gewissem Maße ebenfalls erfaßt werden.

In der Diskussion um die am besten geeigneten Antibiotika zur Behandlung der Osteomyelitis hat der Begriff der sog. „Knochengängigkeit" zu Verunsicherungen geführt. Ausgehend von der Hypothese, daß Knochengewebe aus kinetischer Sicht ein „tiefes Kompartiment" darstellt, hat die Pharmaindustrie versucht, mit der besseren Knochengängigkeit ihrer Produkte zu werben. Danach müßte zwischen dem Gefäßsystem des Knochens und dem interstitiellen Raum dieses Gewebes eine anatomische oder physiologische Barriere vorliegen.

Zur Klärung dieser Frage wurden Indikator-Tracer-Techniken angewendet, um Permeabilität, Mikrozirkulation und Verteilung von Antibiotika im vaskulären und Knochenkompartiment zu überprüfen. Die Ergebnisse dieser Untersuchungen führen zu folgenden Schlußfolgerungen (zusammengef. in [2]):

Eine Vielzahl von β-Lactamantibiotika und Aminoglykosiden passieren die Gefäßkapillarmembran sowohl beim normalen Knochen als unter den Bedingungen der Osteomyelitis problemlos. Es zeigt sich, daß die Permeabilität fast aller getesteten Antibiotika größer ist, als wenn diese durch reine Diffusion bedingt wäre. Das bedeutet aber, es existiert keine physiologische Barriere für Antibiotika, um vom Gefäßsystem den interstitiellen Flüssigkeitsraum des Knochens zu erreichen.

Dies kann zusätzlich dadurch belegt werden, daß unter Steady-state-Bedingungen die Verteilung von Antibiotika im Knochen selbst bzw. im extravasalen Flüssigkeitsvolumen mit der Konzentration im Serum vergleichbar ist. Es besteht für zahlreiche β-Lactamantibiotika und Aminoglykoside eine direkte lineare Korrelation zwischen der Serumkonzentration und der Konzentration im interstitiellen Flüssigkeitsvolumen des Knochens.

Für die Therapie der akuten Osteomyelitis bedeutet dies, daß die viel strapazierten Begriffe „Knochengängigkeit" und „Knochenkonzentration" wenig hilfreich für die Auswahl der Substanzen sind.

Wenn im Serum Steady-state-Konzentrationen, d.h. mittlere wirksame Antibiotikakonzentrationen, erzielt werden, die mit deutlichem Sicherheitsabstand im bakteriziden Bereich liegen, so sollte es keinen Mangel an geeigneten Antibiotika geben.

Anders liegen die Verhältnisse bei ausgedehnten Abszedierungen und chronischen Osteomyelitiden, d.h. die Diffusionseigenschaften von Antibiotika im nekrotischen Gewebe müssen völlig anders bewertet werden.

Zusammenfassend können folgende Leitsätze zur konservativen Therapie aufgestellt werden:

1. Der Therapeut muß in erster Linie die absoluten Indikationen zum operativen Vorgehen kennen.
2. Er muß definierte Abbruchkriterien der konservativen Therapie einhalten. Dazu können folgende klinische Verlaufssituationen angenommen werden.
   a) Nach Beginn der antibiotischen Therapie klingen innerhalb von 3–4 Tagen die allgemeinen Entzündungszeichen wie Fieber und Leukozytose ab, der lokale Weichteilbefund ist rückläufig. Die positive 3-Phasen-Szintigraphie ist im Sinne der akuten Osteomyelitis verändert, positive Röntgenbefunde fehlen.
   b) In einer zweiten Situation mündet der gleiche klinische Verlauf u.U. über eine negative Szintigraphie in einen positiven Röntgenbefund und eine Periostreaktion mit vollständiger Ausheilung
   c) Wenn die akuten Entzündungszeichen unter antibiotischer Therapie rückläufig sind, die lokalen Befunde aber zunehmen, sollte eine chirurgische Intervention erfolgen.
   d) Dies gilt um so mehr, wenn zusätzlich die allgemeinen Entzündungszeichen persistieren. In dieser Situation ein oder mehrere Antibiotikawechsel noch vorzunehmen und damit wertvolle Zeit zu verlieren, ist nicht zu verantworten.

Die letzte Grundregel gilt sowohl für den konservativen als auch den operativen Therapeuten:

Nicht die Vielzahl der verwendeten Mittel oder Methoden zeichnen den Fachmann aus, sondern die kleine, ihm vertraute Zahl von Substanzen und Methoden.

Literatur

1. Adam D (1983) Die Osteomyelitis im Kindesalter. FAC 2: 39–44
2. Fitzgerald RH (1984) Antibiotic distribution in normal and osteomyelitic bone. Orthoph Clin N Am 15: 537–546

3. Hecker W, Schuster H, Buchholz R (1969) Analyse und Behandlungsergebnisse bei 329 Fällen von akuter und chronischer hämatogener Osteomyelitis im Kindesalter aus der Vorantibiotika- und Antibiotikaära. Z Kinderchir 7: 534–554
4. Heimann G, Gladtke E (1979) Bioverfügbarkeit von Antibiotika. Pädiat Prax [Suppl] 22: 21–30
5. Heimann G (1980) Enteral absorption and bioavailability in relation to age. Eur J Clin Pharmacol 18: 43–50
6. Modde H (1970) Die Osteomyelitis aus klinisch-mikrobiologischer Sicht. Z Kinderchir 8: 26–35
7. Spohr HL, Gadner H, Waldschmidt J (1981) Die akute Osteomyelitis im Kindesalter. Pädiat Prax 25: 303–325
8. Tetzlaff TR, McCracken GH, Nelson JD (1978) Oral antibiotic therapy for skeletal infections of children. II. Therapy of osteomyelitis and suppurative arthritis. J Pediatr 92: 485–490

Die Ursachen der schlechten Behandlungsresultate der akuten hämatogenen Osteomyelitis im Säuglings- und Kleinkindesalter

G. N. Papadimitriou und V. A. Papavasiliou

Die akute hämatogene Osteomyelitis im Säuglings- und Kleinkindesalter hat noch nicht ganz ihren Schrecken verloren, obwohl die Mortalität heute von 15–30% auf unter 1% gesunken ist [1, 4, 6, 7, 8]. Die Zahl der akuten Osteomyelitisfälle, die in eine chronische Form übergehen und schwere Gelenk- und Skelettschäden hinterlassen, bleibt noch ziemlich hoch.

Außerdem sehen wir heute immer noch Osteomyelitisfälle mit lebensbedrohlichem Verlauf, ähnlich wie vor der antibiotischen Ära [2]. Das hat uns veranlaßt, unser Krankengut der letzten 2 Jahrzehnte 1965–1974 (Gruppe A) und 1975–1984 (Gruppe B) zu analysieren und die Ursachen der schlechten Behandlungsresultate zu suchen.

Es wurden die Krankengeschichten von insgesamt 539 Kindern bis zu 14 Jahren ausgewertet, die mit einer hämatogenen akuten Osteomyelitis stationär in der Kinderorthopädischen und Kinderchirurgischen Universitätsklinik Thessaloniki behandelt wurden.

Die Altersverteilung zeigt einen deutlichen Erkrankungsgipfel in der Säuglingszeit. Die Häufigkeit der Erkrankung im letzten Jahrzehnt gegenüber dem früheren hat leicht zugenommen.

Das Überwiegen von Knaben (in der Literatur 2:1–3:1 [6, 7, 8] ließ sich auch in unserem Krankengut mit 363:176 nachweisen (Tabelle 1).

Die Therapie war in einem Teil der Fälle konservativ, nämlich Ruhigstellung im Gipsverband, hochdosierte Gabe von Antibiotika und bei manchen Fällen Abpunktieren des Abszeßeiters. In einem anderen Teil der Fälle war die Therapie operativ, d.h. sofortige Längsspaltung des Periostes im Bereich der Lokalisation des Schmerzes bzw. des subperiostalen Abszesses mit oder ohne Knochentrepanation, oder Arthrotomie bei Gelenkbeteiligung und Antibiotikagabe.

Die Operationswunde wurde in allen Fällen primär verschlossen und nicht drainiert.

Tabelle 1. Akute Osteomyelitis: Alters- und Geschlechtsverteilung

Alter	Gruppe A n = 263		Gruppe B n = 276	
	männl.	weibl.	männl.	weibl.
0–18 M.	15	29	69	20
18 M.–14 J.	146	73	133	54
insgesamt	161	102	202	74
in %	61%	39%	73%	27%

Knochen- und Gelenkinfektionen
Herausgegeben von H. Cotta und A. Braun
© Springer-Verlag Berlin Heidelberg 1988

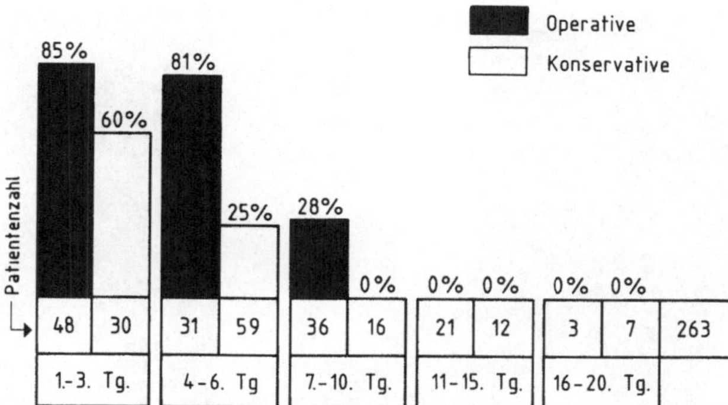

Abb. 1. Akute hämatogene Osteomyelitis: Zeitpunkt des Beginns der Therapie nach Auftreten erster Symptome und primäre Heilung in % bei der Gruppe A (n = 263)

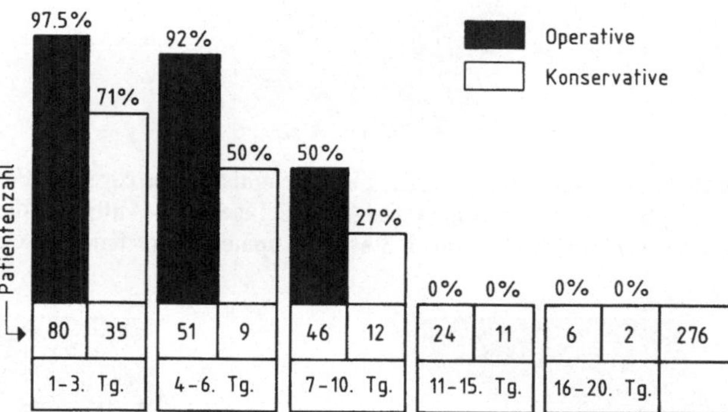

Abb. 2. Akute hämatogene Osteomyelitis: Zeitpunkt des Beginns der Therapie nach Auftreten erster Symptome und primäre Heilung in % bei der Gruppe B (n = 276)

Die Heilungsquote der operativen Therapie war deutlich höher als die der konservativen (Abb. 1 und 2).

Die operierten Fälle, die in eine chronische Form übergingen, zeigten einen deutlich milderen Verlauf als die nichtoperierten, und die Knochendestruktion beschränkte sich auf kleinere Knochenabschnitte.

Bei primär verheilten Fällen mit Gelenkbeteiligung zeigten die nichtarthrotomierten Gelenke wesentlich stärkere Knorpelschäden als die arthrotomierten (Abb. 3 und 4). Unter primärer Heilung der akuten Osteomyelitis verstehen wir die Unterbrechung der akuten Knochenentzündung im Frühstadium, bevor Knochensubstanz nekrotisch wird.

Bei den Patienten ohne Punktion der Gruppe A (Jahrgänge 1965–1974) trat bei 2,1% der Fälle eine Sepsis auf, mit Punktion dagegen bei 10,7%. In der gleichen Gruppe betrug die Mortalität ohne Punktion 0% und 3,5% bei den Patienten mit Punktion.

Nach Periostspaltung und zusätzlicher Knochentrepanation trat postoperativ in 14,6% der Fälle eine Sepsis ein, die Mortalität betrug 2,2% (Abb. 1 und Tabelle 2).

Die signifikant besseren Ergebnisse der operativen Behandlung veranlaßten uns, diese Therapie in den folgenden Jahren bevorzugt anzuwenden (Abb. 2 und Tabelle 3).

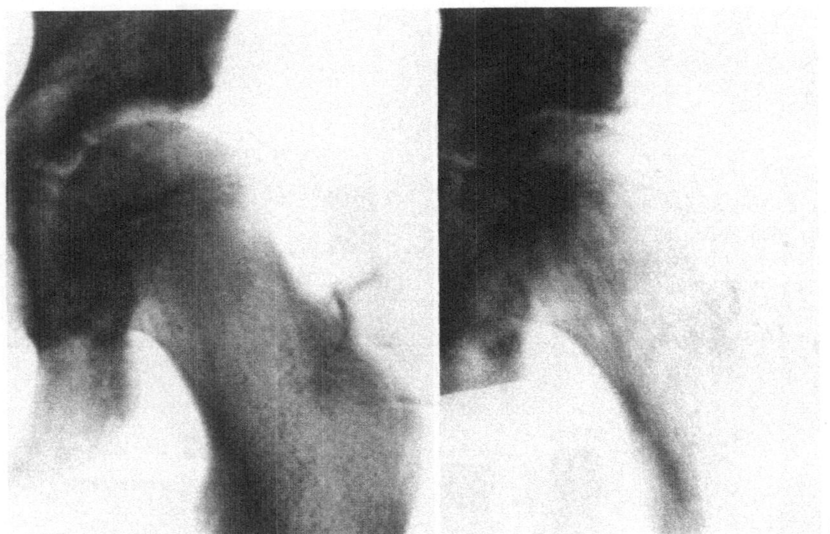

Abb. 3a, b. Akute hämatogene Osteomyelitis der proximalen Femurmetaphyse mit Gelenkbeteiligung bei einem 14jährigen Jungen. **a** 2 Tage nach Auftreten der ersten Symptome und Beginn der konservativen Therapie. **b** 3 Monate später starke Knorpelschäden

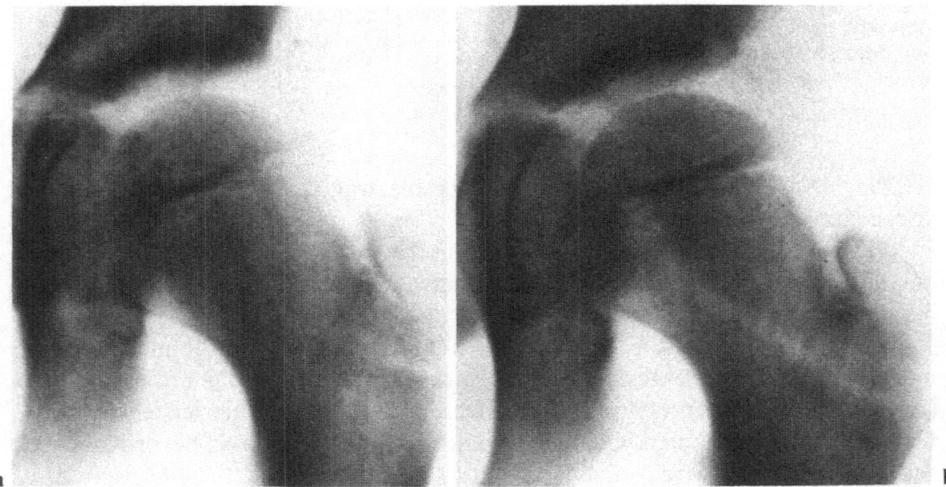

Abb. 4a, b. Akute hämatogene Osteomyelitis der proximalen Femurmetaphyse mit Gelenkbeteiligung bei einem 10jährigen Jungen. **a** 3 Tage nach dem Auftreten der ersten Symptome und der sofortigen Arthrotomie. **b** 3 Monate später keine Knorpelschäden

Bei allen Fällen war das Heilungsergebnis nicht nur von der Art der Behandlung, sondern zum größten Teil auch von der Frühdiagnose abhängig (Tabelle 4 und 5).

Eine Frühdiagnose wurde bei der Gruppe A nur in 29% und bei der Gruppe B in 42% der Fälle gestellt.

Tabelle 2. Akute hämatogene Osteomyelitis: Vergleich der Behandlungsergebnisse der Gruppe A (n=263)

Therapie	n=263	primäre Heilung	chronischer Verlauf	Morta-lität	darunter Sepsis
A=Antibiotika+ Ruhigstellung	92 (100%)	27 (29,3%)	65 (70,7%)	0 (0%)	2 (2,1%)
A+Punktion des Herdes bzw. Gelenkes	28 (100%)	6 (21,4%)	21 (75%)	1 (3,5%)	3 (10,7%)
Periostspaltung oder Arthrotomie +A	54(100%)	27 (50%)	27 (50%)	0 (0%)	1 (1,8%)
Periostspaltung Knochentrepanation +A	89 (100%)	49 (55%)	38 (42,7%)	2 (2,2%)	13 (14,6%)
insgesamt in %	263 (100%)	109 (41,5%)	151 (57,5%)	3 (1,1%)	19 (7%)

Tabelle 3. Akute hämatogene Osteomyelitis: Vergleich der Behandlungsergebnisse der Gruppe B (n=276)

Therapie	n=276	primäre Heilung	chronischer Verlauf	Morta-lität	darunter Sepsis
A=Antibiotika + Ruhigstellung	63 (100%)	30 (47,6%)	33 (52,4%)	0 (0%)	1 (1,5%)
A+Punktion des Herdes bzw. Gelenkes	7 (100%)	3 (42,8%)	4 (57,2%)	0 (0%)	1 (14,3%)
Periostspaltung oder Arthroto-mie +A	199 (100%)	142 (71,3%)	57 (28,7%)	0 (0%)	5 (2,5%)
Periostspaltung Knochentrepanation +A	7 (100%)	5 (71,4%)	2 (28,6%)	0 (0%)	1 (14,3%)
insgesamt in %	276 (100%)	180 (65,2%)	96 (34,7%)	0 (0%)	8 (2,8%)

Tabelle 4. Akute hämatogene Osteomyelitis: Zeitpunkt der Stellung der Diagnose nach Auftreten erster Symptome in der Gruppe A und Zahl der Fälle mit chronischem Verlauf

Zeit	n (100%)	Übergang davon in chronische Form
unter 3 Tg.	78 (29%)	19 (24,3%)
4–6 Tg.	90 (34,2%)	46 (51,1%)
7–10 Tg.	52 (12%)	30 (57,6%)
über 11 Tg.	43 (16%)	43 (100%)
insgesamt	263	138 (52,5%)

Tabelle 5. Akute hämatogene Osteomyelitis: Zeitpunkt der Diagnose nach Auftreten erster Symptome Gruppe B und Zahl der Fälle mit chronischem Verlauf

Zeit	n (100%)	Übergang davon in chronische Form
unter 3 Tg.	115 (42%)	12 (10,4%)
4–6 Tg.	60 (21,7%)	9 (16,6%)
7–10 Tg.	58 (21%)	32 (55%)
über 11 Tg.	43 (15,5%)	43 (100%)
insgesamt	276	96 (35,5%)

Das bedeutet, daß auch heute noch 58% dieser Patienten mit Verspätung in orthopädische Behandlung kommen (Tabelle 5).

Die Ursachen der verspäteten Überweisung ist oft auf diagnostische Probleme zurückzuführen.

Die akute Osteomyelitis nimmt am häufigsten ihren Ausgang von Anginen, Otitiden und Pyodermien, die in den meisten Fällen mit Antibiotika behandelt wurden. Die vorangegangene Anwendung von Antibiotika wandelt oft das klassische Bild der akuten Osteomyelitis ab und erschwert die Frühdiagnose [3].

Erhebliche diagnostische Probleme haben wir auch bei der Säuglings- und Kleinkindesosteomyelitis.

Die Säuglinge und Kleinkinder bis zur Beendigung des 2. Lebensjahres reagieren nicht mit den allgemeinen typischen Symptomen einer Infektionskrankheit, es besteht oft keine Übereinstimmung zwischen dem Allgemeinzustand und der

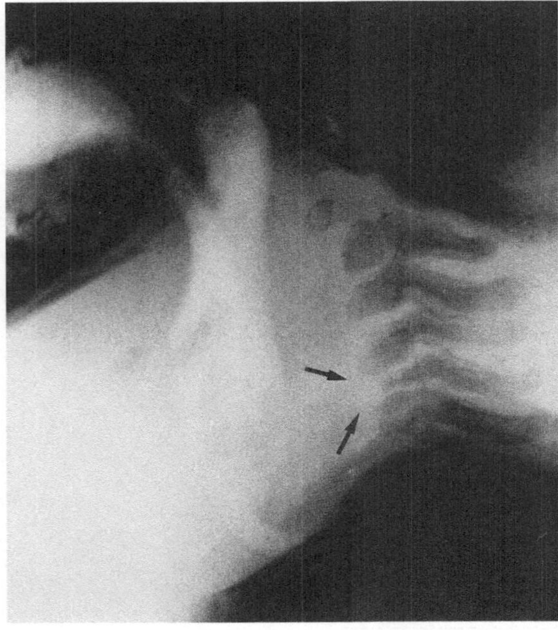

Abb. 5. Unspezifische Spondylitis HWK 4, 45 Tage alter Säugling

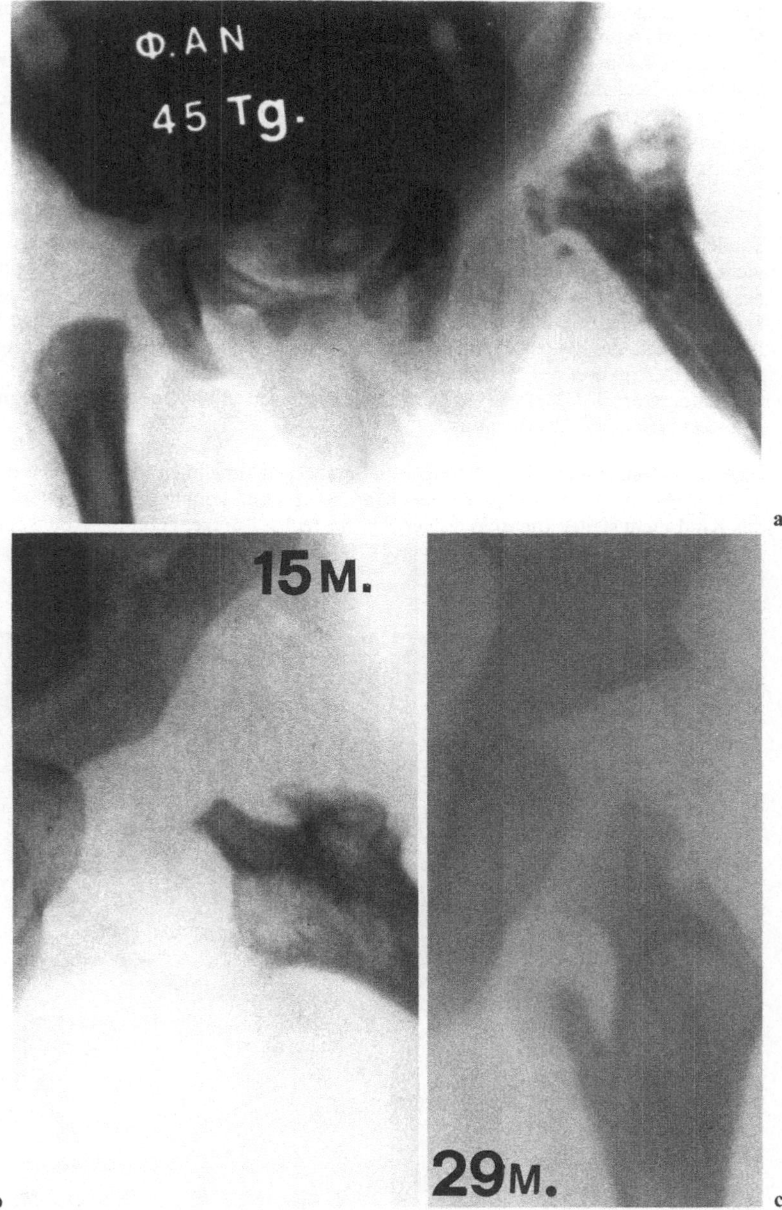

Abb. 6a–c. 45 Tage alter Säugling, Osteomyelitis des coxalen Femurs mit Coxitis und Hüftgelenksluxation. **a** Röntgenbefund am Aufnahmetag, **b** im Alter von 15 Monaten und **c** im Alter von 29 Monaten

Schwere des Lokalbefundes. Dadurch können am Anfang die alarmierenden allgemeinen Symptome fehlen, oder sie sind nicht hinweisend für eine akute hämatogene Osteomyelitis.

Die folgenden 4 Osteomyelitisfälle zeigen, wie schwierig manchmal die Diagnose der Osteomyelitis im Säuglings- und Kleinkindesalter sein kann.

256   G. N. Papadimitriou und V. A. Papavasiliou

Fall 1: 45 Tage alter Säugling, der mit der Diagnose einer doppelseitigen geburtstraumatischen Armplexuslähmung in die Klinik überwiesen wurde.

Bei der Aufnahme fand sich eine Erbsche Lähmung beiderseits und eine Behinderung der Kopfbeweglichkeit. Die Röntgenaufnahme der HWS im seitlichen Strahlengang zeigte eine Deformierung und Destruktion des Körpers C_4 und eine ZWR-Verschmälerung C_4/C_5 (Abb. 5).

Temperatur: 37 °C. BSG: 95/140. Leukozytenwert: 15000. Entlassungsdiagnose: Unspezifische Spondylodiszitis C_4/C_5.

Fall 2: Ein 45 Tage alter Säugling: Vor ca. 3 Wochen wurde bei dem Kind wegen Erbrechen und Subileus-Erscheinungen eine Probelaparatomie vorgenommen, die die abdominelle Symptomatik nicht klären konnte. Angeblich ist schon beim Beginn der Erkrankung eine Schonhaltung des Beines aufgefallen. Am Aufnahmetag in unserer Klinik fanden sich: ausgeprägte Schonhaltung des linken Beines, Schwellung des Oberschenkels, Beinverkürzung und hochgradige Behinderung der Beweglichkeit des linken Hüftgelenkes. Das Röntgenbild des Beckens (Abb. 6a–c) zeigte eine schwere Destruktion des proximalen Femurendes mit Luxation der Hüfte.

Temperatur: 37,5 °C. BSG: 85/120. Leukozytenwert: 17000. Entlassungsdiagnose: Oberschenkelosteomyelitis mit Hüftluxation.

Fall 3: 13 Monate altes Kind, Klinikaufnahme wegen zunehmender Schwäche der unteren Extremitäten. Bis vor einem Monat war das Kind gesund und konnte gehen. Bei der Aufnahme konnte das Kind nicht stehen (neurologischer Befund fehlt). Röntgenbefund s. Abb. 7a, b.

Temperatur: 36,5 °C. Leukozytenwert: 12000. BSG: 47/90. Entlassungsdiagnose: Unspezifische Spondylodiszitis Th_9/Th_{10}.

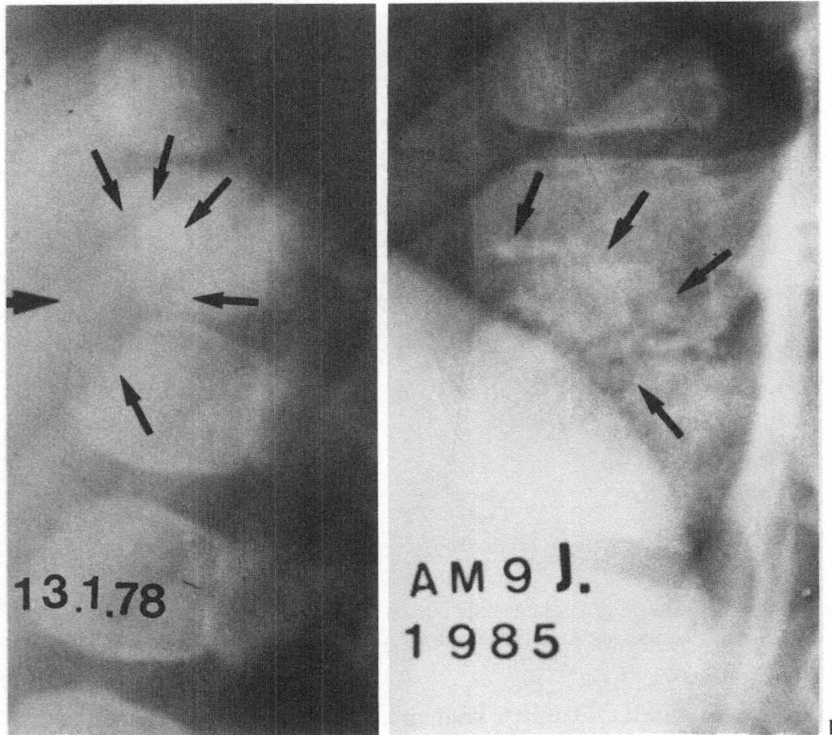

Abb. 7a, b. Unspezifische Spondylitis bei einem 13 Monate alten Kind. **a** Die Röntgenaufnahme 30 Tage nach dem Auftreten der ersten klinischen Symptome zeigt eine teilweise Destruktion des 9. und 10. BWK. Konservative Behandlung. **b** Das gleiche Kind 8 Jahre später: Heilung unter Blockbildung

Tabelle 6. Verantwortliche für die verspätete Überweisung in die Orthopädische Klinik bei 346 Fällen von akuter Osteomyelitis

Eltern	18%
Niedergelassene Ärzte	26%
Kinderkliniken	56%

Fall 4: 16 Monate altes Kind; bis vor 20 Tagen konnte es gut gehen, in letzter Zeit wurde der Gang unsicher. Bei der Aufnahme konnte das Kind nicht mehr stehen. Die Röntgenaufnahme der LWS im seitlichen Strahlengang zeigte eine Erniedrigung des Bandscheibenraumes L_4/L_5, Konturunschärfe und Sklerosierung der angrenzenden Knochenflächen (Abb. 8).
Temperatur: 37,4 °C. BSG: 35/50. Leukozytenwert: 14000. Entlassungsdiagnose: Unspezifische Spondylodiszitis L_4/L_5.

In unserem Krankengut suchten wir auch die Verantwortlichen für die verspätete Überweisung in die Orthopädische Klinik. Die Ergebnisse zeigt die Tabelle 6.

Eine andere wichtige Ursache für die schlechten Behandlungsresultate ist die zu kurze und zu niedrige Antibiotikadosierung. Bei unseren 122 frühoperierten Fällen gingen 8 in die chronische Form über, 6 davon erhielten Antibiotika über weniger als 35 Tage und in zu geringer Dosierung.

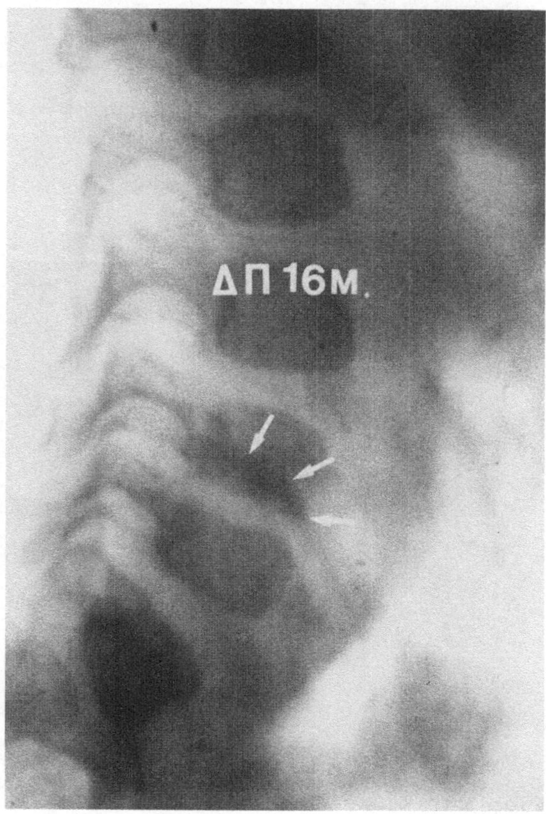

Abb. 8. 16 Monate altes Kleinkind, unspezifische Spondylodiszitis

Diskussion der Behandlungsergebnisse

Die Übersicht über unsere Behandlungsergebnisse liefert wichtige Aufschlüsse:

Die Frühdiagnose der Erkrankung in den ersten 3 Tagen nach dem Auftreten der ersten klinischen Symptome, das sofortige chirurgische Vorgehen, die Hochdosierung von Antibiotika und die Ruhigstellung der erkrankten Region bieten die besten Erfolgschancen auf eine primäre Heilung der Osteomyelitis. Unter dieser kombinierten Therapie stieg unsere Heilungsquote deutlich. Bei den ausschließlich konservativ behandelten Fällen und Beginn der Behandlung in den ersten 3 Tagen war unsere primäre Heilungsquote bei Gruppe A 60% und bei Gruppe B 71%. Bei der kombinierten Therapie stieg die Heilungsquote bei der Gruppe A auf 85% und bei Gruppe B auf 97,5% (Abb. 1 und 2.).

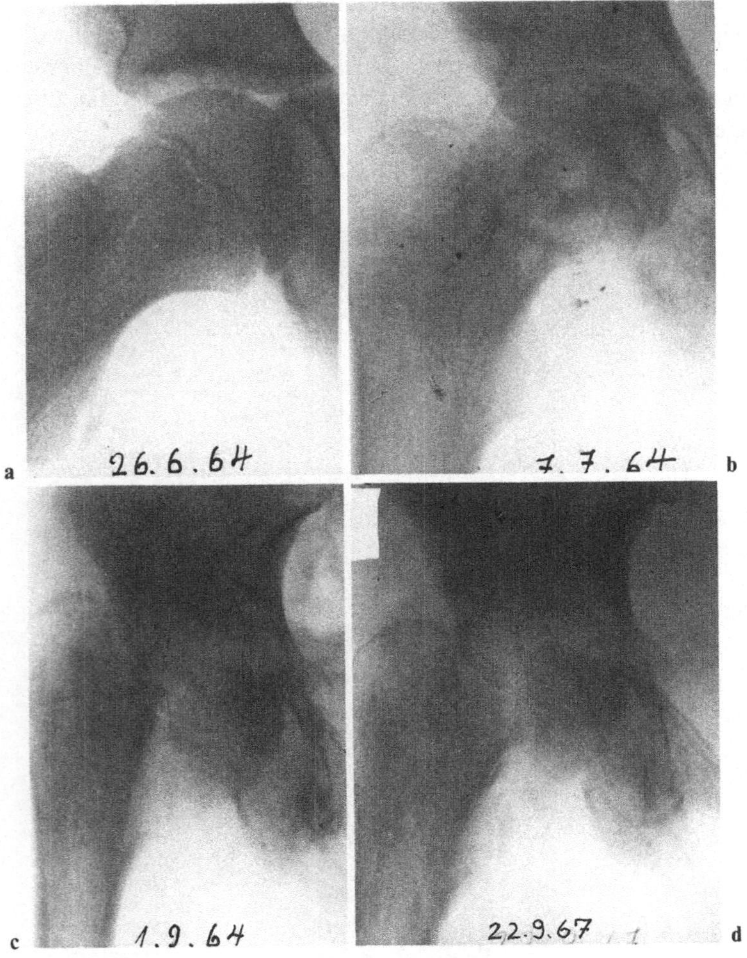

Abb. 9a–d. Verlauf einer akuten Osteomyelitis bei einem 8jährigen Mädchen, das konservativ behandelt wurde. Beginn der Behandlung am 2. Tag nach dem Auftreten der ersten klinischen Zeichen

Die Punktion der Herde und die Knochentrepanation scheinen keine harmlosen Eingriffe zu sein; sowohl die Punktion als auch die Trepanation führten in unseren Fällen zu einer auffallenden Steigerung der Zahl der Osteomyelitisfälle mit septischem Verlauf (Tabelle 2 und 3) und zu keiner Steigerung der Heilungsquote.

Die Knochentrepanation hat aber nach unserer Erfahrung zwei große Vorteile: erstens verkürzt sie erheblich die Heilungsdauer der Osteomyelitis und zweitens beschränkt sich die Knochendestruktion bei Übergang der Osteomyelitis in die chronische Form auf kleinere Knochenabschnitte.

Die Zahl unserer Fälle, die in die chronische Form übergingen, ist ziemlich hoch (Tabelle 4 und 5). Sie wird in Zukunft auch hoch bleiben, weil viele Ärzte noch glauben, daß die Osteomyelitis in einer Kinderklinik behandelt werden kann (Abb. 9).

Unsere Behandlungsresultate bestätigen die absolute Notwendigkeit des frühzeitigen, gemeinsamen Handelns von Pädiatern und Orthopäden sowie die Notwendigkeit eines raschen chirurgischen Vorgehens in der Frühphase der akuten Osteomyelitis.

In unserer Klinik stellen wir schon beim Verdacht auf eine akute Osteomyelitis die Indikation zur Operation.

Wir sind der Meinung, daß bei einer unklaren Diagnose der Nutzen des operativen Eingriffes immer größer ist als sein Schaden.

Zusammenfassung

Wir sehen heute immer noch Osteomyelitisfälle mit lebensbedrohendem Verlauf, ähnlich wie vor der Entdeckung der Antibiotika, und eine relativ hohe Zahl von Fällen, die in die chronische Form übergehen. Das hat uns veranlaßt, unser Krankengut der letzten zwei Jahrzehnte zu analysieren und die Ursachen der schlechten Behandlungsresultate zu suchen.

Bei der Auswertung von 539 kindlichen akuten Osteomyelitisfällen fanden wir als Ursache der schlechten Behandlungsresultate:

- Die verspätete Diagnose und Therapie.
- Die Verzögerung oder Ablehnung der operativen Behandlung.
- Die niedrige und kurze Antibiotikadosierung.
- Die Punktion der Herde und die Knochentrepanation, die die Sepsisgefahr erhöhen.

Literatur

1. Green M, Nyhan W, Fousek M (1956) Akute haematogenous osteomyelitis pediatrics. 17: 368–382
2. Hippe (1964) Unspezifische bakterielle Entzündungen der Knochen und Gelenke. Fortschr Med 16: 585–592
3. Köhnlein EH (1962) Wandel in der Prognose der kindlichen Osteomyelitis durch Antibiotika-Therapie. Dtsch Med Wochenschr 87: 2524–2527

4. Kotsianos K (1967) Die akute hämatoge Osteomyelitis und ihre Behandlung. Med Dissertation, Universität Thessaloniki
5. Papavasiliou V, Papadimitriou G, Petropoulos B, Markantonatos A (1978) Diagnostische Probleme der akuten hämatogenen Osteomyelitis. Bull Med Soc Thessaloniki 42: 50–58
6. Petropoulos B (1982) Lehrbuch der Kinderchirurgie und Kinderorthopädie. 2. Aufl, Sakkoulas, Thessaloniki
7. Spohr L, Gander H, Waldschmidt J (1981) Die akute Osteomyelitis im Kindesalter. Pädiatrische Praxis 25 (303–315)
8. Symeonidis P (1984) Lehrbuch der Orthopädie. 1. Aufl, Univ Studie Press Thessaloniki

Unsere Erfahrungen bei der Behandlung der Osteomyelitis im Kindesalter

A. Diaz Martinez

Einleitung

Die akute hämatogene Osteomyelitis des Säuglings- und Kindesalters ist nach wie vor ein aktuelles Thema. An Hand der Beobachtungen von 55 Kindern, die wegen einer Osteomyelitis in der Orthopädischen Abteilung des Hospital Niño Jesus, Madrid, behandelt wurden, wird die Problematik dieser Erkrankung untersucht. Unsere besondere Aufmerksamkeit galt der Darstellung der Behandlungsmethoden und der Ergebnisse.

Patienten

Umfassend dokumentierte Verläufe konnten von 55 Kindern ausgewertet werden. Das Alter der Kinder, die Lokalisation der Osteomyelitis und die verschiedenen festgestellten Erreger sind aus den Tabellen 1–4 zu entnehmen. Im einzelnen handelte es sich um 31 Jungen und 24 Mädchen.

Die Folgen der Osteomyelitis im Kindesalter sind bekannt. Wenn sich auch das Krankheitsbild auf Grund des Einsatzes von Breitspektrumantibiotika allgemein gewandelt hat, sind die Probleme der Osteomyelitis damit nicht grundlegend gelöst.

Die Diagnose der Osteomyelitis ergibt sich aus der laborchemischen, röntgenologischen und vor allem auch szintigraphischen Untersuchung. Das Szintigramm ist von großer Bedeutung für die genaue Lokalisation und Größe des Prozesses und stellt damit eine wesentliche Information für die chirurgische Strategie

Tabelle 1. Osteomyelitis bei 55 Kindern (Patienten bis 14 Jahre)

Alter	Anzahl
bis 1 J.	9
bis 3 J.	3
bis 4 J.	4
bis 6 J.	7
bis 8 J.	9
bis 10 J.	6
bis 12 J.	11
bis 14 J.	6

Tabelle 2. Patienten bis 12 Monate

Monate	Anzahl
4	3
7	1
9	2
10	1
11	2

Knochen- und Gelenkinfektionen
Herausgegeben von H. Cotta und A. Braun
© Springer-Verlag Berlin Heidelberg 1988

Tabelle 3. Lokalisation der Osteomyelitis

	[n]
Tibia	22
Femur	17
Humerus	4
Radius	2
Sacroiliaca	1
Cuboideum	2
Clavicula	1
Metacarpalia	2
Metatarsalia	4

Tabelle 4. Osteomyelitiserreger

	[n]
Staphylococcus aureus	31
β-Streptokokkus	11
Enterokokkus	5
Haemophilus influenzae	3
Pseudomonas aeruginosa	3
Staphylococcus epidermidis	2

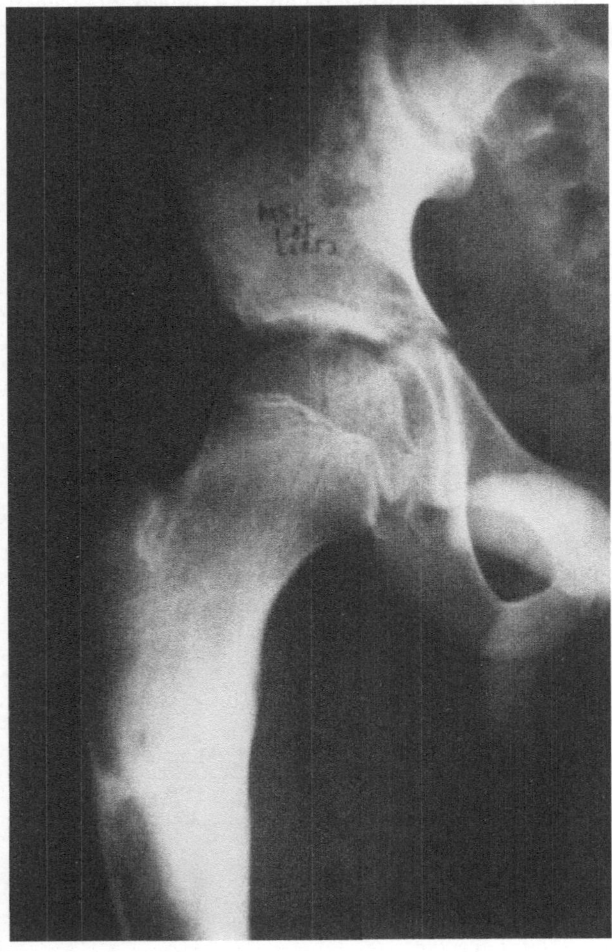

Abb. 1. Femurosteomyelitis eines Kindes. Röntgen korrespondierend zu Abb. 2

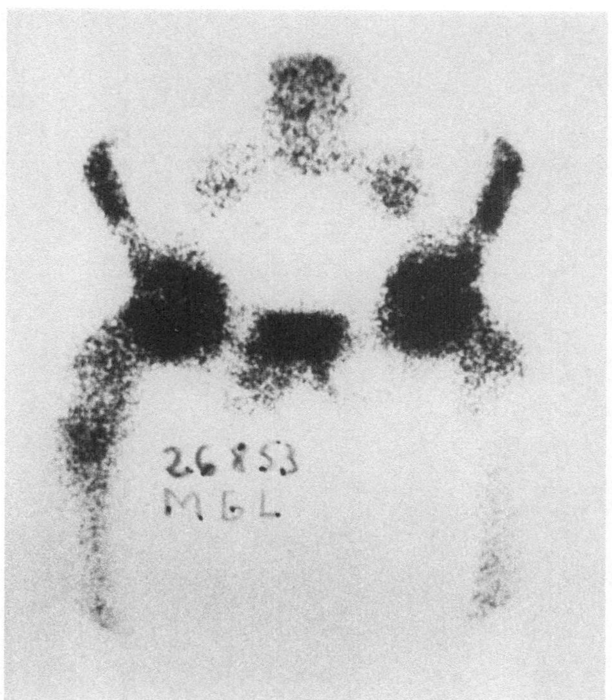

Abb. 2. Szintigramm mit erhöhtem Aktivitätsquotienten am linken Femur

dar [5, 6, 8]. Röntgenologisch kann die Osteomyelitis frühestens 7–14 Tage nach der Infektion nachgewiesen werden [1, 3].

Abb. 1 zeigt den Röntgenbefund und Abb. 2 die ^{99m}Tc-Speicherung bei einer Femurosteomyelitis. Die Abb. 3–5 stellen entsprechende Befunde einer Tibiaosteomyelitis dar, die sich nach Entnahme eines Knochenspans für eine Spondylodese entwickelt hatte. Bei bereits anbehandelten Osteomyelitiden ist das Szintigramm nur dann sinnvoll, wenn ein multifokaler Befall vermutet wird oder eine Verschlechterung des Gesamtbefundes vorliegt [7].

Behandlung

Die frühzeitige Erkennung der Infektion ist entscheidend für den gesamten Therapieerfolg. Besteht der Verdacht einer Osteomyelitis, muß umgehend mit einer hochdosierten antibiotischen Behandlung begonnen werden. Wir sind bei der Behandlung der Osteomyelitis folgendermaßen vorgegangen:

- Bei Neugeborenen und Säuglingen wird als erstes ein penicillinase-resistentes Penicillin (Oxacillin) in Kombination mit einem Aminoglykosid (Gentamicin) gegeben. In den meisten Fällen gilt diese Richtlinie auch für die Behandlung des Osteomyelitisverdachtes bei Kleinkindern und Jugendlichen.
- Bei Verdacht auf eine Salmonellen-Osteomyelitis wird eine Kombination von Aminoglykosid und Ampicillin eingesetzt.

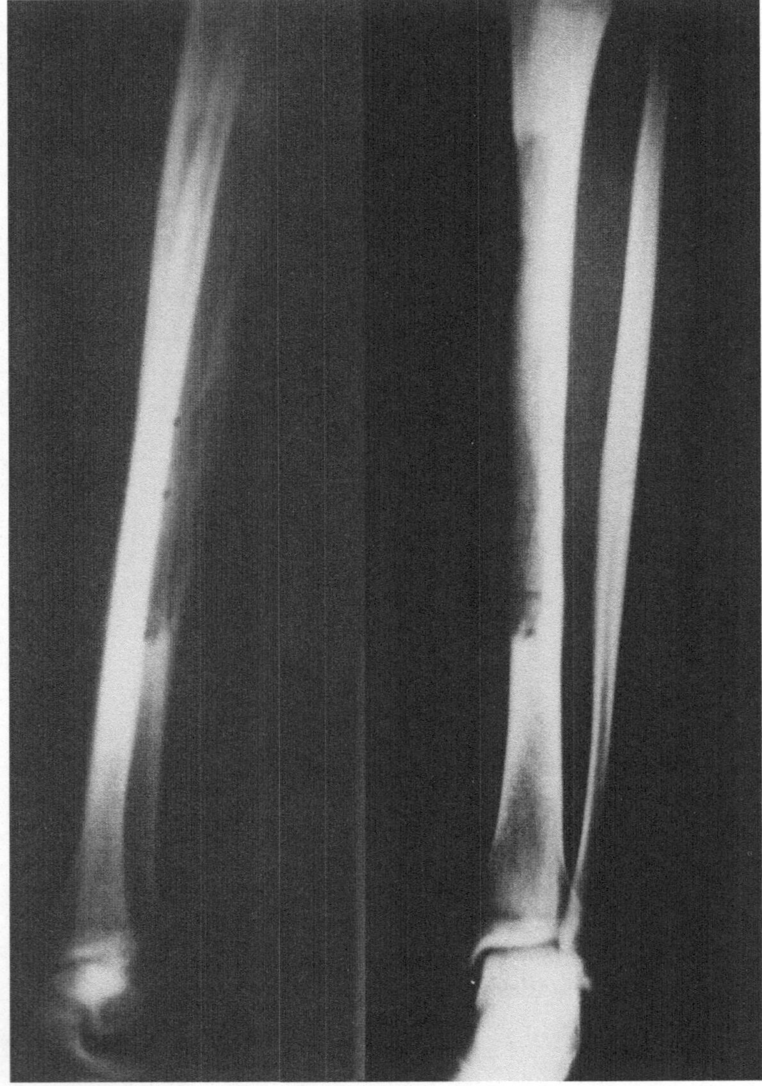

Abb. 3. 13jährige Patientin mit einer Tibiaosteomyelitis

- Durch Haemophilus induzierte septische Arthritiden behandeln wir zunächst mit Oxacillin und Chloramphenicol.
- Ist der Krankheitserreger bekannt und steht das Antibiogramm zur Verfügung, wird die antibiotische Therapie in jedem Fall für 5 Wochen parenteral durchgeführt. Eine orale Therapie halten wir für weniger erfolgversprechend.
- Bei Neugeborenen sind β-Streptokokken und Staphylokokken häufig als Arthritiserreger festzustellen. In diesen Fällen verabreichen wir eine Kombination von Oxacillin und Gentamicin [2].
- Bei älteren Kindern sind eher Haemophilus influenca und Staphylococcus

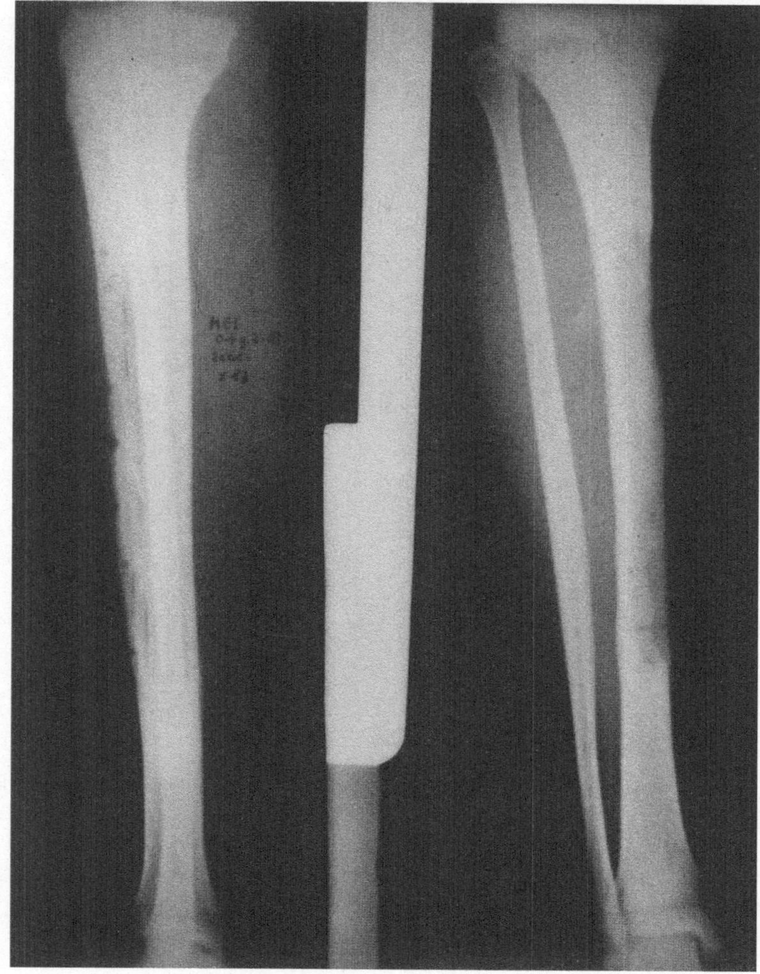

Abb.4. Die gleiche Tibia wie in Abb.3 (14 Monate später)

aureus Erreger der Arthritis. In diesen Fällen wird zunächst mit einer Kombination von Chloramphenicol und Oxacillin behandelt. Bei sicherer Diagnose ergibt sich die Weiterbehandlung aus dem Antibiogramm.
- Bei anhaltender klinischer Symptomatik und Verschlechterung der Laborwerte führen wir eine chirurgische Behandlung mit Ausräumung des Infektionsherdes durch. Für 3–4 Wochen wird eine Spül-Saug-Drainage eingelegt. Dabei wird mit Ringer-Lösung unter Zusatz des wirksamen Antibiotikums durchflutet. Die Spül-Saug-Drainage wird entfernt, sobald das Antibiogramm negativ ist [4, 7].
- Nach der operativen Behandlung wird die betroffene Extremität in einem Gipsverband ruhiggestellt.
- Bei Säuglingen unterscheiden wir zwischen der metaphyso-epiphysären und der metaphyso-diaphysären Osteomyelitis.

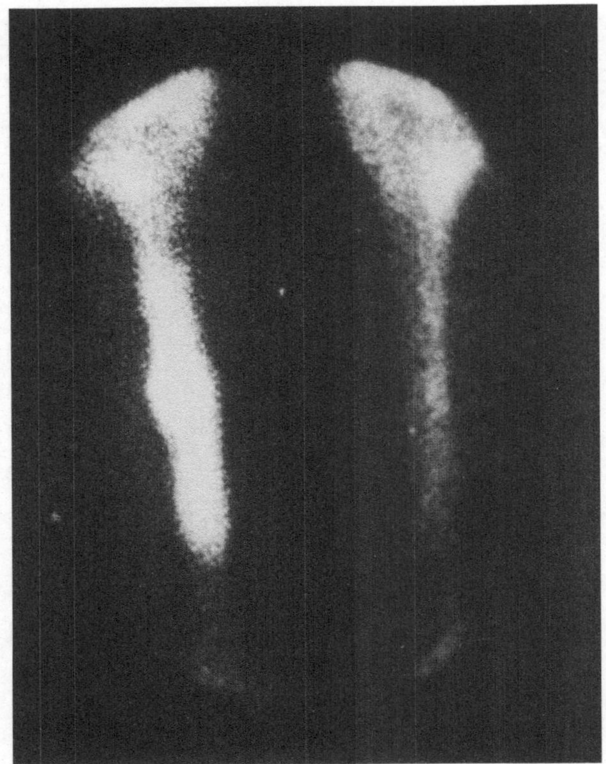

Abb. 5. ^{99m}Tc-Szintigramm einer Tibiaosteomyelitis mit erhöhter Speicherung, korrespondierend zu Abb. 4

Tabelle 5. Osteomyelitis. Komplikationen bei 55 Kinder

	[n]
Arthritis (mit Folgen)	5
Fistelbildung	4
Fraktur	4
Extremitätenverlängerung	1
Coxa vara	2

– Bei der metaphyso-epiphysären Osteomyelitis muß eine chirurgische Herdausräumung mit größter Vorsicht durchgeführt werden, um den Epiphysenfugenknorpel nicht zu verletzen.

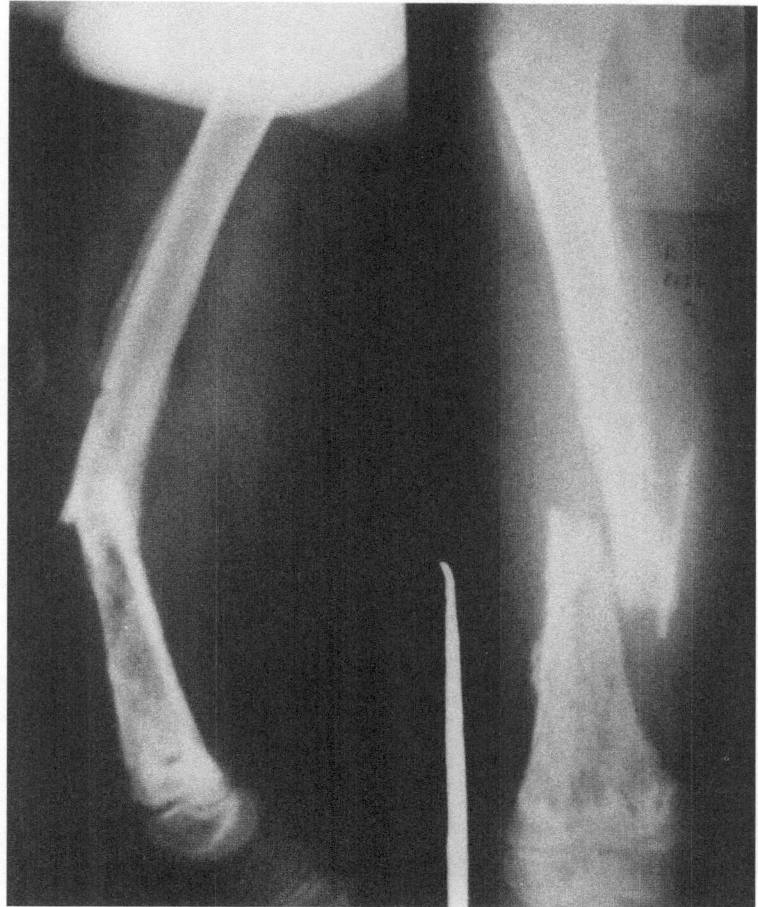

Abb. 6. Femurosteomyelitis und Fraktur

Ergebnisse

Entsprechend der obengenannten Richtlinien haben wir bei den 55 Kindern die Osteomyelitis behandelt. Bei 39 Kindern haben wir eine Restitutio ad integrum erreicht. In der Tabelle 5 sind die Komplikationen aufgezählt, die sich trotz intensiven Einsatzes nicht vermeiden ließen (Abb. 6 und 7).

Die Ergebnisse unserer Analyse zeigen dabei eindeutig, daß das frühe Erkennen einer Osteomyelitis und die frühe Einleitung der Therapie unter den oben angegebenen Richtlinien zu einer völligen Wiederherstellung nach Osteomyelitis im Kindesalter führen kann.

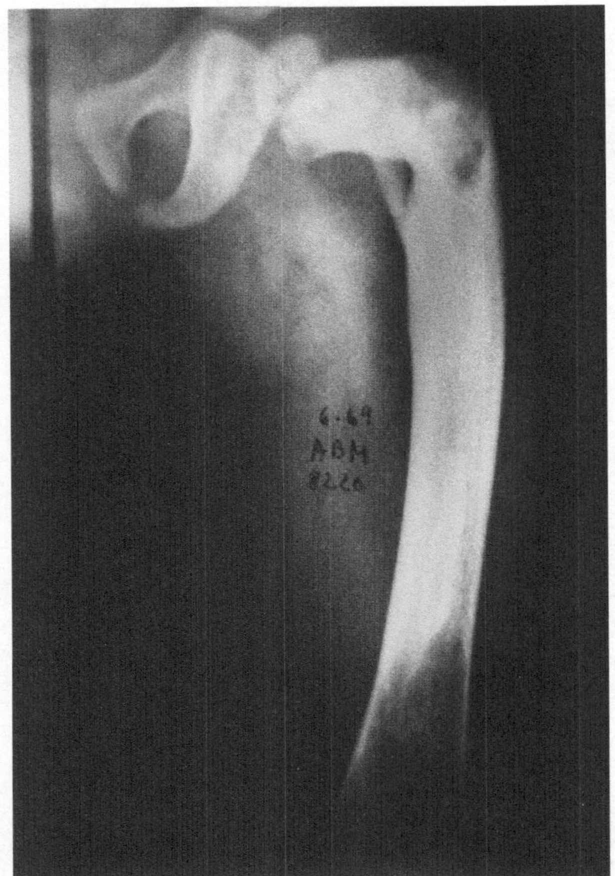

Abb. 7. Coxa vara nach Femurosteomyelitis

Literatur

1. Diaz MA (1983) Knochenszintigraphie bei Kindern aus chirurgischer und orthopädischer Sicht. Z Orthop 121: 307–312
2. Edwards MJ (1978) An etiologic shift in infantile osteomyelitis. The emergence of the group β-Streptococcus. J Pediatr 93: 578–583
3. Handmaker H (1976) The bone scan in inflamatory osseous disease. Sem Nucl Med 6: 95–105
4. Le Frock JL (1984) Management of osteomyelitis and soft-tissue infections. Del Med J 56 (5): 289–296
5. Letts RM (1975) Technetium bone scanning as an aid in the diagnosis of atypical acute osteomyelitis in children. Surg Gynecol Obstet 5: 899–907
6. Mock PM (1982) Osteomyelitis in the neonate. Radiology 145 (3): 677–682
7. Nade S (1983) Acute haematogenous osteomyelitis in infancy and childhood. J Bone Joint Surg [Br] 65: 109–119
8. Sullivan DC (1980) Problems in the scintigraphic detection of osteomyelitis in children. Radiology 135: 731–736

Die septische Arthritis beim Säugling und Kleinkind

K. PARSCH

Einleitung

Die hämatogene septische Arthritis und Osteomyelitis könnte durch die verbesserten diagnostischen und therapeutischen Möglichkeiten zu einer 100%ig heilbaren Krankheit werden [22]. Voraussetzung hierfür ist die richtige Einschätzung der klinischen Symptome und Diagnosehilfen, insbesondere die Sonographie und die akute Operationsbereitschaft auch außerhalb der Dienstzeiten in Kombination mit einer exakt angepaßten antibiotischen Therapie.

In großen Serien hämatogener Arthritiden wurden 20–50% Defektheilungen gesehen [3, 5, 6, 7, 8, 10, 15, 17, 20, 30]. Diese Tatsache ist vor allem auf zu spät gestellte Diagnosen zurückzuführen.

Die Schwierigkeiten der Röntgendiagnostik bei der Aufklärung einer septischen Anschoppung eines Gelenkes sind klar. Die vermehrte Weichteilzeichnung kann hilfreich sein. Eine Gelenkspaltverbreiterung wird erst bei fortgeschrittener Krankheit erkennbar [4, 5, 28].

Leider hat sich auch die Technetiumszintigraphie nicht als eindeutig aussagefähig herausgestellt. Erst nach 2–4 Tagen läßt sich die subchondrale Mitreaktion des Knochens im Entzündungsprozeß nachweisen [1, 2, 9, 11, 14, 16, 26, 27]. Diese zeitliche Verzögerung kann schon irreparable Schäden am Knorpel zurücklassen.

Eine wichtige Neuerung stellt die Einführung der computertomographischen Diagnostik dar. Hierdurch läßt sich ein Gelenkerguß früh nachweisen. Die entsprechenden Therapieschritte können rechtzeitig einsetzen. Es liegen allerdings noch keine Berichte über die serienmäßige Anwendung der Computertomographie zur Gelenkergußdiagnostik bei der Arthritis des Kleinkindes vor.

Eine entscheidende nichtinvasive Methode stellt die Sonographie dar. Durch die Ultraschalldiagnostik läßt sich auch ein kleiner Erguß in jeder Altersgruppe nachweisen [12, 13, 29].

Bezüglich der Frage, ob nun die konservative oder die operative Therapie bessere Endresultate brächte, haben sich in den letzten Jahren immer wieder Kontroversen entwickelt. Während ein Teil der pädiatrischen Autoren den Weg der antibiotischen Therapie allein oder kombiniert mit einer Gelenkpunktion bevorzugen, haben sich Orthopäden und Kinderchirurgen eher für das chirurgische Vorgehen ausgesprochen [3, 18, 23]. Bei einer kritischen Literaturprüfung zeigt sich jedoch, daß heute auch die Pädiater bei der septischen Arthritis allenfalls mit kurzer Verzögerung der Chirurgie das Wort reden. Die Arthrotomie wird erst bei Nichtansprechen auf Antibiotikumgabe nach 24–48 h empfohlen. Dabei wird die besondere Situation der Neugeborenen- und Kleinkinderarthritis erkannt. Hier wird auch von diesen Kreisen die Arthrotomie eher sofort angeboten [30].

Knochen- und Gelenkinfektionen
Herausgegeben von H. Cotta und A. Braun
© Springer-Verlag Berlin Heidelberg 1988

Krankengut

Wir berichten über unsere Therapie der septischen Arthritis und Osteomyelitis im Neugeborenen- und Kleinkindesalter in den letzten 11 Jahren. Bei dem Vorgehen sind 2 Gruppen zu unterscheiden:

A) Die Patienten, die bei den ersten Krankheitssymptomen in unsere Klinik aufgenommen werden konnten. Hier wird der von uns propagierte Weg der Diagnostik und Therapie eingehalten (18 Kinder).

B) Patienten mit verzögerter Zuweisung nach 1- bis 4wöchiger auswärtiger konservativer Vorbehandlung. Entsprechend den Gegebenheiten erfolgt hier eine modifizierte Diagnostik und Therapie (16 Patienten).

Die beiden Gruppen sind etwa gleich groß.

Zu A):

18 Kinder der Altersgruppe von 0–12 Monate sahen wir in der Frühphase, d. h. Stunden bis Tage nach der ersten Feststellung der auf eine Gliedmaße orientierten Schmerzen. Die Diagnostik der septischen Arthritis in der Altersgruppe ist besonders schwer, sie läuft nach einer bestimmten Wertskala ab.

Das wichtigste Kriterium ist der *klinische Befund*. Ein Kind mit septischen Temperaturen, das seine Gliedmaße schont, bzw. auf eine versuchte Bewegung hin mit Schmerzen reagiert, ist verdächtig eine Osteomyelitis oder septische Arthritis zu haben. Da bei 90% der Patienten das Hüftgelenk betroffen ist, zeigt sich u. U. eine Außendreh- und Beugeschonhaltung, manchmal förmlich eine schmerzbedingte Paralyse. Die Schwellung ist im frischen Zustand eher uncharakteristisch, eine Rötung ist erst nach tagelangem Verlauf, gelegentlich erst kurz vor der Perforation, zu erwarten. Sie deutet eher auf einen Weichteilabszeß hin. Am Knie- und Sprunggelenk ist evtl. auch im frischen Zustand eine Rötung der umgebenden Weichteile zu erkennen, da hier im Gegensatz zum Hüftgelenk eine geringere Weichteildecke vorhanden ist.

Die *Röntgendiagnostik,* einschließlich axialer Aufnahme am Hüftgelenk und der 2. Ebene bei anderen Gelenken hilft vor allem zum Ausschluß einer knöchernen Läsion. So konnten wir einmal eine geburtstraumatische Epiphysenlösung und ein anderes Mal eine mediale Schenkelhalsfraktur als Ursache der lokalisierten Schmerzschonung aufdecken. Nicht selten finden wir die verdichteten Weichteilstrukturen als Hinweis auf das Ödem [4]. Eine Verbreiterung des Gelenkspaltes beim Seitenvergleich ist eher ungewöhnlich.

Die *Knochenszintigraphie* hat sich in unseren Händen als Diagnosehilfe bei fraglicher septischer Arthritis bzw. akuter Osteomyelitis nicht bewährt. Sie kam allerdings bei der 2. Gruppe bei spätdiagnostizierten Fällen öfter zur Anwendung als bei der akut behandelten Arthritis.

4 Gründe haben unsere Meinung bestimmt:

– Das Krankenhaus besitzt keine Nuklearmedizinische Abteilung. Im akuten Fall nachts oder am Wochenende steht das Technetiumphosphat nicht zur Verfügung.

- In der ganz akuten Phase ergeben sich vor allem bei primärer Arthritis häufig falsch-negative Befunde, weil der subchondrale Knochen noch nicht mitreagiert.
- Eine kurzfristige Wiederholung eines Szintigramms bei Fortbestehen des klinischen Verdachtes ist aus Strahlenbelastungsgründen schwer zu vertreten.
- In der Praxis zeigt sich, daß das an einer akuten Coxitis erkrankte Kind ohne Sedierung oder Narkose kaum eine auswertbare Knochenszintigraphie durchführen läßt.

Die wichtigste nichtinvasive diagnostische Hilfe bei fraglicher septischer Arthritis ist heute die *Sonographie.*

Die intraartikuläre Ergußbildung kann in allen größeren Gelenken, insbesondere am Hüft- und Kniegelenk im Seitenvergleich erkannt werden [6, 12, 13, 29].

Besonders am Hüftgelenk lassen sich auch kleine Ergüsse exakt über die Ausweitung der Gelenkkapsel nachweisen. Wenn allerdings beim älteren Kind heute die Diagnostik unproblematisch ist, so haben wir beim Säugling einige Schwierigkeiten gesehen. Der kleine Gelenkerguß bei der akuten Anschoppung läßt sich wegen der gleichen Schalldurchlässigkeit der Flüssigkeit und des hyalinknorpligen Hüftkopfes schlecht differenzieren. Ist der Hüftkopf schon durch den Erguß aus dem Gelenk gedrängt, ist die Diagnose anhand der Dezentrierung des Hüftkopfes leicht zu stellen.

Seit April 1985 führen wir routinemäßig bei allen Kindern mit Arthritisverdacht eine Sonographie von vorne durch. Die Treffsicherheit konnte dadurch deutlich verbessert werden.

Im *Labor* ist der wichtigste Parameter die rasch ansteigende BSG. Die Leukozytenzahlen können bei akuter Anschoppung hoch oder niedrig sein. Antistaphylolysintiter und Antistreptolysintiter werden ebenso frühzeitig abgenommen wie die Blutkultur.

Der in den letzten Jahren in *unserer Klinik* eingespielte Weg soll hier dargestellt werden:

Das mit einer septischen Erkrankung eingewiesene Kind wird üblicherweise zuerst vom *pädiatrischen Notdienst* gesehen. Bei dem Bild einer schmerzhaft geschonten Gliedmaße in Kombination einer erhöhten Senkung wird das auf Arthritis verdächtige Kind dem *orthopädischen Notdienst* vorgestellt. Nach der Röntgendiagnostik, die nur die verstärkte Weichteilzeichnung zeigt, folgt in neuester Zeit immer die *Sonographie* des betroffenen Gelenkes. Die Ultraschalluntersuchung des Hüftgelenkes erfolgt sowohl in der von Graf [6] erarbeiteten Standardmethode für die Diagnose der Hüftdysplasie, wie auch von vorne [25], zum Nachweis eines Gelenkergusses (Abb. 1a, b). Die klinischen, laborchemischen und sonographischen Parameter lassen eine Arthritis evtl. mit einer Schenkelhalsosteomyelitis vermuten. Gemeinsam mit den Pädiatern wird die Indikation zur Arthrotomie gestellt.

Die *Arthrotomie* machen wir bei solchen akuten Arthritiden von vorne. Über den Smith-Peterson-Zugang wird die Kapsel auf direktem Weg aufgesucht und kreuzförmig eröffnet. Üblicherweise kommt bei kurzem Krankheitsverlauf ein trüber Erguß zur Entleerung. Ein Abstrich für die Bakteriologie sowie eine Probeexzision aus der Gelenkkapsel werden entnommen. Anschließend wird das Gelenk

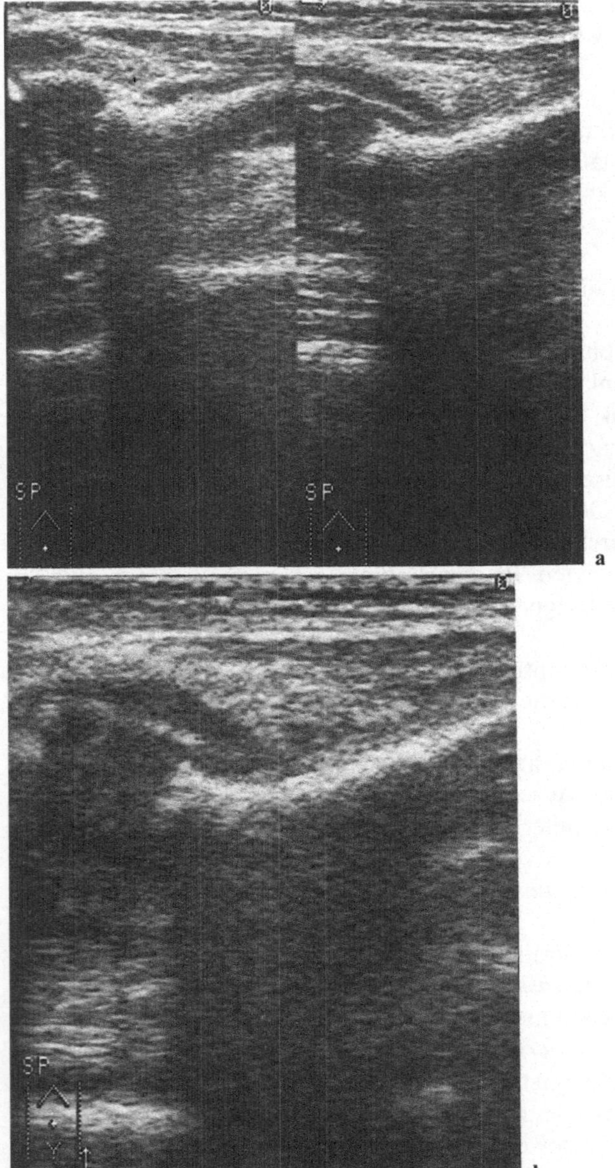

Abb. 1a, b. Kristine P., 3 Wochen. Schmerzhafte Schonung des linken Hüftgelenkes. Temperaturen bis 39,5 °C. BSG 52/67 mm n. W. **a** Sonographie von vorne zeigt die Gelenkspaltverbreiterung auf der erkrankten Seite (rechte Bildhälfte) sowie die Ergußbildung in der unteren Kapselumschlagsfalte. Die linke Bildhälfte zeigt die gesunde rechte Hüfte ohne Ergußbildung. **b** Vergrößerung der erkrankten linken Hüfte mit deutlicher Ergußbildung

ausgiebig gespült. Während der Spülung wird das Gelenk mehrfach durchbewegt, um Taschen- und Kapselausstülpungen genügend zu säubern. Die Metaphyse wird immer mit der Pinzette palpiert, um einen Abszeß zu erkennen. Nach Einlegen einer Redondrainage in den oberen Kapselrecessus, wird das Gelenk im Inzisionsbereich offen gelassen, die darüberliegenden Weichteile und die Haut werden verschlossen. Um die Chance auf einen positiven Abstrich zu erhöhen, setzt die parenterale Antibiotikumtherapie erst nach der Gelenkspülung ein. Als erstes Antibiotikum (ex juvantibus) erfolgt die Gabe von Cefurexim, je nach Testung wird danach umgestellt oder das Medikament beibehalten.

Die *Ruhigstellung* erfolgt üblicherweise im Becken-Bein-Fuß-Gips bei der Coxitis, im Thorax-Abduktionsgips bei der Schulterarthritis, im Oberschenkelgips bei der Gonitis oder Sprunggelenksarthritis über einen Zeitraum von 3 Wochen. Die Ruhigstellung wird 3 Wochen nach Krankheits- bzw. Therapiebeginn beendet. In der hier betroffenen Altersgruppe wird dann das Krabbeln, falls gewünscht auch das Stehen erlaubt.

Bei 18 in der Altersgruppe von 0–12 Monate in fast identischer Weise behandelten Kindern wurde nur 1mal umsonst arthrotomiert. Bei allen anderen Patienten konnte entweder aufgrund des intraoperativen Abstriches, der Blutkultur, der Gelenkkapselhistologie oder aufgrund des klinischen Verlaufes der raschen Gesundung nachträglich die Indikation zur Arthrotomie bestätigt werden.

Die *Schmerzfreiheit nach Arthrotomie* ist meist eklatant und eine Bestätigung für die Art des Vorgehens. Die wöchentliche BSG-Kontrolle zeigt den gewünschten linearen Abfall der Werte. Bei fehlendem Erregernachweis und fehlendem Abfall der BSG wird die erhoffte Normalisierung vereinzelt erst nach Umstellung des Antibiotikums, z.B. auf Fosfomycin, erreicht.

Die antibiotische Therapie erfolgt zunächst immer parenteral, wenn es geht über 3 Wochen. In jedem Fall schließt sich an die stationäre eine 3wöchige ambulante orale Therapie an. Bei in dieser Weise behandelten 18 Patienten der Altersgruppe 0–12 Monate, konnten Fehlschläge vermieden werden. Weder Epiphysennekrosen, Luxationen oder Destruktionsluxationen wurden beobachtet (Abb. 2a–c).

Zu B):

Noch heute sehen wir Fälle von Säuglingsarthritiden, die mit mehreren Wochen Verzögerung zur Behandlung weiter verwiesen werden. Katastrophale Verläufe stammen also keineswegs aus den 50er Jahren oder gar der Vorantibiotikaära. Es ist vielmehr so, daß das blinde Vertrauen in die Wirksamkeit eines nach Blutkultur getesteten Antibiotikums die richtige Initialtherapie blockiert. Weitere Gründe sind das anfängliche Fehlen röntgenologischer Veränderungen und auch das Nichtvorhandensein szintigraphischer Speichervermehrung. Wenn der behandelnde Pädiater oder Orthopäde die allfälligen röntgenologischen und szintigraphischen Veränderungen abwartet, wird die kostbare Frühtherapie versäumt. Auch wenn eine gewisse Chance der chemotherapeutischen Ausheilung der Arthritis besteht, die Spuren am Gelenkknorpel, an Epi- und Metaphyse sind nicht mehr zu beseitigen. Ein weiterer maßgeblicher Grund für die verspätete Zuwei-

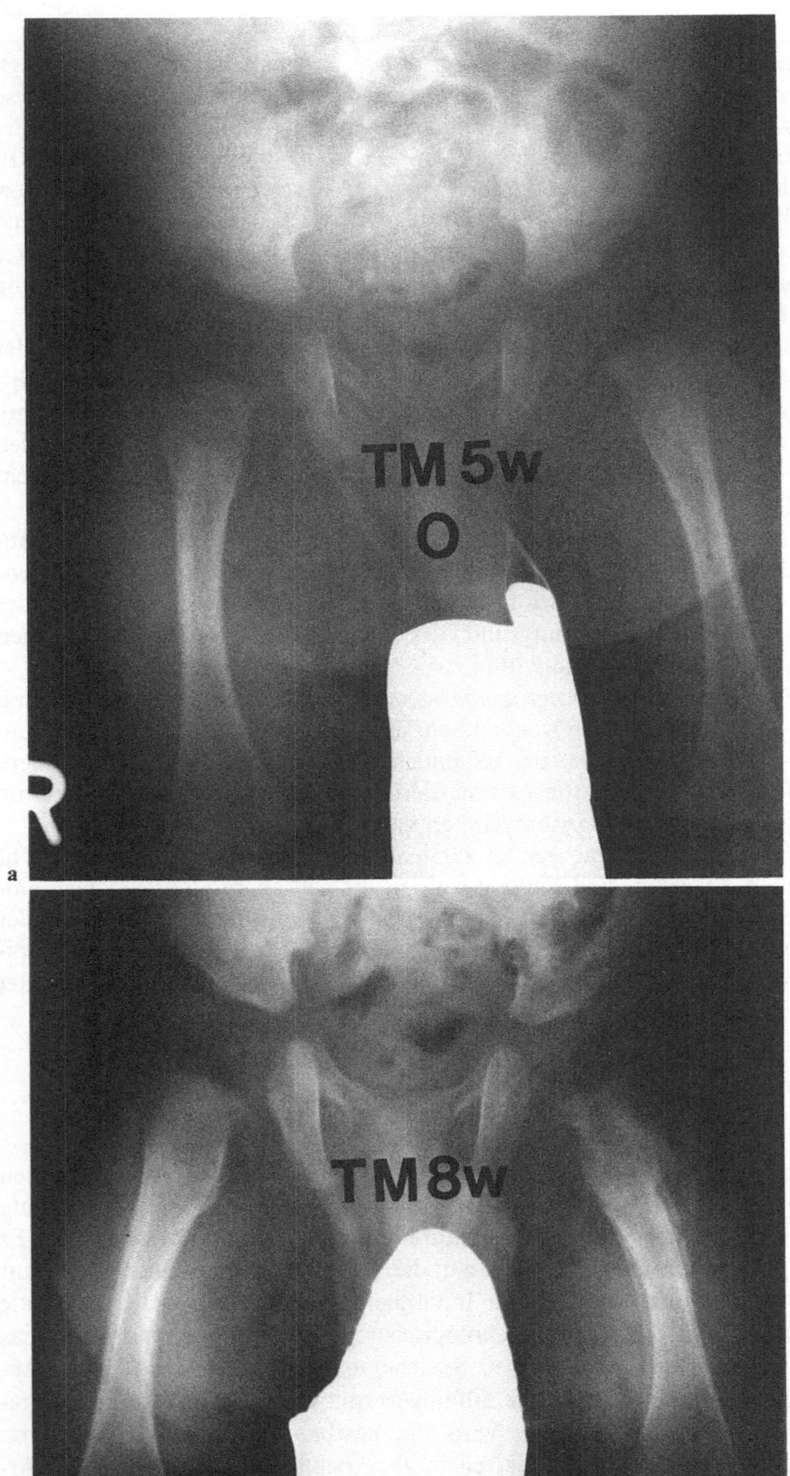

Abb. 2a, b

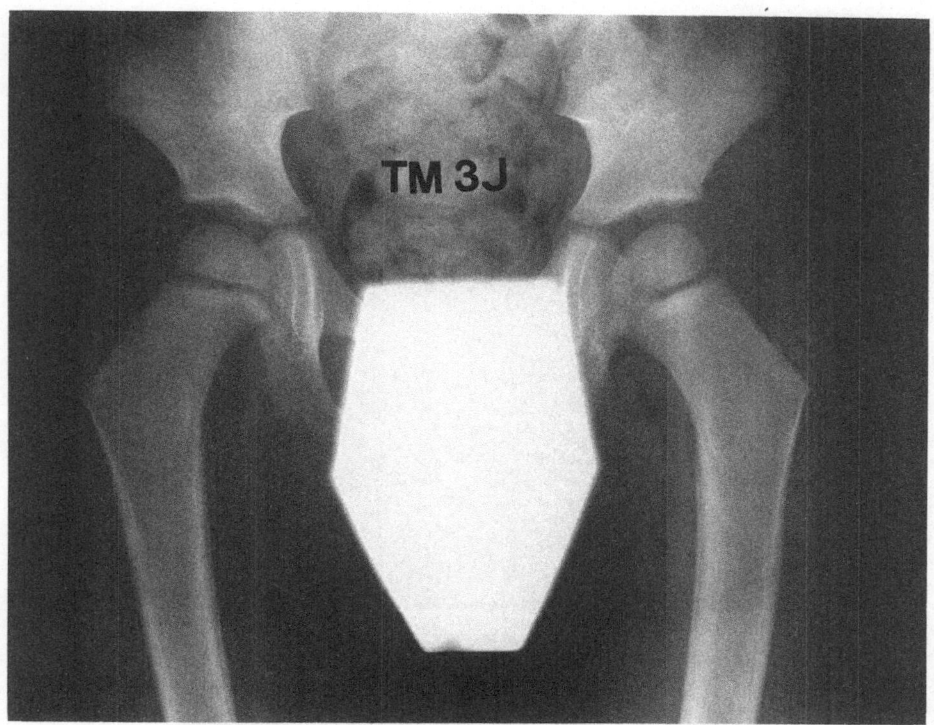

c

Abb. 2a–c. Thomas M.: Verlauf einer septischen Arthritis und Schenkelhalsosteomyelitis unter kombiniert chirurgischer und antibiotischer Therapie. **a** Septische Arthritis links. Bei 2tägiger Anamnese erfolgt unter Verdacht der Arthritis die Arthrotomie. **b** Verlauf nach 3wöchiger Ruhigstellung. Klinisch ist das Kind fieberfrei, die BSG ist normalisiert. Röntgenologisch zeigen sich Reaktionen am Periost, der Meta- und Diaphyse. **c** Spätkontrolle nach 3 Jahren zeigt folgenlose Ausheilung der Erkrankung mit einwandfreiem Hüftgelenksbefund

sung zur gelenkrettenden Arthrotomie ist bei einzelnen Kindern die fulminant verlaufende Erkrankung, so daß man fälschlicherweise glaubt, eine Narkose nicht zumuten zu können. Dabei wird übersehen, daß der bösartige Verlauf durch eine örtlich ungünstige Abwehrsituation überhaupt auftrat und am raschesten durch eine örtliche Empyemausräumung zu beheben ist.

Bei 16 Kindern mit septischer Arthritis erfolgte die Einweisung länger als 1 Woche nach Krankheitsbeginn. Im typischen Fall sind metaphysäre Mitreaktionen radiologisch zu erkennen, bei einer Coxitis wird eine Lateralisation des Femurkopfes deutlich. Im Szintigramm lassen sich an beiden Anteilen des Gelenkes Reaktionen ausmachen.

Auch bei verspäteter Zuweisung wird *notfallmäßig* gehandelt, d. h. bei berechtigtem Verdacht auf eine septische Arthritis oder eine Schenkelhalsosteomyelitis wird kurzfristig die *Arthrotomie* angeboten. Die Gelenkkapsel ist bei verspäteter Freilegung meist verdickt, der Eiter zähflüssig. Die Gefahr einer Metaphysenbeteiligung ist groß, aus diesem Grunde muß neben der Gelenkspülung in diesen Fällen immer auch die *Metaphyse trepaniert* und auch auf einen Abszeß überprüft

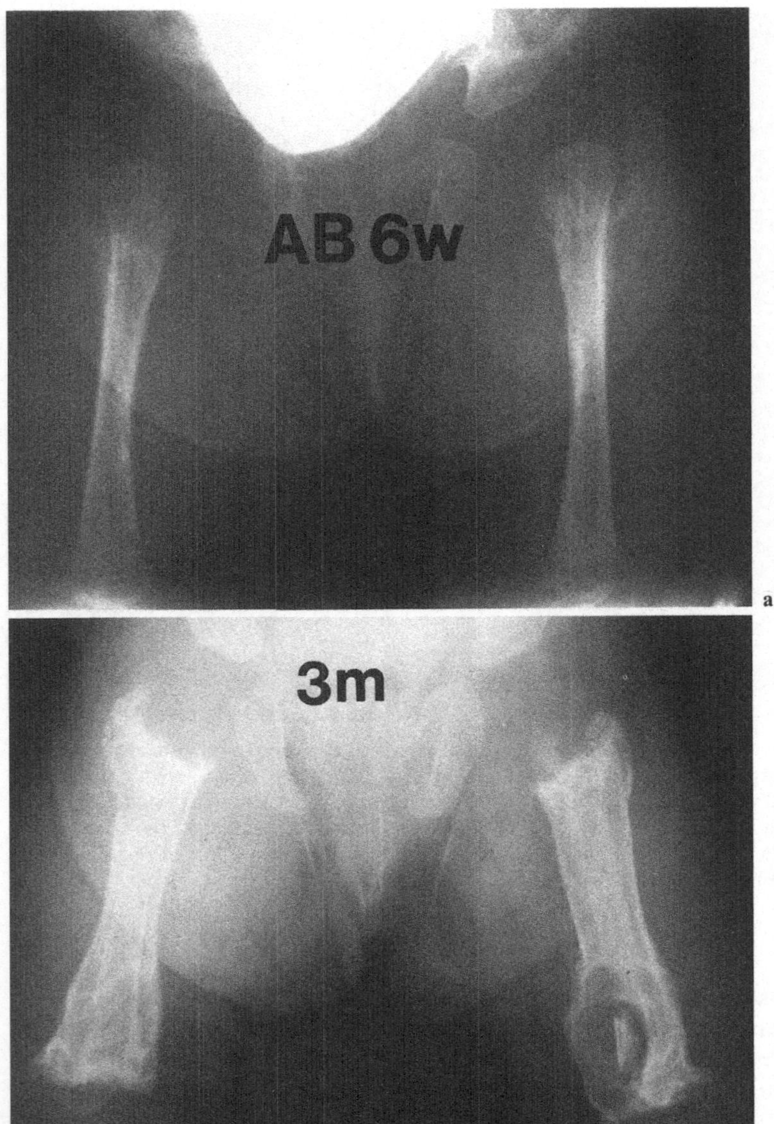

Abb. 3a–c. Angela B., Verlauf einer beidseitigen septischen Arthritis des Hüft- und Kniegelenkes. **a** Septische Arthritis und hämatogene Osteomyelitis beider Femura im Alter von 6 Wochen. **b** Im Alter von 3 Monaten nach Abklingen der klinischen Entzündungssymptomatik weitgehende Destruktion des Hüft- und Kniegelenkes. **c** Im Alter von 5 Jahren sind nur noch Reste des Hüftkopfes und eine Teildestruktion der distalen Femurepiphyse erkennbar

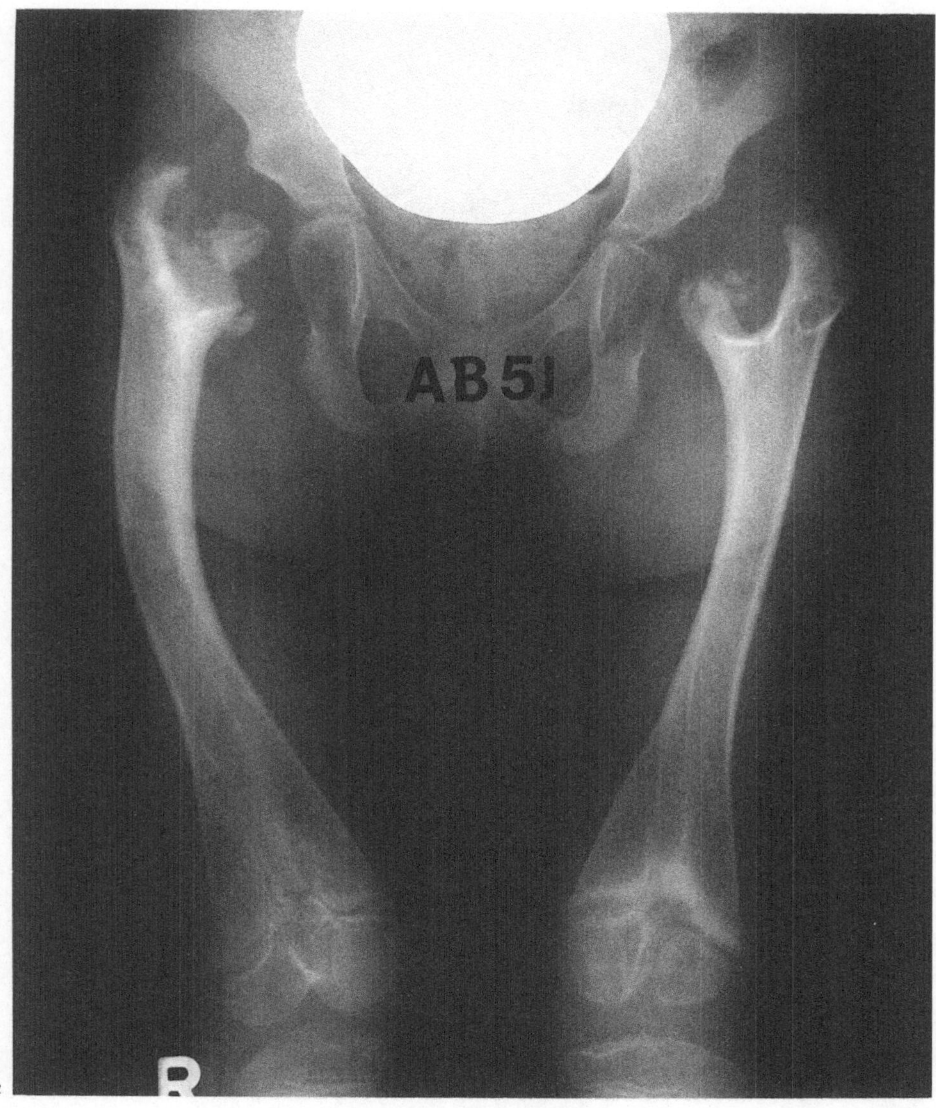

werden. Neben dem bakteriologischen Abstrich wird immer auch ein Kapselprä-
parat zur histologischen Untersuchung entnommen.

Bei schon eingetretener Luxation wird nach vorderer Arthrotomie der Hüftkopf reponiert. Wenn nur noch eine Hüftkopfruine angetroffen wird, wird auch
dieser Stummel in die ursprüngliche Pfanne eingestellt, da eine gewisse Stabilisierung auch dort zu erwarten ist.

In 4 Fällen konnte aufgrund der verspäteten Therapie nur noch eine Gelenk-
ruine festgestellt werden. Entsprechend unbefriedigend war der spätere Verlauf
(Abb. 3 a–c). Wesentlich günstiger war der Verlauf von 5 Patienten, bei denen der
Hüftkopf sich erholte und lediglich eine Schenkelhalsnekrose blieb. Hier vermö-

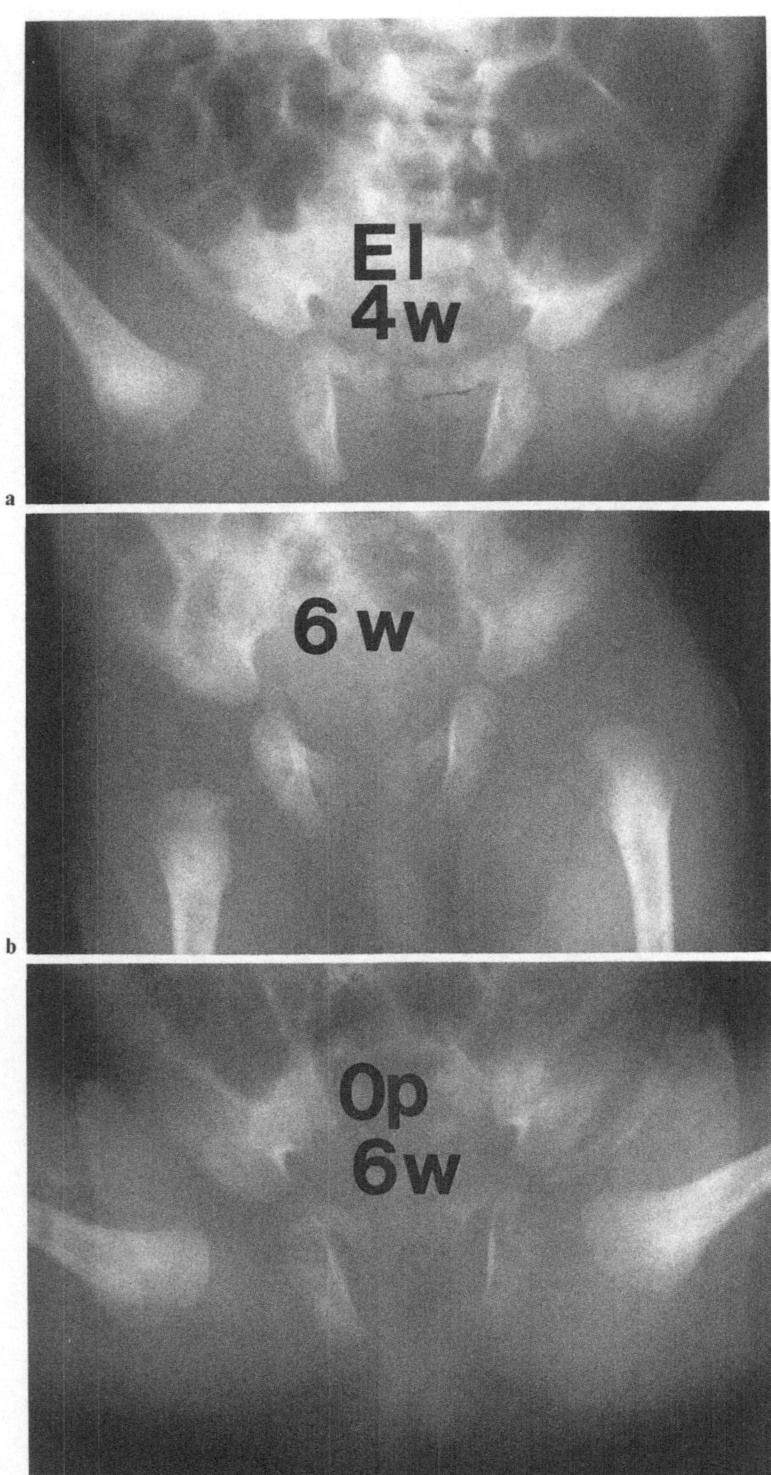

a

b

c

Abb. 4a–c

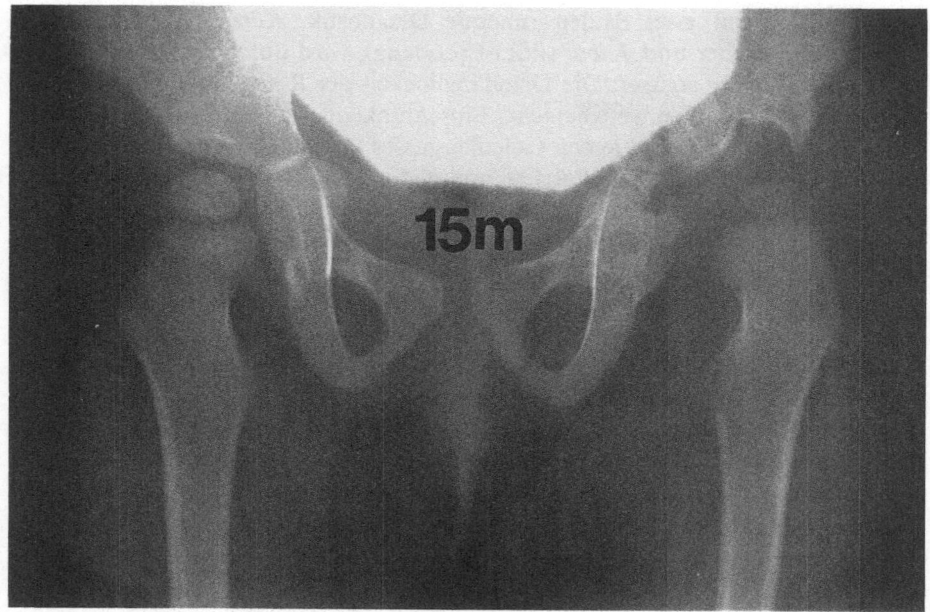

d

Abb. 4a–d. Judith E., bei der Geburt Verletzung am Gesäß anläßlich der Episiotomie. **a** Im Alter von 4 Wochen hochfieberhafte Erkrankung mit schmerzhafter Schonung des linken Beines. **b** Judith E. mit 6 Wochen: Trotz hochdosierter Antibiotikumtherapie kommt es zur Distensionsluxation des linken Hüftgelenkes und Fortbestehen der Entzündungszeichen. In der Blutkultur waren Enterokokken nachgewiesen worden. **c** Nach Verlegung in unsere Klinik Arthrotomie, dabei zeigt sich eingedicktes zähes Exsudat. Die offene Reposition wird gleichzeitig durchgeführt. **d** Judith E., 15 Monate: Bei klinisch unauffälliger äußerer Situation und Beschwerdefreiheit zeigt sich die unebene Pfannenstruktur und eine partielle Hüftkopfnekrose als Hinweis auf die zu spät durchgeführte Arthrotomie

gen spätere Korrekturmaßnahmen wie Schenkelhalsspongiosaplastik und Aufrichtungsosteotomie noch Erstaunliches zu leisten. Am glimpflichsten verlief die Erkrankung, wenn dank Arthrotomie als Dauerschaden lediglich eine Coxa magna zurückbleibt (5 Patienten). Hier sind evtl. nur geringe rekonstruktive Maßnahmen angezeigt, wie z.B. eine Beckenosteotomie zur besseren Umfassung des großen Hüftkopfes (Abb. 4a–d).

Bei der Wirksamkeit der heute verfügbaren Antibiotika wurde kein einziger chronifizierter Verlauf der hämatogenen Arthritis in dieser Altersgruppe angetroffen. Allerdings trugen 14 der 16 verspätet in qualifizierte Behandlung gekommenen Säuglinge mehr oder weniger starke Folgeschäden, vor allem am Hüftgelenk, davon.

Diskussion

Bei zwei fast gleich großen Patientengruppen mit septischer Arthritis bzw. hämatogener Osteomyelitis der Altersgruppe 0–12 Monate, lassen sich wichtige Schlüsse für Diagnose und Therapie ableiten:

Die bisher auf zwei Säulen ruhende Diagnostik, *Klinik* mit lokalisiertem Schmerz und Fieber und *Labor* (BSG-Erhöhung), wird durch die *Ultraschalldiagnostik* entschieden ergänzt. Die Unzulänglichkeit der Röntgenuntersuchung und Szintigraphie wird hier wettgemacht. Einschränkend ist allerdings festzustellen, daß die Erkennung eines kleinen Gelenkergusses bei Säuglingen nicht so einfach gelingt, wie dies von Wilson et al. [29] und Kallio et al. [12] für die älteren Kinder dargestellt wurde. Sonographien mit besserem Auflösungsvermögen im Real-time-Verfahren (z. B. Acuson-Gerät) versprechen auch beim Säugling eine genügende Differenzierung zwischen Gelenkerguß und hyalinknorpeligem Hüftkopf. Wünschenswert ist die Erfassung des Ergusses, bevor der Hüftkopf aus dem Gelenk gedrängt ist.

In der *Dringlichkeit der Arthrotomie* stimmen wir mit Paterson [23] und Nade [19, 20] völlig überein. Auch unsere relativ große Serie bestätigt das eindeutig günstigere Endergebnis bei rechtzeitiger Arthrotomie mit entsprechender parenteraler Antibiotikumgabe, im Vergleich zu verspätet therapierten Kindern ohne rechtzeitige Arthrotomie. Die von Nelson [21] und seinen Schülern bevorzugte *Aspiration bzw. Punktion* des Gelenkes birgt die Gefahr des falsch-negativen Ergebnisses. Sie sollte unserer Meinung nach unter OP-Bedingungen erfolgen, um einer Superinfektion vorzubeugen. Auch die Verwendung des Bildverstärkers zur sicheren Auffindung des Gelenkes ist empfehlenswert. Bei schon eingedicktem eitrigen Erguß ist die Entleerung eher unvollständig. Alle diese Argumente berücksichtigend bleibt nur der sichere Weg der gezielten Arthrotomie unter sterilen Operationssaalbedingungen. Schließlich wird vorgebracht, die Punktion ließe sich wiederholen [27]. Es erscheint schonender für den Patienten einmal in Narkose zu arthrotomieren und alle eitrigen Anteile komplett auszuspülen, als mehrfach unter nur bedingt sterilen Bedingungen zu punktieren, mit allen Unsicherheiten, die diesem Verfahren innewohnen. Das Nachlaufen eines zuvor punktierten Ergusses ist ja nur deshalb möglich, weil noch Reste des infektiösen Materials im Gelenk verblieben waren. Die Klärung der Frage einer Metaphysenmitbeteiligung ist nur über die Arthrotomie verläßlich. Ein Teil der bei uns weiterbehandelten Patienten hatte wegen der bei mehrfachen Gelenkpunktionen übersehenen Metaphysenbeteiligung eine Schenkelhalslyse und Coxa vara als Dauerschaden zurückbehalten.

Im Fall einer schon eingetretenen partiellen Kopfzerstörung mit Luxation ist die Punktion erst recht unzureichend, da sie die Reposition kaum erlaubt. Bei der ordnungsgemäß durchgeführten Freilegung ist die tiefe Einstellung des Kopfes in die gespülte und gereinigte Pfanne selbstverständlich möglich.

Wie von Paterson [23] und Nade [20] betont ist die Prognose für die septische Arthritis und Osteomyelitis eindeutig besser, wenn man die Vorteile einer frühen Arthrotomie mit denen der qualifizierten antibiotischen Therapie vereinigt. Gerade in dieser Altersgruppe sind die Spätschäden nach alleiniger antibiotischer Therapie so gravierend, daß die Nichtbeachtung der oben skizzierten Grundsätze als Kunstfehler zu bezeichnen ist.

In der hier beschriebenen Altersgruppe bevorzugen wir nach wie vor die Ruhigstellung im Gipsverband für 2–3 Wochen. Die von Salter et al. [24] eingeführte frühzeitige Bewegungstherapie hat bei Neugeborenen und Säuglingsarthritis keinen Platz. Die Pflege der vor allem in der Frühphase schwerkranken Kinder wird z. B. im Becken-Bein-Fußgips eher erleichtert. Im Gegensatz dazu wäre auch eine miniaturisierte Bewegungsschiene zur Frühmobilisierung einer Säuglingshüfte nach Ausräumung einer septischen Arthritis eher problematisch.

Zusammenfassung

Zwei fast gleich große Gruppen von Kindern mit septischer Arthritis wurden behandelt. Während bei 18 Kindern durch frühzeitige Arthrotomie und danach einsetzender qualifizierter antibiotischer Therapie eine folgenlose Ausheilung erzielt werden konnte, waren bei der zweiten Gruppe erhebliche Probleme als Spätfolgen der septischen Arthritis zurückgeblieben.

Bei 16 verspätet behandelten Patienten wurde das ganze Spektrum von Schenkelhalslyse über Subluxation und Destruktionsluxation am Hüftgelenk, aber auch massive Nekrosen an anderen Gelenken beobachtet. Bei der Diagnostik wird neben der wichtigen Klinik mit schmerzhafter Bewegungseinschränkung, der erhöhten BSG, vor allem der Ultraschalluntersuchung Bedeutung beigemessen. Röntgen und Szintigraphie zeigen zu spät die maßgeblichen Veränderungen an.

Literatur

1. Ash JM, Gilday DL (1980) The futility of bone scanning in neonatal osteomyelitis: Concise communication. J Nucl Med 21: 417–420
2. Borman TR, Johnson RA, Sherman FC (1986) Gallium scintigraphy for diagnosis of septic arthritis and osteomyelitis in children. J Pediatr Orthop 6: 317–325
3. Fabry G, Meire E (1983) Septic arthritis of the hip in children poor results after late and inadaequate treatment. J Pediatr Orthop 3: 461–466
4. Giedion A (1970) Radiologische Aspekte der akuten hämatogenen Osteomyelitis im Kindesalter. Z Kinderchir [Suppl] 8: 36–48
5. Gillespie R (1979) Septic arthritis of childhood. Clin Orthop 96: 152–159
6. Graf R (1985) Möglichkeiten, Probleme und derzeitiger Stand der Hüftsonographie bei Säuglingshüften. Radiologe 25: 127–134
7. Gubba HJ, Parsch K (1982) Die Säuglingscoxitis und ihre Behandlung. In: Parsch K, Plaue R (Hrsg) Hämatogene Osteomyelitis und posttraumatische Osteitis. Med Lit Verlagsges, Uelzen, S 53–61
8. Hallel T, Salvati EA (1978) Septic arthritis of the hip in infancy. Clin Orthop 132: 115–128
9. Handmaker H (1980) Acute hematogenous osteomyelitis: Has the bone scan betrayed us? Radiology 135: 787–789
10. Hecker WC, Schuster H, Buchholz B (1969) Analyse und Behandlungsergebnisse bei 329 Fällen von akuter und chronischer hämatogener Osteomyelitis im Kindesalter aus der Vorantibiotika- und Antibiotikaära. Z Kinderchir 7: 534–555
11. Howie DW, Savage JP, Wilson TG, Paterson D (1983) The technetium phosphate bone scan in the diagnosis of osteomyelitis in childhood. J Bone Joint Surg [Am] 65: 431–437
12. Kallio P, Ryöppy S, Siponmaa AK, Jääskeläinen J, Kunnamo I (1985) Ultrasonography in hip disease in children. Acta Orthop Scand 56: 367–371
13. Kramps HA, Lenschow E (1979) Einsatzmöglichkeiten der Ultraschalldiagnostik am Bewegungsapparat. Z Orthop Bd 117: 355–364
14. Lisbona R, Rosenthall L (1977) Radionuclide imaging of septic joints and their differentiation from periarticular osteomyelitis and cellulitis in pediatrics. Clin Nucl Med 2: 337
15. Lunseth PA, Heiple KG (1979) Prognosis in septic arthritis of the hip in children. Clin Orthop 139: 81–85
16. Majd M, Frankel R (1976) Radionuclide imaging in skeletal inflammatory and ischaemic disease in children. Am J Roentgenol 126: 832–841

17. Mollan RAB, Piggot J (1977) Acute osteomyelitis in children. J Bone Joint Surg [Br] 59: 2–7
18. Morrey BF, Bianco AJ, Rhodes KH (1976) Suppurative arthritis of the hip in children. J Bone Joint Surg [Am] 58: 388–392
19. Nade S (1977) Choice of antibiotics in management of acute septic arthritis in children. Arch Dis Childh 52: 679–682
20. Nade S (1983) Acute septic arthritis in infancy and childhood. J Bone Joint Surg [Br] 65: 234–241
21. Nelson JD (1972) The bacterial etiology and antibiotic management of septic arthritis in infants and children. Pediatrics 50: 437–440
22. Ogden JA, Lister G (1975) The pathology of neonatal osteomyelitis. Pediatrics 55: 474–478
23. Paterson DC (1970) Acute suppurative arthritis in infancy and childhood. J Bone Joint Surg [Br] 52: 474–482
24. Salter RB, Bell RS, Keeley FW (1981) The protective effect of continuous passive motion on living articular cartilage in acute septic arthritis: An experimental investigation in the rabbit. Clin Orthop 159: 223–247
25. Seltzer SE, Finberg HJ, Weissman BA (1980) Arthrosonography-technique, sonographic anatomy and pathology. Invest Radiol 15: 19–28
26. Treves S, Khettry J, Broker FH, Wilkonson RH, Watts H (1976) Osteomyelitis: Early scintigraphic detection in children. Pediatrics 57: 173–186
27. Tröger J, Eißner D, Hahn K, Gehler J (1977/78) Die szintigraphische Früherfassung der Osteomyelitis des Kindes. Paed Praxis 19: 97–102
28. Tröger J, Eißner D, Otte G, Weitzel D (1979) Diagnose und Differentialdiagnose der akuten hämatogenen Osteomyelitis des Säuglings. Radiologie 19: 99–105
29. Wilson DJ, Green DJ, Maclarnon JC (1984) Arthrosonography of the painful hip. Clin Radiol 35: 17–19
30. Wilson NIL, Di Paola M (1986) Acute septic arthritis in infancy and childhood, 10 years' experience. J Bone Joint Surg [Br] 68: 584–587

Langzeitergebnisse nach kindlicher Coxitis

B. ROSEMEYER, W. PFÖRRINGER, A. PFISTER

Vor Einführung der Antibiotika und Tuberkulostatika war die Hüftgelenksentzündung eine Erkrankung mit hoher Mortalität [1, 2, 3, 9]. Auch die Restitution der erkrankten Gelenke in funktioneller und besonders in anatomischer Hinsicht gehörte zu den Seltenheiten. Ausgänge mit irreparablen Schäden waren die Regel. Die Defekte reichten von der Luxation mit schweren und schwersten Deformierungen bis zum völligen Verlust des Hüftkopfes und Destruktionen an der Pfanne.

Die knöcherne Ankylose des Hüftgelenkes galt bei der tuberkulösen Coxitis als Heilung und wurde als Heilungsziel angestrebt [7, 8].

Mit Einführung der Chemotherapeutika hat sich die Prognose der Coxitis quoad vitam grundlegend geändert [6]. Lebensbedrohliche Verläufe sind äußerst selten geworden.

Die vorgestellte Untersuchung soll 2 Fragen beantworten:
1. Hat sich auch die Prognose quoad functionem bei Durchführung gezielter Chemotherapie und rechtzeitiger chirurgischer Intervention gebessert?
2. Ist eine Restitutio ad integrum möglich? Was wird im Laufe des Lebens aus den betroffenen Gelenken bzw. wie verläuft das Schicksal der betroffenen Patienten?

Untersucht wurden alle Patienten mit Coxitis bis zu einem Höchstalter von 17 Jahren bei Krankheitsbeginn und einem Erkrankungsbeginn bis spätestens im Jahre 1970.

Die Nachuntersuchung umfaßte 224 Patienten von denen 103 Patienten nachuntersucht wurden. Sie wurden in die Altersgruppen 0–9 und 9–17 Jahre unterteilt. Der Nachuntersuchungszeitraum betrug 15–54 Jahre (Durchschnitt 28 Jahre).

Aus der Vielzahl der Nachuntersuchungsergebnisse sollen einige charakteristische Befunde herausgegriffen werden.

Bei einem Krankheitsbeginn vor 1950 wurden 86% der nachuntersuchten Hüftgelenke entweder wackelsteif oder ankylotisch.

Bei einem Erkrankungsbeginn zwischen 1951 und 1960 betrug die entsprechende Zahl 63% und bei einem Erkrankungsbeginn nach 1960 nur noch 18%. Ein objektiver Beweis für die Verbesserung der Diagnostik und überwiegend der medikamentösen Therapie.

Eine Beinverkürzung von mehr als 7 cm hing einmal vom Alter des Kindes bei Erkrankungsbeginn ab, war auf der anderen Seite jedoch auch an das Jahr gekoppelt, in dem die Erkrankung diagnostiziert wurde.

Betrug das Lebensalter eines Patienten weniger als 1 Jahr, so war eine Beinverkürzung von mindestens 7 cm in 60% festzustellen, bei einem Alter bei Erkrankungsbeginn zwischen 2 und 9 Jahren zu 21% und zwischen 7 und 17 Jahren zu 7%.

Knochen- und Gelenkinfektionektionen
Herausgegeben von H. Cotta und A. Braun
© Springer-Verlag Berlin Heidelberg 1988

Dieses Ergebnis ist natürlich Ausdruck der schweren Schädigung der proximalen Femurepiphyse, die bei frühem Erkrankungsbeginn erhebliche Beinlängendifferenzen zur Folge hat.

Beim Auftreten der Erkrankung vor 1950 wiesen die Patienten bei der Nachuntersuchung zu 28% eine Beinverkürzung von mehr als 7 cm auf, bei Erkrankungsbeginn zwischen 1951 und 1960 18% und nach 1960 nur 6%; dies ist wiederum ein Ausdruck der verbesserten Diagnostik und Therapie in den letzten 15 Jahren.

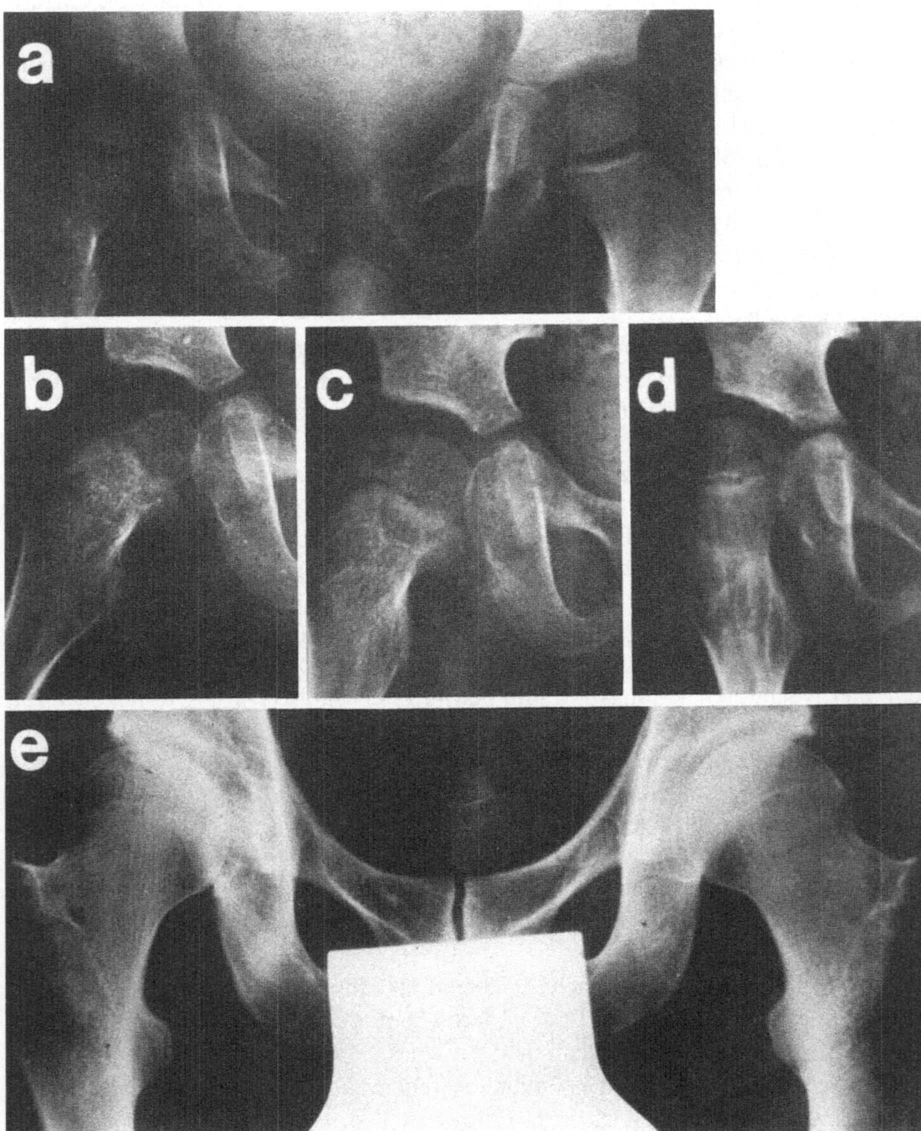

Abb. 1a–e.   Fall 1 (s. Text)

In der vorantibiotischen Ära erlitten 87% der nachuntersuchten Hüftgelenke einen vollständigen Funktionsverlust, 7% waren bewegungseingeschränkt, und nur 6% konnten ihre freie Beweglichkeit erhalten.

Diese Situation besserte sich unter gezielter Chemotherapie grundlegend. Entsprechend behandelte Hüftgelenke wiesen nur noch in 18% der Fälle einen Funktionsverlust auf. 35% litten an einer Bewegungseinschränkung, und 47% konnten die freie Beweglichkeit ihres Hüftgelenkes erhalten.

Ein interessanter Befund war das relativ häufige Auftreten von arthrotischen Veränderungen am kontralateralen, nicht von der Entzündung betroffenen Hüftgelenk. Hier konnten nur in 70% normale Verhältnisse festgestellt werden, in 18% lag eine Präarthrose und in 12% eine ausgeprägte Arthrose dieses an sich gesunden Gelenkes vor. Dies ist natürlich Ausdruck der Funktionsstörung des Hüftgelenkes mit veränderter Statik und Dynamik [4, 5].

Jede Verzögerung der Diagnose und Behandlung erhöht die Gefahr irreparabler Destruktionen. Im Krankheitszeitraum zwischen 1961 und 1970 weisen alle funktionsunfähig gewordenen Gelenke eine Verschleppungszeit von über 1 Monat auf.

Einige klinische Fälle sollen das Gesagte unterstreichen:

Fall 1 (Abb. 1 a–e)

Die Immunitätslage, die Virulenz der Erreger und die rechtzeitige Diagnose mit nachfolgender Therapie scheinen für den Endausgang in diesem Fall eine entscheidende Rolle gespielt zu haben.

Bei einem 2jährigen Jungen war eine aktive Tuberkulose beider Lungen bekannt, seit einigen Tagen Schonung des rechten Beines.

Punktion des Hüftgelenkes und Diagnosestellung einer spezifischen Coxitis. Ohne Chemotherapie heilte die Erkrankung weitgehend aus.

Die ersten 4 Röntgenaufnahmen stammen aus den Jahren 1946–1950, die untere von der Nachuntersuchung mit Coxa valga rechts, bei jedoch noch ausreichender Überdachung und beginnenden degenerativen Veränderungen.

Klinisch war die Hüfte bis auf eine Muskelatrophie von 2 cm unauffällig. Derartig günstige Endzustände vor Einführung der Chemotherapie waren in der Nachuntersuchungsserie jedoch selten.

Fall 2 (Abb. 2 a–c)

Hier handelt es sich um einen 19 Monate alten Jungen, bei dem 4 Monate vor der Klinikeinweisung eine Hüftgelenksentzündung außerhalb behandelt wurde. Stationäre Aufnahme wegen linksseitiger Beinverkürzung und schmerzhafter Gehbehinderung. Krankheitsbeginn 1941.

Therapie: Extension und Ruhigstellung.

Die beiden ersten Aufnahmen stammen aus den Jahren 1941 und 1942.

Die letzte Röntgenkontrolle anläßlich der Nachuntersuchung zeigt eine Nearthrosenbildung im Bereich der Beckenschaufel. Femurkopf und Schenkelhals

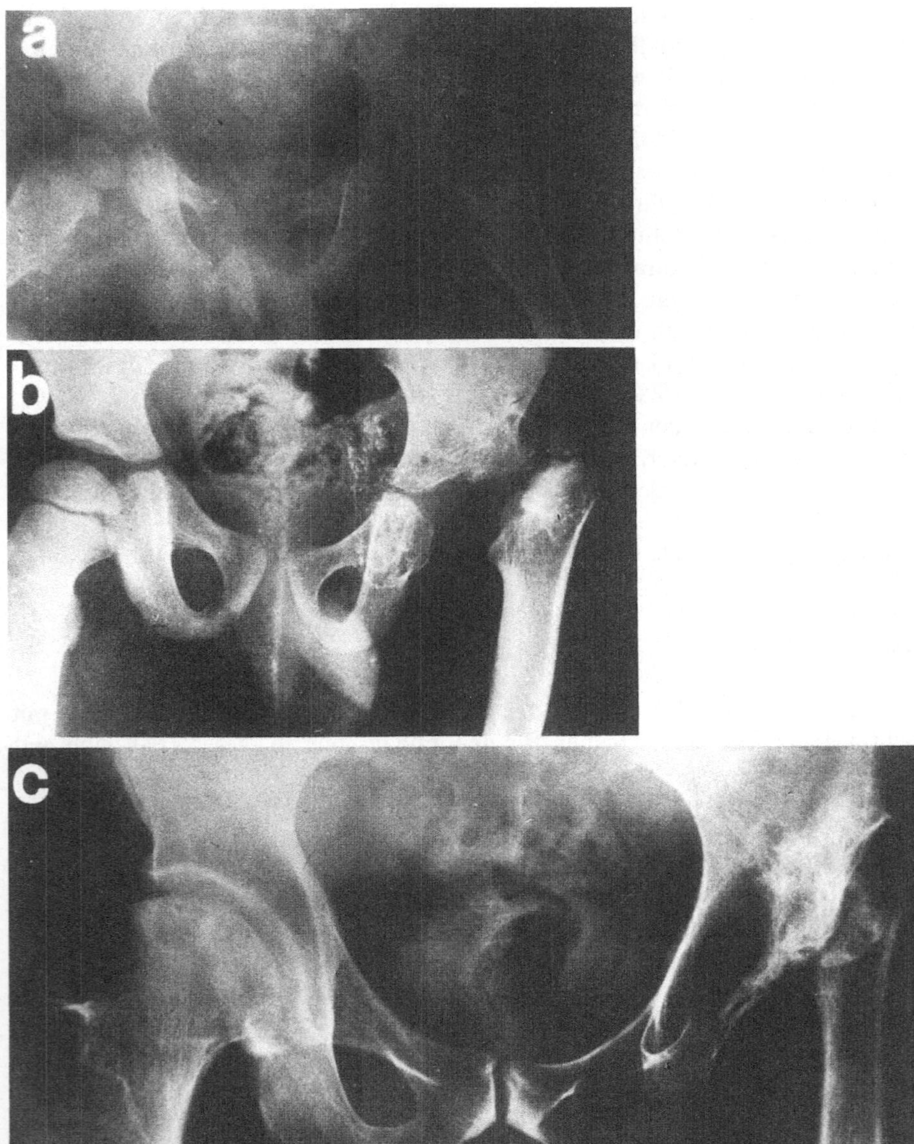

Abb. 2 a–c. Fall 2 (s. Text)

sind nicht vorhanden, das Femur deutlich verschmälert. Rechts Coxa valga mit ungenügender Überdachung und Zysten im Belastungsbereich des Hüftgelenkes.

Klinisch fand sich eine Flexion links bis 90° bei aufgehobener Ab- und Adduktion sowie Rotation. Die funktionelle Beinverkürzung betrug 13 cm, bei einer Muskelumfangsdifferenz von 10 cm. Durch eine Einschränkung der Gehstrecke auf 30 min ist der Patient stark behindert.

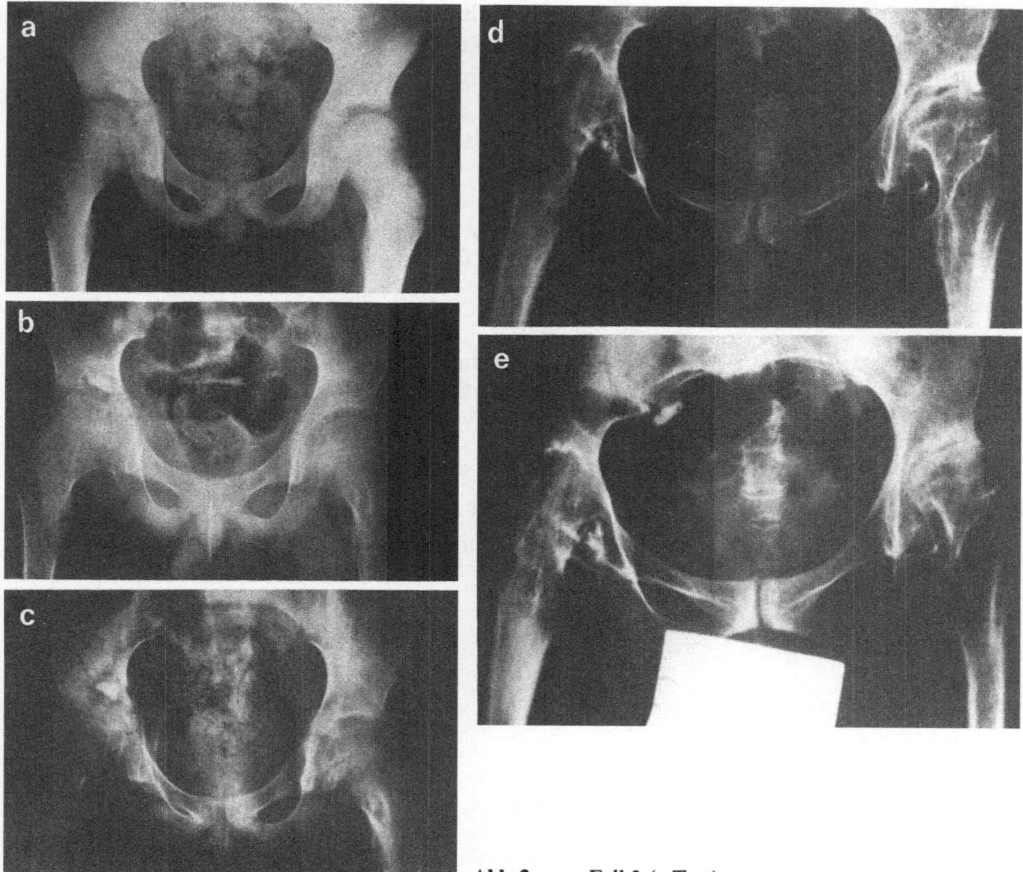

Abb. 3a-e. Fall 3 (s. Text)

Fall 3 (Abb. 3 a-e)

Im Alter von 5 Jahren spezifische Coxitis rechts. Behandlung ohne Chemotherapie. 1 Jahr nach Auftreten der Erkrankung Spanarthrodese der Hüfte. 7 Jahre später subtrochantere Umstellungsosteotomie. 11 Jahre später unspezifische Coxitis links. Intervall zwischen Auftreten der Erkrankung und Einsetzen der Chemotherapie 6 Wochen. Bei der Nachuntersuchung (Abb. 3 e) Arthrodese rechtes Hüftgelenk in Abduktionsstellung, links hochgradige Arthrose einer Dysplasiehüfte.

Klinischer Befund: Funktionelle Beinverkürzung rechts 16 cm. Ankylose der rechten Hüfte. Schwere LWS- und Kniebeschwerden. Nur an 2 Krücken gehfähig.

Die anfangs gestellten Fragen können aufgrund der Nachuntersuchung folgendermaßen beantwortet werden:

1. Die Prognose einer betroffenen Hüfte quoad functionem kann nach Durchführung gezielter Chemotherapie und rechtzeitiger chirurgischer Intervention grundlegend gebessert werden.
2. Bei rechtzeitigem Einsatz der Therapie ist auch eine Restitutio ad integrum möglich.

Bei verspäteter Diagnose und Therapie werden auch heute noch schwere Defektheilungen gesehen. Die Folgen dieser Defekte werden oft erst nach Jahrzehnten sichtbar und verursachen häufig eine vorzeitige Invalidität des Betroffenen.

Literatur

1. Aberle R von (1906) Endresultate der konservativen Coxitisbehandlung. Z Orthop Chir 16: 265
2. Alapy H (1910) Endergebnisse der konservativen Coxitis- und Gonitisbehandlung. Verh Ges Orthop Chir 9: 12
3. Binder R (1900) Die konservative Behandlung der Coxitis und ihre Resultate. Z Orthop Chir 7: 276
4. Breitenfelder J (1976) Tierexperimentelle Untersuchungen zur Beeinträchtigung des kontralateralen Hüftgelenkes durch die Hüftarthrodese bzw. -ankylose. Arch Orthop Unfallchir 84: 285
5. Breitenfelder J (1978) Tierexperimentelle Untersuchung zur Bedeutung der Hüftarthrodese als präarthrotische Deformität der Kontralateralhüfte. Z Orthop 116: 439
6. Crasselt C (1965) Verlaufsformen der Säuglingscoxitis unter der Therapie mit Antibiotika. Beitr Orthop 12: 394
7. Gardemin H (1950) Coxitis tuberculosa. Urban & Schwarzenberg, Berlin München
8. Glogowski G (1960) Posttuberkulöse Arthrose. Z Orthop 92: 67
9. Torklus D von, Gressmann C (1965) Spätfolgen der Säuglingsosteomyelitis der Hüfte. Arch Orthop Unfallchir 57: 220

VI. Akute und chronische Infektionen der Hand

Akute und chronische Weichteilinfektionen der Hand

H. KUDERNA

Einleitung

In den letzten Jahrzehnten trat in Zahl und Schwere der Handinfektionen ein deutlicher Wandel ein [2]. Sepsis und Tod auf Grund von Handinfektionen [6] sind praktisch verschwunden, es haben aber auch die Panaritien zugunsten der Paronychien abgenommen. Neben dem Einsatz der Antibiotika und einer verbesserten Hygiene dürfte dafür auch eine Änderung der Wirt-Erreger-Beziehung verantwortlich sein [1].

Dennoch ist, seit der Homo sapiens Schuhe trägt, nicht mehr der Fuß, sondern die Hand wegen ihrer Greiffunktion der am meisten exponierte menschliche Körperteil, entsprechend dem Überwiegen der Rechtshänder die rechte Hand. Wie aus dem Problemkreis der Krankenhaushygiene bekannt, ist die Hand ein Keimsammler. Ihre ständigen Bewegungen fördern die Propagierung von Keimen, die über Verletzungen eingedrungen sind.

Allgemeinerkrankungen wie Diabetes, Gefäßkrankheiten, neurologische Ausfälle und Mangelzustände verstärken noch die Disposition.

Die bedeutendste Rolle beim Zustandekommen der besonderen Formen der Handinfektionen spielt jedoch die Anatomie der Hand selbst.

Pathologische Anatomie

Auf der Greifseite der Hand sind die subkutanen Fettläppchen durch senkrechte Bindegewebssepten zu kleinen Druckkammern hoher mechanischer Widerstandsfähigkeit zusammengefaßt [8]. Bei kleinen Stichverletzungen durch die in diesem Bereich sehr derbe Kutis hindurch unterbleibt häufig die für eine ausreichende Selbstreinigung notwendige Blutung. Kontaminierte Fremdkörper bleiben subkutan liegen und führen in der weiteren Folge zur Infektion. Sobald es im Rahmen der entzündlichen Reaktion auf die Infektion zum Ödem kommt, führt der Druckanstieg in den sehr straffen Druckkammern zur schmerzhaften Ischämie und rasch auch zur Nekrose.

Andererseits bewirkt dieses Druckkammersystem, dessen schwächste Begrenzung der Oberfläche abgekehrt ist, daß die Infektion rasch in die Tiefe fortgeleitet wird, und zwar zumeist bevor überhaupt sichtbare Veränderungen an der Haut der Beugeseite eintreten (Abb. 1). Eine flächenhafte Ausbreitung der Infektion in der Haut selbst entwickelt sich zumeist erst als Spätfolge aufgrund einer Durchblutungsstörung über einer ausgedehnten subkutanen Nekrose.

Knochen- und Gelenkinfektionen
Herausgegeben von H. Cotta und A. Braun
© Springer-Verlag Berlin Heidelberg 1988

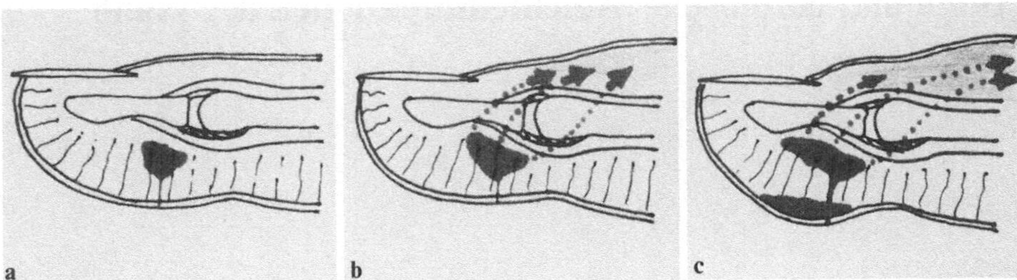

Abb. 1. a Ausbreitung der Infektion zunächst in der Tiefe der Druckkammern. **b** Kollaterales Ödem in den lockeren Verschiebeschichten der Streckseite. **c** Flächenhafte Ausbreitung in der Haut

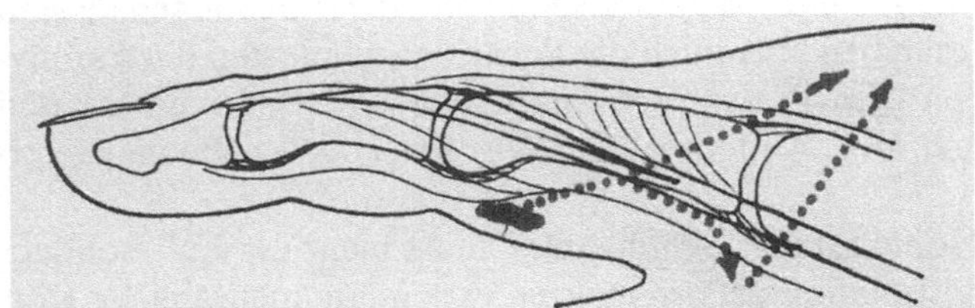

Abb. 2. Bei Verletzung an der Beugeseite des Grundgliedes kollaterales Ödem streckseitig und in der Interdigitalfalte

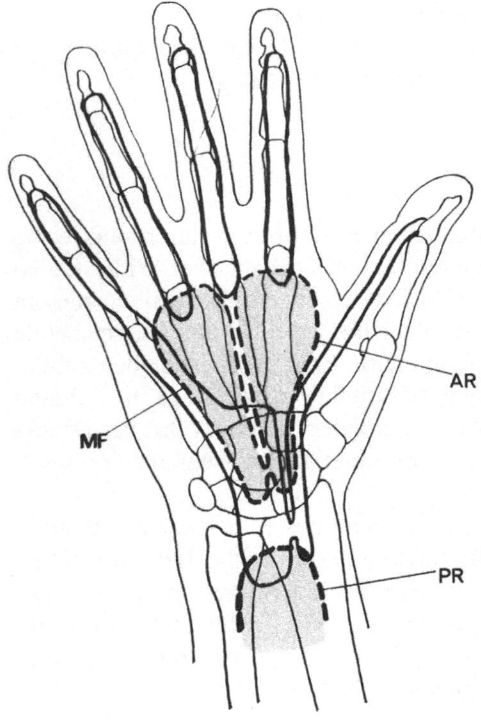

Abb. 3. Die präformierten Hohlräume der Hand: Die Beugesehnenscheiden des 1. und 5. Fingers reichen proximal bis knapp über das Handgelenk hinaus und können proximal kommunizieren. Die Beugesehnenscheiden des 2. bis 4. Fingers reichen bis zu den Grundgelenken. Der Adduktorraum *(AR)* und das Mittelfach *(MF)* sind durch ein Septum über dem 3. Mittelhandknochen getrennt, können jedoch proximal kommunizieren. Der Parona-Raum *(PR)* beginnt am Unterarm proximal des Handgelenkes und liegt ebenfalls unter den Beugesehnen

Das kollaterale entzündliche Ödem weicht jedoch sehr rasch in jene Richtung aus, wo unter der Haut lockere Verschiebeschichten bestehen und das ist zur Streckseite hin (Abb. 1). Diese charakteristische Diskrepanz zwischen der Eintrittspforte der Infektion und der Lokalisation des entzündlichen Ödems ist für den Unerfahrenen leicht ein Anlaß zur Fehldiagnose.

In dieser streckseitigen lockeren Verschiebeschicht breitet sich die Infektion auch, sofern die Eintrittspforte an der Beugeseite eines Fingers liegt, eher nach proximal aus, als daß sie ein Gelenk oder die Beugesehnenscheide befällt. Gelenkempyeme und Tendovaginitiden entstehen weit häufiger durch direkte kontaminierende Verletzungen als durch Fortleitung von einer oberflächlichen infizierten Verletzung her. Solche direkte Verletzungen der Gelenke und Beugesehnenscheiden führen dann allerdings oft schon nach Stunden zur Infektion. Betrifft die kontaminierende Verletzung das Grundglied, breitet sich die Infektion entlang der Lumbricalissehnen auch in den Interdigitalraum aus.

Die Interdigitalphlegmone, die auch durch eine direkte Verletzung im Bereich der Schwimmhäute entstehen kann oder durch Infektion einer Schwiele, breitet sich wieder eher zum Handrücken hin aus als zum mittleren Hohlhandraum.

Zum raschen Aufsteigen der Infektion an der Beugeseite führen bereits eingetretene Sehnenscheideninfektionen, und zwar die des 2. bis 4. Fingers bis zur Höhe der Grundgliedköpfchen, die des Daumens und des Kleinfingers hingegen entsprechend dem Verlauf der Sehnenscheiden bis zur Höhe des Handgelenkes, wo eine eventuelle Kommunikation zwischen den beiden Sehnenscheiden des Daumens und Kleinfingers Grundlage für die gefürchtete V-Phlegmone sein kann (Abb. 3).

Zwischen und unter den beschriebenen Sehnenscheiden gibt es in der Hohlhand aber noch weitere sog. *Räume,* die die Gesetzmäßigkeit der Ausbreitung einer Infektion bestimmen. Wir verdanken ihre Kenntnis Kanavel, der durch Injektion einer erhärtenden Farbmasse und anschließende Präparation auf diese Räume gekommen war [4].

Diese Räume, auch *Faszienräume,* sind nicht mit den *Faszienlogen* zu verwechseln, etwa der Loge der Thenar- oder der Hypothenarmuskulatur, innerhalb derer Infektionen rasch zum Kompartmentsyndrom und zur Muskelnekrose führen. Die *Faszienräume* der Hand sind vielmehr potentielle Räume zwischen zwei aufeinander gleitenden Faszienblättern, die bei manuellen Schwerarbeitern den Charakter einer Bursa annehmen können und erst durch eine Flüssigkeitsansammlung zum tatsächlichen „Raum" werden. Gelegentlich werden diese Räume deshalb auch als *Bursen* bezeichnet.

Es gibt zwei derartige Räume, die durch ein vertikales Septum über dem 3. Mittelhandknochen voneinander getrennt sind, den Thenarraum, oder besser, weil weniger mißverständlich und nicht mit der Thenarloge zu verwechseln, *Adduktorraum,* der sich beugeseitig auf dem Adductor pollicis befindet, dessen freien Rand umgreift und radial bis zur Daumenbeugesehnenscheide bzw. Thenarfaszie reicht, ulnar bis zum genannten Septum über dem 3. Mittelhandknochen.

Der ulnar angrenzende Raum ist der *tiefe Hohlhandraum* oder auch *Mittelfach.* Er reicht ulnar bis zur Hypothenarfaszie, liegt unter, d.h. dorsal des ulnaren Sehnensackes mit der Kleinfingerbeugesehne (Abb. 3).

In diese Räume hinein können sich auch die Sehnenscheiden des 2. bis 4. Fingers entleeren, wenn sie unter Druck platzen. Am distalen Rand des Retinaculum flexorum, an dem die beiden Räume enden, können sie miteinander kommunizieren.

Ein gleichartiger potentieller Raum befindet sich am Unterarm über der Fascie des M. Pronator quadratus und unter den Beugesehnen, der Parona-Raum. In diesen hinein breiten sich alle Infektionen aus, die den Karpalkanal nach proximal überschreiten (Abb. 3).

Die anatomische Kenntnis aller dieser Räume ist in gleicher Weise Voraussetzung für eine umfassende Diagnose als auch Voraussetzung für eine zweckentsprechende Behandlung.

Diagnose

Das initiale Ödem in den Druckkammern der Beugeseite führt frühzeitig und noch *vor* der eitrigen Einschmelzung zu pochenden Spontanschmerzen und gestörter Nachtruhe, die die Patienten zum Arzt treiben, ebenso wie die beginnende Interdigitalphlegmone.

Anders die Infektionen an den Fingermittel- und -grundgliedern, die erst *nach* eitriger Einschmelzung starke Spontanschmerzen verursachen und zwar um so später, je tiefer die Infektionen liegen.

Auch die Sehnenscheideninfektion führt zunächst nur zu geringen Schmerzen, begleitet von einer Beugehemmung als Schonhaltung (Abb. 4) und erst bei zunehmendem Sekretstau im Sehnenscheidenblindsack und dadurch bedingtem Druckanstieg auch zum venösen Stau, zur Zirkulationsverminderung und in weiterer Folge zum heftig pochenden ischämischen Schmerz. Sobald dieser auftritt, steht aber im günstigen Fall der Durchbruch in die Hohlhand unmittelbar bevor, im ungünstigen die Sehnennekrose oder beides.

Sobald der Durchbruch von der Sehnenscheide in den Hohlhandraum erfolgt ist, läßt die Spannung in der Beugesehnenscheide nach, hingegen kommt es zum „Lumbricalissymptom" nach Saegesser [7]: Streckstellung der Fingergrundgelenke und Beugestellung der Mittel- und Endgelenke (Abb. 5). Gleichzeitig werden die Spontanschmerzen vorübergehend wieder geringer, weshalb solche Infektionen eines Hohlhandraumes auch gelegentlich vom Patienten selbst unterschätzt werden.

Direkte, oberflächliche Infektionen der Druckkammern in der Hohlhand sind im Gegensatz dazu wieder frühzeitig schmerzhaft und führen meist zeitgerecht zum Arzt.

Starke, pochende, die Nachtruhe störende Spontanschmerzen werden also weniger durch Bakterientoxine als durch Ischämie ausgelöst und sind daher ein Alarmzeichen, das zur notfallmäßigen, *sofortigen* chirurgischen Intervention Anlaß gibt. Den Patienten zur Ausnüchterung vorher nach Hause zu schicken, ist geradezu ein Kunstfehler.

Noch bevor starke Spontanschmerzen, Fieber oder eine Lymphangitis auftreten, ergibt eine penible Untersuchung der Funktion einerseits und der genauen Begrenzung der Druckempfindlichkeit andererseits, die man am besten mit einem

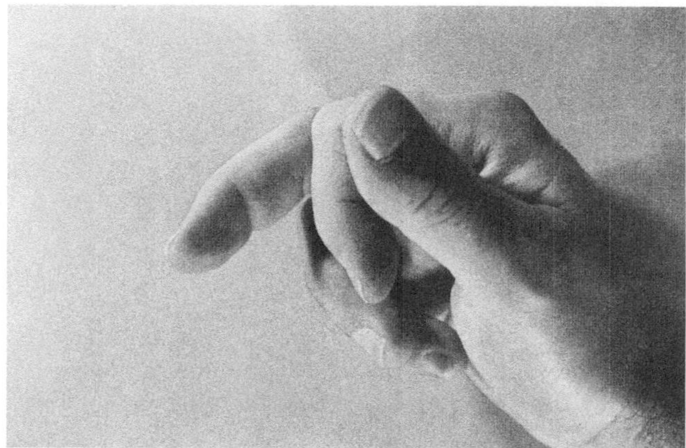

Abb.4. Beugehemmung des Mittelfingers als Schonhaltung bei beginnender Sehnenscheideninfektion

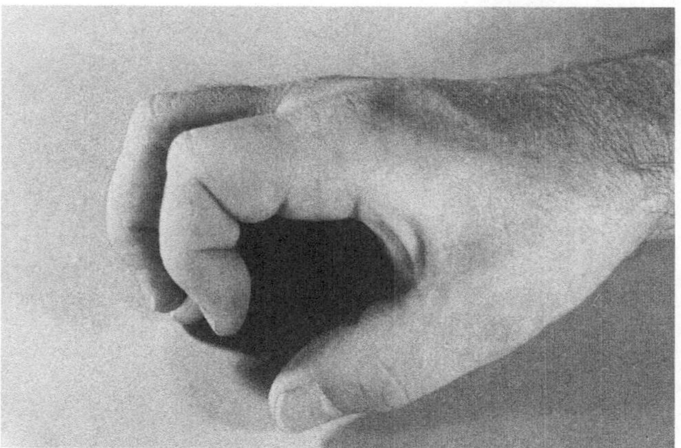

Abb.5. Lumbricalissymptom nach Saegesser: Streckstellung der Fingergrundgelenke und Beugestellung der Mittel- und Endgelenke

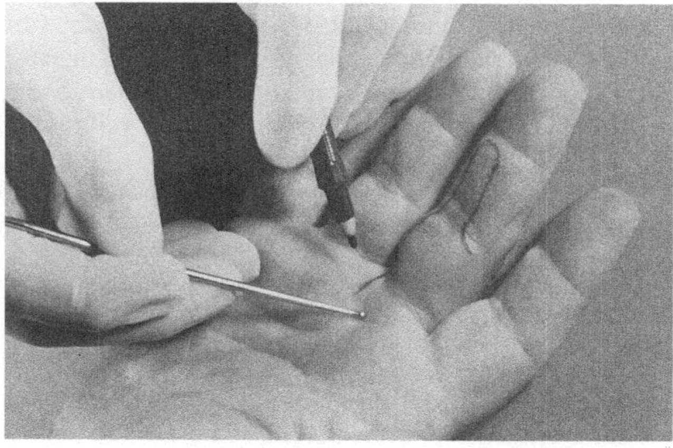

Abb.6. Untersuchung der Grenzen der Druckempfindlichkeit, die mit einem Hautstift markiert wurden

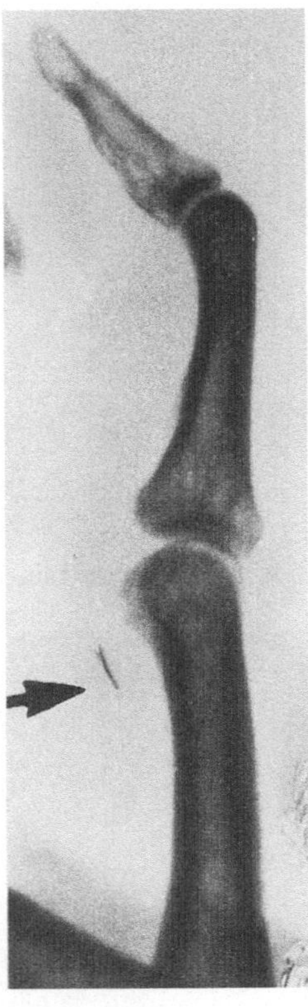

Abb. 7. Seitliche Röntgenaufnahme eines Fingers mit Seeigelstachel als Ursache einer seropurulenten Sehnenscheideninfektion

Hautstift markiert (Abb. 6), frühzeitig Auskunft über Art und Ausbreitung der Infektion. Setzt man diese beginnende Funktionsstörung und das Areal erhöhter Druckempfindlichkeit in Beziehung zu den zuvor genannten Ausbreitungsmöglichkeiten, läßt sich eine ziemlich genaue Diagnose stellen.

Aber auch in diesen Fällen darf die chirurgische Intervention nicht über das zur Ausnüchterung notwendige Zeitintervall hinaus aufgeschoben werden und ist der Patient sofort stationär aufzunehmen, oder zumindest bis zum Eingriff im Krankenhaus zu behalten. Zwischenzeitlich verlassen darf er das Krankenhaus nur gegen Revers.

Zum Ausschluß oder zur genauen Lokalisation schattengebender Fremdkörper sollen vor der Inzision stets weiche Röntgenaufnahmen in 2 Ebenen angefertigt werden (Abb. 7).

Behandlung

Bis zur eventuellen Ausnüchterung soll die Hand am besten unter Einschluß aller Finger ruhiggestellt werden, um einer weiteren Propagierung der Infektion durch Bewegungen der Hand vorzubeugen.

Die chirurgische Intervention muß:

1. alle kontaminierten Fremdkörper (Schmutz) entfernen,
2. alles avaskuläre Gewebe (Nekrosen) entfernen,
3. einen ausreichenden Sekretabfluß schaffen und
4. eine weitere Ausbreitung verhindern.

Die Vorbereitung muß der einer aspetischen Operation entsprechen, um nicht zusätzlich eine Superinfektion herbeizuführen.

Septische Handoperationen sollen prinzipiell in druckkontrollierter Blutsperre (ohne Auswickeln!) und allenfalls in hoher Leitungsanästhesie, noch besser in Allgemeinnarkose, *niemals* jedoch in lokaler Infiltration oder distaler Blockade (Leitungsanästhesie nach Oberst) durchgeführt werden.

Die Operation selbst hat nach allen Regeln subtiler Handchirurgie zu erfolgen. Stumpfe Präparationen sind zu vermeiden. Nekrosen dürfen nicht inzidiert werden, sondern müssen in gesunder Umgebung exzidiert werden. Die Inzisionswunden dürfen nicht genäht werden. Adaptationsnähte an den Ecken von Zick-Zack-Schnitten sind allenfalls zulässig.

Ist eine postoperative Ruhigstellung erforderlich, sollte diese ausschließlich im Gipsverband erfolgen. Die betroffenen Finger müssen einzeln im Gips eingeschlossen sein. Lagerungsschienen reichen zur Ruhigstellung nicht aus. Ein ruhiggestelltes Fingergrundgelenk muß mindestens 60° gebeugt sein, weil sich sonst die Seitenbänder verkürzen. Die PIP-Gelenke sind hingegen in Streckstellung ruhigzustellen, um spätere therapieresistente Beugekontrakturen zu vermeiden.

Schnittführungen

Bei subungualen Panaritiden wird der Fingernagel nur z. T. und zwar soweit entfernt, daß die Nekrosen einwandfrei exizidiert werden können.

Bei Paronychien werden lediglich die Nekrosen exzidiert, eine Nagelentfernung wird nur dann durchgeführt, wenn der Nagel zur Gänze von Eiter unterspült ist.

Hockeyschlägerschnitte zur Eröffnung von Fingerkuppenpanaritien sind genügend weit dorsal zu legen, um die Gefäße und Nerven der Fingerkuppe zu schonen, Froschmaulschnitte sind überhaupt obsolet. Die beste Inzision der Fingerkuppe ist der beugeseitige mediane Längsschnitt, der die Gefäße und Nerven schont, der allerdings die Beugesehnenscheide nicht eröffnen darf, wenn keine Anzeichen einer Sehnenscheidenentzündung bestehen.

Proximal des Endgliedes werden keine medianen Längsschnitte angelegt, insbesondere dürfen die Schnitte weder beuge- noch streckseitig ein Gelenk kreuzen. Der Zugang erfolgt entweder über mitt-seitliche Längsschnitte, die auch über Gelenke hinweggehen können, oder für ausgedehntere Inzisionen über die Z-förmigen schrägen Bruner-Hautschnitte an der beugeseite. Streckseitig können über den Gelenken, falls erforderlich, auch seitlich konvexe bogenförmige Schnitte angelegt werden.

Bei ausgedehnten dorsalen Ödemen werden an den Fingermittel- und -grundgliedern laterodorsale Längsschnitte zur Entlastung angelegt, am Handrücken Längsschnitte zwischen den Mittelhandknochen. Selbstverständlich dürfen dabei weder Nerven noch Gefäße zu Schaden kommen. Dies gilt auch für die Venen, die insbesondere an der Streckseite der Fingergrundglieder zu schonen sind.

Bei einer Sehnenscheideninfektion muß unabhängig von der Eintrittspforte die Sehnenscheide am distalen Ende und proximal am Blindsack eröffnet werden. Die Sehnenscheiden des 1. und 5. Fingers sind proximal am Unterarm zu eröffnen, wobei zuvor durch Prüfung der Druckempfindlichkeit eine retrograde Infektion über eine allenfalls vorhandene Kommunikation (V-Phlegmone) ausgeschlossen werden muß. Ist eine solche vorhanden, müssen beide Beugesehnenscheiden proximal und distal eröffnet werden.

Ist eine Sehne bereits nekrotisiert, muß die gesamte Nekrose entfernt werden, wobei die Sehne, ebenso wie übrigens bei der Amputation eines Fingers, keinesfalls nach distal vorgezogen werden darf, weil dabei die gefäßführenden zarten streckseitigen Vincula einreißen und damit womöglich noch weitere Sehnennekrosen provoziert werden. Es muß vielmehr die Sehnenscheide bis auf die Ringbänder A II und A IV reseziert werden und die Sehnennekrose muß in situ abgegrenzt werden.

Die Hohlhandräume sind beide von einer einzigen Inzision zugänglich, die bis auf den Unterarm zur Eröffnung des Parona-Raumes erweitert werden kann. Die Thenar- und die Hypothenarloge erfordern zur Eröffnung unterschiedliche Hautschnitte. Zur Eröffnung des betreffenden Hohlhandraumes muß die Palmaraponeurose über diesem inzidiert werden, bei direkter Verletzung in der Hohlhand muß sie um diese Verletzungsstelle herum *exzidiert* werden.

Der Karpalkanal *muß* in allen Fällen von ihn überschreitenden Infektionen eröffnet werden, sollte aber auch bei allen anderen Infektionen der Hohlhandräume ebenfalls eröffnet werden. Der tiefe Hohlhandbogen und seine Äste, sowie die Nerven, insbesondere der motorische Medianusast, müssen sorgfältig geschont werden.

Antibiotika

Bei Allgemeinerscheinungen (Fieber oder Lymphangitis, -adenitis) ist zur Prophylaxe einer Keimeinschwemmung in die Blutbahn die systemische Anwendung von Antibiotika indiziert. Lokal bleiben die systemisch verabreichten Antibiotika aber fast unwirksam.

Zusätzlich wird heute üblicherweise bei der Sehnenscheidenphlegmone eine lokale Spülbehandlung durchgeführt. Dazu wird von proximal und distal her je ein Spüldrain von maximal 2 mm Durchmesser (Venflon) in die Sehnenscheide eingeschoben, über die bis zum Abklingen der akuten Entzündungserscheinungen, meist nach 3–4 Tagen, täglich 1- bis 2mal mit 5–10 ml eines lokal wirksamen Antibiotikums oder Desinfiziens gespült wird. Eine jeweilige Vorspülung mit Alevaire, einem sterilen Detergens, verbessert vor allem initial den Reinigungseffekt. Bei Sehnenresektionen wird ein Redondrain durch die Ringbänder hindurchgezogen, um diese offenzuhalten, bei erhaltenen Sehnen darf durch das Ringband A II kein Drain gezogen werden.

Bei Hohlhandphlegmonen wird über dünne Redondrains gespült, die zweckmäßig von der Beuge- und Streckseite her eingezogen werden, wenn der tiefe Hohlhandraum betroffen ist.

Nach einer bestehenden Regel sollten lokal nur Antibiotika angewandt werden, die nicht, oder kaum, oder nur langsam resorbiert werden und nicht auch für die systemische Anwendung geeignet sind. Ihre Auswahl richtet sich nach Keimspektrum und Antibiogramm. Da ihre Anwendung aber immer akut erforderlich ist und zu diesem Zeitpunkt das Antibiogramm zumeist noch nicht bekannt ist, andererseits der Staphyloccocus aureus bei den primär pyogenen Handinfektionen überwiegt, werden systemisch Penicillin und lokal zur Spülbehandlung vorwiegend Bacicatrin und Neomycin, sowie Polymyxin-B-Sulfat zur Anwendung gebracht.

Septopal-Kugelketten sind jetzt in einer Größe verfügbar, die sie auch für die Handchirurgie geeignet erscheinen läßt. Aber auch diese Mini-Septopalketten stellen einen beträchtlichen Fremdkörper dar, was ihre Anwendbarkeit begrenzt.

Uns hat sich seit bald 20 Jahren eine lokal-antibiotische Behandlungsform derart bewährt, daß sich alle anderen Verfahren auch in Zukunft daran zu messen haben werden, wenngleich gerade bei dieser Anwendung die Theorie der Praxis deutlich widerspricht. Leider gibt es darüber nur wenige Publikationen [3, 5, 9], so daß das Präparat heute nur mehr unter Schwierigkeiten erhältlich ist, zumal es für seine eigentliche Indikation, die systemische Anwendung, längst obsolet ist.

Es handelt sich bei dem Verfahren um Instillation eines Gemisches aus 300000 IE krist. Procain-Penicillin G, 100000 IE krist. K-Penicillin G und 0,5 Dihydrostreptomycin-Base als krist. Sulfat (Combiotic).

Bei systemischer Anwendung beschwört diese Kombination die Gefahr der Penicillinunterdosierung, Resistenzentwicklung und andererseits toxischer Streptomycinnebenwirkungen herauf.

Seine lokale Anwendung geht auf Publikationen von Menschik zurück, der in einer Vergleichsserie zwischen der damals üblichen Inzision mit Drainage ohne lokales Antibiotikum und Instillation von Combiotic an Hand der Reinterventionen, Amputationen und der Behandlungsdauer die eklatante Überlegenheit dieses Verfahrens bewies [5].

Operativ wird so vorgegangen, daß nach der wie oben beschriebenen adäquaten chirurgischen Versorgung die Eintrittspforte und alle von der Infektion betroffenen Räume mit Combiotic infiltriert werden. Auf Grund der guten Erfahrungen wurde in vielen Fällen von Sehnenscheideninfektionen bei Anwendung dieser Methode postoperativ nicht einmal mehr ruhiggestellt.

In einem Patientenkollektiv, welches im Lorenz-Böhler-Krankenhaus in Wien zwischen 1976 bis 1978 auf diese Weise behandelt worden war [9], verteilte sich das Keimspektrum auf 75% grampositive Erreger und 15,5% Mischinfekte. Gramnegative Erreger konnten nicht gefunden werden, in 9,5% war kein Erregernachweis möglich. In den grampositiven Reinkulturen und Kombinationen von Reinkulturen mit Mischkulturen überwog der Staphyloccocus aureus, der insgesamt in ziemlich genau der Hälfte aller Kulturen vorhanden war. Die im Antibiogramm ermittelte Erregerempfindlichkeit auf die im Combiotic vorhandene Antibiotikakombination betrug über 90%.

Durch die lokale Anwendung der für den intramuskulären Gebrauch bestimmten Antibiotikakombination wurde am Ort der Anwendung jedoch eine sechs- bis zehntausendfach höhere Antibiotikakonzentration erzielt als im Antibiogramm als mittlere Hemmkonzentration (MHK) bestimmt worden war, so daß mit einer noch höheren Wirksamkeit zu rechnen war.

Die Resorption des Combiotics erfolgt so verzögert, daß noch nach über 24 h mehrtausendfach höhere Konzentrationen als die MHK am Ort der Infiltration bestehen. Als Miteffekt führt das Procain zur weitgehenden Schmerzfreiheit und damit zur besseren Durchblutung.

Auffallend war, daß dieselben guten Ergebnisse auch von in der Handchirurgie weniger geübten Operateuren erzielt wurden [5].

Gerade unter dem Aspekt der durch die lokalantiobiotische Behandlung verbesserten Chancen der septischen Handchirurgie darf diese jedoch keineswegs zum Metier des Anfängers werden, sondern bleibt dem jeweils Erfahrensten vorbehalten, der nicht nur über die Anatomie der Hand, sondern auch über den typischen Verlauf der Handinfektionen Bescheid weiß.

Zusammenfassung

Die (beim Rechtshänder rechte) Hand ist der gegenüber kleinen Verletzungen und Infektionen am meisten exponierte menschliche Körperteil. Die ständigen Bewegungen der Hand fördern die Ausbreitung einer Infektion, die anatomische Beschaffenheit der Greifflächen (Druckkammern) und der Gleitstrukturen (Sehnenscheiden, Faszienräume) bedingt die typischen Ausbreitungsformen der Infektionen im Bereiche der Hand. Ihre Kenntnis ist die Voraussetzung für eine erfolgreiche chirurgische Behandlung, welche nach den Regeln subtiler Handchirurgie erfolgen muß und den in der Handchirurgie erfahrensten Chirurgen vorbehalten bleiben sollte. Diskrepanzen zwischen Schmerzhaftigkeit und Gefährlichkeit der Infektion in beiden Richtungen führen gelegentlich zu Fehleinschätzungen durch Patienten und Ärzte. Starke, die Nachtruhe störende, pochende Spontanschmerzen werden durch eine Ischämie ausgelöst und geben zur notfallmäßigen sofortigen chirurgischen Intervention Anlaß. Auch alle übrigen septischen Interventionen an den Weichteilen der Hand sind dringliche Operationen, welche nicht über die Ausnüchterungsgrenze hinaus aufgeschoben werden dürfen. Zur Erkennung oder zum Ausschluß schattengebender Fremdkörper ist ein präoperatives Röntgenbild erforderlich. Die chirurgische Intervention ist prinzipiell in Blutsperre und hoher Leitungsanästhesie oder Allgemeinnarkose, nicht in Lokalanästhesie durchzuführen und beinhaltet die Entfernung aller kontaminierten Fremdkörper, alles nekrotischen Gewebes und die Schaffung eines ausreichenden Sekretabflusses. Bei allen den Karpalkanal überschreitenden Infektionen muß dieser eröffnet werden. Die zusätzliche lokalantibiotische Behandlung mit einem Gemisch aus Procain-Penicillin G, Kalium-Penicillin G und Dihydrostreptomycinbase hat sich ganz außergewöhnlich gut bewährt.

Literatur

1. Bell M (1976) Changing pattern of pyogenic infections of the hand. Hand 8: 298–302
2. Geldmacher J, Flügel M (1981) Infektionen. In: Nigst H, Buck-Gramcko D, Millesi H (Hrsg) Handchirurgie. Thieme, Stuttgart

3. Hackstock H (1967) Die eitrigen Sehnenscheidenentzündungen der Hand - Behandlung und Ergebnisse. Act Chir 5: 285–288
4. Kanavel AB (1925) Infections of the hand. Lea & Febiger, Philadelphia
5. Menschik A (1972) Die hochdosierte lokalantibiotische Therapie in der septischen Chirurgie der schweren Handinfektionen. Chir Prax 16: 77–80,265–269, 431–438
6. Pohl W (1948) Das Panaritium. Maudrich, Wien
7. Saegesser M (1938) Das Panaritium. Springer, Berlin
8. Wachsmuth W (1972) Eingriffe bei Eiterungen der Hand und Finger. In: Wachsmuth W, Wilhelm A: Die Operationen an der Hand. Kirschner M (Hrsg) Allgemeine und spezielle Operationslehre, Bd X/Teil III). Springer, Berlin Heidelberg New York
9. Zifko B (1985) Die Therapie schwerer Handinfektionen mit lokaler Penicillin-Streptomycingabe. Handchirurgie 17 (Sonderheft): 37–43

Die Behandlung von Knochen- und Gelenkinfektionen in der Handchirurgie

G. Asche

Auf die Gefährlichkeit und die Folgen von Infektionen an der Hand wird in vielen Lehrbüchern hingewiesen. Trotzdem gelangen immer wieder Patienten mit schwer erkrankten Fingern in die Handsprechstunde, bei denen eine Bagatellverletzung durch ungenügende Behandlung zur Einsteifung der Fingergelenke oder zur Störung der Sehnenstrukturen führte.

Solche schweren Veränderungen lassen sich nur vermeiden durch eine frühzeitige sachgemäße Therapie, sowie durch eine frühzeitige physiotherapeutische Nachbehandlung.

Allgemeiner Teil

Eitrige Infektionen an der Hand muß man nach ganz bestimmten Richtlinien behandeln, die in den besonderen anatomischen Gegebenheiten der Hand begründet sind.

Die Haut auf der Beugeseite der Finger verschiebt sich nur wenig, zwischen Haut und Periost der Fingerknochen spannen sich senkrecht zur Oberfläche straffe Bindegewebsstränge. Eine oberflächliche Infektion kann sich in diesem Bereich nicht flächenhaft ausbreiten, sondern dehnt sich in die Tiefe hin aus und führt durch eine Druckerhöhung im Kammersystem zu heftigen Schmerzen. Eine sehr rasche Ausdehnung zum Knochen und zu den Gelenken ist auf diese Weise möglich.

Behandlungsgrundsätze

Nach Saegesser [10] müssen folgende Behandlungsgrundsätze gewährleistet sein:

1. frühzeitige und ausreichende Eröffnung des Entzündungsherdes,
2. Sorge für einen ungehinderten Sekretabfluß,
3. vollkommene Ruhigstellung des erkrankten Gliedabschnittes, solange akute Entzündungszeichen nachweisbar sind.

Die frühzeitige Operation schadet nie. Ein Zuwarten bis zur Einschmelzung, der man ja möglichst zuvorkommen will, birgt die Gefahr des Einbruches der Eiterung in die Tiefe in sich. Diese Gefahr besteht insbesondere bei Verletzungen auf der Beugeseite der Hand.

Die erste, infolge Schmerzen schlaflose Nacht, ist die Indikation zur sofortigen Operation [9]!

Knochen- und Gelenkinfektionen
Herausgegeben von H. Cotta und A. Braun

Dabei soll nicht nur dem Eiter Abfluß verschafft werden, sondern das nekrotische Gewebe muß radikal mitexzidiert werden. Die Verwendung optischer Hilfsmittel ist hier von besonderer Bedeutung [6].

Ein konservatives Verhalten ist nur im allerfrühesten Stadium erlaubt, insbesondere bei Paronychien. Kommt es aber innerhalb von 24–36 h nicht zum Rückgang von Entzündungszeichen, ist die Operation angezeigt. Für die Schnittführung sind die in der Handchirurgie üblichen Grundsätze einzuhalten. Längsschnitte über Beugefalten der Hand sind kontraindiziert.

Spezieller Teil

Konservative Maßnahmen

Ist eine konservative Maßnahme möglich, so wird die Hand mit einer Unterarmschiene, bis zu den Fingerspitzen reichend, in Funktionsstellung ruhiggestellt und der Patient nach 24 h wieder einbestellt.

Bei sich ausbreitender Lymphangitis ist eine Ruhigstellung mit einer Oberarmschiene und die stationäre Aufnahme notwendig, bei gleichzeitiger Gabe von Antibiotika. Hierzu sollten Antibiotika mit breitem Spektrum und bakterizider Wirkung zur Anwendung gebracht werden.

Sollte sich der Befund nach 24–36 h nicht bessern oder sollte der Patient heftige nächtliche Schmerzen bekommen, ist die operative Revision angezeigt.

Auf die *Verwendung von antiseptischen und die Haut färbende desinfizierende Lösungen sollte unbedingt verzichtet werden,* da durch die Farbstoffe die Entzündungszeichen nicht mehr beurteilbar sind.

Operative Verfahren

Die konservativen Verfahren sollten bei keiner Art der Infektion an der Hand länger als oben beschrieben vorgenommen werden. Die frühzeitige operative Beseitigung eines Infektes verhindert nicht nur die weitere Ausbreitung, sondern vermeidet auch die schnell zunehmende Zerstörung aller im Infektbereich liegenden Strukturen der Hand (Abb. 1a, b).

Die Prinzipien der allgemeinen septischen Chirurgie mit Eröffnen und Drainieren eines Abszesses gelten für die septische Chirurgie der Hand nicht. Deshalb dürfen bei Operationen bei Infektionen an der Hand niemals in örtlicher Betäubung vorgenommen werden. In der Regel ist eine Plexusanästhesie möglich oder die Allgemeinnarkose. Die Leitungsanästhesie nach Oberst ist nur bei Frühstadien eines Panaritiums angezeigt, aber niemals bei Knochen- und Gelenkinfekten. Die Operation muß immer in Blutsperre erfolgen. Ein intraoperativer Wundabstrich für die Erreger- und Resistenzbestimmung darf nie vergessen werden.

Die Abb. 1 zeigt, wohin das klassische Verfahren der Hauteröffnung, der Wunddrainage führt, wenn nicht alle Weichteilsequester frühzeitig sorgfältig ausgeräumt sind. Sehr schnell breitet sich der Infekt von einem harmlosen Panaritium zum Knochen und zu den benachbarten Gelenken hin aus. Wir lehnen deshalb

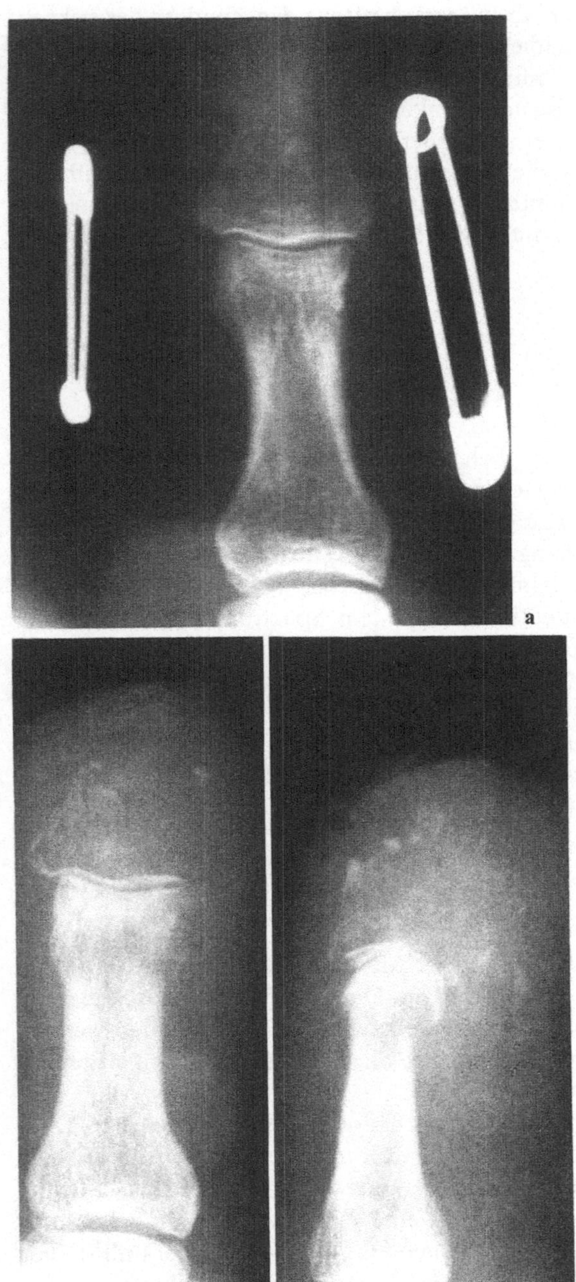

Abb. 1. **a** Zustand nach Bandsägenverletzung am rechten Daumen. Der Frühinfekt wurde mit einer Gummilaschenbehandlung versorgt, die eine ausreichende Drainage nicht ermöglichte. **b** Durch zu langes konservatives Behandeln war bereits nach 3 Wochen ohne sanierenden operativen Eingriff die nahezu komplette Osteolyse des Endgliedknochens entstanden. Eine frühzeitige Revision hätte diesen Befund verhindern können.

nach unseren Erfahrungen diese Behandlungsmethoden ab, da sie zu schweren Allgemeinschäden der infizierten Hand führen können [2, 5].

Neue Möglichkeiten und deutlich bessere Behandlungsergebnisse erbrachte die großzügige Eröffnung des Infektionsherdes und die sorgfältige Sequestrotomie. Die anschließende Einlage von Gentamicin-PMMA-Miniketten (Mini-Septopal) führt bei sorgfältiger Anwendung in 85% der Fälle zur primären Wundheilung. Die bei diesem Behandlungsverfahren nur kurzfristig notwendige Ruhigstellung bringt wesentlich bessere funktionelle Endergebnisse [1, 2, 5, 6, 7].

Eitrige Infektionen der Knochen

Eitrige Infektionen an den Endgliedknochen der Hand entstehen häufig durch Stichverletzungen, die bis auf die Knochenhaut reichen. Ein ebenso häufiger Entstehungsmechanismus ist die sekundär-eitrige Infektion an den Endphalangen, ausgehend von Infektionen des subkutanen Gewebes, des Nagelwalles oder Nagelbettes. Infektionen der Mittel- und Grundgliedknochen haben ihre Entstehungsursache meist in einer zu spät behandelten, und sich ausbreitenden Sehnenscheidenphlegmone. Infektionen der Handwurzelknochen kommen dagegen sehr selten vor.

Klinisch erkennbar sind derartige Infektionen durch einen starken Spontanschmerz, der nachts, wie oben schon erwähnt, besonders stark ausgeprägt ist. Äußerlich sieht man eine erhebliche ödematöse Aufquellung des infizierten Fingers. Die Lokalisation des stärksten Druckschmerzes mit der Knopfsonde durch Tastuntersuchung zeigt die Lokalisation des Infektes in der Tiefe. Bei zu langem Abwarten und zu langer Beobachtung der klinischen typischen Symptome kommt es zur Osteolyse des Knochens. Röntgenologische Zeichen sind erst nach Wochen erkennbar.

Bei aufmerksamer Beobachtung und zeitgerechtem operativen Einschreiten können die früher bekannten ausgedehnten osteolytischen Herde nicht gesehen werden. Das zu lange Beobachten eines Infektes an der Hand und das Abwarten auf röntgenologisch sichtbare Zeichen bis zur Operationsentscheidung kann heute als Kunstfehler angesehen werden. Erhebliche Funktionsstörungen der gesamten Hand und eine hohe Amputationsrate bis zu 10% ist die Folge derartigen zögernden Verhaltens.

Therapie. Die frühzeitige operative Revision eines infizierten Weichteilinfektes vermeidet die Entstehung der primären eitrigen Infektion am Knochen. Ist es zur Knocheninfektion gekommen, so werden alle Knochen- und Weichteilsequester sorgfältig entfernt, die Operationstechnik wird weiter unten beschrieben.

Posttraumatische Osteomyelitis (Abb. 2 und 3)

Die häufigste Form des Knocheninfektes beobachtet man heute nach offenen Frakturen oder als postoperative Osteomyelitis nach Osteosynthesen. Röntgenologisch kann man die posttraumatische Osteomyelitis erst sehr spät erkennen, die

Sequester bleiben kalkdicht, während das gut durchblutete Gewebe einen gerin-
gen Kalksalzgehalt hat. Auf diese Röntgenzeichen sollte man aber nicht warten.
Bei Auftreten einer Infektion nach offener Knochenverletzung oder nach einer
Osteosynthese sollte frühzeitig revidiert werden. Entstehen nach der Sequesterent-

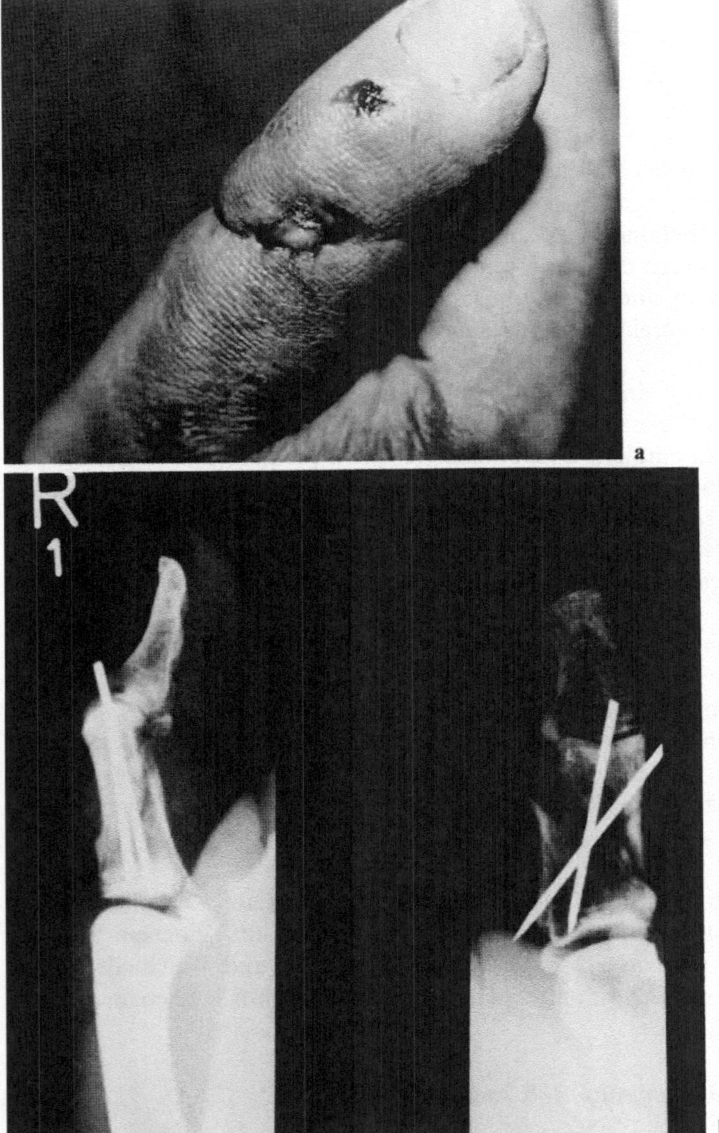

Abb. 2a, b. Nach einer Beilhiebverletzung wurde die Fraktur mit gekreuzten Kirschner-Drähten
stabilisiert. Durch die Instabilität der Osteosynthese mit pseudarthrosenbegünstigenden Kirschner-Drähten kam es zum Frühinfekt

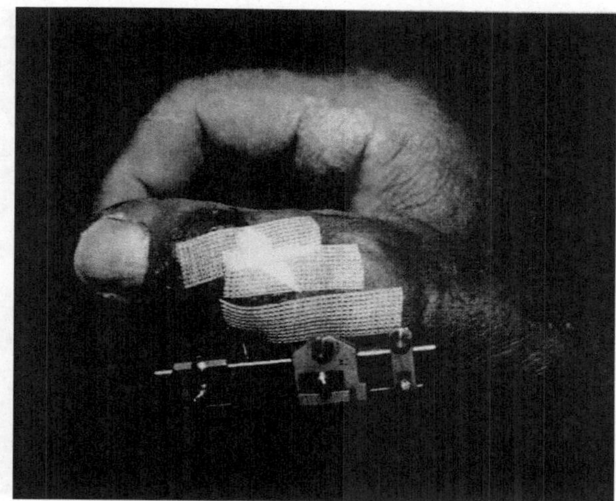

Abb. 3. Frühzeitig wurde das infektunterhaltende Osteosynthesematerial entfernt, eine Sequestrotomie durchgeführt und die Fraktur mit Mini-Fixateur externe stabilisiert

fernung Knochendefekte, so dürfen diese erst zu einem Zeitpunkt rekonstruiert werden, an dem die Weichteile über der Verletzungsstelle völlig infektfrei sind. Bestehen Hautdefekte, so müssen diese zunächst durch Spalthautdeckungen, lokale Verschiebelappen oder Fernstiellappen gedeckt werden. Die Stabilisierung solcher Knochendefekte sollte immer mit einem äußeren Festhalter erfolgen (Mini-Fixateur externe), um kein Metall in die Nähe des früheren Infektionsherdes zu bringen und damit ein Wiederaufflackern des Infektes zu riskieren [3, 4]. Auch hier wird das operative Vorgehen weiter unten genauer beschrieben.

Hämatogene Osteomyelitis

Die hämatogene Osteomyelitis, die ihre Ursache in der Ausbreitung über das Gefäßsystem der Knochen hat, führt immer zu schweren Allgemeinveränderungen des Kranken. Hohes Fieber, Leukozytose und eine stark beschleunigte Blutkörperchensenkungsgeschwindigkeit stehen hier im Vordergrund. Diese für die hämatogene Osteomyelitis typischen klinischen Zeichen fehlen bei der chronischen und auch bei der posttraumatischen Osteomyelitis. Bei der hämatogenen Osteomyelitis handelt es sich meist um Staphylokokken. Bei der chronischen Osteomyelitis dagegen ist das Erregerspektrum sehr breit. Die hämatogene Osteomyelitis im Handbereich ist ausgesprochen selten. Uehlinger [11] stellte bei 796 Fällen nur 18mal (2,3%) eine hämatogene Osteomyelitis an der Hand fest.

Therapie. Die frühzeitige antibiotische Behandlung und sorgfältige Ruhigstellung der infizierten Hand steht hier im Vordergrund. Operative Maßnahmen kommen erst in Frage, wenn die lokalen Infektionszeichen nach etwa 8–14 Tagen nicht abklingen oder wenn zu einem späteren Zeitpunkt röntgenologisch sich Knochensequester bilden. Das operative Vorgehen entspricht dann dem bei anderen Infektionen an den Fingerknochen.

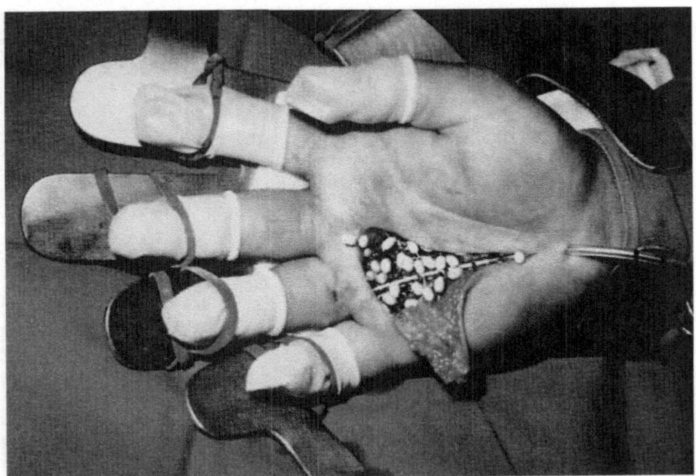

Abb. 4. Bei Knochen- aber auch bei Weichteilinfekten muß der Infektionsherd breit eröffnet werden, um alle Knochen- und Weichteilsequester exakt entfernen zu können. Die Haut wird wasserdicht über einer Überlaufdrainage und Gentamicin-PMMA-Miniketten wieder verschlossen

Operationstechnik bei Knocheninfekten (Abb. 4)

Der Infektionsherd muß breit eröffnet werden, wobei die Schnittführung sich nach den in der Handchirurgie festgelegten Richtlinien verhält. Die für die Handfunktion wichtigen Gebilde wie Sehnen, Nerven und Gefäße müssen unter Benützung optischer Hilfsmittel dargestellt und geschont werden. Nach deren Identifizierung darf erst mit der sorgfältigen Entfernung der Weichteil- und Knochensequester begonnen werden. Die Operation erfolgt immer in Blutsperre. In die infizierten Räume und Knochendefekte werden Gentamicin-PMMA-Miniketten eingebracht. Das Einbringen erfolgt möglichst mäanderförmig um das leichte Entfernen der Miniketten zu ermöglichen. Bestehen Knochendefekte, die zu einem späteren Zeitpunkt wieder aufgebaut werden müssen, wird die Septopal-Minikette in dem Knochendefekt versenkt und erst bei der geplanten Spongiosaplastik wieder entfernt.

Die Stabilisierung der Knochendefekte erfolgt immer mit einem Mini-Fixateur externe. Ein im Infektionsherd zur Stabilisierung eingebrachter metallischer Fremdkörper unterhält die Infektion.

Bei Weichteildefekten wird dieser Defekt zunächst mit Epigard abgedeckt und nach Infektberuhigung sekundär frühzeitig die plastische Deckung des Hautdefektes durch Verschiebe- oder Stiellappenplastiken vorgenommen.

In jedem Fall muß ein wasserdichter Wundverschluß erfolgen – über einer eingebrachten Überlaufdrainage. Die Hand wird mit einem gepolsterten Verband ruhiggestellt und mit einer Schiene hochgehängt.

Nach 5–6 Tagen kann auf die Schiene und die gepolsterten Verbände verzichtet werden; es werden nur noch kleine wundbedeckende Verbände vorgenommen und bereits jetzt mit einer Physiotherapie begonnen. Die Entfernung der Septopal-Miniketten erfolgt am 8. postoperativen Tag. Weichteilrekonstruktionen erfolgen

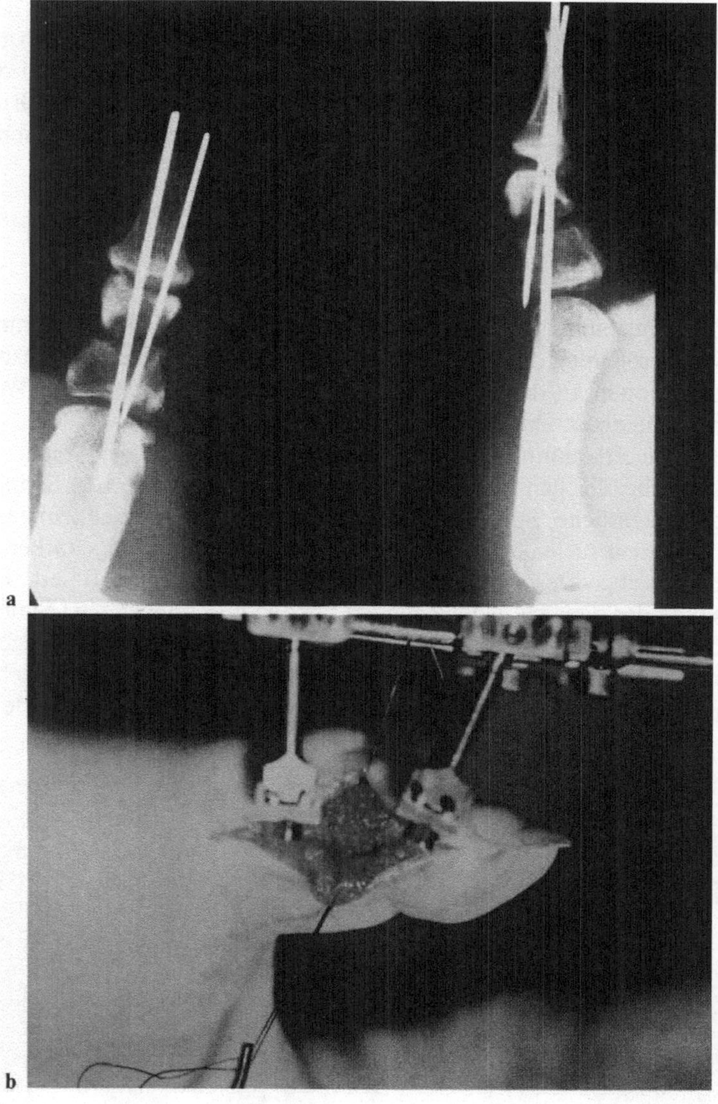

Abb. 5a, b. Mit Kirschner-Drähten stabilisierte Knochenverletzung des Daumens. Nach eintretendem Infekt wurde das Köpfchen des Grundgliedknochens nekrotisch, Metall und Knochen wurden entfernt. Nach 3 Wochen Entfernen der Miniketten, die als Platzhalter eingebracht waren, Spongiosaplastik und Stabilisierung mit Mini-Fixateur externe

nach Infektberuhigung. Knochenrekonstruktionen werden nach guter Weichteilabdeckung und Infektberuhigung frühestens nach 2–3 Wochen durchgeführt. Die Verwendung des Mini-Fixateur externe bei Knochendefekten gewährleistet, daß bei den oft langwierigen Rekonstruktionsverfahren die nicht vom Infekt betroffenen Finger und Gelenke beweglich bleiben und somit der Gesamtschaden der Hand gering gehalten wird (Abb. 5).

Während Kühn [8] bei alleiniger radikaler chirurgischer Therapie fast immer als Endzustand nach Knocheneiterungen bleibende Funktionsstörungen beobachtete und in 8,4% der Fälle amputiert werden mußte, kann bei dem oben geschilderten operativen Verfahren der Infekt in 85% der Fälle zur Ruhe gebracht werden und auf die frühzeitige Amputation des osteomyelitischen Fingers ganz verzichtet werden [1].

Eitrige Infektionen der Gelenke (Abb. 6)

Die Entstehungsursache eitriger Infektionen der Gelenke ist meist eine traumatische Eröffnung durch Schnitt- oder Stichwunde. Durch die Ausbreitungswege von Infektionen an der Hand kann ein Gelenk aber auch durch Weichteil- und Sehnenscheideninfekte mitbeteiligt werden.

Die Erkennung eines Infektes der Fingergelenke ist leicht möglich. Typische klinische Zeichen hierfür sind vorhanden: Der klopfende Schmerz, insbesondere der nächtliche Spontanschmerz, die typische spindelförmige Auftreibung des befallenen Gelenkes, wobei die Schwellung streckseitig stärker ausgeprägt ist als beugeseitig. Der Finger ist in leichter Beugestellung fixiert. Ein Klopfschmerz sowie der typische Nachtschmerz werden beschrieben. Bei Stauchung und Druck des befallenen Gelenkes werden ebenfalls Schmerzen angegeben. Auch allgemeine Symptome wie Fieber und Schüttelfrost werden beobachtet. Die sofortige notfallmäßige Operation ist hier angezeigt. Eine antibiotische Behandlung ist sinn-

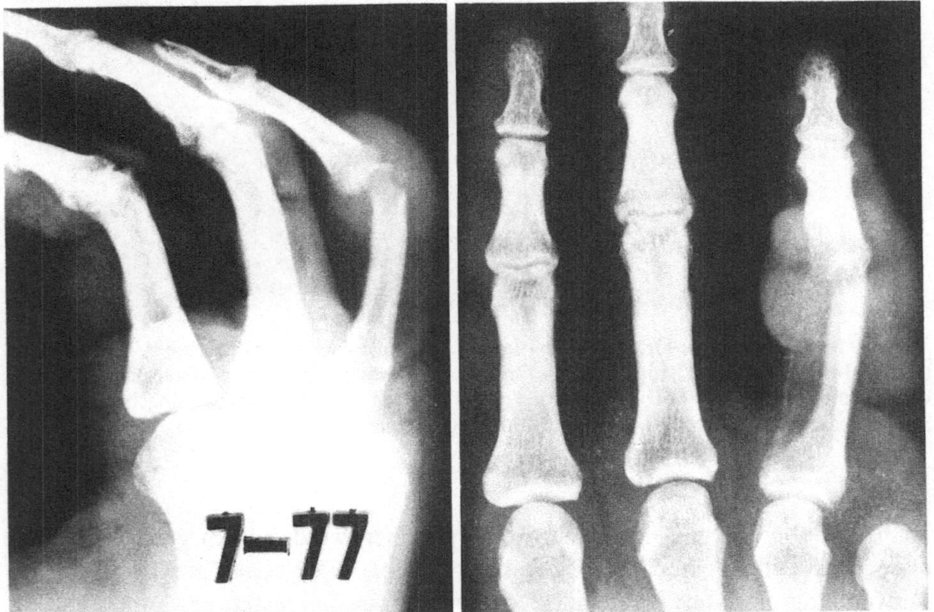

Abb. 6a, b. Nach einer Sägeverletzung am 4. Finger kam es zu einem Frühinfekt des Mittelgelenkes. Zu langes Zuwarten führte zur Osteolyse des Grundgliedknochens im Köpfchenbereich. Der Defekt des Grundgliedes ist Folge der Sägeverletzung

los und führt immer zur Osteolyse des Gelenkes. Es darf somit auf röntgenologische Zeichen nicht erst gewartet werden. Zur Diagnosesicherung kann das Gelenk punktiert werden. Die Revision des Gelenkes im Verdachtsfall ist aber sicherlich das bessere und sicherere Vorgehen.

Therapie und Operationstechnik (Abb. 7). Wie schon gesagt, sichert nur die frühzeitige Revision des Gelenkes, auch im Verdachtsfall, die Möglichkeit das Gelenk zu erhalten. – Die Haut wird durch einen dorsolateralen, leicht bogenförmigen Hautschnitt eröffnet. Am häufig betroffenen Fingermittelgelenk wird zwischen dem mittleren und seitlichen Zügel der Streckaponeurose eingegangen. – Nach sorgfältiger intensiver Ausspülung des Gelenkes inspiziert man Knorpel und Knochen. Wenn Knorpel und Knochen noch nicht vom Infekt betroffen und entzündlich verändert sind, so wird eine Drainage eingelegt und an das Gelenk eine Gen-

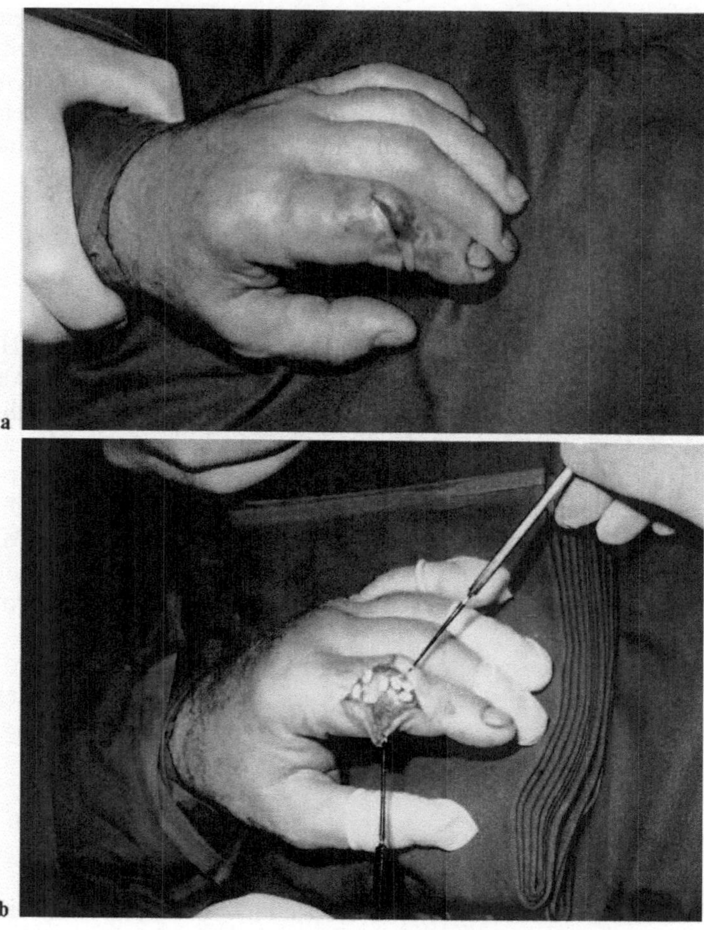

Abb. 7a, b. Infekt des Zeigefingermittelgelenkes nach Schnittwunde. Durch eine frühzeitige Gelenkrevision und Einlage von Miniketten an das eröffnete Gelenk konnte die Infektion zur Ruhe gebracht werden, das Gelenk blieb ohne Schaden und frei beweglich

tamicin-PMMA-Minikette angelagert. Auch wenn nur eine Kugel am Gelenk eingebracht werden kann, so reicht das sich bildende Lokalantibiotikum aus, um zur Infektfreiheit des Fingergelenkes zu führen. In 80% der Fälle kann man mit der Infektberuhigung rechnen. Die Wunde wird über einer Überlaufdrainage wasserdicht verschlossen. Die Hand wird mit einem gepolsterten Verband und mit einer Oberarmschiene ruhiggestellt. Eine systemische Antibiotikabehandlung ist zusätzlich angezeigt. – Sind Knorpel und Knochen bereits befallen und haben sich Knorpelteile abgelöst, so wird an dem betroffenen Gelenk eine Arthrodese vorgenommen, wobei die Stabilisierung mit dem Mini-Fixateur externe erfolgt. Auch hier werden an die Arthrodese Septopal-Miniketten angelagert, um eine primäre Wundheilung zu erzielen. Die Septopal-Minikette wird nach 8 Tagen entfernt, der Fixateur externe muß 4–6 Wochen bis zur knöchernen Ausheilung der Arthrodese belassen werden. Eine Gipsruhigstellung aller nicht beteiligter Finger ist ab dem 8. postoperativen Tag nicht mehr notwendig. Auf diese Weise sind alle nicht krankheitsbetroffenen Finger frei beweglich, und der Gesamtschaden der Hand kann auf ein Minimum reduziert werden. Bei diesem Vorgehen haben wir auf die Amputation von Langfingern, wie dies in vielen Lehrbüchern beschrieben wird, verzichten können. Auf die Drainage von Fingergelenken mit Gummilaschen sollte immer verzichtet werden, denn dieses Vorgehen führt entweder zur schweren schmerzhaften Arthrose des Fingergelenkes oder zum anhaltenden Infekt mit nachfolgender Amputation.

Vorbeugende Maßnahmen

Um die folgenschweren Knochen- und Gelenkinfekte an der Hand zu vermeiden, sollten alle Weichteilinfekte frühzeitig chirurgisch therapiert werden. Eine ausgiebige Freilegung des Infektionsherdes ist erforderlich. Die Freilegung von Nerven und Gefäßen ist zwingend notwendig, um keinen operationsbedingten Schaden anzurichten. Unter Verwendung optischer Hilfsmittel müssen peinlichst genau die Weichteilnekrosen und Knochensequester entfernt werden. Die Wunde muß gut mit Kochsalz ausgespült werden, und es müssen Septopal-Miniketten eingelegt werden. Nur bei diesem Verfahren ist die primäre Wundheilung zu erwarten und damit die Möglichkeit gegeben, eine Infektion weiterer Strukturen der Hand zu vermeiden.

Bei infektionsgefährdeten Handverletzungen empfehlen wir die Einlage der Septopal-Miniketten, da hierdurch das Infektionsrisiko deutlich reduziert werden konnte.

Abschlußbetrachtung

Bei exakter Einhaltung der für die Handchirurgie und die septische Chirurgie der Hand festgelegten Richtlinien und bei frühzeitiger Indikationsstellung zur Operation kann der erfahrene Operateur mit relativ günstigen Behandlungsergebnissen rechnen.

Die Anwendung der Gentamicin-PMMA-Miniketten stellt auf dem Gebiet der septischen Chirurgie der Hand einen wesentlichen Fortschritt dar. Der Gesamtschaden der infizierten Hand kann deutlich verringert werden.

Handchirurgische Nachoperationen wie Tendolysen, Sehnentransplantationen und Arthrodesen können so auf ein begrenztes Maß reduziert werden. Denn bei all diesen Sekundäroperationen sind an der durch Infektion geschädigten Hand keine wesentlichen Funktionsverbesserungen zu erwarten.

Literatur

1. Asche G (1979) Die Verwendung von Gentamicin-PMMA-Miniketten in der septischen Chirurgie der Hand. In: Burri C, Rüter A (Hrsg) Lokalbehandlung chirurgischer Infektionen. Aktuelle Probleme in der Chirurgie und Orthopädie, Heft 12. Huber, Bern Stuttgart Wien, S 187–190
2. Asche G, Haas HG, Klemm K (1979) Lokalantibiotische Behandlung mit Gentamicin-PMMA-Miniketten. Handchirurgie 11: 37–38
3. Asche G, Haas HG, Klemm K (1979) The external minifixation: Application and indication in Handsurgery. In: Brokker AF, Edwards CC (Hrsg) External fixation. Williams & Wilkins, Baltimore, pp 105–110
4. Asche G, Haas HG, Klemm K (1979) Erste Erfahrungen mit dem Minifixateur externe nach Jaquet. Akt Traumatol 9: 261–268
5. Asche G, Klemm K (1977) Ergebnisse der Osteomyelitis, Behandlung mit Gentamicin-PMMA-Kugeln. Bericht über die unfallmedizinische Tagung in Kempten 1977, S 133–189
6. Asche G (1980) Erfahrungen mit Gentamicin-PMMA-Miniketten bei Infektionen an der Hand. Handchirurgie 12: 257–260
7. Klemm K (1979) Gentamicin-PMMA-Ketten, eine Alternative zur Spül-Saug-Drainage bei Knochen- und Weichteilinfektionen. Langenbecks Arch Chir 345: 609
8. Kühn HG (1969) Infektiöse Komplikationen bei Handverletzungen. Chir Plast Reconstr 6: 54
9. Pohl W (1948) Das Panaritium. Maudrich, Wien
10. Saegesser M (1938) Das Panaritium. Springer, Berlin
11. Uehlinger E (1970) Die pathologische Anatomie der hämatogenen Osteomyelitis. Chirurg 41: 193

Programmiertes Debridement bei Infektionen in der Handchirurgie

K. WERBER, J. SCHAFF, B. STÜBINGER und R. KETTERL

„Ubi pus ibi evacua", so lautet auch unser Grundsatz der septischen Handchirurgie [1]. – Ergänzend zu dieser Äußerung der alten Ärzte sei noch ein Wort Paracelsus aus seinem Buch – Große Wundarznei, 1536 – angefügt: „Jede Wunde heilt von selbst, so sie nur sauber und rein gehalten wird" [5].

Auch heute noch stellt jede Infektion ein Problem für Patienten und den behandelnden Arzt dar. Trotz modernster Methoden in der Handchirurgie kommt es ebenso wie in der übrigen Traumatologie zu Infektionen mit teilweise ausgedehntem Charakter. Die früher häufigen V-Phlegmonen sind Gott sei Dank seltener geworden [2]. Das Patientengut mit Infektionen umfaßt solche, die mit offenen kontaminierten Wunden behandelt wurden und solche Patienten, die uns nach ungenügender Erstbehandlung mit massiven Infekten zugewiesen wurden.

Das Keimspektrum umfaßt, wie in der Literatur angegeben, in erster Linie Staphylococcus aureus – bzw. Streptococcus pyogenes – also bakterielle Infektionen mit den typischen Merkmalen der Schwellung, Rötung, Hitze, Schmerzhaftigkeit sowie Functio laesa [5].

Das Bild jeder Entzündung ist das Ergebnis der Eigenheiten seiner Erreger. Der Wirkungsmechanismus ist chemischer Natur und beinhaltet die Ausschüttung von Toxinen. Die beobachtete Reaktion des Gewebes zeigt eine Gefäßwandveränderung mit der Folge der Änderung der Durchlässigkeit. Es kommt zur Transsudation aus den Gefäßen und damit zur Bildung der entzündlichen Infiltration – dem Ödem. Ausheilung erfolgt aufgrund von Demarkations- und Eliminationsvorgängen bei guter Gesamtdurchblutung durch Granulations- und schließlich Narbengewebe [2].

Bei Persistenz des Infektes finden sich die Auflagerungen von schmierigen Fibrinbelägen. Es kommt zur Zunahme der Wundabsonderung und zum Rückgang der notwendigen Hyperämie. Eine optimale Ernährung des Wundgebietes findet nicht mehr statt. Um diese notwendige Hyperämie wieder zu erreichen, wird eine frühzeitige Revision der Wunden notwendig.

In Kenntnis der Sachlage und Sicherung des Behandlungserfolges haben wir bei uns das programmierte Debridement zur regelmäßigen Revision eingeführt.

Ein Debridement beinhaltet die mechanische chirurgische Säuberung der Wunde von allen nekrotischen- und wegen ungenügender Durchblutung der Nekrose anheimfallenden Gewebsanteilen, um so den Bakterien Schlupfwinkel und Nährboden zu entziehen. Dieses Vorgehen wird streng nach den Regeln der Handchirurgie mit den notwendigen Schnittführungen zur Vermeidung von Kontrakturen sowie von Schädigung wichtiger anatomischer Strukturen durchgeführt [2, 3. 4].

Knochen- und Gelenkinfektionen
Herausgegeben von H. Cotta und A. Braun

Ziel dieser operativen Versorgung soll nicht die primäre Naht um jeden Preis, sondern die Ausnützung der Vorteile der offenen Wundbehandlung sein. Nur in den Fällen, wenn nicht unbedingt erforderlich oder wenn es zum Freiliegen von wichtigen Strukturen wie Nerven, Sehnen oder Gefäßen kommen sollte, wird ein annähernder Verschluß mit Adaptationsnähten angestrebt. Unsere Devise ist, lieber eine Wunde offen zu lassen, als Drainagen einzubringen.

Ergänzend setzen wir die Jetlavage ein, d.h. die Wundreinigung mit Wasser unter Druck. Hierdurch ist ein optimales Debridement erst möglich [6].

Bei der Erstoperation werden die weiteren programmierten Debridements festgelegt. In bestimmten Zeitabständen, etwa alle 24–48 h, erfolgt so lange eine Reoperation, bis keine Demarkations- und Eliminationsvorgänge mehr stattfinden, d.h. bakteriell keine Keimpersistenz mehr besteht und klinisch keine Schmerzsymptomatik mehr festzustellen ist. Damit wird wieder gute Gewebsdurchblutung mit entsprechenden Granulationen erzeugt. Zu diesem Zeitpunkt wird eine Adaptation der Wunde zur besseren Konturierung angestrebt. Die offene Wunde wird in eine nahezu geschlossene übergeführt. Dies ist der Zeitpunkt an dem die Jetlavage ihre gute therapeutische Wirkung beendet hat.

Durch dieses Prinzip sind wir nun in der Lage, in wesentlich kürzerer Zeit den aufgetretenen massiven Infekt zu bekämpfen. So können wir eher von der Ruhigstellung in frühzeitige Mobilisation mit Entgegenwirkung einer Einsteifung übergehen.

Zur septischen Chirurgie gehört der Einsatz von Antibiotika. Es handelt sich doch immer um eine adjuvante Therapie, angesichts der Tatsache, daß sie nicht den Chirurgen ersetzen können. Das Primat einer fachgerechten chirurgischen Wundversorgung wird durch die zusätzliche Anwendung der Antibiotika nicht angetastet. Die Gabe von Antibiotika erfolgt bis zur Ausbildung gut durchbluteter Granulationen [5].

Zusammenfassend läßt sich aussagen, daß die Mittel der modernen Chirurgie uns in die Lage versetzen, die Komplikationen nach Handverletzungen gering zu halten.

Massive Infekte sind jedoch auch heute noch diffizile Aufgabe jedes Handchirurgen. Behandlung und Erfolg hängen von streng durchgeführten Behandlungskriterien ab. Als Maxime haben wir folgende Regeln übernommen und abgewandelt:

1. programmiertes Debridement,
2. kurzfristige Ruhigstellung,
3. Hochlagerung,
4. antibiotische Abdeckung.

Als Ergänzung sei der Ablauf eines programmierten Debridements gezeigt, obwohl Fotografien leider nicht in der Lage sind, das entsprechende klinische Bild gut wiederzugeben. Es handelte sich bei dem ersten Patienten um eine massive Infektion mit ausgeprägter Nekrosenbildung nach einer Öleinsprengung (Abb. 1 a–f). Nur durch die offene Wundbehandlung mit regelmäßiger Nekrosenabtragung konnte eine kurzfristige völlige Wiederherstellung der Weichteilverhältnisse der Funktion, bei erhaltener Durchblutung und Sensibilität erzielt werden.

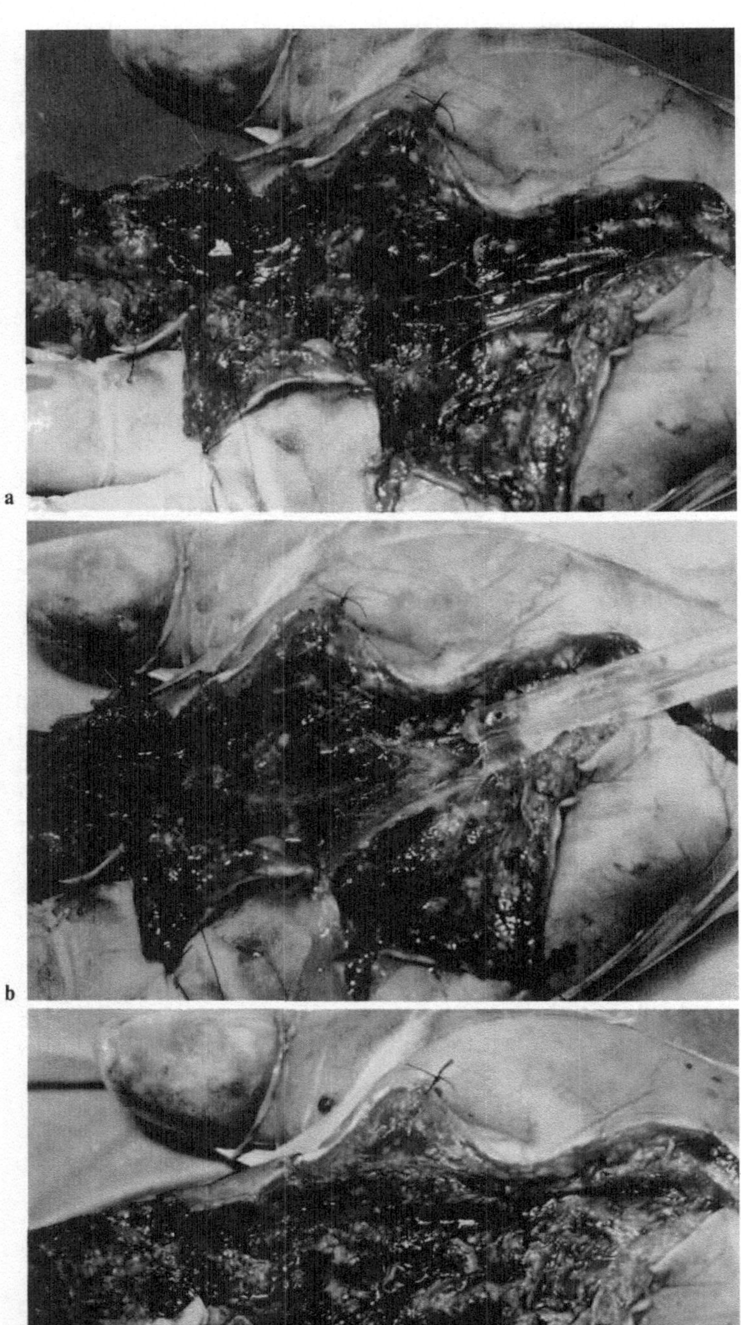

Abb. 1 a–c

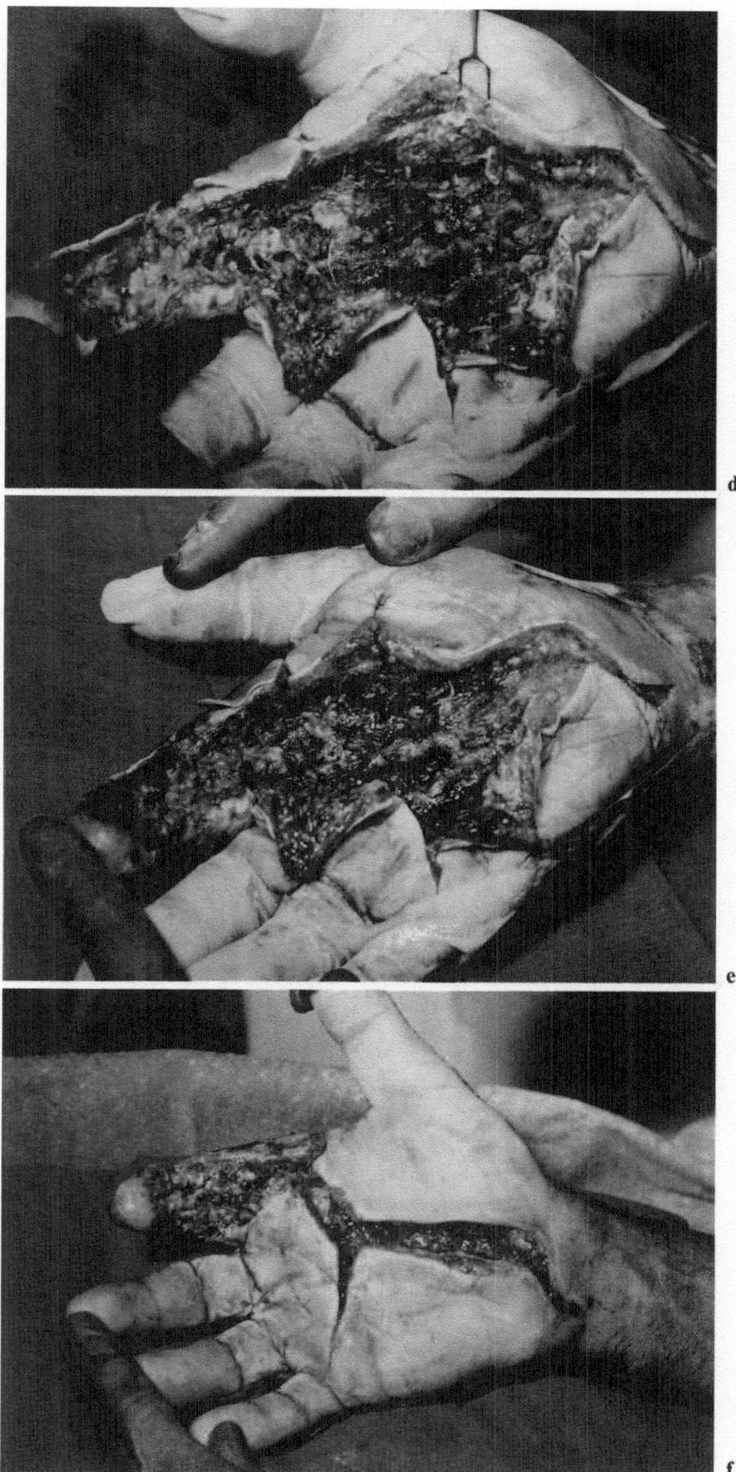

Abb. 1 d–f

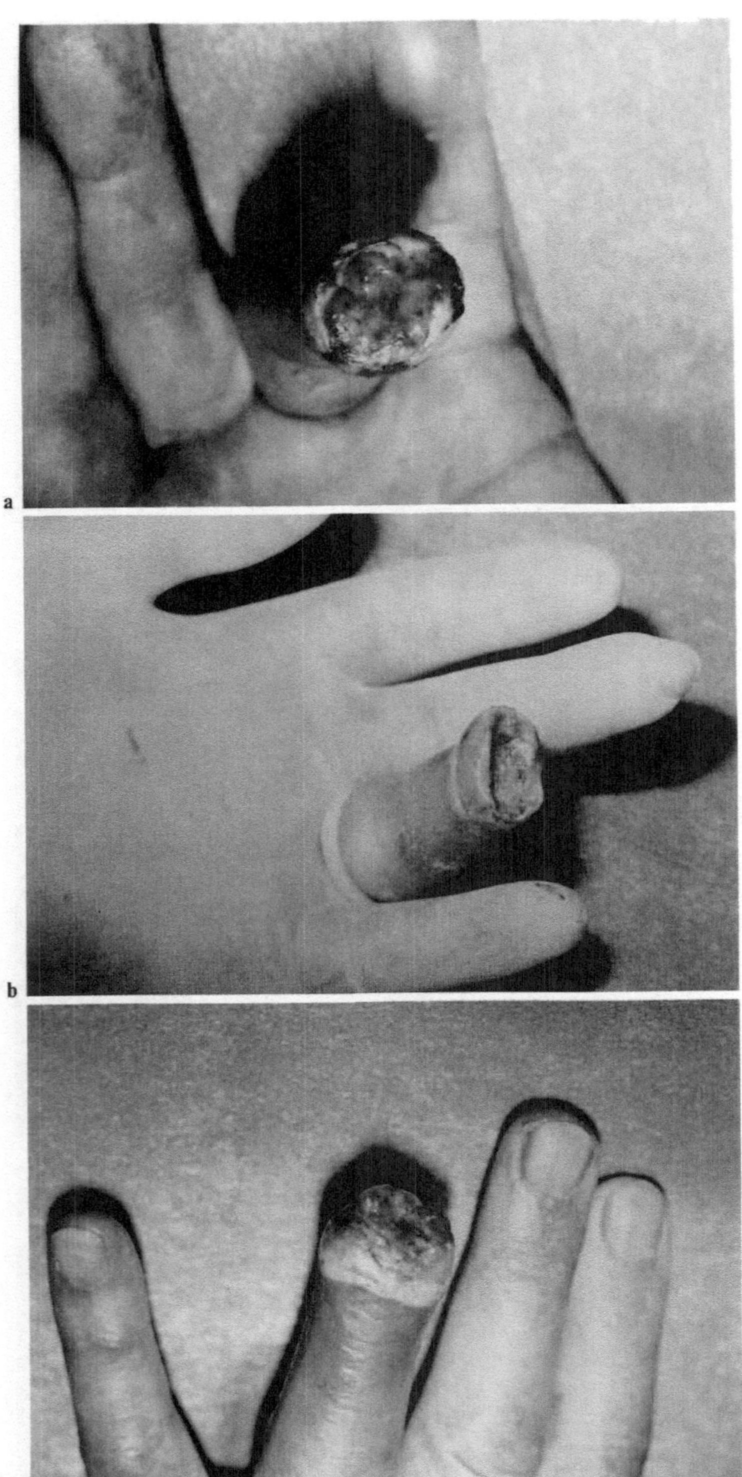

Abb. 2a–c

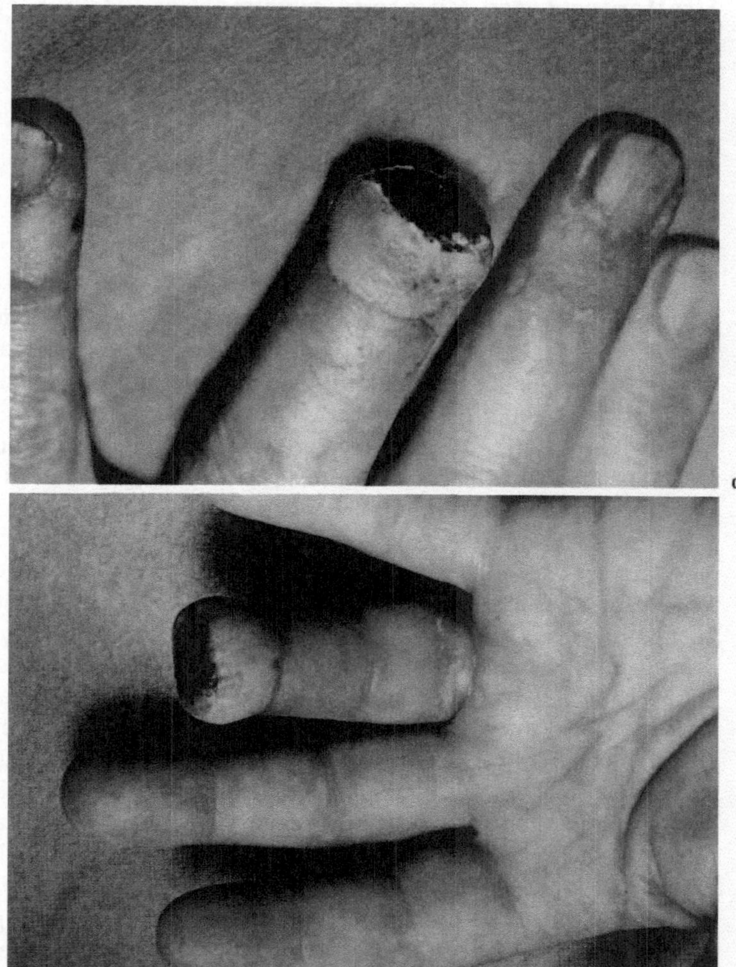

Abb. 2 d, e

Der zweite Patient erlitt bei einer harmlosen Bagatellverletzung eine Osteomyelitis des Endphalanx. Nach entsprechender Therapie durch 3maliges Debridement kam es unter maximalem Längenerhalt zur Ausheilung.

Literatur

1. Bishop WJ (1960) The early history of surgery. Hale, London
2. Geldmacher J (1973) Die Eiterungen an Hand und Fingern. Langenbecks Arch Klin Chir 334:
   491
3. Geldmacher J, Flügel M (1981) Infektionen. In: Nigst H, Buck-Gramcko D, Millesi H (Hrsg)
   Handchirurgie. Thieme, Stuttgart New York
4. Riedel B (1890) Die Sequestrotomie und Eröffnung von Knochenabszessen. Berl Klin Wschr
   27: 461
5. Schink W (1971) Pyogene Infektionen der Hand. Chirurg 42: 356
6. Titze A, Herzberg E (1971) Die eitrigen Entzündungen an Fingern und Hand. Chir Prax 15: 403

Stellenwert des Fixateur externe bei infizierten und potentiell kontaminierten Weichteilen und Knochen an der Hand

H. TOWFIGH

Analog zum Fixateur externe zur Stabilisierung langer Röhrenknochen hat sich der Fixateur externe auch für bestimmte Indikationen in der Handchirurgie bewährt. Das gilt insbesondere für die Behandlung von infizierten Weichteilen und Knochen an der Hand [2, 6, 12, 14].

Die Grundsätze der Infektbehandlung, wie Herdsanierung, Stabilisierung, Defektersatz und Korrektur von Fehlstellungen, gelten auch am Handskelett. Besondere Probleme ergeben sich jedoch im Bereich der Finger und der Hand mit eng und knapp anliegendem Weichteilmantel.

Während bei einfachen Luxationen und Luxationsfrakturen die Reposition mit Beseitigung der Luxation und Stabilisierung der Fraktur am distalen Radius, aber auch an der Handwurzel [5, 8, 13, 15] und den Phalangen i. allg. möglich ist, sind die Luxationen und Luxationsfrakturen nach schwerer Quetschung und Stauchungen im Bereich des Handgelenks, der Handwurzelknochen und der Finger schwerwiegend und bedürfen sowohl bei geschlossener als auch bei offener Verletzung neben einer atraumatischen Operation einer stufenweise geplanten Wiederherstellung. Der Weichteilmantel ist im Bereich des Handgelenks und der Finger wegen spärlich subkutaner Fettschicht bei solchen Verletzungen stark exponiert, das Skelett und die Gelenkstrukturen, die Sehnen und die Nerven sind wenig geschützt und deshalb stark gefährdet. Die angewandte Osteosynthese muß einerseits die Stabilität der reponierten und reternierten Strukturen gewährleisten und andererseits die Beurteilung der Wundverhältnisse und erforderlichen Verbandswechsel bei Weichteilverletzungen ohne sekundäre Dislokation ermöglichen.

Die postoperative Behandlung geschädigter und potentiell kontaminierter Weichteile wird in hohem Maße durch die Stabilisierung der Fraktur bei der Operation begünstigt. Bei schweren Quetschverletzungen im Bereich des Handgelenks und der Mittelhand, aber auch im Bereich der Phalangen, muß – abgesehen von Frakturen und Bandläsionen – auch mit Nekrose des Weichteilgewebes gerechnet werden, so daß das Gewebe einen guten Nährboden für bakterielles Wachstum darstellt. Aus diesem Grunde muß bei den schweren Quetschwunden von potentiell infizierten Weichteilen und Knochen ausgegangen werden. Bei solchen Verletzungen muß zwar primär eine möglichst weitgehende Erhaltung funktionell wichtiger Strukturen im Bereich der Hand angestrebt werden, jedoch haben die durchblutungssichernden Maßnahmen neben der Skelettstabilisierung die Priorität.

Infiziertes oder potentiell kontaminiertes Gewebe stellt unbestritten auch ein ersatzunfähiges Lager dar. Die regenerative Potenz ist in einer derartigen Lage erloschen, so daß metallische Fremdkörper als zusätzlicher Störfaktor betrachtet

Knochen- und Gelenkinfektionen
Herausgegeben von H. Cotta und A. Braun
© Springer-Verlag Berlin Heidelberg 1988

werden müssen. Bei der Auswahl des operativen Behandlungsverfahrens müssen deshalb der Schweregrad der Knochen- und der Weichteilverletzung bzw. -infektion oder die potentielle Keimbesiedlung der Wunde berücksichtigt werden. Fremdkörperimplantationen und Primärnähte bei der kontaminierten Wunde erhöhen das Infektrisiko deutlich. Aus diesem Grunde hat sich der Fixateur externe besonders bewährt, mit dem der infizierte Bereich des Knochens ausgespart werden kann [1, 12].

Bei multiplen Frakturen im Bereich des Handskeletts im Zusammenhang mit Quetschverletzungen der Hand ist die Beurteilung der Vitalität und Regenerationsfähigkeit verbliebener Gewebsstrukturen schwierig. Deshalb ist es empfehlenswert, in solchen Fällen von einer perfekten Wiederherstellung bei der Erstversorgung abzusehen und die operativen Maßnahmen auf ein vertretbares Maß zu beschränken. In diesem Zusammenhang ist häufig ein Kompromiß bei der Wahl des Osteosyntheseverfahrens erforderlich. Platten- oder Schraubenosteosynthesen ermöglichen zwar die beste Stabilität und erleichtern die funktionelle Behandlung [5, 7, 9, 11], erfordern jedoch bisweilen eine zusätzliche Freilegung gerade bei den schwerstgeschädigten und kontaminierten und daher von Infektion bedrohten Gewebsanteilen. Die Kirschner-Draht-Osteosynthese allein ist hier am wenigsten zeitaufwendig und für das gequetschte Gewebe wohl auch am schonendsten, behindert allerdings gelegentlich die funktionelle Nachbehandlung und erfordert zusätzliche äußere Fixation, wie Gipsverband [9, 10, 15].

Der Fixateur externe bietet in solchen Fällen gute Möglichkeiten zur vorübergehenden Stabilisierung des Handskeletts nach Beseitigung der groben Dislokation und Luxation [3, 4, 6, 14]. Er fördert außerdem die Erholung der Weichteile, wobei nichtbetroffene Gelenke weiterhin funktionell nachbehandelt werden können. Zur Fixierung einzelner Fragmente können zusätzliche Kirschner-Drähte eingebracht werden [7, 9]. Nach Erholung der Weichteile und Abklingen des akuten Stadiums wird dann die endgültige Stabilisierung vorgenommen.

Beispiel 1

Ein 18jähriger Schlosser erlitt während der Arbeit schwerste Quetschverletzungen an der re. Hand mit ausgedehntem Weichteildecollement sowie distaler Radiusfraktur, Luxation des gesamten Handwurzelknochens mit Fraktur und Luxationsfrakturen im Bereich des 2. und 3. Mittelhandknochens sowie starken Verschmutzungen der Weichteile (Abb. 1). Primär wurde lediglich nach ausgiebiger Wundsäuberung die grobe Luxation beseitigt und ein Fixateur externe zur vorübergehenden Stabilisierung angelegt (Abb. 2a). Nach Abklingen des akuten Stadiums wurden frühsekundär die Arthrodese des Handgelenkes und die Osteosynthese des 2. und 3. Mittelhandknochens durchgeführt (Abb. 2b). Der Patient ist z.Zt. der Nachuntersuchung, 1 Jahr nach Versorgung, beschwerdefrei und die Arthrodese ist bei annähernd freier Funktion der Fingergelenke fest.

Die Anwendung einer Adaptationsosteosynthese, so gern sie auch bei Hand- und bei Replantationsoperationen angewandt wird, ist bei drohendem oder bestehendem Weichteil- und Knocheninfekt nicht ratsam. Hier kann der Nachteil der Instabilität und des Fremdkörperimplantates im infizierten Gebiet verheerende Folgen nach sich ziehen. Mechanische Ruhe im infizierten Bereich wird als der wesentliche Faktor für die knöcherne Konsolidierung und Beherrschung des

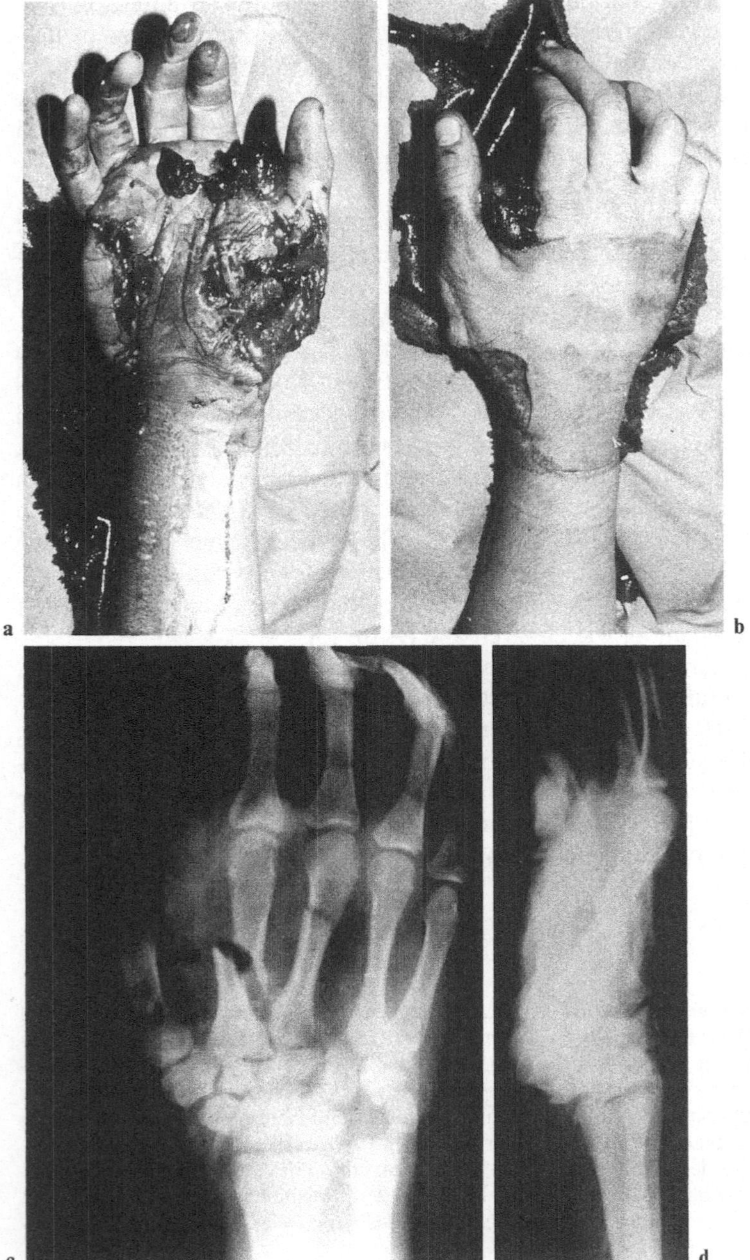

Abb. 1a–d. Schwere Quetschverletzungen an der Hand mit Luxationsfraktur von Mittelhand, Handwurzel und Handgelenk

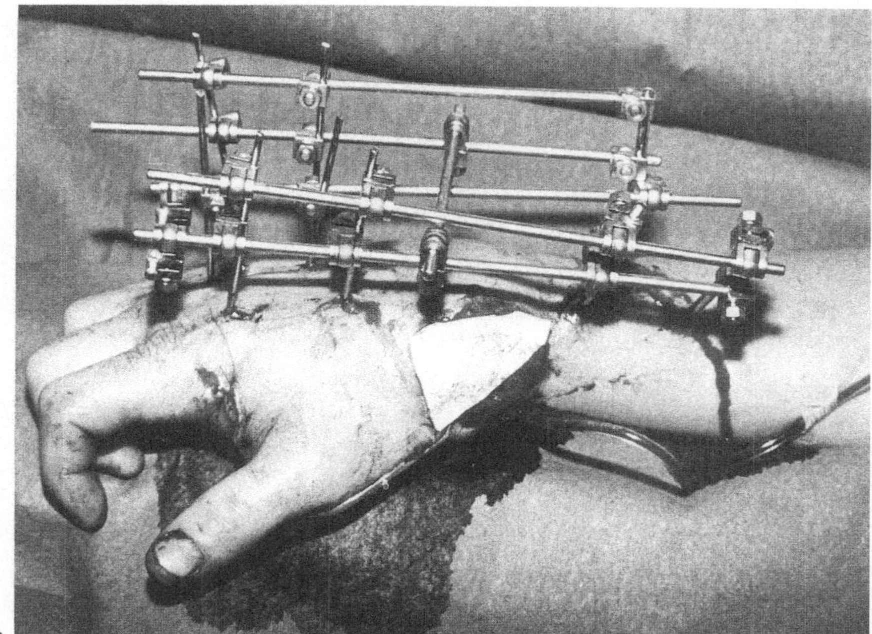

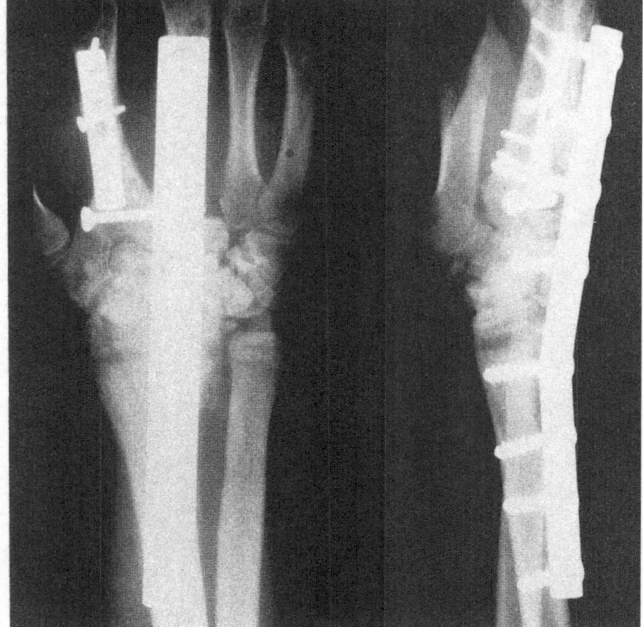

Abb. 2a, b. Vorübergehende Stabilisierung durch Fixateur externe unter Beseitigung der Luxation und frühsekundäre Stabilisierung der Frakturen und Arthrodese des Handgelenkes

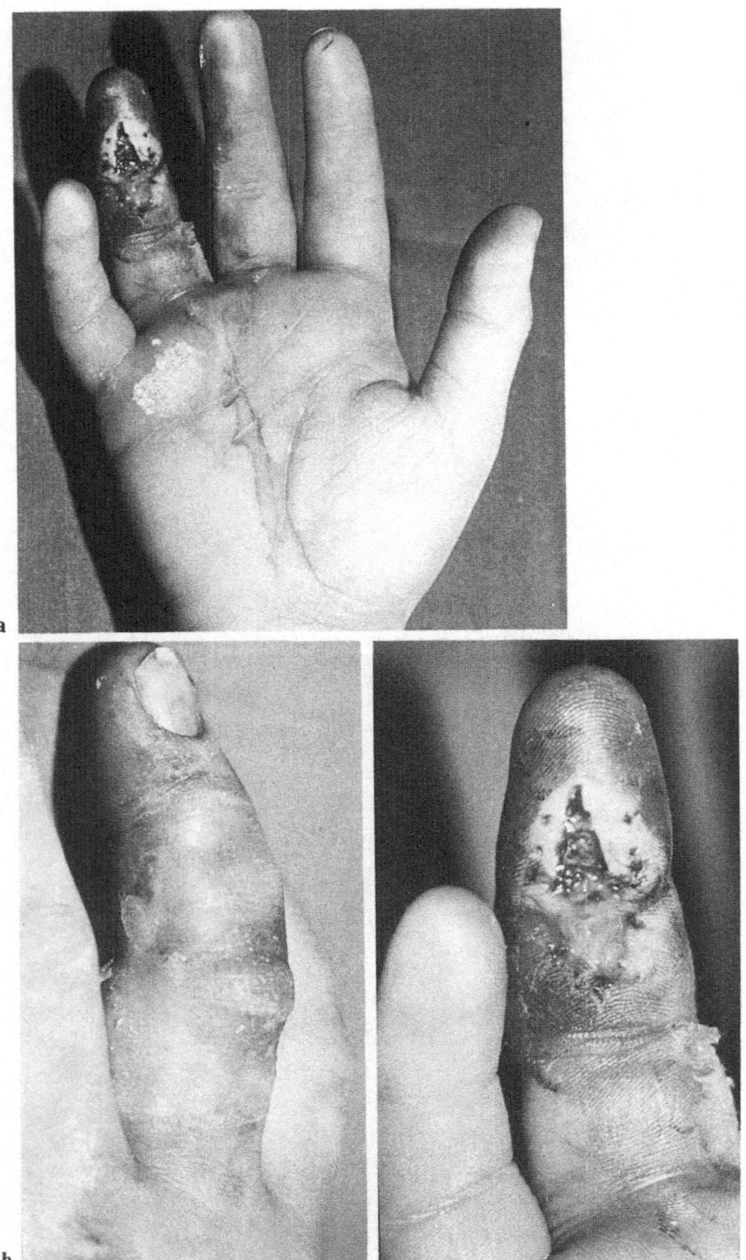

Abb. 3a–c. Ausgedehnte Infektion des IV. Fingers mit beginnender Phlegmone rechte Hand sowie Destruktion DIP IV

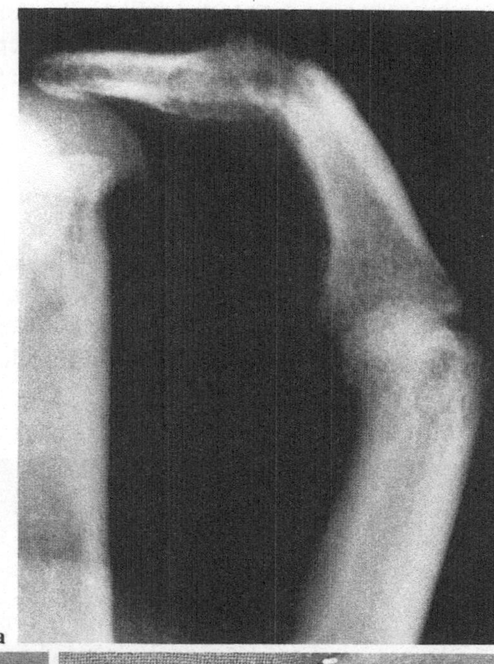

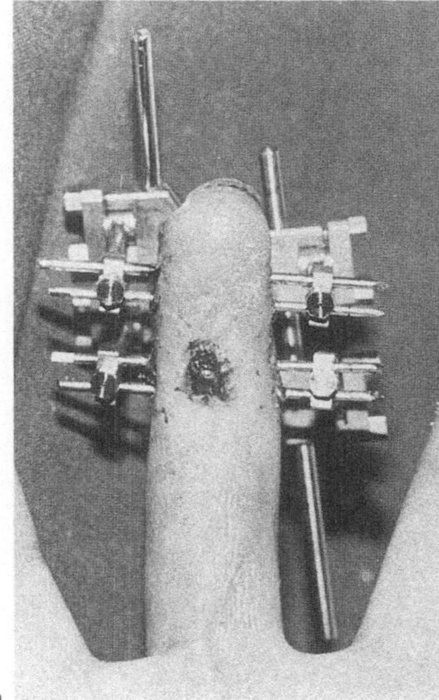

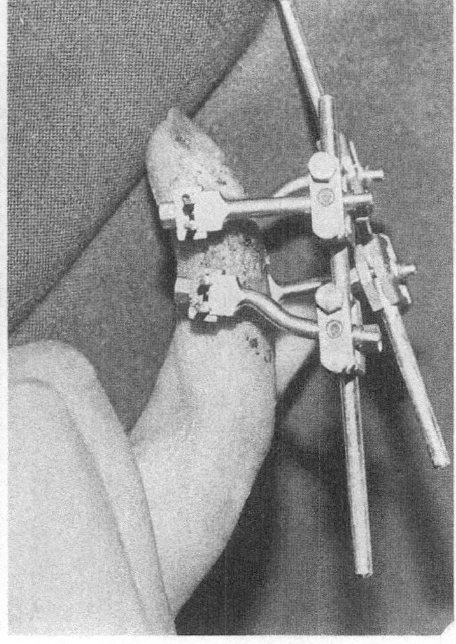

Abb. 4a–c. Arthrodese des Endgelenkes durch Mini-Fixateur aufgrund von Gelenkdestruktion und Weichteilinduration

Infektgeschehens auch in den Weichteilen angesehen. Der Fixateur externe bietet als eine stabile Osteosynthese gerade im septischen Milieu die Möglichkeit der zuverlässigen Stabilisierung auch bei kleineren Schaftfragmenten der Phalangen.

Beispiel 2

Ein 20jähriger Bundeswehrsoldat wurde 10 Tage nach chirurgisch versorgter offener Endgliedluxation des 4. Fingers rechts mit ausgedehnter Entzündung des 4. Fingers und Übergreifen auf den Knochen sowie Phlegmone der re. Hand überwiesen (Abb. 3). Bei der stationären Aufnahme wurden nach Wunddebridement entsprechende Maßnahmen zum Abfluß der eitrigen Sekretion im Bereich der

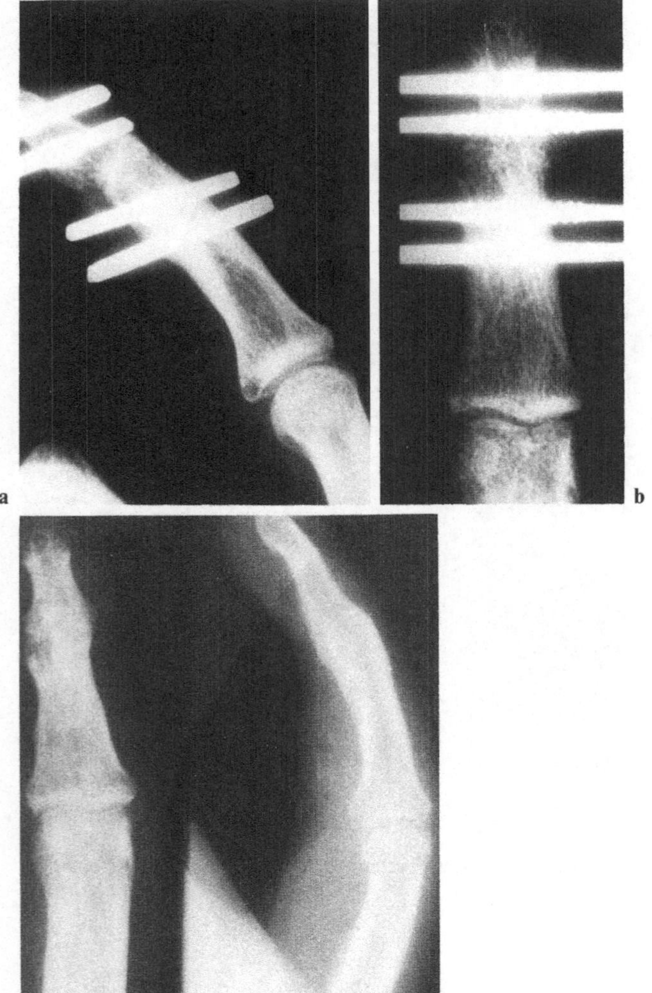

Abb. 5 a–c. Knöchern durchbaute Arthrodese DIP IV re. durch Mini-Fixateur externe

Finger und der Hohlhand durchgeführt. Nach täglicher Antibiotikagabe und Wundbehandlung war die fieberhafte Entzündung abgeklungen. Aufgrund der ausgedehnten Knochendestruktion im Endgelenk (Abb. 4a) bestand eine schmerzhafte Wackelsteife. Es war eine Arthrodese im Endgelenk notwendig, die bei noch bestehender Induration der Weichteile nicht mit einer Osteosyntheseimplantation im Bereich der Knochen durchgeführt werden konnte. Die Arthrodese des Endgelenkes erfolgte mit Mini-Fixateur (Abb. 4b), wobei die Gelenkfläche des Endgelenkes nach Abtragen des restlichen Knorpels unter Kompression gesetzt wurde. Bereits nach 8 Wochen war die Arthrodese bei reizlosen Weichteilverhältnissen fest (Abb. 5 und 6).

Die gezielte Anwendung des Mini-Fixateur externe erlaubt es, auch Pseudarthrosen mit entzündlichen Weichteilinfiltrationen und Defektbildungen an der Hand befriedigend zu stabilisieren und zu sanieren.

Beispiel 3

Ein 21jähriger Mann stellte sich 6 Monate nach einer chirurgisch versorgten offenen Mittelhandfraktur 1–3 mit starker Bewegungseinschränkung und Rotationsfehlstellung des 2. und 3. Fingers bei uns vor. Neben einer Pseudarthrosebildung im Bereich des 2. und 3. Mittelhandknochens und Verkürzung sowie Kippung des 3. Mittelhandknochens mit Fistelbildung in der Hohlhand, bestand eine deutliche Verklebung der Strecksehnen 1–3 im Handrücken (Abb. 7). In der ersten Sitzung wurde nach Wunddebridement und Sequestrotomie der Mini-Fixateur zur Stabilisierung

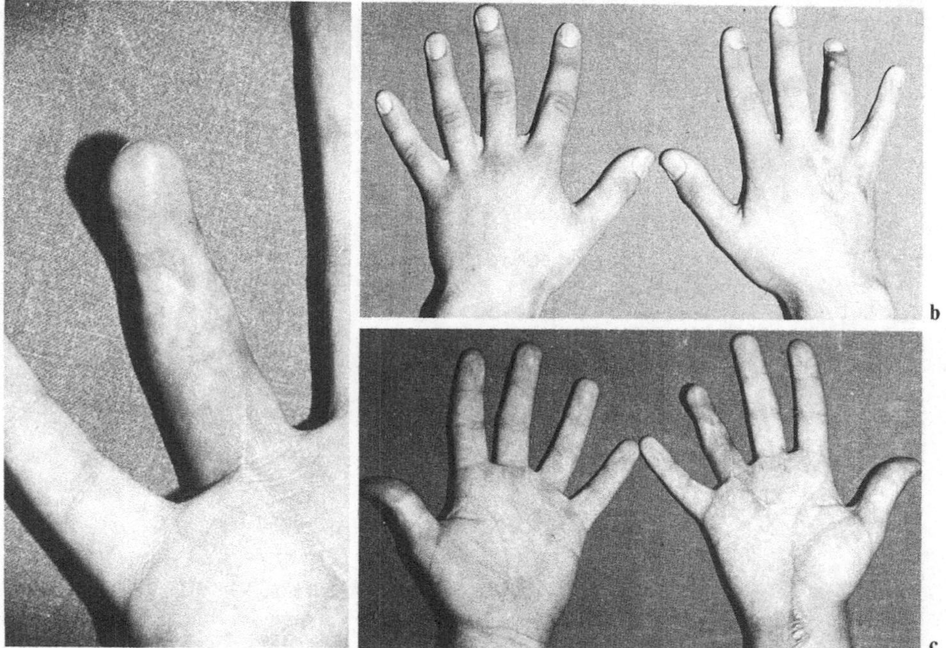

Abb. 6a–c. Reizlose Weichteile nach Beseitigung der Phlegmone und Arthrodese des DIP IV

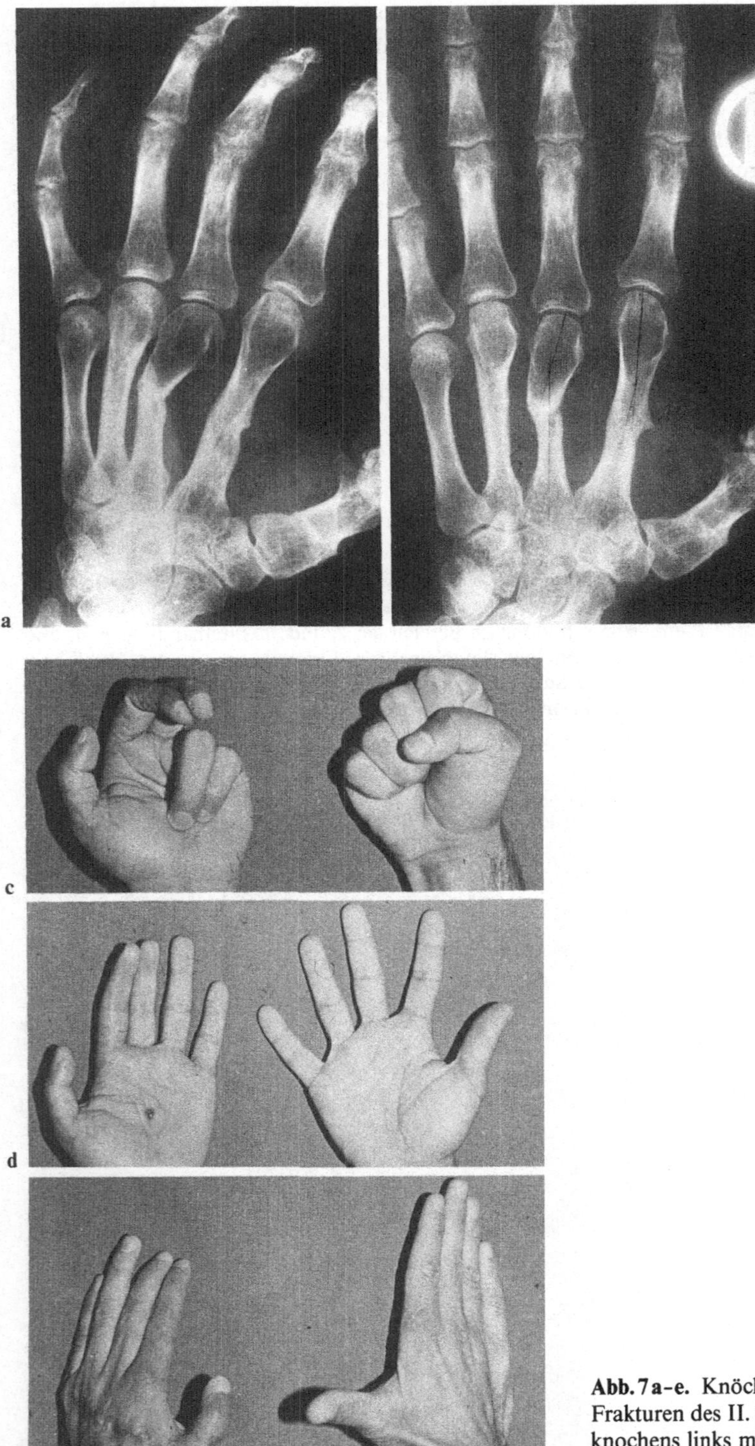

Abb. 7 a–e. Knöchern fehlverheilte Frakturen des II. und III. Mittelhandknochens links mit Fistelbildung, Bewegungseinschränkung und Rotationsfehlstellung

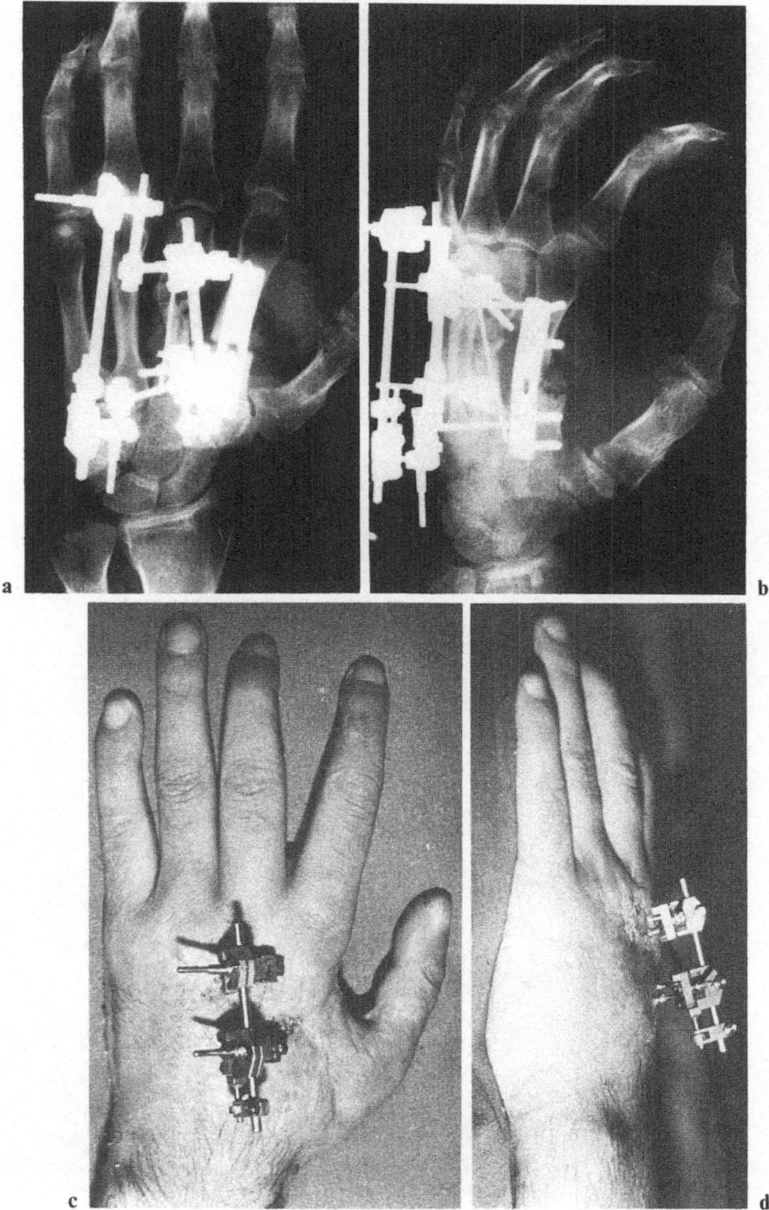

Abb. 8a–d. Mini-Fixateur externe zur Stabilisierung nach Sequestrotomie der Knochen

und Distanzhaltung im Mittelhandbereich eingesetzt (Abb. 8). Nach Infektberuhigung wurde dann der 2. Mittelhandknochen durch Plattenosteosynthese stabilisiert und ein kortikospongiöser Keil zur Längenwiederherstellung des 3. Mittelhandknochens eingesetzt. Die Stabilisierung erfolgte nun durch eine Plattenosteosynthese, eine Tendolyse der Strecksehne wurde angeschlossen (Abb. 9a). Der postoperative Verlauf war nun komplikationslos, die Wunde heilte ohne erneute Fistelbildung aus und der interponierte Keil zeigte zunehmende Durchbauung. Die Funk-

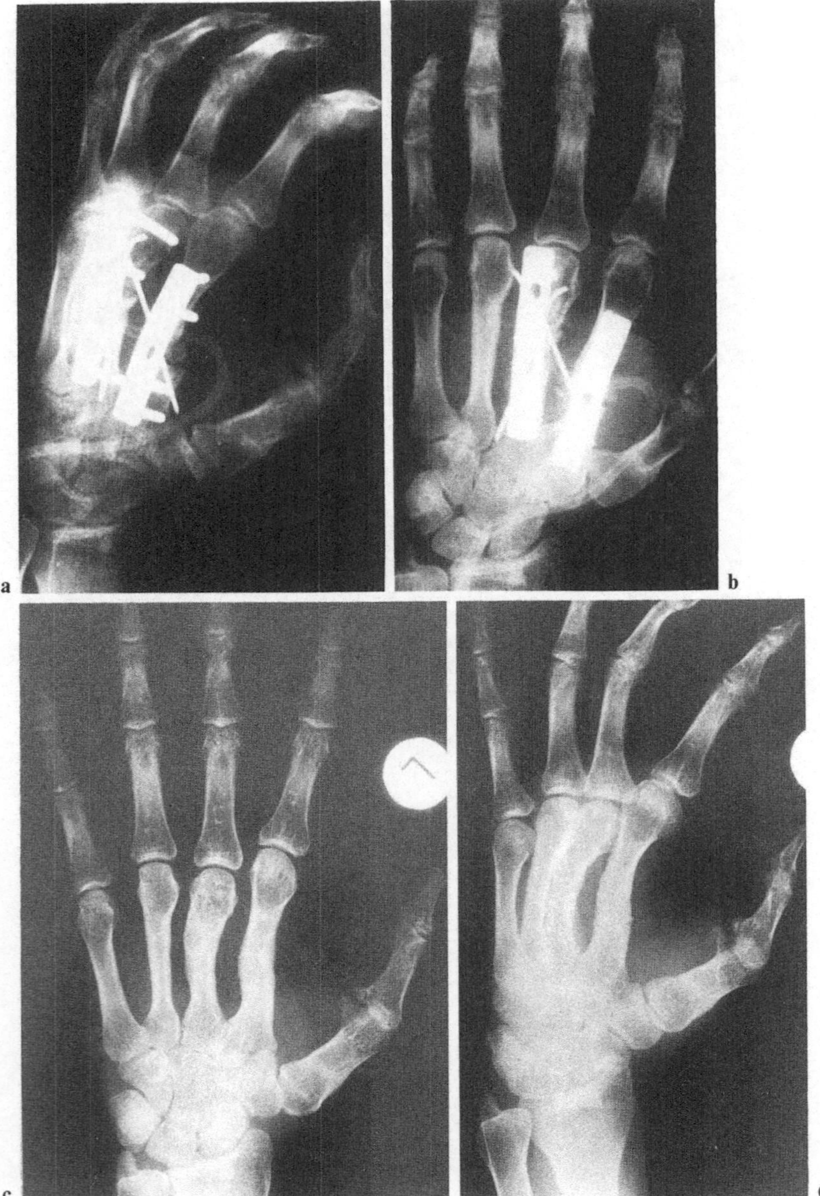

Abb. 9a–d. Sekundäre Osteosynthese des Mittelhandknochens unter Interposition eines kortiko-spongiösen Keils und Metallentfernung 1 Jahr nach Ausheilung

tion war bereits nach 3 Monaten befriedigend. Die Metallentfernung erfolgte nach 1 Jahr (Abb. 9b), wobei eine vollständige Funktion erreicht wurde (Abb. 10).

Zur Sanierung des Knochens und der Weichteilinfekte ist nach erfolgtem sorgfältigem Wunddebridement die Stabilisierung des Knochens und die absolute Ruhigstellung der Weichteile durch eine geeignete stabile Osteosynthese erforderlich.

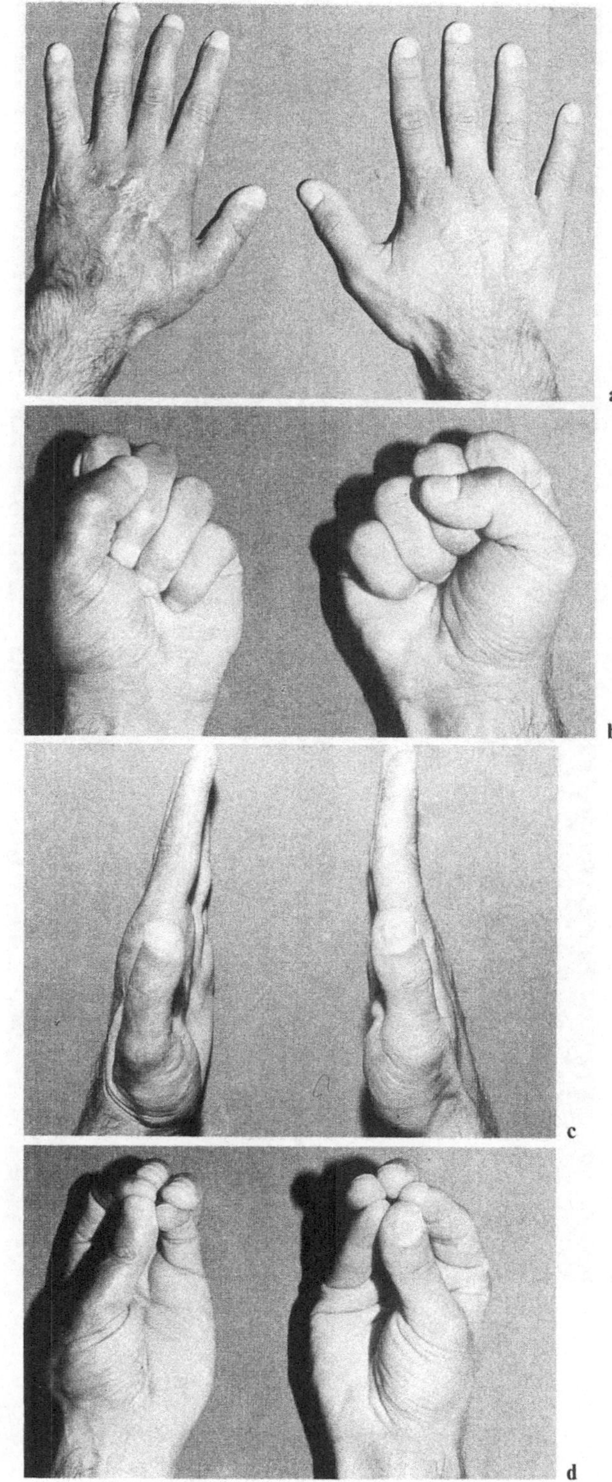

Abb. 10 a–d. Freie Funktion der linken Hand bei reizlosen Weichteilverhältnissen bereits 3 Monate nach der Operation

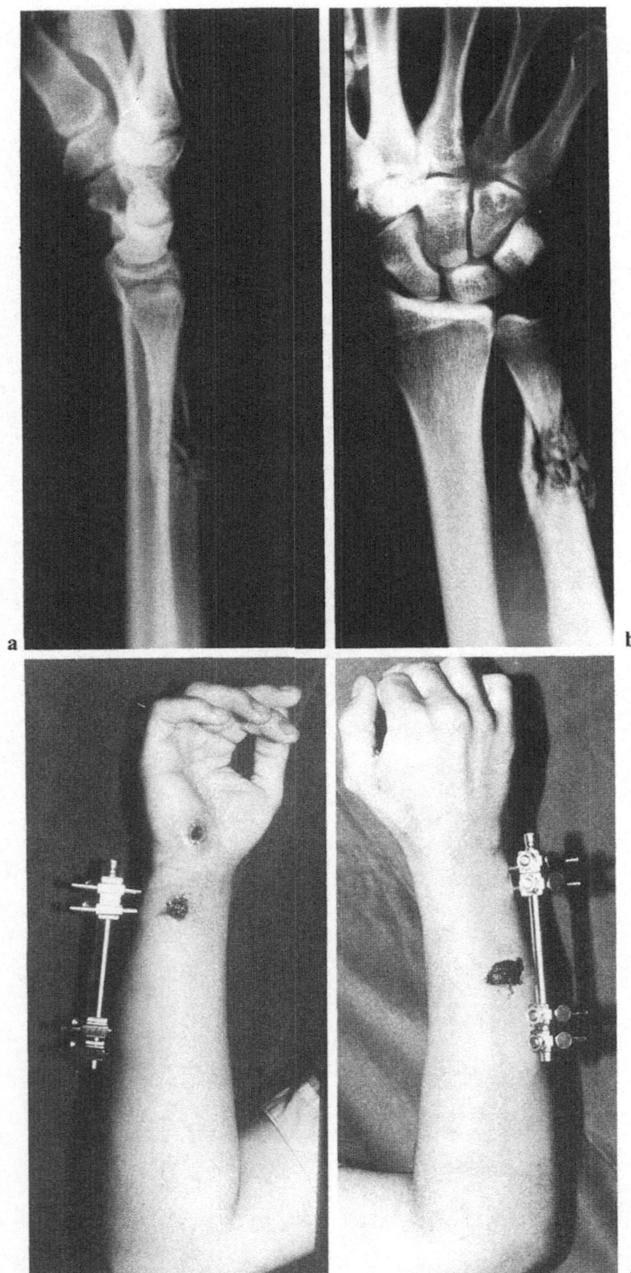

Abb. 11a–d. Schußverletzung der Ulna im distalen Drittel und primäre Stabilisierung durch Mono-Fixateur externe

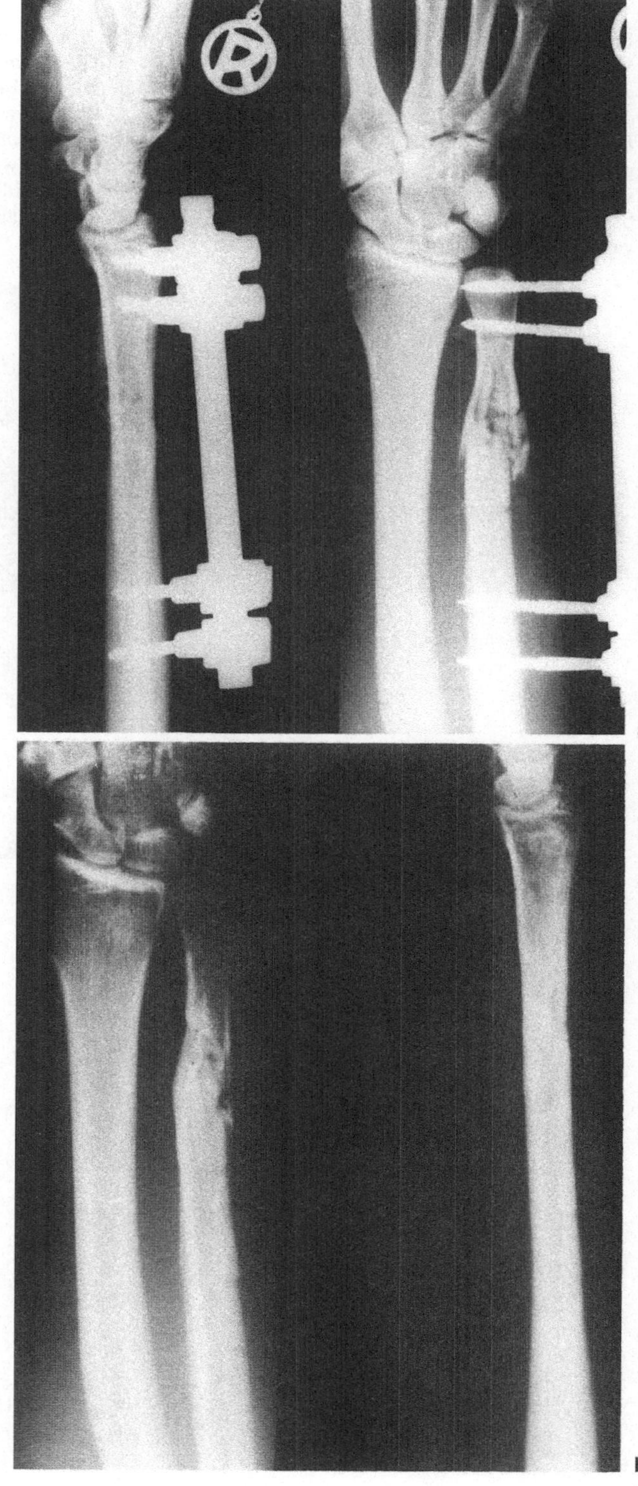

Abb. 12a, b. Knöcherne Konsolidierung der Ulna-Splitterfraktur durch Stabilisierung mit Fixateur externe

Beispiel 4

Bei einer Unterarmschußverletzung mit Splitterung der Ulna im distalen Drittel (Abb. 11) ohne Verletzung von Gefäßen und Nerven wurde bei potentiell kontaminierter Wunde nach ausgiebiger Wundsäuberung, Entfernung des nekrotischen Materials und Fremdkörpers zur Stabilisierung der Ulna ein Mono-Fixateur externe angelegt (Abb. 12a). Die Fraktur wurde durch den Klein-Fixateur externe unter Kompression gebracht. Die Beweglichkeit im Handgelenk und den Fingergelenken, aber auch des Ellenbogengelenkes wurde erlaubt und war frei. Nach 6 Wochen zeigte sich röntgenologisch und klinisch bereits eine knöcherne Konsolidierung an der Ulna (Abb. 12b) bei freier Funktion der Hand- und Fingergelenke (Abb. 13), so daß der Fixateur externe entfernt werden konnte.

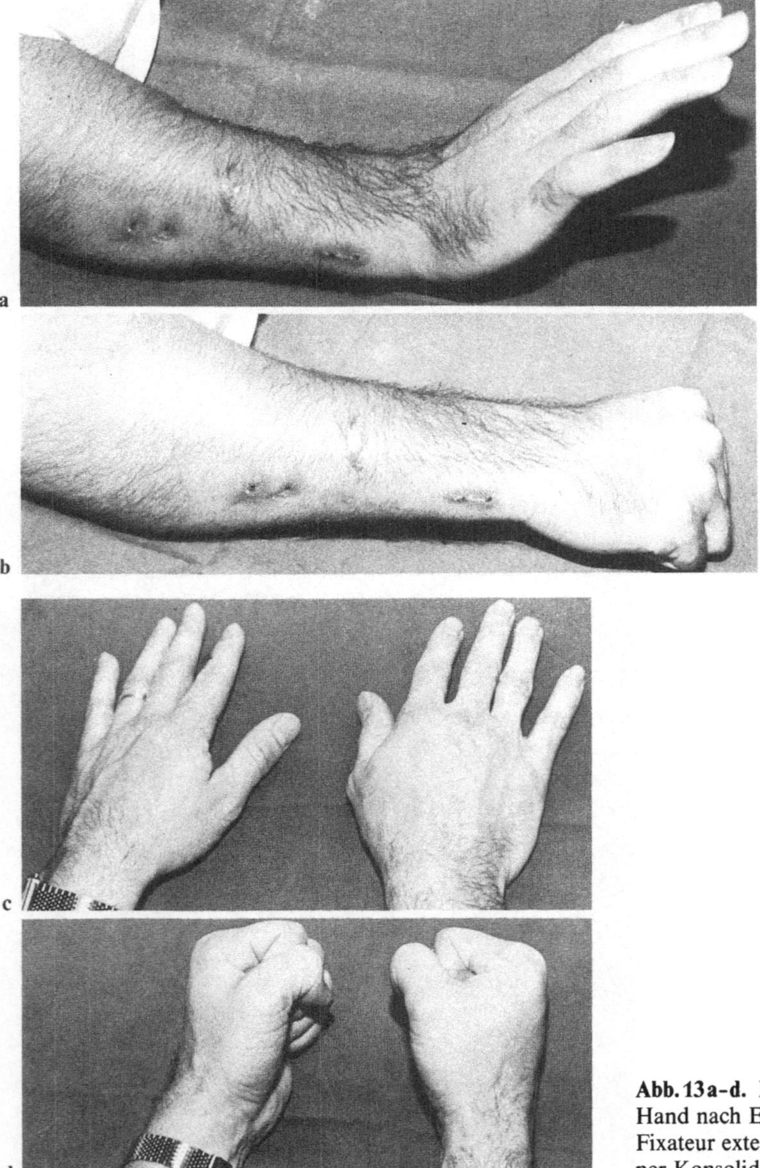

Abb. 13a–d. Freie Funktion der Hand nach Entfernung des Fixateur externe und knöcherner Konsolidierung der Ulna

Zusammenfassung

Der kleine Fixateur externe aber auch der Mini-Fixateur bieten vielfältige Konstruktionsmöglichkeiten und erlauben eine funktionsgerechte Anordnung der Fixation, so daß der Fixateur sich als stabile externe Osteosynthese für die Behandlung der infizierten Weichteile und Knochen auch an der Hand hervorragend bewährt hat.

Literatur

1. Asche G, Haas HG, Klemm K (1979) Erste Erfahrungen mit dem Minifixateur externe. Akt Traumatolog 9: 261–268
2. Brüser P, Meyer-Clement M, Eren S (1983) Die Reposition veralteter Luxationen oder Luxationsfrakturen der Handwurzelknochen mit dem Distraktor nach Wagner. Akt Traumatolog 13: 181–185
3. Cooney WP (1980) External mini-fixators: Clinical applications and techniques. In: Johnston RM (ed) Advances in external fixation. Chicago
4. Forgon M, Mammel E (1981) The external fixateur in the management of unstable Colles fracture. Int Orthop 5: 9–12
5. Heim U (1979) Die gelenknahen Speichenbrüche des Erwachsenen. Unfallheilkunde 82: 15–22
6. Jakob RP (1980) Die Distraktion instabiler Radiustrümmerfrakturen mit einem Fixateur externe – ein neuer Behandlungsweg. Hefte Unfallheilkd 148: 99–106
7. Letsch R, Schmit-Neuerburg KP, Towfigh H (1984) Indikation und Ergebnisse der Plattenosteosynthese am distalen Radius. Langenbecks Arch Chir 364: 363–368
8. Seiler H, Omlor G, Betz A (1981) Zur operativen Therapie bei der frischen distalen Radiusfraktur. Unfallheilkunde 84: 139–149
9. Schmit-Neuerburg KP, Letsch R (1983) Die primäre Osteosynthese am distalen Radius. BGU Med 51: 49–63
10. Schmit-Neuerburg KP, Weiß H, Oestern HJ (1980) Die Bohrdrahtosteosynthese. Hefte Unfallheilkd 148: 70–80
11. Towfigh H, Letsch R (1984) Indikation und Ergebnisse der Korrekturosteotomien nach fehlverheilten Frakturen an den oberen Extremitäten. Z Orthop 122: 532
12. Towfigh H, Stewen F (1982) Erfahrungen mit dem Mini-Fixateur externe bei infizierten Pseudarthrosen an der Hand. Hefte Unfallheilkd 157: 328–335
13. Voorhoeve A (1971) Über Behandlung und Nachuntersuchungsergebnisse veralteter Mondbeinverrenkungen. Arch Orthop Unfallchir 71: 1–5
14. Wagner HE, Jakob RP (1985) Operative Behandlung der distalen Radiusfraktur mit Fixateur externe. Unfallchirurgie 88: 473–480
15. Weiß H, Wilde CD, Berns H (1977) Vergleichende Behandlungsergebnisse zwischen operativ und konservativ versorgten besonderen Frakturformen am Radius loco typico. Hefte Unfallheilkd 132: 418–420

Miniseptopalketten bei Infektionen der Hand –
Eine experimentelle und klinische Studie

H. Kuś und K. Zimmer

In den Jahren 1978–1982 konnten wir uns von der Wirksamkeit von Septopalketten in der Prophylaxe und Behandlung von Weichteil- und Knocheninfektionen überzeugen, die Indikationen und Behandlungstechnik überprüfen und die Ergebnisse mit denen verschiedener Zentren, vor allem mit denen der Berufsgenossenschaftlichen Unfallklinik Frankfurt, vergleichen [1, 2].

Solche Art der Behandlung ist für viele Patienten effektiver, kürzer und leichter durchzuführen, als die vorher bei uns übliche Spül-Saug-Drainage. Sie ist ferner auch der traditionellen Antibiotikatherapie überlegen, was mit der zunehmenden Resistenz von pathogenen Bakterien und der schlechten Penetration der systemisch verabreichten Antibiotika an den Infektionsort zusammenhängen kann.

Die normalen Septopalketten haben wegen ihrer Größe nur sehr begrenzte Anwendung in der Handchirurgie, allenfalls noch bei Replantationen im Vorderarm- bis Mittelhandbereich gefunden.

Miniseptopalketten

In experimentellen Studien zur Wirksamkeit der Miniseptopalketten wurden das Maß der lokalen Gewebsreaktion sowie die allgemeintoxische Wirkung auf Blutbestandteile sowie innere Organe untersucht [3, 4].

Unter aseptischen Bedingungen wurden bei 25 Wistar-Ratten je 5 Miniseptopal-Elipsoide in das subkutane Gewebe, in Muskeln und in die Peritonealhöhle implantiert und makroskopische sowie mikroskopische Nachuntersuchungen nach 1, 3, 7, 14, 30 und 90 Tagen durchgeführt (Abb. 1 und 2).

Die internen Organe der Tiere wurden während der Sektion makroskopisch und mikroskopisch untersucht.

Die Miniseptopal-Elipsoide heilten gut und ohne makroskopisch feststellbare Gewebereaktion ein. Es wurden sowohl histologische und bakteriologische als auch toxikologische Untersuchungen durchgeführt.

Das durch die Implantation von 5 Miniseptopal-Elipsoiden bei Ratten eingebrachte Material hat nach den Körpergewichtsverhältnissen die Menge von

Abb. 1a–c. Rasterelektronenuntersuchungen von Miniseptopal-Elipsoiden. **a** Durchschnitt eines Elipsoides (Vergr. 10:1). Gut sichtbar ist die poröse Struktur des Miniseptopals. **b** Dieselbe Oberflächenstruktur in 375facher Vergrößerung. Beide Untersuchungen wurden vor der Implantation durchgeführt. **c** Die Oberflächenstruktur 7 Tage nach der Implantation bei einer Ratte (Vergr. 375:1). Die Gewebepenetration und die poröse Struktur sind gut zu erkennen

Knochen- und Gelenkinfektionen
Herausgegeben von H. Cotta und A. Braun
© Springer-Verlag Berlin Heidelberg 1988

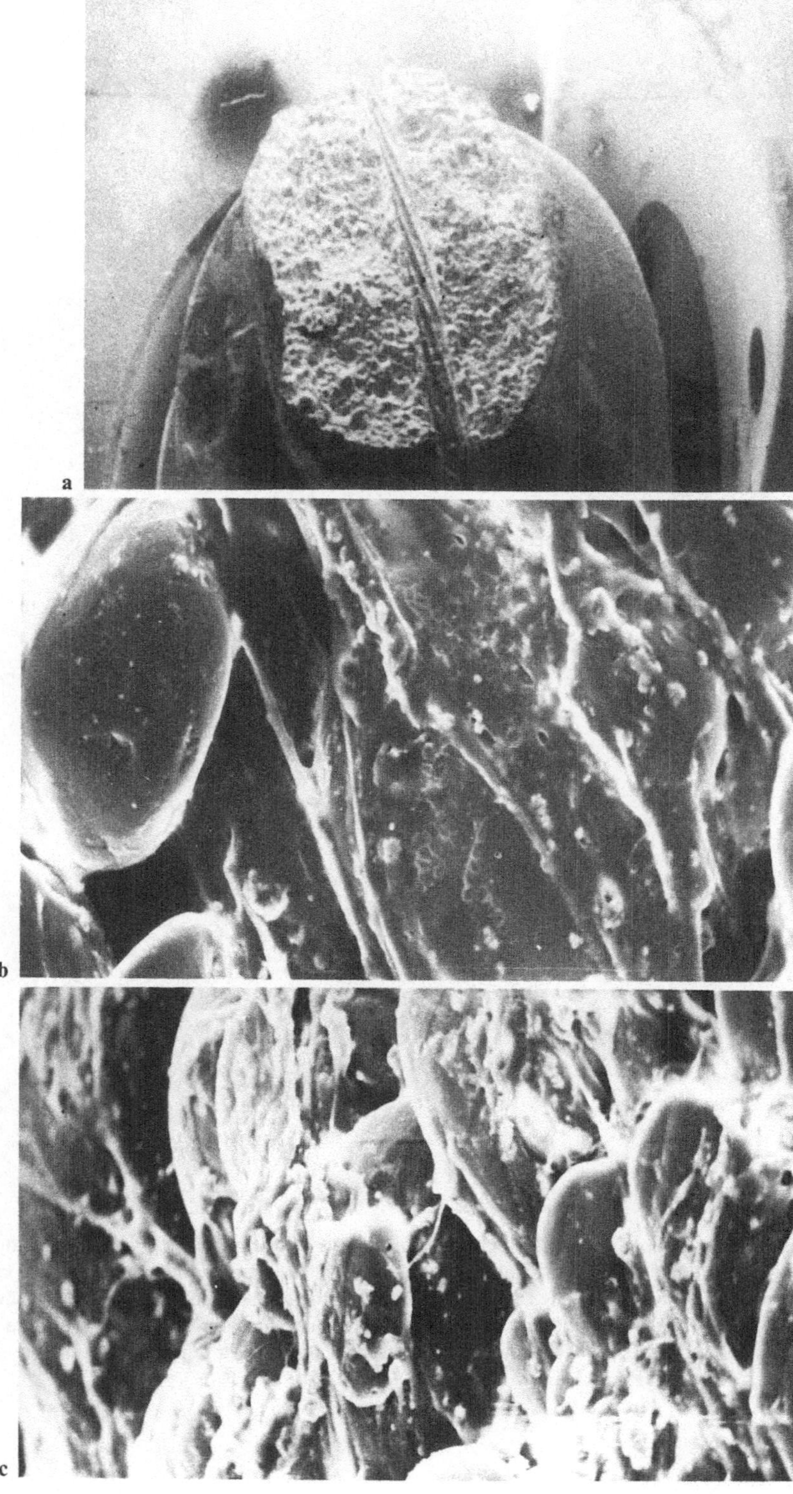

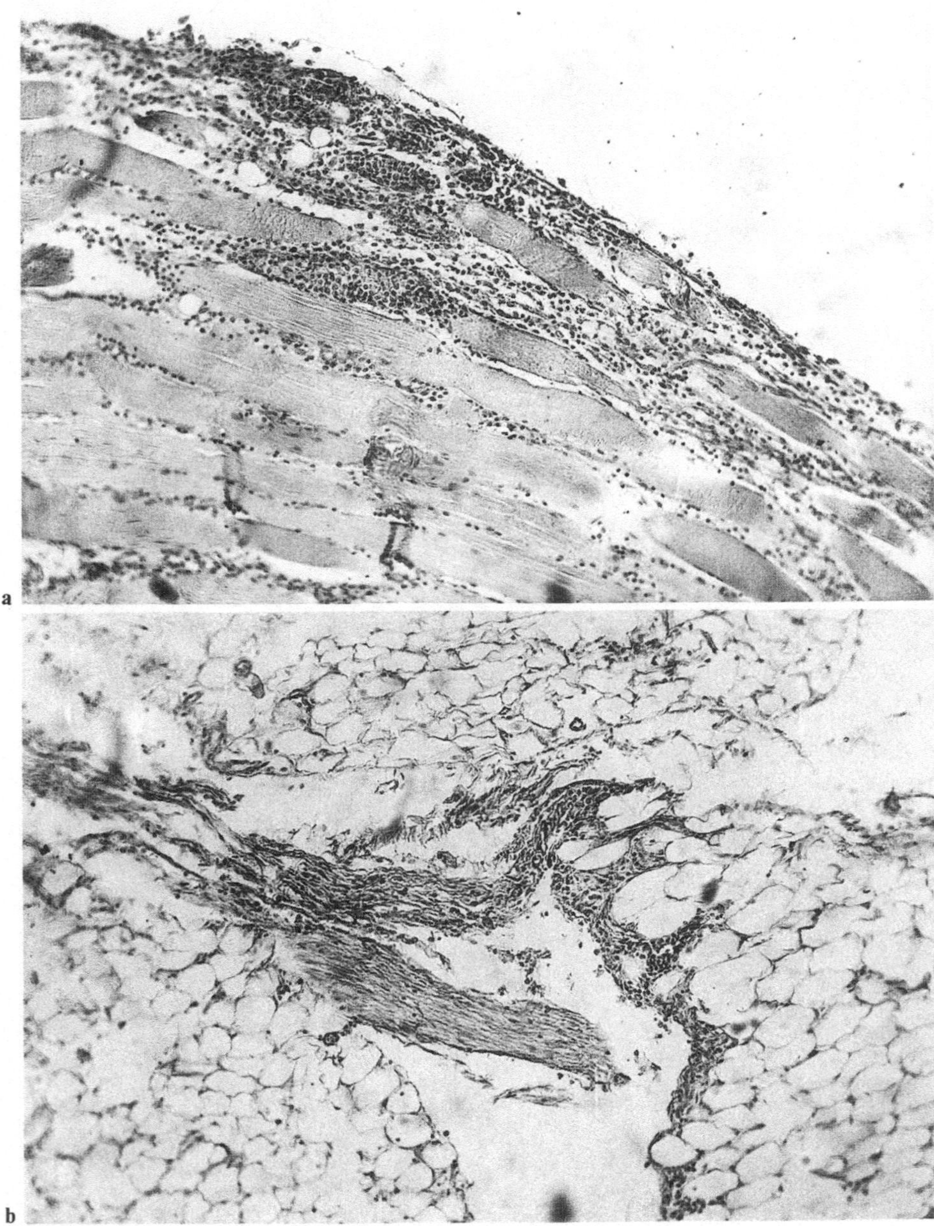

Abb. 2a, b. Beispiele von histologischen Bildern. **a** 7 Tage nach der Implantation von Miniseptopal-Elipsoiden in das Muskelgewebe einer Ratte. An der Oberfläche des Kontaktes mit dem Implantat ist eine Anreicherung von Entzündungszellen sichtbar. (Vergr. 150:1, Färbung HE).
b 14 Tage nach der Implantation von Miniseptopal-Elipsoiden in die Bauchhöhle einer Ratte. Fragment des großen Netzes mit Entzündungszellen und einer dünnen Schicht vom Bindegewebe (Vergr. 150:1, Färbung HE)

klinisch bei Menschen angewandten Septopalketten um ein Vielfaches über-
wogen.

Einer zweiten Gruppe von 25 Wistar-Ratten wurden ebenfalls je 5 Miniseptopal-Elipsoide in die Rückenmuskulatur implantiert. Nach den gleichen zeitlichen
Intervallen wie bei der erstgenannten Gruppe wurde den Tieren in Allgemeinnarkose eine Blutprobe durch Punktion der linken Herzkammer entnommen und
untersucht. Als Kontrollgruppe dienten 5 Wistar-Ratten, an denen keine Operation durchgeführt worden war. In den entnommenen Proben wurden die Zell-
morphologie der Blutbestandteile sowie 3 Enzyme, die über die Funktion der
Leber und der Nieren Auskunft geben können, untersucht.

Die Untersuchungen zeigten, daß die lokalen Gewebsreaktionen sehr begrenzt
und allenfalls histologisch nachweisbar waren. Toxische Schädigungen konnten
nicht festgestellt werden.

Die rasterelektronenmikroskopischen Untersuchungen der Miniseptopal-Elipsoide vor der Implantation zeigen eine hochporöse Struktur, durch welche es zu
einer raschen Penetration von Bindegewebe in die Poren des Implantates kommt.
Dieses Einsprossen von Bindegewebe geschieht rascher als bei den Septopalku-
geln üblicher Größe. Die Bindegewebsumhüllung und Penetration in die Poren
der Elipsoide vermindert nach 7 Tagen die Diffusion von Gentamicin in das
umliegende Gewebe.

Tierexperimentell konnten wir feststellen, daß die Abgabe von Gentamicin in
das umliegende Gewebe bereits in den ersten Tagen (Untersuchungen nach jeweils

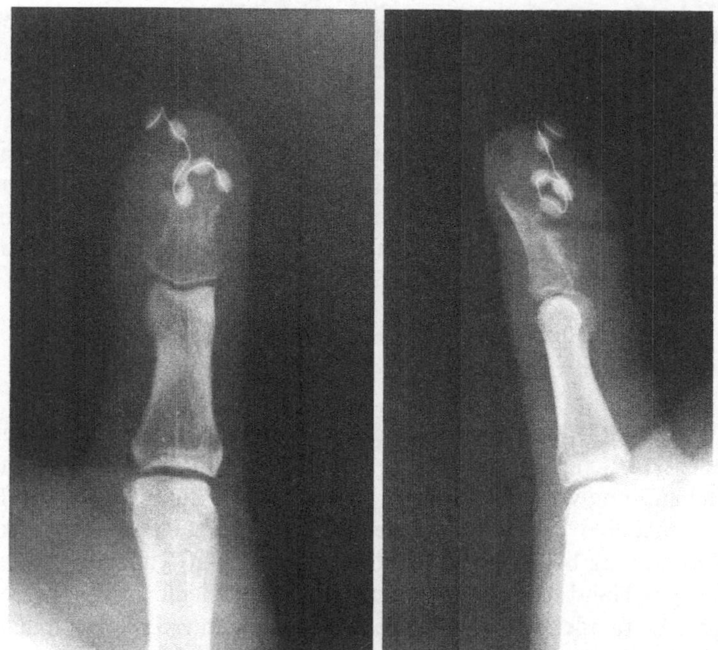

a   b

Abb. 3a, b. Panaritium osseum der Endphalanx des Daumens. Während der operativen Behandlung wurden 6 Miniseptopal-Elipsoide implantiert. Primäre Wundheilung

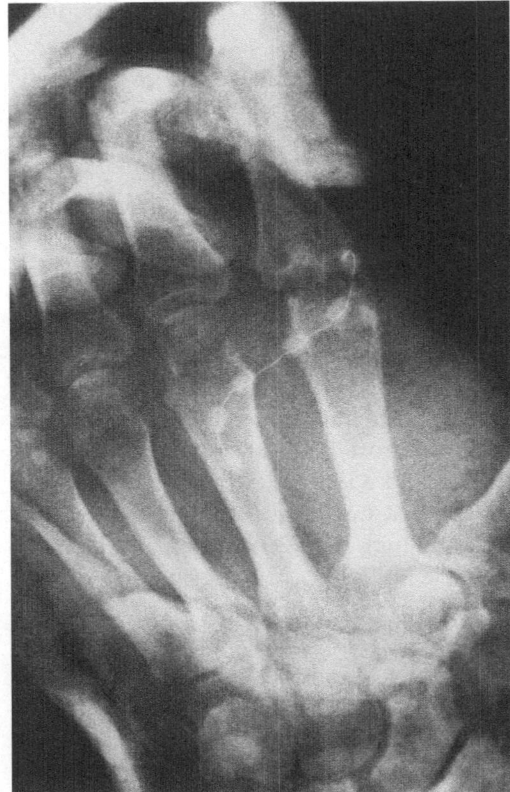

Abb. 4. Eine Quetschwunde der Hand mit Verletzung der Beugesehnen des II. und III. Fingers. Nach der Wundbehandlung und direkter Sehnenrekonstruktion zusätzliche, präventive Implantation von Miniseptopal-Elipsoiden, die man nach 7 Tagen aus der Wunde entfernt hat. Primäre Heilung

1, 3, 7, 14 und 30 Tagen) bis zu 90% erfolgt. Nach 30 Tagen finden sich in den Septopal-Elipsoiden nur noch Spuren des Antibiotikums. Nach diesen Ergebnissen erhebt sich die Frage einer frühzeitigen Entfernung der Miniseptopalketten.

Die Konzentration von Gentamicin im Serum der Versuchstiere nach Implantation von Miniseptopalketten führte lediglich bis zum 7. Tage zu einer Wachstumshemmung von Bacterium subtilis in einer Verdünnung von 1:20.

Klinische Untersuchungen

Parallel zu diesen Labor- und tierexperimentellen Untersuchungen führten wir eine klinische Studie durch. Die Septopal-Elipsoide wurden sowohl für die Behandlung von Weichteil- und Knocheninfektionen als auch für die Prophylaxe bei Wunden mit hohem Infektionsrisiko getestet. Die Miniketten kamen zur Anwendung bei 35 ausgewählten Patienten mit Knochen- und Weichteilinfektionen der Hand sowie prophylaktisch bei 42 Patienten mit schweren Handverletzungen. Es handelte sich im einzelnen um folgende Lokalisationen: 26 Fingerverletzungen, 29 Mittelhandverletzungen, 42 Gelenkverletzungen.

Bei 18 Patienten lag eine Knocheninfektion vor, in 11 Fällen schwere Weichteilzerquetschungen, sowie 19 offene Brüche (Abb. 3 und 4).

Gute Resultate sind in 78% der Fälle erhalten worden, 12mal heilte die Infektion sekundär. In den letztgenannten Fällen fanden sich als Erreger gentamicinresistente Bakterien wie Enterobacter, Proteus vulgaris oder Streptococcus faecalis.

Schlußfolgerungen

Die Einführung von Miniseptopalketten stellt eine neue Möglichkeit in der Behandlung von Infektionen der Hand und eine Möglichkeit zur Infektprophylaxe bei schweren Handverletzungen dar.

Wegen der geringen Größe können die Miniketten auch in der Kinderchirurgie zweckmäßig zur Anwendung gebracht werden.

Literatur

1. Kuś H (1983) Proceedings of the Symposium on Clinical Application of Septopal. Wrocław, Dezember 8th, 1981. Polymere in der Medizin. Pol Sci Publ 13 (1–2): 5–6
2. Kuś H, Misterka S (1983) Own experience in the treatment of chronic and posttraumatic osteitis. Polymere in der Medizin, Pol Sci Publ 13 (1–2): 69–78
3. Zimmer K (1985) Mini-Septopal in der Prophylaxe und Behandlung von Infektionen der Hand. XXI. Handchirurgisches Symposium in Wałbrzych/Polen
4. Zimmer K, Misterka S (1983) Mini-Septopal in handsurgery. Pol Handsurg 19 (2): 39–44

VII. Soziales Umfeld, Begutachtung, Amputationen

Soziales Umfeld und Risikofaktoren – Ihre Bedeutung für die therapeutischen Maßnahmen bei chronischer Osteomyelitis

K. KLEMM und B. WINTER-KLEMM

Die Behandlung der chronischen Osteomyelitis liegt zwar vorwiegend in den Händen von Orthopäden und Chirurgen, aber wegen der Chronizität des Leidens ergeben sich Auswirkungen auch auf die seelische Befindlichkeit des Patienten, so daß es naheliegt, den Psychologen und Psychotherapeuten in die Ausführungen zu diesem Thema einzubeziehen.

Da spielt bereits die *Entstehungsursache der chronischen Osteomyelitis* eine wichtige Rolle. Diese chronische Infektion des Knochens ist entweder Folge einer meist in der Jugend aufgetretenen *hämatogenen Osteomyelitis* oder hat sich nach Unfall oder operativem Eingriff am Knochen entwickelt. Im ersten Fall handelt es sich um eine Erkrankung aus körpereigener Ursache, die ohne fremdes Verschulden schicksalhaft entstanden ist und bei der von nicht wenigen Betroffenen die häufig auf Dauer verbleibende Körperbehinderung als Herausforderung empfunden wird, trotz der körperlichen Einschränkung das eigene Leben aktiv zu gestalten. Nur durch besondere Anstrengung und Leistung wird es einem solchen Menschen gelingen, im Konkurrenzkampf der Gleichaltrigen zu bestehen, und diese nach Möglichkeit zu überflügeln. Man trifft immer wieder auf Patienten mit chronischer Osteomyelitis nach hämatogener Infektion, die trotz langdauernder stationärer und ambulanter Behandlung in der Jugend mit der Notwendigkeit zu zahlreichen operativen Eingriffen, mit immer wieder auftretenden Rezidiven oder vielleicht sogar jahrzehntelanger Fisteleiterung eine volle berufliche Ausbildung absolviert haben, die im Beruf sehr erfolgreich sind und eine Familie gründeten.

Vergleichbare Lebensschicksale findet man übrigens auch bei Poliomyelitispatienten, die sich im Lebenskampf auch nur durch besondere Leistung profilieren können.

Ganz anders bei der *primär-posttraumatischen Osteomyelitis.* Durch plötzliche und unerwartete Gewalteinwirkung von außen und eigenes oder fremdes Verschulden wird der Betroffene mit einer schwerwiegenden Körperschädigung konfrontiert und muß sich damit auseinandersetzen, aber gerade wegen der Einwirkung von außen wird die Verletzung und ihre Folgen nicht ohne weiteres als schicksalhaft akzeptiert und psychisch verarbeitet.

Das typische Beispiel dafür sind die *jugendlichen Moped- und Motorradfahrer,* die bei einem Unfall einen drittgradig offenen Unterschenkelbruch erleiden und dann wegen infizierter Defektpseudarthrose monate- wenn nicht sogar jahrelang behandelt werden müssen. Man findet selten einen so betroffenen Jugendlichen, der von sich aus einräumt, daß die wesentliche Teilschuld daran liegt, ein solches gefahrenträchtiges Fahrzeug benutzt zu haben. Im Hader und Zorn über das tatsächliche oder phantasierte Fremdverschulden verwendet er häufig mehr Energie

Knochen- und Gelenkinfektionen
Herausgegeben von H. Cotta und A. Braun
© Springer-Verlag Berlin Heidelberg 1988

auf die juristische Geltendmachung von Ersatzansprüchen als auf seine berufliche Ausbildung und Gestaltung seiner Zukunft. Der Unfall mit seinen Folgen wird dann nicht zu einer besonderen Herausforderung, die es zu meistern gilt, sondern zu einer narzißtischen Kränkung.

Es ist in der Tat notwendig, die besondere Persönlichkeitsstruktur und Psychopathologie dieser jungen Männer im Alter zwischen 16 und 20 Jahren im Behandlungsplan für das operative Vorgehen, die Pflege und die Nachbehandlung zu berücksichtigen, weil anderenfalls die Behandlungserfolge nicht nur in jeder Hinsicht unbefriedigend bleiben, sondern weil es beim Patienten selbst zu einem schwerwiegenden Bruch in seinem Leben kommen kann. Bei einem großen Patientengut der fraglichen Altersgruppe und nach jahrelangen Beobachtungen und Erfahrungen schärft sich der Blick für typische, immer wiederkehrende Haltungen und Reaktionen der Betroffenen und ihrer Familien, es wird immer deutlicher, daß bei aller Verschiedenheit der Einzelschicksale Verarbeitung und Bewältigung des Traumas relativ uniform ablaufen.

Es ist eigentlich keine Frage mehr, daß das motorisierte Zweirad mehr ist als eine praktische Notwendigkeit für die Fahrt zur Schule oder zum Betrieb, nicht vorrangig ein Gebrauchsgegenstand, auf den man bei besseren Möglichkeiten wegen seiner Unbequemlichkeit oder Gefährlichkeit lieber verzichtet, sondern ein psychisch hochbesetztes und für die Erhaltung des Selbstwertgefühles notwendiges, fast magisches Selbstobjekt.

Der *pubertäre und postpubertäre Konflikt von Abhängigkeit und Ablösung* ist bekannt und vielfach ausführlich beschrieben. In früheren Zeiten sah das Problem nicht nur deswegen anders aus, weil es noch keine Mofas, Mopeds und Motorräder und sicher auch in den meisten Familien kein Geld für solchen Luxus gab, sondern weil die Jugendlichen einerseits viel früher in Selbständigkeit und Berufstätigkeit entlassen wurden - das geschah im Alter von 14 Jahren etwa - und andererseits die autoritär-patriarchalische Familienstruktur Anpassung und Unterordnung selbstverständlich voraussetzte und verlangte, solange der Betroffene noch in der Familie lebte.

Heute ist alles viel widersprüchlicher. Der Erziehungsstil hat sich in allen Schichten in Richtung Permissivität, Verwöhnung und Fürsorge bis hin zur „overprotection" gewandelt, was zu einer unübersehbaren Passivität der Jugendlichen geführt hat. Andererseits sind die Leistungsansprüche in der Schule und der Berufsausbildung in unserer hochtechnisierten Welt sehr gestiegen. Meist wird der Konflikt zwischen stark und schwach, abhängig - verwöhnt und unabhängig - fordernd, ängstlich - unsicher und mutig - selbstbewußt erstmalig in der Schule sichtbar. Das Kind ist frustriert, daß es nicht alles kann und nicht alles darf wie zuhause. Naturgemäß bedeutet die Pubertät eine Wiederbelebung der infantilen Konflikte, hinzu kommt, daß nun mit der unübersehbaren und unaufhaltsamen körperlichen Reife der Konflikt zwischen Abhängigkeit und Ablösungstendenzen nicht mehr verdrängt oder umgangen werden kann, sondern eine Lösung unabwendbar notwendig wird.

Hier liegt der eigentliche Gefahrenpunkt, denn die Scheinlösung steht glitzernd und verlockend vor dem Jugendlichen, „alle anderen" sind auch schon glücklich mit ihrem „Bock", der ihnen Kraft und Stärke gibt, sie unabhängig macht, sie jederzeit entfliehen läßt. Auf dem Mofa oder Moped ist es so leicht, stark, geschickt, schnell, tapfer und tüchtig zu sein, es gibt immer etwas, worauf man stolz sein kann – wieviel schwerer ist das in der Schule oder in der Lehre zu erreichen.

Der Himmelssturz nach dem Unfall, wenn ein schwerwiegender Körperschaden bis hin zum Extremitätenverlust eingetreten ist, stellt für den Betroffenen und seine Familie ein entsetzliches Ereignis dar. Der ganze schöne Traum von Kraft und Freiheit ist zerronnen, unter erschwerten Bedingungen soll der Lebenskampf aufgenommen werden, dem man sich vorher schon nicht gewachsen fühlte.

Wie entsetzlich der Absturz ist, erkennt man schon daran, daß Patient und Familie die Schwere der Körperschädigung nicht wahrhaben wollen und verleugnen und eine völlige Wiederherstellung des Vorzustandes ohne erkennbare Spuren erwarten. Stellt sich dann heraus, daß dies nicht möglich ist, wird der Chirurg zum Verfolger und Schädiger gemacht, dem es entweder an Fähigkeit oder gutem Willen fehlt. Das Gefühl der Verzweiflung und Entrüstung findet dann seinen Niederschlag in Äußerungen wie: „Sie können einem 17jährigen doch nicht sein Bein einfach abschneiden".

Im klinischen Alltag sind diese Patienten fast immer überaus ängstlich, extrem schmerzempfindlich und wenig einsichtig. Sehr häufig wird die Behandlung durch eine überfürsorgliche Mutter behindert, die den Sohn wieder wie ein Kleinkind behütet und verwöhnt, sich seiner förmlich bemächtigt und nicht einsehen kann, daß sie ein Teil des Problems ist, das zu der Katastrophe geführt hat. Nicht selten geht die mütterliche Fürsorge bis hin zur Verletzung der Intimsphäre des Jungen, wenn sie ihn wegen der angenommenen Hilflosigkeit beim An- und Ausziehen, bei der Körperpflege und der Benutzung von Urinflasche und Bettpfanne hilft und sich vielleicht sogar dem Pflegepersonal aufdrängt, dies tun zu dürfen.

Alle diese Ausführungen dienen nicht dazu, Betrachtungen über die Psychopathologie der Jugend von heute anzustellen, sondern sie sind wichtig, um neben dem bereits eingetretenen schweren Körperschaden zusätzliche psychische Schäden zu verhindern.

In der Behandlung der schweren Extremitätenverletzung mit nachfolgender chronischer Osteomyelitis ist es deshalb von großer Wichtigkeit, daß bei der *Aufstellung des Behandlungsplanes* auch an die psychischen Auswirkungen nicht nur der Verletzung selbst, sondern auch der Behandlung gedacht wird. Die Behandlungsmaßnahmen sollten eine frühestmögliche Mobilisierung und Eigenständigkeit herbeiführen und zum Ziel haben, daß der jugendliche Verletzte aktiv an der weiteren Gestaltung seines Lebens mitwirkt und auch mitwirken kann.

Für uns unerwartet und überraschend war die Beobachtung, daß *Mädchen mit Moped- und Motorradunfällen* offenbar ganz anders reagieren als Jungen, daß sie das Trauma – auch mit dauernden Folgen – ausgesprochen gut bewältigen und in ihrer Lebensplanung sich in der Regel eher angespornt als entmutigt fühlen. Für selbstbewußte und sportliche Mädchen scheint Motorradfahren eine Art männliches Hobby zu sein, aber keinesfalls ein Mittel zur Konfliktbewältigung. Wenn ein Mädchen sich bei diesem gefährlichen Hobby verletzt, nimmt sie ziemlich selbstverständlich die Verantwortung für ihr Tun auf sich und bemüht sich, die „Scharte wieder auszuwetzen", d.h. den Schaden so gut es geht zu bewältigen und durch besondere Leistungen auf anderem Gebiet wieder auszugleichen. Nicht wenige dieser Patientinnen haben mit großem Einsatz Wiederholungsjahre in der Schule vermieden und trotz Körperbehinderung anspruchsvolle Berufsausbildungen und Universitätsstudien absolviert. Sie verhalten sich in dieser Hinsicht eigentlich wie die Jugendlichen mit hämatogener Osteomyelitis oder Poliomyelitis, indem sie in der Bewältigung des schweren Körperschadens eher an Selbstvertrauen und Selbstbewußtsein gewinnen.

Ausgehend von diesen Einsichten und Erkenntnissen liegt *die optimale medizinische Behandlung nicht immer im Möglichen* bzw. – wie es so schön heißt – Machbaren – sondern im Sinnvollen. Im Behandlungsplan muß nicht nur die Verletzung an sich, sondern das Alter des Verletzten, seine berufliche und soziale Situation und seine psychische Belastbarkeit Berücksichtigung finden. Vom behandelnden Arzt sollten schon sehr frühzeitig die Weichen gestellt werden, damit nicht durch zögerndes Zuwarten die somatische und auch die psychische Chronifizierung begünstigt wird.

Unter diesem Aspekt ist auch der *Erhaltungsversuch um jeden Preis* zu betrachten. Neue Verfahren der operativen Traumatologie machen die Erhaltung einer Extremität trotz schwerer Schädigung von Knochen, Gefäßen, Nerven, Muskulatur und Haut möglich, bei einer Verletzung, bei der vor 10 oder 15 Jahren noch am Unfalltage die Amputation notfallmäßig durchgeführt worden wäre.

Die Bundesrepublik Deutschland verfügt heute über ein so hervorragendes flächendeckendes Rettungssystem und zahlreiche Spezialkliniken, daß z. B. bei einem Unfallort im ländlichen Bereich die Versorgung einer arteriellen Gefäßverletzung nicht zum Problem wird. Die Fortschritte in der Wiederherstellungschirurgie erlauben heute die primäre oder sekundäre Deckung großer Weichteildefekte als wichtige Voraussetzung für die Rekonstruktion des defekten Knochens. Diese technischen Möglichkeiten haben dazu geführt, daß die Notwendigkeit zu einer primären Amputation nur noch in Ausnahmefällen gegeben ist.

Ein weiterer Grund für einen Erhaltungsversuch trotz schwerster Schädigung einer Extremität liegt in der hohen Erwartungshaltung des Verletzten und seiner Angehörigen und Freunde, daß die Wiederherstellung des Vorzustandes angesichts der atemberaubenden Möglichkeiten der modernen Medizin doch möglich sein müsse. Bereits die Andeutung, daß es sich bei der Art der Verletzung bald herausstellen wird, daß die Amputation die einzig sinnvolle Behandlungsmaßnahme ist, wird mit ungläubigem Erstaunen und Empörung aufgenommen.

Der allgemein übliche Ausdruck „Erhaltungsversuch" beinhaltet aber, daß ein solcher Versuch gelingen oder auch scheitern kann. Aber was ist ein gelungener Versuch, und wann muß er als gescheitert angesehen werden? Kann man nach offenem Unterschenkelbruch, der mit einer Beinverkürzung von 3–4 cm, schweren Blutumlaufstörungen, weitgehender Einsteifung der benachbarten Gelenke, permanentem Sensibilitätsverlust der Fußsohle und Notwendigkeit zum ständigen Tragen eines Schienenhülsenapparates überhaupt noch von erfolgreicher Behandlung sprechen? Dieser Zustand konnte nur nach langmonatigem Krankenhausaufenthalt, zahlreichen operativen Eingriffen und möglicherweise jahrelanger Arbeitsunfähigkeit erreicht werden.

In dieser Zeit sind für den Betroffenen soziale, familiäre und berufliche Bindungen weitestgehend oder völlig verlorengegangen, er hat sich an den Zustand von Inaktivität und permanenter Versorgung gewöhnt, und besitzt weder die innere Bereitschaft noch die früheren Möglichkeiten zur aktiven Gestaltung seines

Berufes. Zur körperlichen Verkrüppelung ist die seelische Verkrüppelung im weitesten Sinne des Wortes hinzugekommen.

Das schwierigste Problem für den Verletzten und die behandelnden Ärzte besteht darin, den Zeitpunkt zu erkennen, wann von einem gescheiterten Erhaltungsversuch gesprochen werden muß. In dieser Hinsicht befinden sich die Ärzte einer Abteilung für posttraumatische Osteomyelitis in einer besseren Position, weil sie nicht die erstbehandelnden Ärzte sind und nicht in die schmerzliche Lage versetzt werden, das bei der operativen Erstversorgung Erreichte wieder zerstören zu müssen. Bei der großen Zahl von Patienten, die wegen posttraumatischer oder postoperativer Osteomyelitis in eine derartige Sonderabteilung für posttraumatische Osteomyelitis verlegt werden, gelingt es leichter, den Betroffenen und seine Angehörigen mit glaubhafter Autorität von der Notwendigkeit einer Amputation zu überzeugen, die ihm bei guter prothetischer Versorgung ein besseres berufliches, familiäres und soziales Fortkommen sichert, als beim Beharren auf Fortsetzung des Erhaltungsversuches.

Ein wirkliches Problem und Behandlungshindernis, mit dem alle operativ tätigen Orthopäden und Traumatologen immer wieder fertig werden müssen, ist das *bewußte oder unbewußte Schuldgefühl bei postoperativ aufgetretener Osteomyelitis.* Die Einführung von Asepsis und Antisepsis in der modernen Chirurgie hat sowohl für den Patienten als auch für den behandelnden Arzt das Bewußtsein einer neuen Normalität geschaffen, so daß heute eine postoperativ eingetretene Wundinfektion bei aseptischen Eingriffen als „unnormal", nicht regelrecht und damit als schuldhaft verursacht empfunden wird. Bei objektiver und kritischer Betrachtung gehört jedoch die Wundinfektion wie alle anderen Infektionen nach wie vor zum biologischen Risiko eines jeden Menschen, nur daß es eben durch die vielfältigen Möglichkeiten moderner Medizin gelungen ist, neben anderen biologischen Risikofaktoren auch das Infektionsrisiko auf ein Minimum zu reduzieren. Der Trugschluß besteht nur darin, daß die Tatsache der nach wie vor gegebenen Gefährdung geleugnet und die eingetretene Infektion als „Panne" erlebt wird.

Paradigmatisch für diese weitverbreitete Einstellung gegenüber chirurgischen Infektionen fällt immer wieder auf, daß es sowohl dem Patienten als auch seinem behandelnden Arzt ganz offensichtlich Schwierigkeiten bereitet, die bereits eingetretene Wundinfektion als solche zu akzeptieren, das Ausmaß des Schadens zu benennen und damit den ersten Schritt in Richtung einer adäquaten, konsequenten und damit auch erfolgversprechenden Behandlung zu tun. So wird die stets indizierte Frühintervention bei den ersten Anzeichen für die Ausbildung einer Infektion nach Osteosynthese als Auswirkung dieser Verleugnung überhaupt unterlassen oder erst zu einen Zeitpunkt durchgeführt, zu dem bereits ein irreparabler zusätzlicher Schaden eingetreten ist. Der hohe Anspruchsdruck der modernen Medizin mit immer glänzenderen Infektionsstatistiken und die magischen Erwartungen und Wünsche des Patienten ergeben insgesamt einen so massiven Erfolgszwang, daß Infektionen als beschämende Niederlagen erlebt werden müssen.

Nur so ist es zu verstehen, wie lange Arzt und Patient häufig zögern, bis entweder beide gemeinsam oder jeder für sich Schritte unternehmen, die abwartende Haltung in Hoffnung auf eine spontane Besserung der Infektion nach Osteosynthese aufzugeben und die Behandlung in neue Bahnen zu lenken. Eine vom Patienten und seinen Angehörigen oder dem Kostenträger angestrebte Verlegung in eine Spezialklinik wird als mangelndes Vertrauen und Einmischung in die eigene Kompetenz empfunden. Die Behandlungsverzögerung als Auswirkung des bewußten oder unbewußten Schuldgefühles, den Schaden vielleicht mitverursacht zu haben und dafür schadenpflichtig gemacht zu werden, wiegt schwerer als die Infektion selber, zumal die postoperative Osteomyelitis dem behandelnden Arzt bei Einhaltung der üblichen Regeln der Antisepsis und Asepsis und der operativen Technik nicht schuldhaft angelastet werden kann.

Charakteristisch für die *chronische Osteomyelitis* und Risikofaktor Nr. 1 ist die *Rezidivhäufigkeit* bei dieser Erkrankung. Noch Jahre nach geglückter Behandlung des akuten Schubs der hämatogenen Osteomyelitis oder abgeschlossener Wiederherstellung einer Extremität mit posttraumatischer oder postoperativer Osteomyelitis kann unerwartet und unverhofft ohne Einwirkung von außen ein Infektrezidiv auftreten, so daß erneut stationäre Behandlung erforderlich wird. Es gibt zwar genügend Hinweise dafür, daß durch moderne Behandlungsverfahren mit einem sehr aktiven Vorgehen die Rezidivhäufigkeit deutlich zu senken ist, aber völlige Rezidivfreiheit wird es wohl niemals geben.

Der von der Osteomyelitis Betroffene sollte wissen, daß er mit späteren Rezidiven rechnen muß und daß ein solches Rezidiv fast immer der operativen Behandlung bedarf. Eine ausschließlich antibiotische Behandlung unterdrückt die bakterielle Infektion, ohne sie zu beseitigen, und die fortbestehende schleichende Infektion führt fortschreitend zu einer zunehmenden Mangeldurchblutung des Knochens im Sinne der Sklerosierung und leistet damit der Chronifizierung des Leidens weiteren Vorschub.

Es liegt in der Natur der Sache, daß Patienten mit anstrengenden körperlichen Berufen häufiger von Unfällen mit schwerer Körperschädigung und damit auch posttraumatischer Osteomyelitis betroffen werden, als z. B. kaufmännische Berufe oder Beschäftigte in der Verwaltung. Bei einem Bauarbeiter, einem Arbeiter aus der metallverarbeitenden Industrie oder einem Landwirt kann die *berufliche Eingliederung* nach abgeschlossener bestmöglicher medizinischer Rehabilitation große Schwierigkeiten bereiten. Für die Umschulung auf eine anders qualifizierte sitzende Tätigkeit fehlen häufig die schulischen Voraussetzungen. Die Umsetzung auf einen anderen Arbeitsplatz scheitert auch an der mangelnden Verfügbarkeit von geeigneten Tätigkeiten in ländlichen Bereichen. Die chronische Osteomyelitis mit ihren Folgeschäden kann dann sehr leicht einen sozialen Abstieg bei völliger Passivität des Patienten bis hin zum chronischen Alkoholismus induzieren.

Eine besondere Gruppe, für die Risikofaktoren und soziales Umfeld eine große Rolle spielen, sind *Fernlastfahrer im mittleren Lebensalter.* Für diese Männer bedeutet Berufsunfähigkeit durch eine bleibende Behinderung infolge Beinverkürzung, Versteifung von Gelenken oder Amputation insofern eine Katastrophe, weil sie meist aus anderen Berufen aus innerem Antrieb in diese Arbeit übergewechselt sind und die Wiederaufnahme der alten beruflichen Tätigkeit fast als Beschämung und Eingriff in ihre persönliche Freiheit empfinden. Denn diese Tätigkeit ist mehr als ein gutbezahlter Job – damit verbunden ist ein ganz eigener Lebensstil. Werden sie zu einer ortsgebundenen beruflichen Tätigkeit genötigt und müssen sogar das Dasein eines Rentners führen, so ergibt sich daraus für diejenigen mit Familie für alle eine Belastung und Umstellung, nachdem das Familienleben zuvor auf die lange Abwesenheit des Mannes abgestellt war. Ganz hoffnungslos wird es, wenn ein solcher Mann keine familiären Bindungen hat und sich vor dem Unfall nur über das gutbezahlte Vagabundenleben des Fernlastfahrers noch einigermaßen sozial über Wasser hielt. Für solche Männer gibt es häufig außerhalb des Krankenhauses keine Zuflucht, sie versuchen, den Krankenhausaufenthalt so lange wie möglich zu verzögern und haben vielfältige Komplikationen. Oft kann langfristig der soziale Abstieg durch die Behandlung nur hinausgeschoben, aber nicht endgültig aufgehalten werden.

Dies führt zu einer Gruppe von Patienten, bei denen offensichtlich *psychosomatische Faktoren* einen Einfluß auf den Verlauf der chronischen Osteomyelitis haben. Trotz aller Unwägbarkeit im Verlauf der chronischen Osteomyelitis ist einfach nicht zu übersehen, daß bei durchaus vergleichbaren somatischen Voraussetzungen in bezug auf Körperzustand, Alter des Verletzten sowie Art und Ausdehnung der Verletzung und unter der Voraussetzung einer optimalen chirurgischen Behandlung die Verläufe doch sehr unterschiedlich aussehen können. In der Mehrzahl der Fälle wird der Behandlungsverlauf und Heilungserfolg den Erwartungen des erfahrenen Klinikers entsprechen. Einige Patienten, meist dynamische, selbständige und ehrgeizige Naturen, die die Krankheit überhaupt nicht gebrauchen können, machen unerwartet gute Heilungsfortschritte, aber einer kleinen Gruppe von Patienten ist trotz aller Bemühungen augenscheinlich nicht zu helfen, sie zeigen extreme Komplikationsanfälligkeit und eine auffällige Verlangsamung und Unberechenbarkeit aller Heilungsprozesse bis hin zur totalen Therapieresistenz. Wer ein größeres Kollektiv von Osteomyelitiskranken behandelt hat, kennt diese Patienten. Sie sind wahre *Koryphäenkiller,* ein Therapieversuch reiht sich an den anderen, aber trotz der offensichtlichen Erfolglosigkeit klagen sie nicht und halten ihrem Arzt die Treue. Diese Patienten müssen mit einer gewissen Berechtigung als psychosomatisch eingestuft werden, weil unübersehbar psychosomatische Faktoren an der Ausgestaltung - wohlgemerkt niemals an der Verursachung der Osteomyelitis - beteiligt sind.

Selbstverständlich ist die chronische Osteomyelitis nicht mit „klassischen" psychosomatischen Erkrankungen wie Asthma, Colitis oder Neurodermitis gleichzusetzen, bei denen der unbewußte seelische Konflikt entweder neurotisch oder psychosomatisch gelöst wird. Es scheint vielmehr so zu sein, daß, wie in der französischen Schule der psychoanalytischen Psychosomatik beschrieben wird, bestimmte Patienten mit einer durch bekannte Faktoren gekennzeichneten prämorbiden Persönlichkeit unter dem Druck des Traumas der Verletzung regelrecht psychosomatisch dekompensieren. Solche psychosomatisch disponierte Personen sind gekennzeichnet durch Phantasiearmut, geringe Symbolisierungsfähigkeit, Dürftigkeit von Sprache und Kommunikation. Die psychosomatische Disposition in diesem Sinne ist somit auch ein Schichtproblem, bekannt ist die „Sprachlosigkeit" der Unterschichtpatienten, so daß häufig Gefühle eben nur über körperliche Reaktionen und nicht über sprachliche Reflektion geäußert werden können. Die Erfahrung lehrt, daß eine Therapie bei diesen Patienten trotz aller Erkenntnisse über die Psychopathologie fast aussichtslos ist. Als eine Art Bodensatz sind sie regelmäßige Kunden von septischen Ambulanzen, sie werden mehr betreut als behandelt und sind damit offensichtlich ganz zufrieden.

Diese Ausführungen zum sozialen Umfeld und den Risikofaktoren bei chronischer Osteomyelitis sowie deren Behandlung erheben keinen Anspruch auf Vollständigkeit. Es soll damit dargelegt werden, daß dieser doch so lokalisierte Krankheitszustand der chronischen Osteomyelitis ohne schwere Beeinträchtigung der allgemeinen körperlichen Befindlichkeit doch erhebliche Auswirkungen auf die seelische Befindlichkeit und die berufliche und private Lebensgestaltung haben kann. Je früher mit einer aktiven und konsequenten Behandlung begonnen wird, um so besser sind die Aussichten, eine somatische und psychische Chronifizierung des Leidens zu verhindern. Die chronische Osteomyelitis ist keine Erkrankung, die man der Selbstheilungskraft der Natur überlassen sollte, sondern eine Herausforderung an den behandelnden Arzt zum aktiven Vorgehen, um den Sekundärschaden so klein wie möglich zu halten.

Literatur

1. Börner M, Winter-Klemm B, Klemm K (1982) Der gefallene Ikarus oder der schwerverletzte jugendliche Motorradfahrer - die grauenvolle Jahresbilanz einer Unfallklinik. Unfallchirurgie 8: 1–7
2. Klemm K, Winter B (1978) Prognostische Faktoren bei posttraumatischer Osteomyelitis. Lebensversicherungsmedizin 5: 119–122
3. Klemm K, Winter-Klemm B (1981) Prognostische Faktoren bei posttraumatischer Osteomyelitis. Hefte Unfallheilkd 153: 270–271
4. Winter-Klemm B, Klemm K (1982) Unbewußte Schuldproblematik bei posttraumatischer Osteomyelitis. Hefte Unfallheilkd 157: 406–407
5. Winter-Klemm B (1985) Psychosomatische Aspekte bei chronischer Osteomyelitis - theoretische Überlegungen und erste empirische Ergebnisse. Inaugural-Dissertation, Frankfurt am Main

Begutachtungsfragen bei der chronischen Osteomyelitis

J. Probst

Das anspruchsvolle Kapitel der Begutachtung kann, wenn über Osteomyelitis gesprochen wird, nicht fehlen, erreichen doch den Praktiker wie den Kliniker, den Versorgungsarzt wie den Sachverständigen, den Beratungsarzt wie den Hochschullehrer im Zusammenhang mit dieser Krankheit zahlreiche Fragen, deren Grund ganz unterschiedlicher Art sein kann und deren Beantwortung sehr verschiedenartigen Zwecken dienen soll. Den Befragten stehen die Fragesteller gegenüber, von denen der Betroffene, der Patient, vorwiegend eine klinische, der Versicherungsträger aber eine ökonomische Auskunft erwartet; den Juristen interessieren diese Komplexe wenig, er hat über rechtliche Umstände zu befinden und entfernt sich – deduktiv schließend – damit am weitesten aus der uns vertrauten Denkwelt naturwissenschaftlich bestimmter induktiver Betrachtungsweise.

In diesen Beziehungen unterscheidet sich die Osteomyelitis zwar nicht von anderen Krankheitserscheinungen und Verletzungsfolgen. Aber die Herkunft, das Wesen, der Verlauf und die Endzustände jedes einzelnen Osteomyelitisfalles unterscheiden sich von jedem andersartigen Fall. Darum ist die Begutachtung der Osteomyelitis schwierig und besonders verantwortungsvoll, sie gehört in die Hand desjenigen, der die Vielfältigkeit der Osteomyelitis als Behandler selbst „durchlitten" hat. Wenige Zustände eignen sich so schlecht für eine nur büromäßige Beurteilung wie die Osteomyelitis. Vor vielen anderen Krankheitsbildern zeichnet sich die Osteomyelitis auch durch ihre Launenhaftigkeit, ihre Fähigkeit zur – manchmal trügerischen – Ruhe wie zum sprunghaften Wiederausbruch aus. Dies kann für den Gutachter – gleichgültig auf welcher Ebene – bedeutungsschwer sein; ein Gutachter, der eine Exazerbation der Osteomyelitis heraufziehen sieht, wird als verpflichtet angesehen werden müssen, unverzüglich für die Behandlungseinleitung zu sorgen, zumindest jedoch den Patienten über die drohende Entwicklung des Krankheitsgeschehens aufzuklären und auch die Folgen der Nichtbeachtung darzulegen.

Die Schwierigkeiten, die sich in der Osteomyelitisbegutachtung offenbaren, sind teilweise diejenigen der Klinik. Auch dort stellt sich keineswegs jede Osteomyelitis von Anfang an als solche dar. Die Unspezifität der allgemeinen Krankheitszeichen *vor* der Röntgenmanifestation, die Überlagerung durch das führende Krankheitsgeschehen, sowie die Einflüsse der Therapie verhindern die Evidenz des klassischen lehrbuchmäßigen Erscheinungsbildes der Osteomyelitis.

Dies fördert leicht die Konzentration des Interesses auf Vordergründiges, vor allem in denjenigen Fällen, in denen eine metastatische Osteomyelitis auf hämatogenem Wege neben einem anderen schweren Krankheitsgeschehen entsteht. Der Katheterspitzenabszeß, die Atelektase liegen näher. Obwohl die Erkenntnisbedin-

Knochen- und Gelenkinfektionen
Herausgegeben von H. Cotta und A. Braun
© Springer-Verlag Berlin Heidelberg 1988

gungen wesentlich günstigere sind, begegnen wir dem Phänomen der verspäteten Identifikation auch beim Knocheninfekt im Gefolge einer offenen Fraktur oder einer Osteosynthese. Und auch hier tritt eine andere Art von Vordergründigkeit in Erscheinung: die anfängliche und manchmal hartnäckige Verdrängung des unerwünschten Zwischenfalls, der so wenig erklärlich scheint. Die Auswirkungen einer solchen Fehleinschätzung sind bekannt.

Doch auch diese engen sich ein auf die sichtbaren klinischen Erscheinungen, ein Umstand, dem wir viele therapeutische Fehlschläge verdanken, die ihrerseits therapeutisch unzureichender Wirksamkeit, nicht aber dem verfehlten Wirkungsprinzip zugerechnet werden.

Der Einblick in die klinischen Verläufe von jährlich an die 150 klinischen Neuzugängen von Osteomyelitisfällen post traumam oder post osteosynthesiem läßt allzu häufig die Negierung des Infekts, dann ein zweifelhaftes Bemühen um die Erhaltung der Osteosynthese um *jeden* Preis, danach den Entschlußmangel einer radikalen, d. h. an der Wurzel des Übels ansetzenden Änderung des Therapieregimes erkennen. Das (blinde?) Vertrauen in die Wirksamkeit adjuvanter Mittel besorgt ein übriges.

Diese Beobachtungen schlagen sich nicht nur auf die Begutachtung nieder, sondern treten gleichermaßen eigenständig in der Begutachtung auf, indem auch hierbei eher vordergründigen Geschehensabläufen als den tieferen Ursachen nachgegangen wird. Unbeschadet unserer Vermutung, daß die Osteomyelitis auch immunologischen Bedingungen unterliegt, muß jedoch das pathologisch-anatomische Geschehen in den Rahmen der Beobachtungen und Wertungen eingebracht werden, weil nur dieses den eigentlichen Schlüssel zur Beantwortung der uns gestellten Beweisfragen liefert.

Nur das pathologisch-anatomische Substrat ist es auch, das uns die verschiedenen Entstehungsarten der Osteomyelitis verständlich macht:

1. die Osteomyelitis des Säuglings,
2. die Osteomyelitis des Kindes,
3. die akute eitrige Osteomyelitis des Erwachsenen,
4. die exogene chronische Osteomyelitis,
5. den Brodie-Abszeß,
6. die plasmazelluläre Osteomyelitis,
7. die nichteitrige sklerosierende Osteomyelitis GARRÉ
   sowie die spezifischen Osteomyelitisinfektionen.

Für die Begutachtung sind zahlenmäßig nur wenige dieser Erscheinungen bedeutungsvoll, aber alle Formen – mit Ausnahme der Säuglingsosteomyelitis – beschäftigen den Gutachter.

Die klassische Osteomyelitis des Kindesalters ist die akute hämatogene Osteomyelitis, die ohne erkennbare, vor allem ohne erkennbare äußere Ursachen auftritt; wir kennen auch die Gründe ihrer Entstehung nicht, wissen aber, daß Ernährungsumständen keine signifikante Bedeutung zukommt, wie uns die unter verschiedenen Bedingungen geschehenen Massenexperimente vor, zwischen und nach den Kriegen sowie während derselben gelehrt haben. Diese Form der Osteomyelitis wird beherrscht vom Prinzip der Infektion im geschlossenen Markraum, dem dauerhaften Druckzustand in demselben, der anhaltenden Unterbrechung der Blutversorgung von innen her mit der Folge der Sequestration *nach* Periostsklerose.

Um die unfallbedingte Entstehung dieser Krankheit sind jahrzehntelang erbitterte Auseinandersetzungen geführt worden, die mit z.T. großen Namen verknüpft sind. Die Fehlinterpretation experimenteller Osteomyelitiden beim Tier hat den Streit um die Möglichkeit der Unfallursächlichkeit noch verschärft. Allen Erkrankungsfällen war eigentümlich, daß meist nicht nur keine eindrucksvollen Unfälle vorgelegen hatten, sondern auch regelmäßig keine Verletzungsspuren nachgewiesen werden konnten, dennoch hartnäckig Unfallfolgen geltend gemacht wurden. Auch heute kommen derartige Fälle – wenn auch seltener – vor. Die Ablehnung des Unfallzusammenhanges kann selbstverständlich nicht allein unter Hinweis auf gemachte Erfahrungen erfolgen, sondern bedarf der auf den Einzelfall bezogenen Untersuchung und Bewertung der Befunde, unter denen die Veränderungen im Röntgenbild besonders bedeutsam sind: Da die knöchernen Reaktionen erst später röntgenologisch darstellbar werden, keinesfalls jedoch früher als 3 Wochen nach Beginn der Erkrankung, deutet das frühere Auftreten des Nebeneinanders von Osteolyse und reaktiver Osteosklerose darauf hin, daß der Beginn der Erkrankung zeitlich schon vor dem angegebenen Unfalldatum gelegen hat. Die Gründe dafür, daß von den Betroffenen immer wieder die Unfallursächlichkeit behauptet wird, liegen in der Schmerzhaftigkeit des abgehobenen Periosts; dies ist meist das erste subjektiv wahrnehmbare Krankheitszeichen bei schon längst in vollem Gange befindlicher Krankheit. In diesem Zustand wird dann auch schon die Gebrauchsbelastung der erkrankten Gliedmaße mit dem erstmals und insoweit subjektiv plötzlich auftretenden Schmerz als Unfall gedeutet.

In den 50er Jahren brach erneut eine heftige Auseinandersetzung über die Entstehung der Osteomyelitis im Gefolge einer unfallbedingten lokalen Durchblutungsstörung aus. Grundlage hierfür waren tierexperimentelle Untersuchungen des Pathologen Siegmund. Die Theorie des „Locus minoris resistentiae", schon ein geringfügiges Trauma schaffe für die Keimbesiedelung geeignete Bedingungen, wurde nicht anerkannt, denn die Tierversuche erwiesen sich als nicht übertragbar auf den Menschen.

Auch heute noch wird anerkannt, daß eine akute hämatogene Osteomyelitis durch Unfallfolgen verursacht sein könne, wenn bestimmte Bedingungen erwiesen seien, nämlich der Unfall selbst, die Verletzung der später erkrankten Stelle und der zeitlich-nosologische Zusammenhang der einzelnen Krankheitserscheinungen mit dem angegebenen Unfalldatum. In einschlägigen Fällen konnte diese Beweistrias aber niemals nachgewiesen werden. Auch eine diesbezügliche lebhafte Diskussion auf der Unfallmedizinischen Tagung des Landesverbandes Hessen-Mittelrhein der gewerblichen Berufsgenossenschaften 1982 mußte sich mit „Denkmodellen" begnügen, auch hier konnte ein gegenständlicher Fall nicht vorgewiesen werden.

Eine ganz andere Form der hämatogenen Osteomyelitis spielt dagegen beim Unfallverletzten eine nicht unbedeutende Rolle: die metastatische Absiedelung, die von jedem chronischen Infekt ausgehen kann und an jedem Knochen möglich ist. Eine besonders häufige Quelle ist der Thorax, dessen Empyem bzw. der infizierte Hämatothorax oder auch die Pneumonie; auch jeder andere Herd kommt in Betracht. Bevorzugte Zielorte sind Brust- und Lendenwirbelkörper. Die metastatische Osteomyelitis kann zum führenden Krankheitsbild werden, wenn lebenswichtige bzw. funktionell wichtige Strukturen in den metastatischen Infekt einbezogen werden, wie dies bei der Wirbelbogenmetastase der Fall ist; die in früheren Zeiten außerordentlich schwierige Art- und Lokalisationsdiagnostik wird heute durch neuartige bildgebende Verfahren wesentlich erleichtert, wobei insbesondere die Computertomographie heranzuziehen ist. Unter den bevorzugten Metastasenlokalisationen sind auch alle Abschnitte des Oberschenkels, außerhalb des Skeletts das Gehirn zu nennen.

Es liegt in der Natur der Sache, daß während des Bestehens eines schwer beeinträchtigten Allgemeinzustandes die Bildung einer Metastase zunächst nicht auffällt. Die Schwierigkeit für die Begutachtung besteht in der zeitlichen Zuordnung, die jedoch mit Hilfe des Röntgenbildes, der Laborwerte und der Fieberkurvenverläufe meist gelingen dürfte.

Welche Bedeutung der Arbeit des Gutachters zukommt, mag folgende eigene Beobachtung beleuchten: Ein etwa 50 Jahre alter Handwerksmeister hatte sich bei einem Absturz einen Oberschenkeltrümmerbruch zugezogen, dieser wurde operativ versorgt, es entstand eine Frakturosteomyelitis, die jedoch die knöcherne Heilung nicht hinderte. Im Abstand von 3–4 Jahren traten Osteomyelitisrezidive auf. Noch später erfolgte eine hämatogene Aussaat, deren Ursache bei Einweisung in eine Innere Abteilung unter dem Krankheitsbild einer tödlich endenden Endokarditis nicht erkannt wurde. Der Internist hatte niemals die Krankengeschichte aus der Chirurgischen Abteilung desselben Krankenhauses beigezogen. Die wiederholten Erkrankungen und der Tod des Versicherten mußten nachträglich als unfallbedingt anerkannt werden.

In ganz anderer Weise wird der Gutachter mit dem Krankheitsbild der Osteomyelitis in deren Erscheinungsform der exogenen chronischen Osteomyelitis befaßt. Abgesehen davon, daß das Krankheitsgeschehen ein prinzipiell anderes ist, fallen auch die Fragen an den Gutachter anders aus.

Die Formen der exogenen Osteomyelitis nach Fraktur oder Osteosynthese werden primär nicht durch die bakterielle Infektion - ausgenommen der hochvirulente Infekt - bestimmt, sondern durch den Grad der Ernährungsstörung aufgrund der Bruchart, aufgrund der primären und ggf. sekundären Schäden des Weichteilmantels und aufgrund des Operationstraumas sowie durch den Grad der postoperativ bestehenden Versorgungsnot des Knochens und der Weichteile.

In versicherungsrechtlicher Hinsicht ergeben sich selten kausale Fragestellungen, vielmehr geht es gutachtlich meist mehr um die Beurteilung des Ausmaßes des Schadens und seiner Wiederherstellungsaussichten. Die Bewertung richtet sich nach dem zugrundeliegenden Anspruch: Handelt es sich um einen Arbeitsunfall, ist die Minderung der Erwerbsfähigkeit auf dem allgemeinen Arbeitsmarkt einzuschätzen. Im Haftpflichtfall sind berufliche Tätigkeit und auch die Beeinträchtigung des Privatlebens zu beurteilen. In der privaten Unfallversicherung ist ausschließlich die Beeinträchtigung der Gebrauchsfähigkeit der betroffenen Gliedmaße zu beurteilen. In allen Fällen muß der Auftraggeber sich darauf verlassen können, daß der Gutachter sowohl die Klinik als auch die Auswirkungen der Osteomyelitis so zu beurteilen weiß, daß er dem Geschädigten und den übrigen Beteiligten, die medizinische Laien sind, ein zutreffendes Bild des Schadens, der medizinischen Prognose und der Auswirkungen des Schadens in allen Lebensumständen des Verletzten zu vermitteln weiß.

Dazu gehören in erster Linie auch Äußerungen über Rezidivneigung, Verletzungsgefahren aufgrund veränderter statischer Bedingungen, Narbenprobleme,

Fistelkrankheiten, Empfehlungen orthopädie-technischer Art, Hinweise auf berufliche Verwendbarkeiten.

Ein anderes Aufgabengebiet, das dem Gutachter bei diesen Unfallfolgen obliegt, ist die Beurteilung der noch nicht ausgeheilten Zustände, sei es ein florider osteomyelitischer Prozeß, sei es die chronische Absonderung einer Fistel, sei es die Nichtheilung des Knochens. Hier gerät der Gutachter zunehmend in die Rolle des Beraters, dessen wichtigste Eigenschaft neben der Unvoreingenommenheit sein muß, dem Geschädigten wie den übrigen Beteiligten Wege aus der Sackgasse zu zeigen. Und dazu gehört eben die fundierte, an eigener einschlägiger Tätigkeit geschärfte Kenntnis des Krankheitsbildes in seinen vielen Gestalten.

Die Arbeit des Gutachters ist um so schwerer, je mehr er zum Berater wird und vielleicht als erster unbequeme Wahrheiten und schwerwiegende Empfehlungen aussprechen muß. Daß sein Rat in den Wind geschlagen wird, muß er auch ertragen können! Andererseits ist der Gutachter in dieser Position nicht vorbelastet und kann, ja er muß nachholen, was bisher versäumt worden ist, von der Oberfläche der Fistel, die nur ein Symptom ist, in die Tiefe der Sequesterhöhlen zu steigen, um des Übels Wurzel freizulegen.

Eine heute leider auch zur alltäglichen Arbeit gehörende Aufgabe ist die Begutachtung im Arzthaftpflichtfall und gar nicht so selten im Strafermittlungsfall. Die Osteomyelitis, die vom Laien, oft mehr noch von seinen Ratgebern, manchmal aus Unkenntnis, häufiger aus anderen Gründen, dem behandelnden Arzt als „Kunstfehler" angelastet wird, stellt naturgemäß für den Verletzten eine vollkommen neue Erfahrung dar; einen Knochenbruch nimmt er hin, aber auf dessen Folgen war er im bisherigen Leben nicht vorbereitet worden. Hinzu kommt die durch ständige Einflüsse der Medien genährte Meinung, in der Medizin sei heute alles machbar, Fehlschläge beruhten allein auf Fehlern Dritter.

Der Gutachter, der in einem solchen Fall zu seiner Expertise aufgerufen ist, muß in dreifacher Hinsicht kapitelfest sein: er muß alle Spielarten der Osteomyelitis kennen, er muß wissen, worum es im Haftpflichtfall bzw. Strafermittlungsfall überhaupt geht, er darf sich nicht anfechten lassen.

Man ist geneigt davon auszugehen, daß die Osteomyelitis leicht zu beurteilen, das Wesentliche überhaupt bereits klar, das Wichtige nicht der Knochen, sondern die Osteosynthese sei. Alle drei Gedankengänge, wenn es denn solche sind, sind unzutreffend. Die Osteomyelitis ist nie leicht zu beurteilen, Ursprung und Ursache sind nie einfach zu ermitteln, die Tendenz, dem Knochen eine passive Rolle zuzuweisen, sein Innenleben zu vernachlässigen, ist gegeben, die Stiefkindrolle des Knochens steht nach wie vor im Wege und ist Ursache gar mancher Fehlschläge. Der Gutachter darf *diese* Kette nicht fortsetzen!

Im Haftpflichtprozeß kommt es *nicht* darauf an, dem Gericht eine „eigene Lehrmeinung" zu offerieren. Es kommt auch nicht darauf an, zu bekunden, Diagnostik, Therapie und Indikation im eigenen Fall ebenso getroffen zu haben. Auch Verhaltensweisen an sich stehen nicht zur Diskussion.

Es geht um diesen einzelnen Fall, demgegenüber festzustellen ist, ob dem Behandler ein *Verschulden* in Form der Außerachtlassung der gerade in diesem Fall notwendigen Sorgfalt vorzuwerfen ist, mit anderen Worten, hätte der Behandler in diesem Fall anders handeln *müssen,* was voraussetzt, daß er objektiv anders hätte verfahren *können.*

Muß ihm dies allerdings vorgehalten werden, dann ist auch die Kausalität zu prüfen, d.h. der ursächliche Zusammenhang zwischen Fehlverhalten des Behandlers und eingetretenem Schaden ist nachzuweisen. Drittens muß ein Schaden vorliegen, damit der Patient auch ein Geschädigter sei. Nur wenn alle drei Komplexe bejaht werden müssen, liegt ein Behandlungsfehler vor.

Daß dem Sachverständigen, dessen einzige Aufgabe es ist, den Fragestellern die Sachkunde zu vermitteln, welche jene selbst nicht besitzen, dabei unanfechtbar bleibe, ist sicher in einer so schwierigen Frage wie der der Osteomyelitis oft nur mit Mühe zu erreichen, soweit es das Materielle betrifft.

Die andere, die immaterielle Unanfechtbarkeit muß indessen immer gegeben sein.

Das Wesen der Osteomyelitis ist nicht so rätselhaft, wie man bei der Lektüre von Behandlungsberichten meinen könnte. Ihr Verständnis setzt aber die Erkenntnis eigenen Handelns oder Unterlassens voraus. *„Die Natur behauptet mit Nachdruck ihre Rechte, und da sie niemals willkürlich fordert, so nimmt sie, unbefriedigt, auch keine Forderung zurück"* (Fr. v. Schiller, Anmut und Würde).

Literatur

1. Böhm E (1986) Chronische posttraumatische Osteomyelitis. Morphologie und Pathogenese. In: Hefte zur Unfallheilkunde, Bd 176. Springer, Berlin Heidelberg New York Tokyo
2. Burri C (1979) Posttraumatische Osteitis, 2. Aufl. Huber, Bern Stuttgart Wien
3. Fischer AW (1963) Osteomyelitis. In: Bürkle de la Camp H, Schwaiger M (Hrsg) Handbuch der gesamten Unfallheilkunde, 3. Aufl, Bd I. Enke, Stuttgart
4. Fischer AW (1968) Osteomyelitis, Knochen-, Gelenk- und Weichteiltuberkulose. In: Fischer AW, Herget R, Mollowitz G (Hrsg) Das ärztliche Gutachten im Versicherungswesen, 3. Aufl. Barth, München
5. Klemm K (1983) Begutachtung bei posttraumatischer Osteomyelitis. In: Schriftenreihe Unfallmedizinische Tagungen, Bd 49. Bonn, S 271–279
6. Klemm K, Junghanns H (1976) Behandlungs- und Folgekosten bei posttraumatischer Osteomyelitis des Ober- und Unterschenkels. Berufsgenossenschaft 6: 237–241
7. Lob A (1968) Die Probleme der Wunde und Wundinfektion in der Unfallbegutachtung. In: Lob A (Hrsg) Handbuch der Unfallbegutachtung. Enke, Stuttgart
8. Lob A, Asanger R, Probst J (1958) Sozialgerichtliche Entscheidungen über den Zusammenhang zwischen Unfall und Erkrankung. Enke, Stuttgart
9. Plaue R (1974) Die Behandlung der sekundär-chronischen Osteomyelitis. In: Otte P, Schlegel K-F (Hrsg) Bücherei des Orthopäden, Bd 13. Enke, Stuttgart
10. Plaue R, Neff G (1973) Zur Infektrate orthopädisch-traumatologischer Operationen. Z Orthop 111: 881–889
11. Probst J (1977) Häufigkeit der Osteomyelitis nach Osteosynthesen. Chirurg 48: 6–11
12. Probst J (1983) Begutachtung bei posttraumatischer Osteomyelitis (Diskussion). Schriftenreihe Unfallmedizinische Tagungen, Bd 49. Bonn, S 288–303
13. Schönberger A, Mehrtens G, Valentin H (1984) Arbeitsunfall und Berufskrankheit, 3. Aufl. Erich Schmidt, Berlin

Zur Begutachtung der chronischen Osteomyelitis im „sozialen Entschädigungsrecht"

G. MÖLLHOFF

Einleitung

Unter der diagnostischen Chiffre „chronische Osteomyelitis" werden Krankheitsbilder von facettenartiger Vielfalt in ätiologischer, pathogenetischer und klinischer Hinsicht subsumiert. Fließende Übergänge von einem Verlaufsstadium in ein anderes können durch vergleichsweise geringfügige innere und äußere Gegebenheiten bedingt sein. So erfolgt beispielsweise bei starker immunbiologischer Abwehrlage i. allg. eine Begrenzung von Keiminvasionen an den Metaphysen (Brodie-Abszeß) oder im Diaphysenbereich in Form der Osteomyelitis sclerosans. Besteht dagegen eine Resistenzschwäche, so kommt es, vornehmlich im Anschluß an Traumen, seltener bei Residualzuständen nach hämatogenen Aussaaten, zu chronischen Fistelungen an den Röhrenknochen oder den Wirbelkörpern, die sich verhältnismäßig häufig als weitgehend therapieresistent erweisen. Mannigfache operative Eingriffe, von Wundrevisionen über Muskellappenbildungen, autogene Spongiosaimplantation bis zu Defektpseudarthrosenkorrekturen und Amputationen können notwendig werden; in Spätstadien chronischer Eiterungen treten gelegentlich Neoplasmen auf. Terminale Folgezustände finden sich auch heute noch in Form lokaler oder diffuser Amyloidablagerungen. Die zumeist protrahiert verlaufenden Richtungsänderungen im Leidensverlauf lassen sich in ihren schwer zu prognostizierenden Abwandlungen mit dem Lichtdurchtritt durch ein gedrehtes Prisma vergleichen, das rasch wechselnde Refraktionen und Reflexionen aufweist. Diese Verlaufsvariationen lösen in den Systemen sozialer Sicherungen unterschiedliche Bewertungen und materiell-rechtliche Konsequenzen aus.

Unser Exkurs fokussiert sich auf die rechtlichen und medizinischen Bedingungen, die im *Geltungsbereich des sozialen Entschädigungsrechts* zu berücksichtigen sind.

Das soziale Entschädigungsrecht

Die in diesem Rechtskreis dominierenden deduktiv-normativen Verfahrensmodi sind dem überwiegend empirisch-induktiven Denkansatz des Arztes fremd, und so erscheint es sinnvoll, die wesentlichen Kriterien vor dem Hintergrund des komplexen Krankheitsbildes der Osteomyelitis darzustellen.

Unter dem *Oberbegriff* des *„sozialen Entschädigungsrechts"* werden verschiedene Rechtsbereiche subsumiert: die Kriegsopferversorgung (BVG), die Versorgung ehemaliger Soldaten der Bundeswehr (SVG) und der Zivildienstleistenden

Knochen- und Gelenkinfektionen
Herausgegeben von H. Cotta und A. Braun
© Springer-Verlag Berlin Heidelberg 1988

(ZDG), der Impfgeschädigten (BSeuchG), der Opfer von Haft im Gefolge des Krieges (HHG) und der Verbrechensopfer (OEG). Entschädigung und ggf. Hinterbliebenenversorgung erfolgen hier wegen Gesundheitsschäden, die in Ausübung des Dienstes, bei Eingehen unverschuldeter Risiken oder Aufopferungsleistungen eingetreten sind. Rechtliche Bezugspunkte stellen für den gesamten Bereich das BVG und seine Folgebestimmungen dar. In diesem Rechtskreis hat sich, seit Kriegsende, eine ausgedehnte, gefestigte Judikatur ergeben, die verläßliche Orientierungen ermöglicht.

Zur Ursachenlehre

Im Bereich des sozialen Entschädigungsrechts, wie auch der gesetzlichen Unfallversicherung, wird nach „Ursachen" (Bedingungen) von Schädigungen (Unfallfolgen) und ihren Interrelationen gefragt. In der Jurisprudenz sind seit Jahrzehnten eine Reihe von Kausalitätstheorien entwickelt worden, die, ebenso wie der juristische Krankheitsbegriff, als reine Zweckschöpfungen zu betrachten sind. Während man im Alltagsleben von der Ursachenlehre im naturwissenschaftlich-philosophischen Sinne ausgeht, der Äquivalenztheorie, nach der die „Ursache" jeder Umstand ist, der nicht hinweggedacht werden kann, ohne daß damit der Erfolg entfiele – „conditio sine qua non"[1] –, verwendet man im *Sozialrecht* andere Wertungskriterien, da hier ohne ein angemessenes Korrektiv der Kreis der „natürlichen Ursachen" viel zu groß wäre, um für jede ihrer Folgen Haftung eintreten zu lassen. Abgrenzungen sind schon deswegen erforderlich, weil weder die grundsätzliche Voraussehbarkeit von Schäden ein adäquates Abgrenzungsmerkmal darstellt, noch die „Schuldfrage" hier Bedeutung gewinnt. Haftung tritt für gesundheitliche und wirtschaftliche Folgen von Schädigungen ein, die sich im Zusammenhang mit bestimmten Ereignissen, Beschäftigungen und Tätigkeiten ergeben. Die später entwickelte *„Theorie der wesentlichen Bedingung"*[2] wird der Forderung gerecht, Grenzen für die Haftung des Staates zu ziehen und in ihnen die rechtlich relevanten Bedingungen festzulegen. In dieser Ursachenlehre ist eine besonders ausgeformte „Kausalkette" vorhanden, die im einzelnen folgendes beinhaltet:

Nur solche Ursachen sind rechtserheblich, die wegen ihrer besonderen Beziehung zum Erfolg, zu dessen Eintritt *wesentlich* mitgewirkt haben. Liegen mehrere Umstände vor, die zum Erfolg beigetragen haben, so gelten sie als nebeneinanderstehende Mitursachen, wenn sie in ihrer Bedeutung und Tragweite für den Eintritt des Erfolges annähernd gleichwertig sind. Kommt einem der Umstände gegenüber den anderen eine überragende Bedeutung zu, so ist dieser Umstand allein „Ursache im Rechtssinne". Dieser Kausalitätsbegriff erstreckt sich sowohl auf körperliche wie auch auf seelisch-geistige Vorgänge; Entscheidungen sind stets nach den individuellen Gegebenheiten des *Einzelfalles* zu treffen.[3] Es kommt also nicht darauf an, wie stark etwa im Durchschnitt Menschen belastbar sind oder wie ein Kollektiv normalerweise zu reagieren pflegt, sondern auf die besonderen Verhältnisse, die Struktur der Persönlichkeit, die körperliche Widerstandskraft und

---

[1] BSG 2, 139; 3, 261
[2] BSGE 11, 50; 18, 163; 30, 167
[3] BSGE 12, 242; 13, 175; 10, 209

Tragfähigkeit, wie schließlich auch die konkreten Lebensverhältnisse. Die höchstrichterliche Rechtsprechung hat hierzu eine Reihe grundsätzlicher Entscheidungen getroffen und sich insbesondere auch zum Stellenwert von Qualität, Quantität und exogener Beeinträchtigungen geäußert. Entscheidend für die Wertigkeit der Einzelursachen ist die Qualität und nicht die Menge oder die zeitliche Reihenfolge des Eintritts der Bedingungen in der Ursachenkette. Eine Bedingung ist also nicht allein schon deshalb „wesentliche Ursache", weil sie zuletzt eintrat oder den Erfolg sichtbar gemacht hat; die Wertung zweier Mitursachen als „rechtlich wesentlich" setzt auch nicht ein hälftiges Beteiligungsverhältnis voraus. Unwesentlich ist eine Mitursache immer dann, wenn sie von der einen oder anderen ganz in den Hintergrund gedrängt wird, also unwesentlich erscheint. Im übrigen ist grundsätzlich der Schutzzweck der jeweiligen Norm zu berücksichtigen, um festzustellen, wie weit die Grenzen zu stecken sind. Im allgemeinen werden also medizinische und rechtliche Entscheidungen zu treffen sein, beispielsweise hinsichtlich des Stellenwertes von Gelegenheitsursachen als unwesentliche Bedingungen; zu prüfen ist z. B., ob eine Krankheitsanlage stark oder besonders leicht ansprechbar war, ob angegebene Traumen oder jede andere alltäglich vorkommende, an sich ungefährliche Beeinträchtigung zur gleichen Zeit die akuten Krankheitserscheinungen hätte in Gang bringen können. *Gelegenheitsursachen* (austauschbare Gelegenheit)[4, 5, 6] können somit schon rein begrifflich nicht als „wesentliche Bedingung" qualifiziert werden. In so gelagerten Fällen hätte die äußere Einwirkung bei der Entstehung der Krankheit also nicht wesentlich mitgeholfen, sondern nur innerhalb einer bereits bestehenden Störung einem besonderen charakteristischen Krankheitssymptom zum Durchbruch verholfen. Der Ursachenbegriff spielt einerseits bei der Beurteilung des ursächlichen Zusammenhanges zwischen schädigendem Vorgang und Gesundheitsstörungen, andererseits aber auch bei der Frage nach der „besonderen beruflichen Betroffenheit", der „Hilflosigkeit", wie aber auch der Heilbehandlung wegen Schädigungsfolgen eine besondere Rolle.

Schädigung

Zu den Tatsachen, die für die Beurteilung eines ursächlichen Zusammenhanges geklärt sein müssen, gehören der *„schädigende Vorgang"*, die *„gesundheitliche Schädigung"* und die *„verbleibende Gesundheitsstörung"*. Der schädigende Vorgang ist das Ereignis, das zu einer Gesundheitsschädigung führt (Kraftfahrzeugunfall, Explosion, Überfall, Übertragen von Krankheitserregern u. ä.), auch besondere Belastungen, die durch eine herausgehobene Aufgabe eines einzelnen bedingt sein können, wären hierzu zu rechnen, z. B. ob und inwieweit Gegebenheiten, die von den Verhältnissen des zivilen Lebens abweichen, sich unter den besonderen Bedingungen des militärischen Dienstes ergeben.

Die gesundheitliche Schädigung ist die primäre Beeinträchtigung durch einen schädigenden Vorgang (Verletzung, Verwundung, Resistenzminderung), die letztlich dann „verbleibende Gesundheitsstörung" ist die „Schädigungsfolge".

---

[4] BSGE 12, 242
[5] 13, 175
[6] BSG SozR 6 § 589 RVO

Zwischen *schädigendem Vorgang* und der *Gesundheitsstörung* muß eine *geschlossene Kausalkette* vorliegen, die mit den Erkenntnissen der medizinischen Wissenschaft und den praktischen Erfahrungen im Einklang steht. Die Tatsachen der stattgehabten Schädigung und der unmittelbaren Gesundheitsbeeinträchtigungen durch sie müssen zur Überzeugung der Verwaltungen bzw. des Gerichtes „feststehen". Brückensymptome sind hier und insbesondere auch in der Folgezeit als wesentliche Bindeglieder anzusehen. Für die Annahme, daß eine *„Gesundheitsstörung" Folge einer Schädigung* ist, *genügt* dagegen die *„Wahrscheinlichkeit des ursächlichen Zusammenhanges"*, sie ist gegeben, wenn nach der medizinisch-wissenschaftlichen Lehrmeinung mehr für als gegen den ursächlichen Zusammenhang spricht.

Grundlagen

Grundlage der medizinischen Beurteilung ist immer die herrschende wissenschaftliche Auffassung über Ätiologie und Pathogenese der betreffenden Gesundheitsbeeinträchtigungen, es genügt also nicht, daß einzelne Wissenschaftler bestimmte Arbeitshypothesen aufgestellt haben oder Erklärungsversuche gaben; demgemäß ist auch die subjektive Auffassung eines Gutachters, wenn sie von der Mehrzahl aller anderen Sachverständigen abweicht, nicht erheblich. Ausdrücklich ist hervorzuheben, daß zeitliche Zusammenhänge allein ebensowenig Bedeutung haben, wie „reine Möglichkeiten" eines kausalen Nexus (Tabelle 1).

Ist die Kausalkette 1–4 geschlossen, kann ein Anerkenntnis in Form eines *Verwaltungsaktes* erfolgen.

Vor- und Nachschäden[7]

Mit besonderer Sorgfalt sind Vor- und Nachschäden abzugrenzen, da sich die Leistungspflicht in diesem Rechtskreis nicht auf diese Leidenszustände erstreckt. Die

Tabelle 1. Kausalitätsnorm der wesentlichen Bedingung

(1)	(2)
Geschützter Gefahrenbereich (Arbeits- oder Dienstleistung) +	Schädigendes Ereignis (Unfall, Verwundung)
= *„Haftungsbegründende Kausalität"* *Fragen:* bewiesen? widerlegt? ungewiß?	
(3)	(4)
Gesundheitliche Schädigung (Osteomyelitis)	Gesundheitsschaden (Schädigungsfolge) Chronische Osteomyelitis
= *„Haftungsausfüllende Kausalität"* *Fragen:* zu 3) wesentliche Bedingung, annähernd gleichwertige Bedeutung zu 4) „Wahrscheinlichkeit" („es spricht mehr dafür als dagegen")	

---

[7] BSGE 2, 75; 6, 192; 9, 110

Schwierigkeiten der Bewertung liegen darin, daß bei bestimmten Erkrankungen, etwa bei Osteomyelitiden, lange Phasen der Latenz bestehen oder Gesundheitsbeeinträchtigungen vergleichsweise schleichend in ein chronisches Stadium übergehen können und daß man auch nach jahrelangen, symptomfreien Intervallen noch Rezidive sieht. Im sozialen Entschädigungsrecht reicht das Vorliegen einer wesentlichen Teilursache für den Gesamtschaden aus, den rechtserheblichen kausalen Nexus zu bejahen; liegen daneben aber noch weitere Mitdeterminanten geringerer Bedeutung vor, so dürfen diese, bei „vernünftiger und lebensnaher Betrachtung" nicht so erheblich sein, daß sie tatsächlich und rechtlich gleiches Gewicht erlangen wie der erstgenannte Anteil. *Mittelbare Schäden* sind generell entschädigungspflichtig, „Sekundärschäden", die gelegentlich bei der Osteomyelitis eine besondere Rolle spielen, sind stets dann anzunehmen, wenn sich aus den primären Schädigungsfolgen *weitere* Gesundheitsbeeinträchtigungen ergeben. Der Sekundärschaden stellt also keine „Verschlimmerung" der anerkannten Schädigungsfolgen dar, sondern einen neu hinzutretenden, in seiner Eigenart, Eigenständigkeit und Schwere abgrenzbaren neuen Schaden (z. B. Fistelkarzinom nach anerkannter Osteomyelitis, Cor pulmonale nach chronischer Emphysembronchitis). *Verschlimmerung* ist immer dann anzunehmen, wenn eine zum Zeitpunkt der Schädigung bereits vorliegende, klinisch manifeste Gesundheitsstörung durch das Hinzutreten einer Schädigung wesentlich verstärkt wurde. Entschädigungspflichtig ist nur der *„Verschlimmerungsanteil"*, jene Schädigung, die sich gewissermaßen auf das Vorleiden überlagernd aufpflanzte. Sonderregelungen bestehen lediglich im Geltungsbereich des Bundesentschädigungsgesetzes (BEG, § 3 Abs. 2 DVO BEG). Abzugrenzen bleibt letztlich noch die *„weitere Verschlimmerung"*, man versteht hierunter die graduelle Zunahme einer als Schädigungsfolge anerkannten Gesundheitsstörung (z. B. weiteres Fortschreiten einer Osteomyelitis chronica über das bereits bisher anerkannte Maß hinaus). *Nachschäden* sind Gesundheitsstörungen, die zeitlich nach dem entschädigungspflichtigen Ereignis eingetreten sind und mit diesem in keinem kausalen Nexus stehen.[8]

Rechtliche Sonderprobleme ergeben sich, wenn in der medizinischen Wissenschaft Ungewißheit über die Ursache eines festgestellten Leidens besteht (vgl. § 1 Abs. 3 BVG), ebenso ist auch das Fehlen fachgerechter Behandlung unter den besonderen Gegebenheiten des jeweiligen Dienstes gesondert zu bewerten, gelegentlich auch die Folgen medizinisch fehlerhafter prophylaktischer, diagnostischer oder therapeutischer Maßnahmen (sog. „Kannversorgung").

Das *Bundesversorgungsgesetz* (BVG) vom 20. 12. 1950 entschädigt Personen, die durch militärische oder militärähnliche Dienstverrichtungen oder durch Unfall in Ausübung des militärischen oder militärähnlichen Dienstes oder diesem Dienst eigentümlichen Verhältnisse eine gesundheitliche Schädigung erlitten haben, wegen der Folgen in gesundheitlicher und wirtschaftlicher Hinsicht (§ 1 BVG). *Geschädigte ehemalige Soldaten der Bundeswehr* werden nach dem Soldatenversorgungsgesetz (SVG) vom 26. 7. 1957 versorgt. § 80 SVG enthält die analogen rechtlichen Normierungen wie § 1 BVG. Eine entsprechende Regelung gibt es auch für *geschädigte ehemalige Zivildienstpflichtige* nach dem Zivildienstgesetz (ZDG) vom 13. 1. 1960, vgl. insbesondere § 47 ZDG. Nach dem *Häftlingshilfegesetz* (HHG)

---

[8] BSGE 17, 99; 17, 114; 19, 201; 27, 75; 27, 142

vom 6.8. 1955 erhalten Personen, die infolge des Gewahrsams, z.B. in Regimelagern, Schädigungen erlitten haben und überdauernde Folgen dieser Traumatisierung aufweisen, Versorgung (§ 4 HHG).

Das *Gesetz über die Entschädigung für Opfer von Gewalttaten* (OEG) vom 11.5. 1976 ermöglicht Versorgungsleistungen für solche Personen, die im Geltungsbereich des Gesetzes oder auf einem deutschen Schiff oder Luftfahrzeug infolge eines vorsätzlichen, rechtswidrigen tätlichen Angriffs gegen seine oder eine andere Person oder dessen rechtmäßige Abwehr gesundheitliche Schädigungen erlitten haben, und zwar auch hier wegen gesundheitlicher und wirtschaftlicher Folgen in entsprechender Anwendung der Vorschriften des BVG (vgl. § 1 Abs. 1 OEG).

Nach § 51 des *Bundesseuchengesetzes* (BSeuchG) erhält derjenige, der einen Impfschaden erlitten hat, wenn die Impfung gesetzlich vorgeschrieben oder auf Grund dieses Gesetzes angeordnet oder von einer zuständigen Behörde öffentlich empfohlen oder in ihrem Bereich vorgenommen oder aufgrund der Verordnungen zur Durchführung der Internationalen Gesundheitsvorschriften durchgeführt worden ist, wegen gesundheitlicher und wirtschaftlicher Folgen des Impfschadens, Versorgung in sinngemäßer Anwendung der Vorschriften des BVG.

Zum MdE-Begriff

Die Erwartung, komplexe Sachverhalte in „Begriffen" fassen, sie damit prägnant umschreiben und mit Hilfe solcher Kunstgriffe in Medizin und Jurisprudenz einen verläßlichen Konsens erreichen zu können, hat sich nicht erfüllt; es stehen dem nicht nur die unterschiedlichen wissenschaftstheoretischen Grundansätze der Disziplinen, sondern auch generelle Auslegungsdivergenzen entgegen.

Psychologische Intentionen gehen auf eine Kategorisierung von Objekten und Ereignissen aufgrund von Merkmalen und Beziehungen aus, „die den Wahrnehmungsgegenständen gemeinsam sind oder vom Individuum so beurteilt werden" [3] oft werden Begriffe mit Namen versehen, das Wort ist hiernach jedoch nicht der Begriff selbst, sondern nur sein „Symbol". Begriffsentwicklung erfolgt über „quantitative Neuerwerbungen" [5] in stufenartigen Abfolgen, etwa der Zusammenfassung aufgrund äußerer Verwandtschaft, der Herstellung objektiver Beziehungen, der Verallgemeinerung objektiven und zusammenhängenden Denkens sowie einer Betrachtung der Elemente außerhalb der konkreten Verbindung i.S. der Abstraktion, der Isolation einzelner Teile, mit dem Ergebnis der „Bildung echter Begriffe".

„Begriffe" sollen also den Bedeutungsgehalt von Worten wiedergeben, durch Abstraktion gewonnene Vorstellung von Gegenständen, die jedoch nicht in ihrer anschaulichen Fülle, sondern nur in einzelnen ihrer Merkmale dargestellt werden. Die Gesamtheit der im Begriff „gedachten" Merkmale macht den Inhalt aus, durch ihn intendiert der Begriff den Gegenstand selbst; die Gesamtheit der Objekte, die man so subsumieren kann, nennt man den „Begriffsumfang", für den der Satz von der Reziprozität von Inhalt und Umfang gilt.

Die Begriffsjurisprudenz geht davon aus, daß die Rechtsordnung ein geschlossenes System von Begriffen bildet, aus denen sich mit Mitteln der formalen Logik neue Entscheidungssätze lückenlos gewinnen lassen (reine Rechtslehre im Sinne Kelsens [4], freie Rechtslehre [2] usw.). Wer als Verwaltungsjurist, Richter oder ärztlicher Sachverständiger täglich mit sozialrechtlichen und versicherungsmedizinischen Argumentationen von Prozeßbeteiligten konfrontiert wird, hat im Laufe der Jahre ein breites Repertoire von Schriftsätzen kennengelernt, in denen in Variationen Stellenwert und Bedeutung solcher Begriffe, in Sonderheit in Verbindung mit der „Minderung der Erwerbsfähigkeit" (MdE), diskutiert werden. Schwierigkeiten der Verständigung erwachsen offensichtlich daraus, daß die Parteien divergente Abstraktionen vor Augen haben, die mehr oder minder starr von einem Rechtskreis in den anderen transponiert werden.

Die *Sozialgesetze knüpfen* an den *Tatbestand „Krankheit" Rechtsfolgen,* soweit er sich auf die Fähigkeit auswirkt, Leistungen bei Erwerbstätigkeiten zu vollbringen. Es kommt also nicht allein darauf an, welche Krankheiten bestehen, vielmehr sind sie individuell zu werten, wie und in welchem Ausmaß und auch ggf. in welchem Schweregrad sie sich beim einzelnen auswirken. Zweifellos sind Leistungsabfälle oft schwer exakt zu bestimmen, weil sich hier psychische, somatische und soziale Determinanten in nachhaltiger Weise überlagern. *Die Leistungsfähigkeit* wird im wesentlichen nur *unter dem Blickpunkt „Arbeit als Mittel zum Erwerb"* rechtserheblich. Die Leistungsfähigkeit ist erwerbsbezogen zu bewerten und für den Bereich festzustellen, der vom Rechtsbegriff der Erwerbsfähigkeit abgegrenzt wird. *„Erwerbsfähigkeit"* bedeutet die „Fähigkeit, Arbeitskraft im Erwerbsleben wirtschaftlich zu verwerten". Dieser Begriff überschreitet den alleinigen Kompetenzbereich des Arztes. Leistungsfähigkeit und Erwerbsfähigkeit sind also zwei sich überlagernde Bereiche, von denen der Beurteilung des Mediziners ein Sektor zugängig ist, der sich vornehmlich auf seinen Wissenschaftsbereich begrenzt. Die Schwierigkeiten der Wertung liegen ganz offenbar aber auch darin, daß wir z. T. wenig über „Normalleistung", die effektive Leistungsbreite und Belastbarkeit eines Menschen in einer bestimmten Altersklasse und unter bestimmten Bedingungen, in statistischer Hinsicht wissen; der individuelle Faktor der Beurteilung ist zudem sicherlich auch noch durch vielerlei Bedingungen, die im Gutachter selbst liegen, bestimmt (Ermessensspielraum, Subjektivität usw.). Offensichtlich werden alle diese Schwierigkeiten durch die Vielfalt der unterschiedlichen Begriffe von Erwerbsfähigkeit und der Graduierung ihrer Einbußen noch ausgeweitet.

Rehabilitation im sozialen Entschädigungsrecht

Auch im sozialen Entschädigungsrecht gilt der Grundsatz, daß „Rehabilitation vor Rente" geht. Es sind also alle Möglichkeiten auszuschöpfen, eingetretene Schäden einzugrenzen, zu bessern und tunlichst zu kompensieren. Die gesetzlichen Bestimmungen bieten hierfür eine breite Skala von Hilfen an, die hier wenigstens summarisch angeführt werden sollen. Die gutachtlichen Stellungnahmen müssen sich hier an den jeweiligen Fragen orientieren, die sich in den einzelnen Phasen der Wiedereingliederungsbemühungen ergeben. Wesentlich ist hier, daß für die gesamte Dauer der gebotenen Hilfen materielle Subventionen (Versehrten-, Kranken- und Übergangsgelder) gezahlt werden, die Anspruchsberechtigte und ihre Familien wirtschaftlicher, aktueller Sorgen entheben.

Die *Heilbehandlung* (§ 10–24 a BVG) umfaßt:

1. ambulante ärztliche und zahnärztliche Behandlung,
2. Versorgung mit Arznei, Verbandsmitteln,
3. Krankengymnastik, Sprach-, Beschäftigungs- und Bewegungstherapie,

4. Versorgung mit Zahnersatz,
5. stationäre Behandlung in einem Krankenhaus und/oder einer Heilstätte,
6. häusliche Krankenpflege, Belastungserprobung und Arbeitstherapie.

„Badekuren" können gewährt werden, wenn sie notwendig sind, um den Heilerfolg zu sichern oder um in absehbarer Zeit zu erwartende Verschlechterungen des Gesundheitszustandes oder den Eintritt einer Arbeitsunfähigkeit vorzubeugen.

7. Die *orthopädische Versorgung* (§ 13) umfaßt die Ausstattung mit Hilfsmitteln (Körperersatzstücken, orthopädischen und anderen Hilfsmitteln, Blindenführhunde und deren Zubehör, die Instandsetzung und den Ersatz der Heilmittel und des Zubehörs, sowie die Ausbildung im Gebrauch dieser Substitute. Die Verordnungen sollen durch Fachärzte erfolgen und in technisch-wissenschaftlich anerkannter, dauerhafter Ausführung und Ausstattung geliefert werden, unter Berücksichtigung der individuellen Gegebenheiten, Bewilligungsmodi, Ansprüche. Verlustefragen regelt § 13 Abs. 3 und 4 BVG.
8. *Krankengeld* (§ 16 BVG) wird gewährt, wenn Geschädigte infolge einer anerkannten Gesundheitsstörung arbeitsunfähig i. S. der Gesetzlichen Krankenversicherung (RVO) sind. Bei Gesundheitsstörungen, die i. S. der Verschlimmerung anerkannt werden, tritt an deren Stelle die gesamte Gesundheitsstörung, es sei denn, daß die als Folge einer Schädigung anerkannte Gesundheitsstörung auf die „Arbeitsunfähigkeit" ohne Einfluß ist. Als „arbeitsunfähig" i. S. der §§ 16–16f BVG ist auch der Berechtigte anzusehen, der wegen der Durchführung einer stationären Behandlungsmaßnahme der Heil- und Krankenbehandlung oder einer Badekur oder wegen Anpassung und Instandsetzung von Hilfsmitteln oder während der „Schonzeiten" nach stationärer Behandlung keine ganztägige Erwerbstätigkeit ausüben kann.

Werden Arbeitslosengeld, Arbeitslosenhilfe, Unterhaltsgeld, Kurzarbeiter- oder Schlechtwettergeld gezahlt, so ruht der Anspruch auf Versorgungskrankengeld.
   Das Versorgungskrankengeld beträgt 80 v. H. des Regellohnes und darf das entgangene regelmäßige Netto-Arbeitsentgeld nicht übersteigen.

MdE im Geltungsbereich des sozialen Entschädigungsrechts

Der MdE-Begriff bezieht sich hier auf die Auswirkung einer Behinderung oder Schädigungsfolge in allen Lebensbereichen und nicht nur auf Einschränkungen im allgemeinen Erwerbsleben. Die *MdE* wird als Maß für die *„Auswirkung eines Mangels an funktioneller Intaktheit"*, also für einen Mangel an körperlichem, geistigem und seelischem Vermögen, gesehen, sie spiegelt den Grad der Behinderung wider. Die MdE-Einschätzung läßt jedoch keinen Rückschluß auf das Ausmaß der Leistungsfähigkeit selbst zu. *MdE-Erfahrungswerte sind abstrakte Schätzungen,* Abstufungen sind aus den Vergleichen vieler einzelner Erfahrungen innerhalb der Schadensbewertung abgeleitet; es hat sich hieraus bei Gutachtern, Versicherungsträgern und Gerichten eine „wirklichkeits- und maßgerechte Bewertung" hergeleitet, die zugleich auch eine Gleichbewertung aller Verletzten ermöglichen soll.[9, 10]

---

[9] BSGE 9, 206
[10] BSG Breithaupt 1976, 217–220

Die Anwendung solcher Richtsätze ist weder schematisch vorzunehmen, noch „zwingend", Abweichungen von 5% liegen noch innerhalb der einer Schätzung eigenen Schwankungsbreite[11], Abweichungen sind stets jedoch eingehend zu begründen.

Die MdE ist grundsätzlich und unabhängig vom ausgeübten oder angestrebten Beruf zu bewerten, es sei denn, daß im Einzelfall hier oder sonst bei Begutachtungen im sozialen Entschädigungsrecht *besondere berufliche Betroffenheit"* geltend gemacht wird (§ 30 Abs. 2 ff. BVG). Die MdE setzt stets eine Regelwidrigkeit gegenüber dem für das Lebensalter typischen Zustand voraus, das gilt für Kinder in gleicher Weise, wie für alte Menschen. Die MdE ist in Von-Hundert-Sätzen anzugeben, der MdE-Grad leitet sich dabei von Mindest-Von-Hundert-Sätzen ab, die in den BVG-Verwaltungsvorschriften für „erhebliche äußere Körperschäden" festgelegt sind. Die gegenüber der gesetzlichen Unfallversicherung z. T. höheren Richtwerte ergeben sich aus diesen gesetzlichen, bindenden Bestimmungen. In aller Regel sind nur MdE-Werte anzugeben, die durch 10 teilbar sind, dabei sollen die einzelnen *Funktionssysteme* zusammenfassend beurteilt werden, etwa Arme, Beine, Rumpf, Augen, Ohren, Atmung, Herz-Kreislauf-System, Verdauung, Harnorgane, Geschlechtsapparat, innere Sekretion, Stoffwechselstörungen und Gehirn, einschließlich psychischer Störungen. Eine Zusammenfassung von zwei Funktionssystemen ist jedoch möglich (Beispiel: Taubheit eines Ohres bei schwerer beiderseitiger Sehbehinderung). Eine *MdE* setzt eine *nicht nur vorübergehende,* sondern über einen Zeitraum von mehr als 6 Monaten sich erstreckende *Gesundheitsstörung* voraus. Schwankungen im Gesundheitszustand sind bei längerem Leidenszustand mit einer *Dauer-MdE* zu bewerten. Außergewöhnliche, das normale Maß überschreitende Begleiterscheinungen, *Schmerzen, seelische Beeinträchtigungen* usw., sind gesondert zu berücksichtigen. Die MdE ist nicht auf den Ausgleich eines konkreten wirtschaftlichen Schadens ausgerichtet, wie dies etwa im Geltungsbereich des Zivilrechts festgelegt ist. Im allgemeinen erfolgt eine rein abstrakte Schadensbemessung nach dem Grad der Versehrtheit, entsprechend dem Verlust an anatomischer und funktioneller Intaktheit. Es ist dabei unerheblich, ob und in welchem Umfang jemand Einkommen erzielt, ob er im Ruhestand lebt, ob er als Kind dem Arbeitsmarkt noch nicht zur Verfügung steht oder ob er ohne schädigendes Ereignis ein Arbeitseinkommen hatte (Beispiel: blinder Telefonist, MdE 100 v. H.; unterschenkelamputierter Kaufmann, MdE 50 v. H. mit entsprechender Grundrente sowie nach dem Einzelfall auch Sonderzulagen (Schwerstbesch.-Zulage, Pflegegeld usw.).

Das *BVG* sieht also *„stilrein"* *Grundrentengewährung* für jeden entsprechend seinem Körperschaden vor. Ausgangspunkt ist hier die individuelle Erwerbstätigkeit der Betroffenen unmittelbar vor dem Eintritt des schädigenden Ereignisses, dabei werden Vor- und Nachschäden unter besonderen Bedingungen berücksichtigt, etwa hinsichtlich der Frage der Kompensationsmöglichkeit des Organismus infolge eines Vorschadens, der Verschlimmerung eines solchen Geschehens oder der Veränderung seiner Qualität. Höhere MdE-Sätze können dann eintreten, wenn Vorschäden und entschädigungspflichtiges Ereignis zu Summationswirkungen führen.[12]

---

[11] VV Nr. 4 zu § 30 BVG   [12] BSGE 9, 110; 21, 63; BSG SozR 387

Zu den „Anhaltspunkten für die ärztliche Gutachtertätigkeit im sozialen Entschädigungsrecht und nach dem SchwbG"[13]

Die „Anhaltspunkte" sind mit gewissen Abweichungen hinsichtlich der MdE auch im Bereich der gesetzlichen Unfallversicherung anzuwenden. Im allgemeinen liegen im sozialen Entschädigungsrecht die MdE-Sätze eher höher.

Nach der Behandlung von Krankheiten, die zu Rezidiven neigen oder bei denen die Belastbarkeit abgewartet werden muß, etwa bei chronischen Osteomyelitiden, ist bei einer Herabsetzung der MdE Zurückhaltung zu üben, auch bei gleichbleibenden Symptomen ist eine Neubewertung später dann zulässig, wenn die Heilungsbewährung den Rückschluß auf eine wesentliche Änderung in den Verhältnissen rechtfertigt. Somit kann also während der Zeit des „Abwartens" einer Heilungsbewährung eine höhere MdE, als sie sich aus dem festgestellten Schaden ergibt, durchaus gerechtfertigt sein.

Die „Anhaltspunkte" sehen vor, daß bei der MdE-Beurteilung die aus der Lokalisation und der Ausdehnung des Prozesses sich ergebenden Funktionsstörungen, die dem Prozeß innewohnende Aktivität mit ihren Auswirkungen auf den Allgemeinzustand und außerdem etwaige Folgekrankheiten (z.B. Anämie, Amyloidose usw.) zu berücksichtigen sind. Bei ausgeprägt schubförmigem Verlauf ist eine Durchschnitts-MdE zu bilden:

Chronische Osteomyelitis geringen Grades (eng begrenzt mit geringer Aktivität, geringe Fisteleiterung), mindestens 20 v.H., *mittleren Grades,* ausgedehnterer Prozeß, häufige oder ständige Fisteleiterung, Aktivitätszeichen auch an den Laborbefunden, mindestens 50 v.H., *schweren Grades,* häufige schwere Schübe mit Fieber, ausgeprägter Infiltration der Weichteile, Eiterung und Sequesterabstoßung, erhebliche Aktivitätszeichen in den Laborbefunden: 70 v.H.

Eine *wesentliche Besserung* wegen Beruhigung des Prozesses *kann erst angenommen werden,* wenn *nach* einem Leidensverlauf von mehreren Jahren *wenigstens 2 Jahre* – bei jahrzehntelangem Verlauf seit 5 Jahren – keine Fistel mehr bestanden hat und auch aus den weiteren Befunden (Röntgen- und Laborbefunde) keine Aktivitätszeichen mehr erkennbar gewesen sind. Dabei ist in der Regel der MdE-Grad nur um 20–30 Prozentpunkte niedriger einzuschätzen und 2–4 Jahre lang noch eine weitere Heilungsbewährung abzuwarten, bis die MdE nur noch von dem verbleibenden Schaden (Funktionseinbuße) bestimmt wird. Bei späteren (unerwarteten und nicht vorhersehbaren Reaktivierungen) ist die Kausalitätsfrage mit besonderer Sorgfalt zu prüfen, in vielen Fällen sicherlich aber zu bejahen.

Grundrenten werden ab einer MdE von 25 v.H. gezahlt (§ 31 BVG) – ab 01.07. 87

MdE		
30 v.H. monatlich	166 DM	
50 v.H. monatlich	305 DM	(Schwerbeschädigte)
60 v.H. monatlich	386 DM	(Schwerbeschädigte)
70 v.H. monatlich	534 DM	(Schwerbeschädigte)
80 v.H. monatlich	647 DM	(Schwerbeschädigte)
90 v.H. monatlich	775 DM	(Schwerbeschädigte)
100 v.H. monatlich	873 DM	(Schwerbeschädigte)

Ab dem 60. Lebensjahr wird für alle Schwerbeschädigten eine Alterszulage von DM 35,- gezahlt.

---

[13] Anhaltspunkte für die ärztliche Gutachtertätigkeit im sozialen Entschädigungsrecht und nach dem Schwerbehindertengesetz (1983), Verlag Koellen, Bonn

Schwerbeschädigte, die infolge ihres Gesundheitszustandes oder hohen Alters oder aus sonstigen, nicht von ihnen zu vertretenden Gründen eine ihnen zumutbare Erwerbstätigkeit nicht oder nur in beschränktem Umfang oder nur mit überdurchschnittlichem Kräfteaufwand durchführen können, erhalten den doppelten Satz der Grundrente (§ 32 BVG).

Schwerstbeschädigte erhalten, je nach Schwere ihrer gesundheitlichen, schädigungsbedingten Einbußen Zulagen in 6 Stufen (§ 31 Abs. 5 BVG):
101, 205, 310, 414, 515, 620 DM.

Pflegebedürftige Beschädigte (vgl. § 35 BVG), also Beschädigte, die infolge ihrer Schädigung so hilflos sind, daß sie für die gewöhnlichen und regelmäßig wiederkehrenden Verrichtungen im Ablauf des täglichen Lebens in erheblichem Umfange fremder Hilfe dauernd bedürfen, können, je nach Lage und Schwere des Einzelfalles, monatliche Zulagen in 6 Stufen erhalten:
370, 628, 891, 1149, 1488, 1835 DM.

Zusammenfassung

Im sozialen Entschädigungsrecht bestehen für die Rehabilitation anspruchsberechtigter Osteomyelitiskranker breitgefächerte medizinische, berufliche und soziale Hilfsangebote, die bei vielen Ärzten und Patienten nur unzureichend bekannt sind und demgemäß auch nicht in Anspruch genommen werden. Der multifaktoriell bedingt sehr wechselnde Verlauf chronischer Osteomyelitiden wirft zahlreiche versicherungsmedizinische und rechtliche Fragen auf, die sich aus der in diesem Rechtskreis gültigen „Kausalitätslehre der wesentlichen Bedingung" und der Judikatur ergeben; die in diesem Zusammenhang wichtigsten Gesichtspunkte werden vorgestellt, die Leistungen des Staates werden im Überblick aufgezeigt.

Literatur

1. Breithaupt (1976) Sammlung von Entscheidungen der Sozialversicherung. Verlag für Reichsversicherung, München
2. Ehrlich E (1973) Freie Rechtsfindung und freie Rechtswissenschaft. Leipzig 1903. Neudruck Aalen, Scientia
3. Foppa K (1965) Lernen, Gedächtnis, Verhalten. Ergebnisse und Probleme der Lernpsychologie. Kiepenheuer & Witsch, Köln Berlin
4. Kelsen H (1960) Reine Rechtslehre. Deuticke, Wien
5. Voygotsky LS (1964) Denken und Sprechen. Springer, Berlin Göttingen Heidelberg

Indikation und Techniken der Amputation bei schweren Infektionen der Extremitäten

R. LÜCKE, E. MARQUARDT und A. BRAUN

Einleitung

Mehr als jeder andere operative Eingriff bedeutet die Amputation einer oder mehrerer Gliedmaßen für den Patienten nicht nur körperliche, sondern auch psychische Belastung. Somit greift die Amputation in das Lebensschicksal des Betroffenen ein. Jede prothetische Versorgung, auf die der Amputierte seine ganzen Hoffnungen setzt, kann auch bei ausgefeiltester Technik nur ein Teilersatz der verlorenen Funktion sein. Die funktionellen Möglichkeiten hängen nicht nur vom Können des Technikers, vom Niveau der orthopädischen Industrie, sondern auch in hohem Maße von der Indikationsstellung, der Amputationshöhe, der Amputationstechniken, der psychischen und körperlichen Verfassung des Patienten und der sich anschließenden Behandlung und Rehabilitation ab [2, 6, 22].

Neben der weitaus größeren Anzahl der gefäßbedingten Amputationen (AVK, Diabetes mellitus), haben vor allem Amputationen nach schweren Unfallverletzungen während der letzten Jahre deutlich zugenommen. Fortschritte in der Unfallchirurgie und in der Intensivmedizin haben das Überleben dieser Schwerstverletzten ermöglicht, aber auch Grenzen der extremitätenerhaltenden Chirurgie gezeigt und die daraus entstehenden Probleme dargelegt. Operative Knochenbruchbehandlung und Replantationschirurgie bergen die Gefahr der Infektion. Die relative Zahl der Infekte wurde durch moderne atraumatische Operationsverfahren und Anti- bzw. Asepsis gesenkt, doch resultiert aus der steigenden Anzahl der operativen Knochenbruchbehandlungen eine absolute Zunahme der Komplikationen. Daraus haben sich Spezialabteilungen zur Behandlung der posttraumatischen Osteomyelitis entwickelt. Aber auch bei optimaler Therapie lassen sich Amputationen nicht immer vermeiden. Eine Amputation sollte immer als Ultima ratio aller therapeutischen Möglichkeiten gelten, dies sowohl bei der akuten als auch bei der chronischen Infektion einer Extremität. Ist sie erforderlich, so darf sie nicht zu spät erfolgen, um dem Patienten einen langen Leidensweg mit hohem Kostenaufwand und schwieriger beruflicher, sozialer und familiärer Rehabilitation zu ersparen.

Indikationen zur Amputation

Wir sehen drei wesentliche Indikationen zur Amputation bei Infektionen:

1. Die Amputation aus medizinisch vitaler Indikation:
Insbesondere bei akuten rasch fortschreitenden antibiotisch oder chirurgisch nicht beherrschbaren Infektionen, wie sie bei umfangreicher Gewebstraumatisierung,

Knochen- und Gelenkinfektionen
Herausgegeben von H. Cotta und A. Braun
© Springer-Verlag Berlin Heidelberg 1988

verbunden mit irreparablen Gefäßverletzungen oder sekundären Gefäßthrombosierungen, auftreten können. Eine vitale Indikation stellt sich ferner, wenn auf dem Boden einer chronischen Eiterung die Entwicklung eines allgemein-septischen Verlaufes mit drohendem septischen Schock befürchtet werden muß. Zur geforderten ausführlichen Information des Patienten mit Darstellung der Probleme und Darlegen der postoperativen prothetisch-technischen Möglichkeiten bleibt selbstverständlich gerade bei diesen hochakuten lebensbedrohlichen Prozessen oft keine Zeit.

2. Die Amputation aus funktionellen Gründen:
Oft bestehen bei einer therapieresistenten infizierten Pseudarthrose oder einer chronischen Fistelung und den schlechten Weichteilverhältnissen keine volle Belastung, chronische Schmerzen und Probleme mit der Hygiene bei der Fistelpflege, so daß das persönliche Lebensgefühl des Patienten stark darunter leidet. Auch der berufliche und soziale Wiedereingliederungsprozeß wird in diesen Fällen unmöglich gemacht.

Durch einen prothetisch gut versorgten Amputationsstumpf kann dieser chronische Krankheitszustand beendet werden.

3. Die Amputation aus sozial-rehabilitativer Indikation:
Oft ist nach vielen operativen Eingriffen, jahrelangen stationären Behandlungen, die physische und psychische Bereitschaft des Patienten erschöpft, wie dies auch Dederich [18] darlegt. Der Patient drängt dann auf eine endgültige Entscheidung, um ein Ende des Heilverfahrens und die Wiedereingliederung in das normale Leben zu erreichen [32]. Hier besteht ein Übergang zu der Amputationsindikation aus funktionellen Gründen.

Die endgültige Entscheidung zur Amputation verlangt zuvor die Ausschöpfung aller extremitätenerhaltenden therapeutischen Maßnahmen. Kenntnisse über die genaue Höhenbestimmung einer Amputation (Grenzzonenamputation oder Sicherheitsabstand), in der Amputationstechnik (offene Amputation), dem Guillotine-Verfahren (glatte Abtrennung sämtlicher Strukturen proximal des infizierten Gebietes) oder die myoplastische Stumpfbildung sind unabdingbar [18, 23, 24].

Die Grenzen der prothetischen Versorgung und die Erfolgsaussichten müssen in die Entscheidung zur Amputation einfließen. Bei der sozialen Indikation zur Amputation müssen psychologische Aspekte sowie eine Beurteilung des sozialen Umfeldes des Patienten ausgiebig besprochen werden. Alle diese Überlegungen sollten in eine Entscheidungsfindung einfließen. Man sollte bei allem Optimismus des therapeutisch Machbaren nicht erst dann die Indikation zur Amputation stellen, wenn möglicherweise der Patient am Leben schon verzweifelt, seine Persönlichkeit, seine familiäre Umgebung und sein Berufsleben zerstört sind.

Bei all diesen unterschiedlichen Gesichtspunkten bedarf es einer Teamarbeit zwischen dem Operateur, dem weiterbehandelnden Arzt bzw. Hausarzt, dem Psychologen, dem Orthopädietechniker, dem Therapeuten, dem Sozialarbeiter und dem Ehepartner bzw. der Familie des Patienten.

Technik und Verfahren

Die Höhe einer Amputation ist für die spätere prothetische Versorgung von größter Bedeutung. Die Wahl der Amputationshöhe ist gerade bei Infektionen nicht immer leicht zu treffen, da die klare Abgrenzung zwischen vitalen und nekrotischen Gewebsanteilen oft schwierig ist. Im allgemeinen bestimmt der Weichteilzustand die Höhe und Grenze der Amputation, bei ossären Prozessen wie Osteitis, bei Tumoren und Metastasen entscheidet auch die Vitalität des Knochens über die Amputationshöhe [1, 4, 19, 41, 55].

Grundsätzlich sollte bei Infektionen das Prinzip der sekundären Wundheilung und die Schaffung eines schmerzfreien, funktionell günstigen Stumpfes verfolgt werden. Dem sind jedoch Grenzen gesetzt. Ein längerer Amputationsstumpf ist der bessere Stumpf, nicht nur wegen des Hebelarmes, sondern vor allem wegen des Erhaltens funktionstüchtiger Muskulatur, vorausgesetzt, daß ein gesunder, gut weichteilgedeckter spannungsfreier Stumpf gebildet werden kann [20].

Ältere Amputationsschemata nach zur Verth, Kreuz, M. Lange, Watermann, richteten sich auf die Knochenstumpflänge und müssen als überholt angesehen werden [25, 29, 48, 49, 51, 52, 53, 59]. Brauchbarer ist das Amputationsschema nach Gladstone et al. [22], das den verschiedenen Amputationshöhen Funktionsverlust und Möglichkeit der prothetischen Versorgung gegenüberstellt. Bei infizierten Gliedmaßen kann in vielen Fällen kein Schema angewandt werden, da man Stumpflänge, Hautschnitt und Technik der Amputation nach der Vitalität der Weichteile individuell anpassen muß.

Aufgrund dieser Problematik der primären Stumpfdeckung hat sich vor allem bei akuten und schwer infizierten Gliedmaßen die offene Amputation, die evtl. dann einen sekundären Eingriff erforderlich macht, bewährt. Die offene Amputation kann grundsätzlich bei allen Lokalisationen der oberen und unteren Extremität zur Anwendung kommen. In hochakuten septischen Fällen wird lediglich eine glatte Guillotine-Amputation durchgeführt. Dabei wird das nekrotische, infizierte Gewebe (Weichteile und Knochen) radikal entfernt. Es erfolgt eine glatte, gleichmäßige scharfe Durchtrennung all dieser Weichteile.

Nach Ligatur der Gefäße und Nervenkürzung wird die offene Wunde mit feuchten Kompressen bedeckt und verbunden.

In unserer Klinik versuchen wir – wenn möglich – die Stufentechnik nach K. Lindemann (persönliche Übermittlung), wobei grenzzonennahe stufenförmig die Absetzung der einzelnen Weichteilabschnitte und des Knochens erfolgt (Abb. 1).

Durch gute Adaptation dieser stufenförmig abgesetzten Weichteilanteile erfolgt in aller Regel eine Wundheilung per secundam. Ein Sekundäreingriff muß nur selten angewandt werden. Um eine Retraktion der Weichteile zu verhindern, und um gleichzeitig eine Schienung und Entlastung zu erhalten, hat sich eine Trikotschlauch-Extension mit vom Stumpfvolumen abhängigen Gewicht bewährt (Abb. 2).

Ist eine klare Abgrenzung des infizierten Gewebes und somit dessen Entfernung möglich, sehen wir keine Bedenken zur primären endgültigen Stumpfbildung. Gerade die gute Durchblutung einer Muskelplastik führt bei korrekter Drainage, postoperativer Ruhigstellung, ggf. in der Gipsschale, zur primären Wundhei-

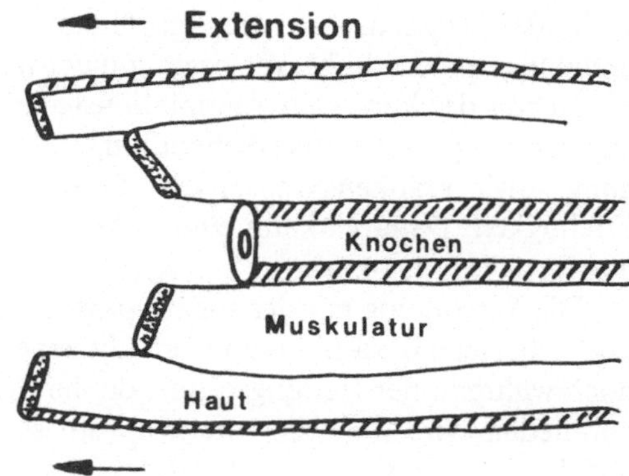

Abb. 1. Schematische Darstellung der stufenförmigen Amputation nach K. Lindemann, angedeutet die nötige Extension der Haut

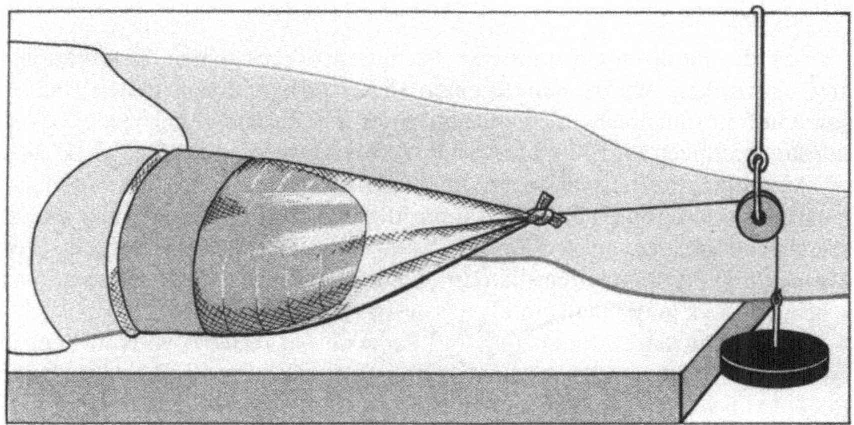

Abb. 2. Schematische Darstellung einer Trikotschlauchextension, am Beispiel einer Oberschenkelamputation

lung. Die strenge Überwachung des Stumpfes sowie postoperativ tägliche Verbandskontrollen gehören zu den wichtigsten Aufgaben des Arztes, nach Möglichkeit des Operateurs. Eine testgerechte peri- und postoperative Antibiotikatherapie ist selbstverständlich.

Die Schnittführung der Amputation bei infizierten Gliedmaßen richtet sich wie die Festlegung der Amputationshöhe nach den individuellen Gegebenheiten. Infiziertes Gewebe und nekrotische Gewebsanteile sollen vor der Amputation abgeklebt bzw. steril eingepackt werden.

Wir empfehlen dann nach erfolgter Absetzung einen Handschuh- und Instrumentenwechsel, bevor mit der endgültigen Stumpfdeckung begonnen wird. Soweit möglich, sollte eine primäre Stumpfdeckung erreicht werden, wobei ein spannungsfreier, ausreichend durchbluteter Hautverschluß gewährleistet sein muß. Sonst ist ein zweizeitiges Verfahren mit sekundärer Naht, evtl. Stumpfkürzung oder eine autologe Hauttransplantation notwendig. Auf die verminderte Belastbarkeit der Hauttransplantate, vor allem im Stumpfbereich, muß ebenso hingewiesen werden, wie auf die richtige Lokalisation der Hautentnahmestellen. Es soll verhindert werden, daß wichtige Hautbereiche (z. B. am Oberschenkel) für die endgültige prothetische Versorgung nicht narbig verändert werden [27].

Neben der korrekten Amputationstechnik, mit konsequenter Infektsanierung, ist auch die postoperative Behandlung durch frühestmögliche prothetische Versorgung sowie krankengymnastische Betreuung und Gehschulung von erheblicher Wichtigkeit. Dadurch kann eine frühe soziale und berufliche Rehabilitation erfolgen [7, 8, 11, 12, 14, 60].

Die Versorgung mit der sog. Bypass- oder Interimsprothese bei Unterschenkel- und Oberschenkelamputation erlaubt eine sofortige postoperative Gehschulung noch während der Heilungsphase, da der Stumpf frei liegt und eine Endbelastung vermieden wird. Für die Interimsprothese bei Oberschenkelamputation sei hier auf die Technik der Firma Otto Bock und Habermann verwiesen. Die Vorteile dieser Frühmobilisation zur Stabilisierung der Allgemeinsituation des Patienten sind hinreichend bekannt und auch durch mehrere Untersuchungen dargelegt worden [10, 29, 30].

Auf die plastisch-chirurgischen Verfahren der einzelnen Amputationstechniken einzugehen, würde den Rahmen dieser Arbeit überschreiten, und es darf somit auf die entsprechenden chirurgisch-orthopädischen Lehrbücher bzw. Operationsanweisungen und Literaturstellen verwiesen werden [21, 26, 28, 45, 54].

Amputationen bei schweren Infektionen der Extremitäten sollten ebenfalls nach plastisch-chirurgischen Verfahren durchgeführt werden, wobei die Myoplastik (Dederich), Myodese (Weiss), Kombinationsverfahren (Burgess, Murdoch, Mooney) bzw. Osteomyoplastik (Ertl, Dederich) als wichtigste amputationstechnische Verfahren zu nennen sind.

Sofern eine klare Abgrenzung und Resektion des infizierten Knochens und des Weichteilgewebes gewährleistet ist, kann dies primär durchgeführt werden. In aller Regel ist dies jedoch nur sekundär möglich.

Amputationen im Bereich der oberen Extremität

Anhand einzelner Fälle soll unser Vorgehen an unterschiedlichen Amputationshöhen verdeutlicht werden [33]. Auf die jeweilige prothetische Versorgung wird im Rahmen der gestellten Thematik nicht eingegangen, wir verweisen auf die entsprechende Literatur [35].

Schultergürtelamputationen bzw. *Schultergelenkexartikulationen* können bei schweren Infekten nach Traumatisierung oder Tumoren notwendig werden. Es resultiert ein schwerer funktioneller Verlust der oberen Extremität. Erhebliche Probleme können mit der Stumpfdeckung bestehen, so daß in vielen Fällen hautplastische Maßnahmen notwendig werden.

Abb. 3 zeigt die schweren Hautveränderungen und Ulzerationen im Bereich des linken Schulterblattes und der linken oberen Extremität bei einem 29jährigen Patienten. Es handelt sich um ein durch Strahlen behandeltes Ewing-Sarkom mit schwersten Ulzerationen. Die Weichteilschäden konnten nicht mehr saniert werden, es bestanden starke Schmerzen und ein funktionsloser Arm, so daß hier eine Schultergürtelamputation notwendig wurde. Es kam nach der Amputation zu einer primären Wundheilung. Eine prothetische Versorgung konnte 4 Wochen postoperativ eingeleitet werden.

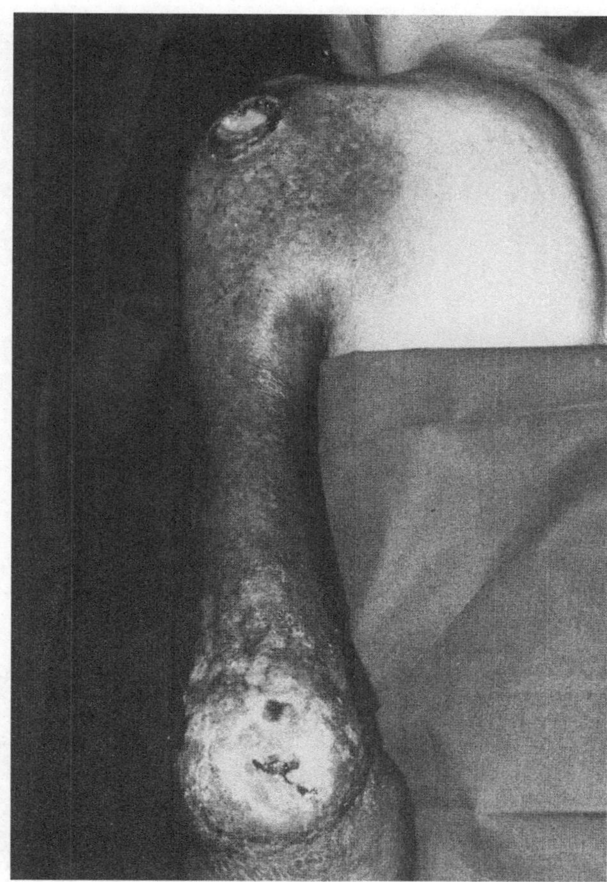

Abb. 3. Schwere Ulzerationen und infizierte Nekrosen an Schultergürtel- und Ellenbogengelenk nach Strahlentherapie eines Ewing-Sarkoms

Oberarmamputation

Bei schweren Infektionen läßt sich hier die offene Amputation in der zuvor erwähnten Stufentechnik oder eine glatte Guillotine-Abtrennung durchführen. Nach Infektsanierung entsteht in der Regel per secundam ein guter Oberarmstumpf, der prothetisch versorgt werden kann.

Abb. 4 zeigt einen intraoperativen Befund eines 70jährigen Patienten nach Oberarmamputation aufgrund eines embolischen Verschlusses. Man sieht noch den massiven Infekt der Weichteile und der Muskulatur, der bis fast in die Achselhöhle hineinreichte, so daß eine Nachamputation im Sinne der Stufentechnik notwendig wurde. Sämtliches nekrotische Gewebe wurde entfernt, der Knochen gekürzt, die nekrotischen Hautweichteile reseziert, die Wunde postoperativ mit feuchten Kompressen bedeckt und eine Trikotschlauch-Extension angelegt.

Auf die Indikation der Exartikulation im Ellenbogengelenk sei hier nur der Vollständigkeit halber hingewiesen.

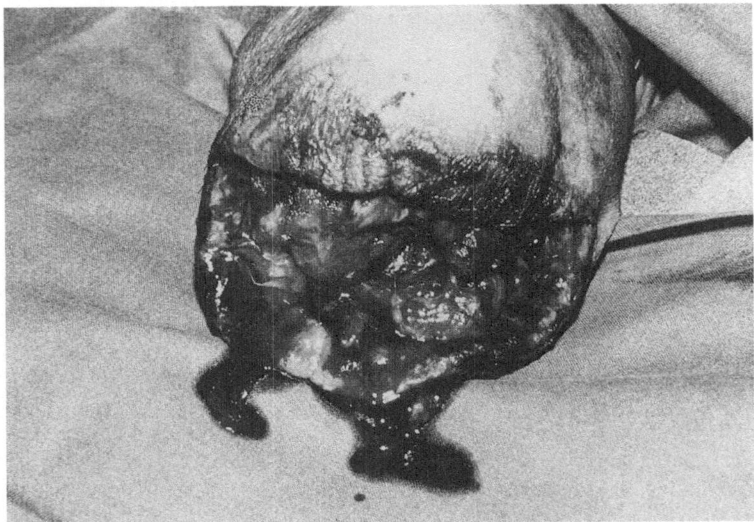

Abb. 4. Intraoperatives Bild einer offenen Nachamputation einer schwerstinfizierten Oberarm-amputation, andeutungsweise sieht man die massive Nekrose des Subkutangewebes in der Muskulatur, welche sich fast bis zur Axilla ausbreitet

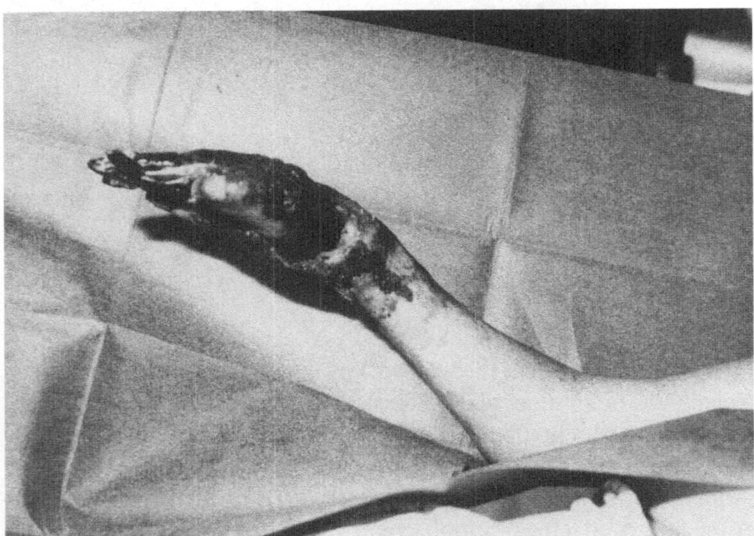

Abb. 5. Hand- und distale Unterarmgangrän vor der stufenförmigen Amputation

Unterarmamputation

Wir möchten hier aufgrund eigener Erfahrung die Stufentechnik nach K. Lindemann als Amputationsverfahren der Wahl darlegen, da in der Regel bei ausreichender Entfernung des infizierten, nekrotischen Gewebes und nachfolgender guter Hautextension per secundam eine gute Stumpfheilung resultiert. Sekundäreingriffe sind dann nicht mehr nötig.

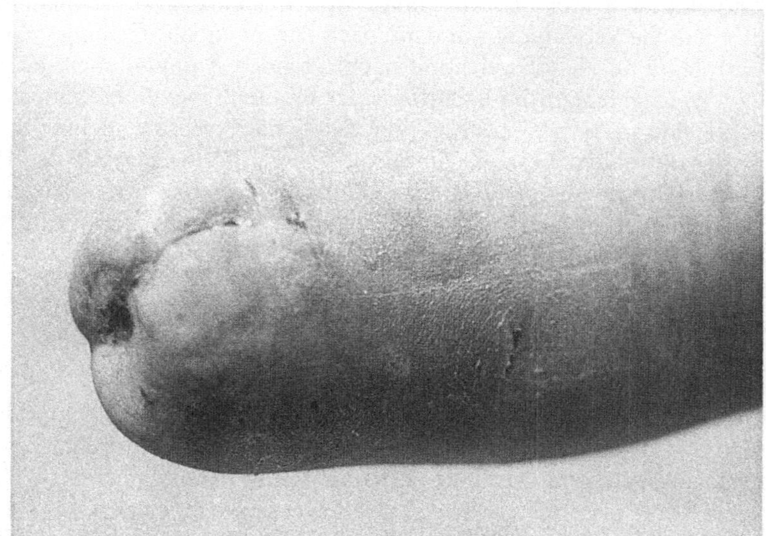

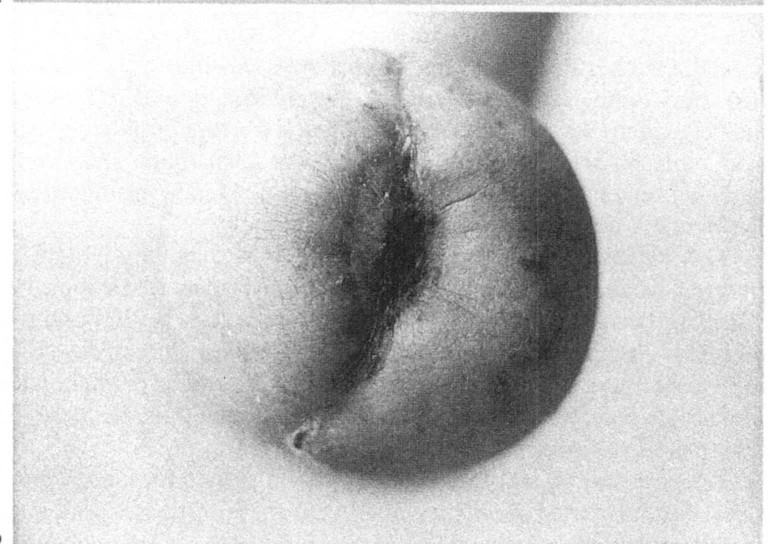

Abb. 6a, b. Unterarmstumpf nach Sekundärheilung und zuvor erfolgter stufenförmiger Amputation nach K. Lindemann

Als Beispiel soll hier das präoperative klinische Bild eines nekrotisierenden offenen Gangräns der Hand und des distalen Unterarmes verdeutlicht werden (Abb. 5). Auch hier erfolgte die offene Amputation durch stufenförmige Absetzung.

Die Abb. 6a, b zeigen eine Stumpfform nach Stufentechnik am Unterarm, wobei man die gute Adaptation der Weichteile und die Per-secundam-Heilung sieht. Hier handelte es sich um eine Explosionsverletzung bei einem 15jährigen Patienten. Nach einem primären Erhaltungsversuch kam es zu einer Nekrose mit aufsteigendem Infekt, welcher entlang der Membrana interossea verlief. Eine

Amputation in der obenerwähnten Stufentechnik wurde daher notwendig. Die prothetische Versorgung war dann nach Per-secundam-Heilung möglich [34, 35].

Infekte im Handbereich mit nachfolgenden Amputationen, Rekonstruktionen und Weichteileingriffen bedürfen einer subtilen Operationstechnik, um hier möglichst eine maximale Restfunktion zu erhalten, wie an anderer Stelle in diesem Symposiumsband beschrieben wird. Fortschritte im Bereich der Handchirurgie, Mikrochirurgie und Replantationschirurgie haben hier in den letzten Jahren Möglichkeiten geschaffen, im Rahmen sekundärer operativer Eingriffe Wiederherstellungen von Hand- und Fingerfunktionen zu ermöglichen [43].

Amputationen im Bereich der unteren Extremität

Diese sind zahlenmäßig weitaus häufiger, wobei als Ursache vor allem Durchblutungsstörungen, diabetische Mikro- und/oder Makroangiopathien sowie posttraumatische Verletzungszustände und Tumoren zu nennen sind [44, 57]. Auch hier soll unser Vorgehen anhand einzelner Fälle verdeutlicht werden.

Hemipelvektomie und Hüftgelenkexartikulation als Folge schwerer traumatischer Verletzungen in Kombination mit Verletzungen des Abdomens und des Urogenitalbereiches sowie bei tumorösen Prozessen sind selten. Auftretende Infektionen sind dann jedoch besonders schwerwiegend und z.T. wegen der schnell aufsteigenden Sepsis kaum beherrschbar. Weichteilprobleme, Narbenbildungen und schlecht belastbare Stümpfe sind vor allem nach Infektionen häufig und bedingen einen schlecht belastbaren Stumpf. Daraus resultiert zwangsläufig die Problematik der prothetischen Versorgung.

Das Beispiel eines 40jährigen Patienten, bei dem ausgeprägte Weichteilzerstörungen mit nachfolgender Nekrose und aufsteigender Infektion bestand, soll die Abb. 7 verdeutlichen. Das gesamte Trochantermassiv lag frei und war lediglich mit dünnem Granulationsgewebe überzogen. Schwerer Infekt des gesamten Bezirkes mit Ausbreitung bis in den Oberschenkel und in die proximale Hüftgelenkregion. Es erfolgte eine Hüftgelenkexartikulation, wobei ein medial gestielter Lappen zur Stumpfdeckung gebildet werden mußte (Abb. 8).

Oberschenkelamputationen werden durch glatte Guillotine-Abtrennungen proximal des infizierten Bereiches durchgeführt. Günstiger ist nach Möglichkeit die Stufentechnik nach Lindemann (Abb. 1), da hier oft eine sekundäre Versorgung erspart bleibt. Ansonsten muß in einer zweiten Sitzung eine Myoplastik bzw. Myodese erfolgen, da dadurch ein ausreichend belastbarer Stumpf erzielt werden kann [37, 42, 58].

Die Kniegelenkexartikulation hat vor allem beim älteren Patienten in letzter Zeit an Bedeutung gewonnen. Die Vorteile liegen in der schnellen und technisch einfachen Operationsmethode, wobei ein voll endbelastbarer Stumpf geschaffen wird [3, 5]. Bei ausgeprägten Infektionen und schlechten Weichteilverhältnissen im Unterschenkelbereich, wenn eine Erhaltung des Unterschenkels nicht möglich oder nicht sinnvoll erscheint, besteht hier eine gute Indikation zur Kniegelenkexartikulation. Vor allem bei kachektischen Patienten und bei schlechten Allgemeinzuständen ist dies der geringste operative Eingriff.

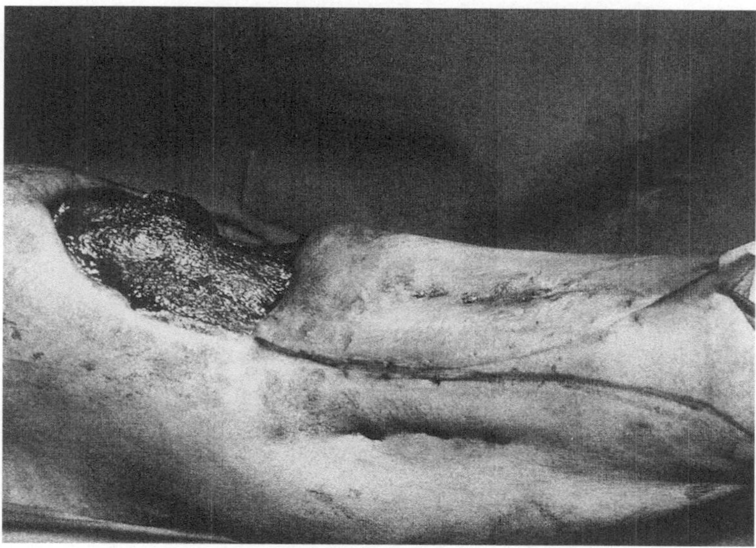

Abb. 7. Intraoperativer Befund vor der anschließenden Hüftexartikulation bei massivem Infekt im Trochanterbereich, man sieht die schlechten Weichteilverhältnisse und narbigen Veränderungen nach Fixateur externe

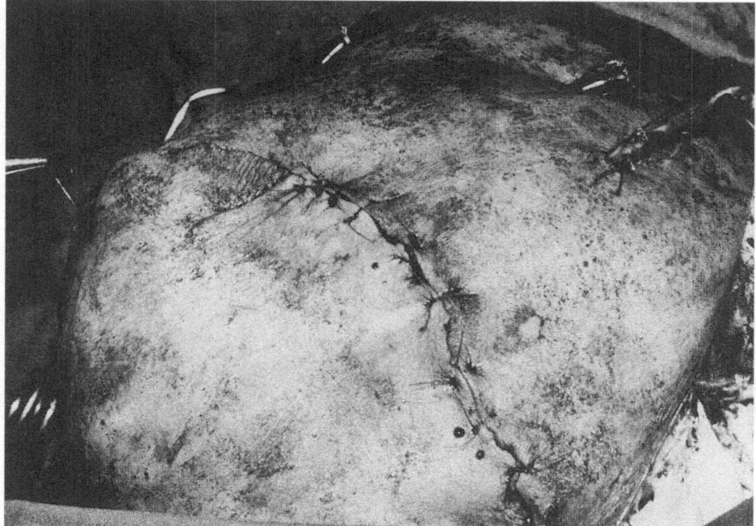

Abb. 8. Hautverschluß nach Hüftexartikulation, zur Weichteildeckung wurde hier ein medialer Lappen benutzt

Abb. 9 zeigt die Ulzeration und Weichteilinfekte des mittleren und distalen Unterschenkels bei einer 50jährigen Patientin mit parossärem Osteosarkom. Wegen der aufsteigenden Infektion war eine Unterschenkelamputation nicht erfolgversprechend. Es erfolgte hier die Kniegelenkexartikulation mit primärer guter Weichteildeckung, wie dies die Abb. 11 zeigt. Die angewandte Schnittfüh-

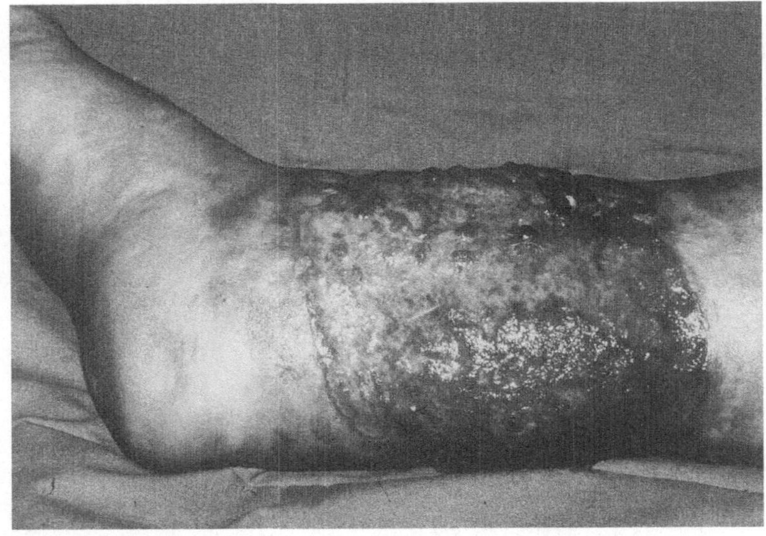

Abb. 9. Schwere Ulzeration mit aufsteigendem Infekt bei parossalem Osteosarkom der Tibia

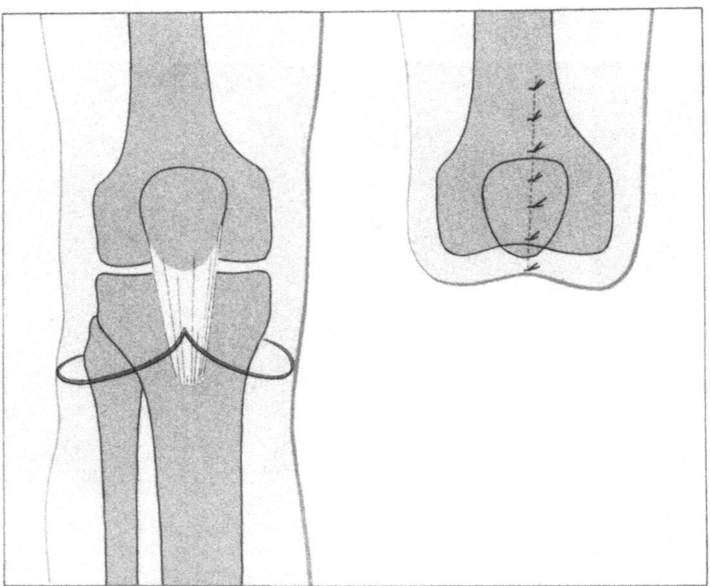

Abb. 10. Schematische Darstellung der Schnittführung bei Knieexartikulation, die Narbe liegt intrakondylär

rung ist auf Abb. 10 schematisch angedeutet. Die Nahtstelle verläuft längs über dem Interkondylärraum dorsal. Nach primärer Wundheilung war eine frühe prothetische Versorgung möglich [36, 39].

Der Fall einer 20jährigen Patientin zeigt in der Abb. 12 die schweren Weichteilverletzungen und die aufsteigende Infektion bei Gangrän im Fußbereich. Es

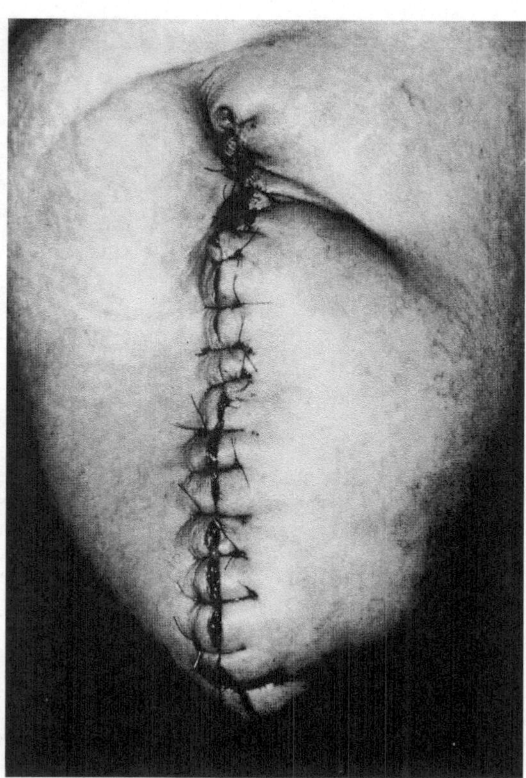

Abb. 11. Längsverlaufender Hautverschluß nach Kniegelenkexartikulation
(sehr adipöse Patientin)

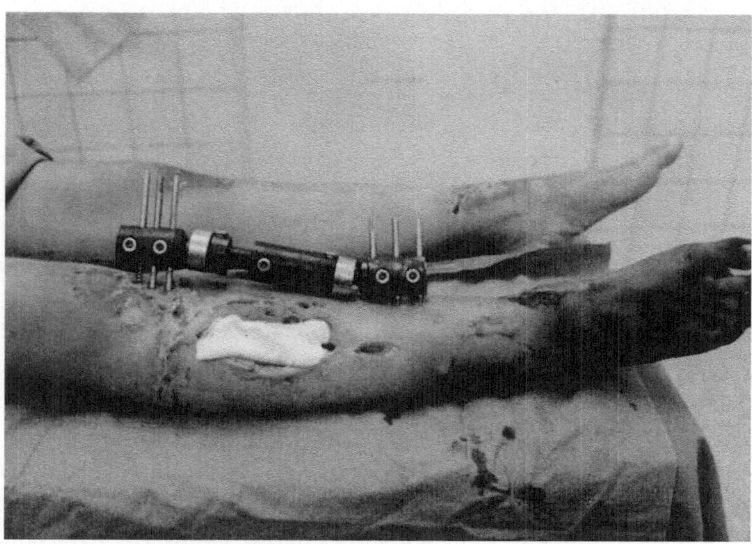

Abb. 12. Schwerer Infekt des rechten Unterschenkels mit aufsteigender Infektion. Beginnende
Zehengangrän bei Unterschenkelfraktur mit Gefäßverletzung. Frakturbehandlung mit Monofixa-
teur

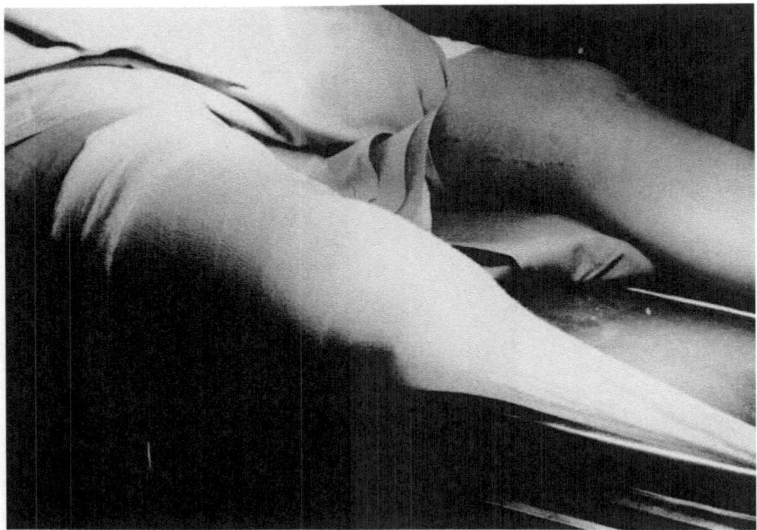

Abb. 13. Klinisches Bild einer direkt postoperativ angelegten Trikotschlauchbandage bei Kniegelenkexartikulation

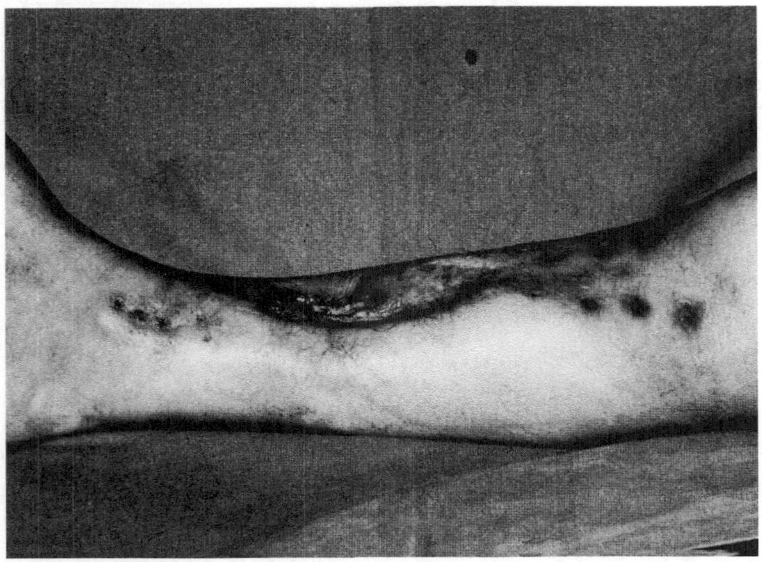

Abb. 14. Infekt-Defekt-Pseudarthrose der Tibia mit ausgeprägten Weichteilveränderungen und Narbenbildung. Status nach mehreren operativen Eingriffen

erfolgte primär bei schwerer Unterschenkelverletzung mit Gefäßbeteiligung die Stabilisierung durch Fixateur externe sowie gefäßplastische Maßnahmen. Die nachfolgende Infektion mit drohender Sepsis zwang zur Exartikulation im Kniegelenkbereich. Aufgrund der schlechten Hautverhältnisse mußte eine individuelle Schnittführung erfolgen. Postoperativ erfolgte zur Entlastung des Stumpfes die Anlage einer Trikotextension (Abb. 13).

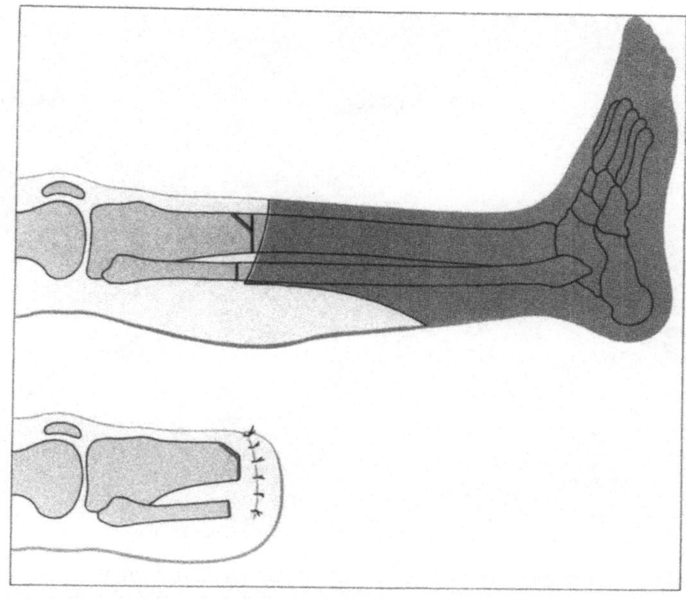

Abb. 15. Schematische Darstellung der Operationstechnik nach Burgess mit dorsal gebildetem Lappen [42]

Die Unterschenkelamputation bei Infekt sollte, soweit es die Weichteile erlauben, durch eine Myoplastik erfolgen, wobei sich die Technik nach Burgess [13] bewährt hat. Bei Bewahrung eines Sicherheitsabstandes muß ein guter dorsaler Hautlappen zur Verfügung stehen. Je nach Weichteilsituation kann auch ein medialer Hautlappen gebildet werden. Jeglicher Verdacht einer tiefen oder aufsteigenden Infektion bedarf hier der offenen Amputationstechnik. Osteomyoplastische Verfahren [17, 20] sollen in der Regel nicht primär durchgeführt werden und bedürfen eines sekundären Eingriffes.

Abb. 14 zeigt die schlechten Weichteilverhältnisse bei chronischer Osteomyelitis am Unterschenkel bei einem 42jährigen Patienten mit Infekt-Defekt-Pseudarthrose seit Jahren. Zustand nach mehreren operativen Interventionen, Sequesterausräumungen, Weichteileingriffen, Immobilisation im Fixateur externe und entsprechend schlechten Hautverhältnissen. Die Unterschenkelamputation erfolgte in der Technik nach Burgess [13], wobei die Abb. 15 schematisch die Schnittführung und die Osteotomiestellen darlegt. In diesem Fall konnte, wie die Abb. 16 zeigt, ein infektfreier dorsaler Lappen gebildet werden. Die infizierte Wunde ist vor der Amputation exakt abgeklebt worden. Bei nekrotisierenden Weichteilen und schwerer Infektion im distalen Unterschenkel- und Fußbereich bietet sich häufig auch das zweizeitige operative Vorgehen an. Zunächst Absetzen des gesamten nekrotischen und infizierten distalen Anteiles. Anschließend erneutes steriles Abwaschen und Abdecken und Durchführung der eigentlichen Amputation und Stumpfbildung.

Abb. 17 zeigt die spannungsfreie gute Stumpfdeckung mit dem dorsal hochgeschlagenen Hautlappen [9, 13, 15].

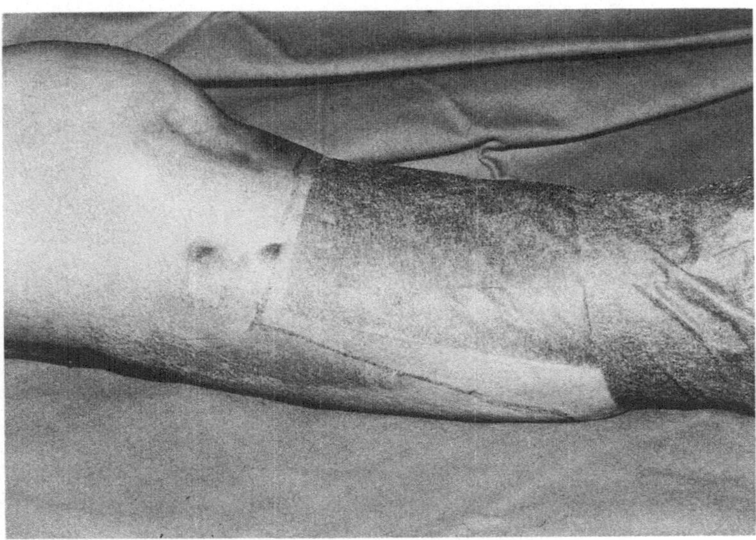

Abb. 16. Intraoperativer Befund vor der Amputation, Schnittführung in der Technik nach Burgess. Der infizierte Bereich der mittleren und distalen Tibia ist abgeklebt

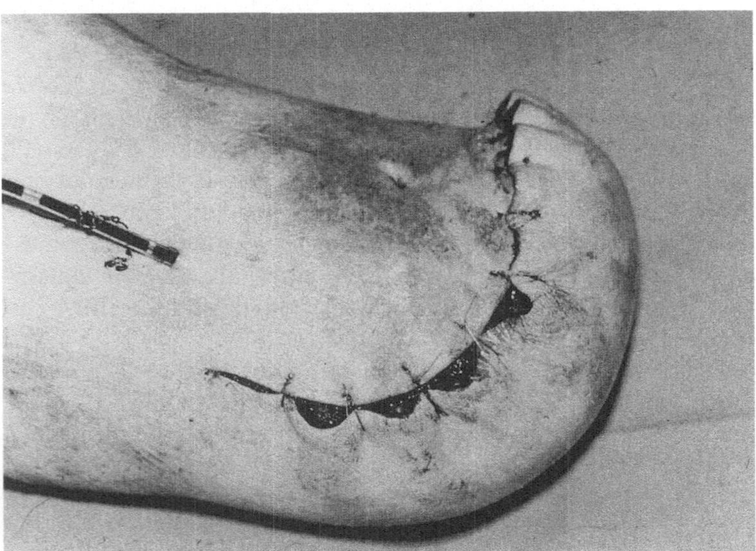

Abb. 17. Unterschenkelstumpf mit dorsalem Lappen, gute spannungsfreie Adaptation der Wundränder

Nach primärer Wundheilung wurde eine frühe postoperative Versorgung durch eine Bypassprothese eingeleitet [38]. Abb. 18 zeigt die von uns nach Unterschenkelamputationen angewandte Bypassprothese, wobei eine Abstützung durch Tuberaufsitz erfolgt, ohne Belastung des Stumpfes.

Die nachfolgenden Fälle sollen Amputation und Nachamputationen bei Infektionen im *distalen Unterschenkel- und Fußbereich* darlegen.

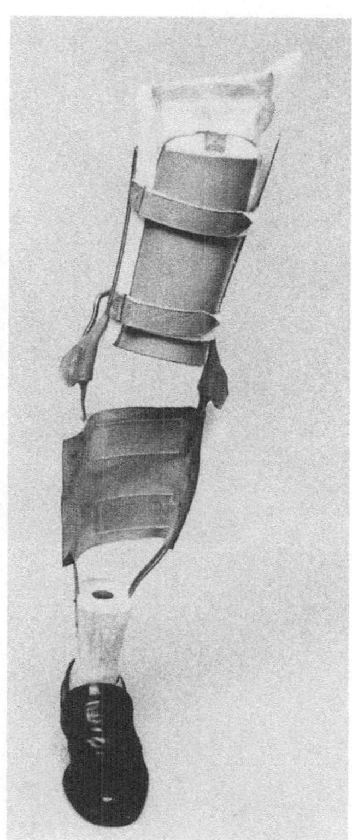

Abb. 18. Beispiel einer Bypassprothese zur frühfunktionellen Mobilisation, die Entlastung erfolgt durch Tuberaufsitz. Keine Endbelastung auf dem Stumpf, somit Mobilisation noch in der Heilungsphase möglich

Günstig sind endbelastbare Stümpfe, wie sie nach operativen Verfahren von Pirogoff, Spitzy, Syme mit entsprechenden Modifikationen erwartet werden können [16, 40, 46, 47, 50, 56]. Bei septischen Verhältnissen kommen vorrangig Chopart- oder Syme-Amputationen in Frage, dagegen bedürfen Pirogoff- und Spitzy-Stümpfe häufiger einer sekundären Versorgung.

Im Fußbereich kommen hauptsächlich grenzzonennahe Amputationen zur Anwendung. Die Höhe der Amputation wird durch den Zustand der Weichteile bestimmt. Es sollte darauf geachtet werden, daß belastungsfähige Fußsohlenhaut soweit wie möglich erhalten bleibt. Falls kein primär spannungsfreier Verschluß mit gut durchblutetem Gewebe gewährleistet ist, empfiehlt sich die offene Amputation mit Sekundärheilung. Grundsätzlich gilt im Fußbereich, vor allem beim nicht durchblutungsgestörten Fuß, unter allen Umständen den Fuß auch in Teilfunktion zu erhalten.

Dies kann in vielen Fällen schon durch gewebsschonende Operationstechnik, Entlastungsinzisionen, Ruhigstellung, konsequente Drainage, antibiotische Abschirmung, Entlastung des Fußes durch Einlage bzw. orthopädische Schuhversorgung erfolgen.

Den Fall einer schweren Quetschverletzung des gesamten Fußes bei einem 34jährigen Patienten zeigt die Abb. 19a. Es wurde als Grenzzonenamputation eine primäre Chopart-Amputation versucht, wobei belastbare Sohlenhaut als Stumpf-

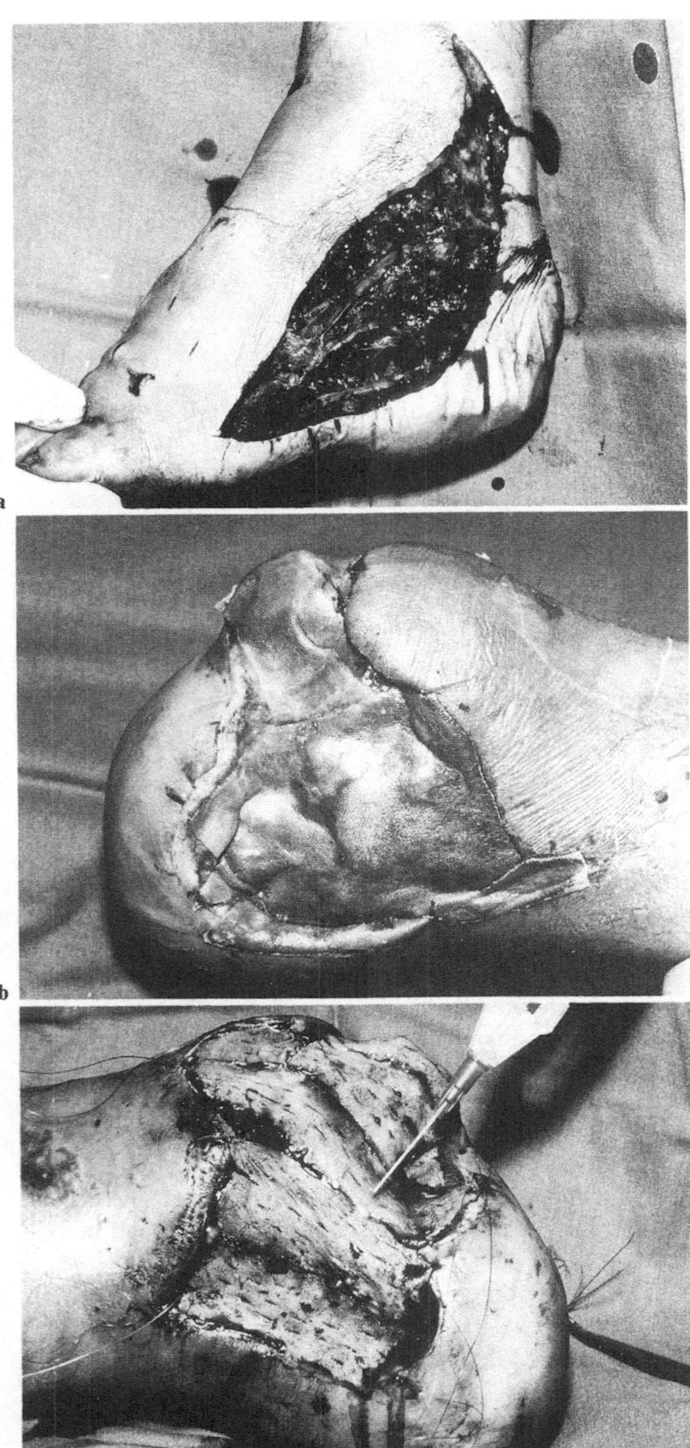

Abb. 19 a–c

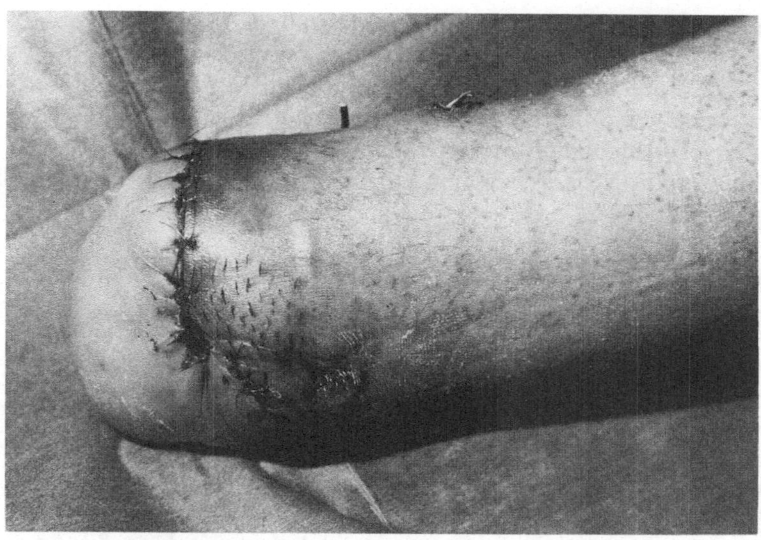

d

Abb. 19. a Ausgeprägte infizierte Quetschverletzung des rechten Fußes mit massiver Zerstörung der Weichteile. Grenzzonenamputation im Chopart-Gelenk. Belassen der primären Sohlenhaut.
b Defekte zunächst mit Epigard gedeckt. **c** Infektberuhigung nach Deckung der Hautdefekte mit Spalthaut. Chopart-Stumpf mit Narbenproblemen und Druckstellen. **d** Pirogoff-Stumpf, dieselbe Patientin (unter sterilen Bedingungen Nachamputation), wegen multipler Narbenprobleme war die prothetische Versorgung des Chopart-Stumpfes nicht möglich, jetzt gute Endbelastbarkeit des Stumpfes

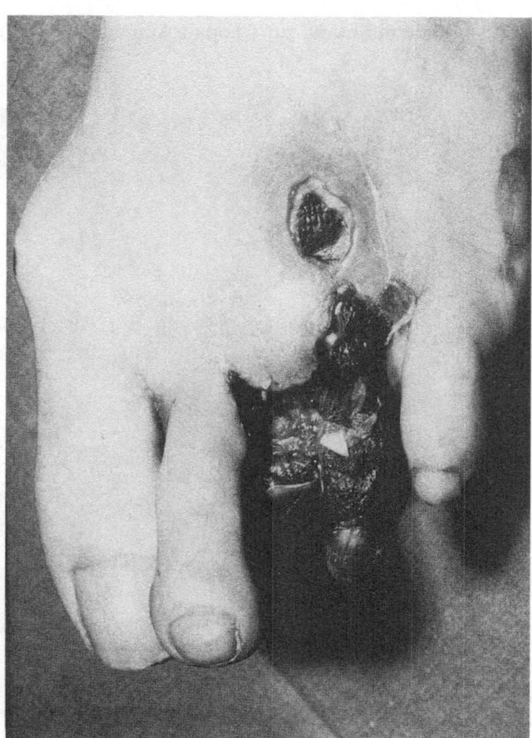

Abb. 20. Gangrän im Zehen- und Vorfußbereich bei Diabetes mellitus (Mikro-Angiopathie)

deckung verwandt werden konnte. Die übrigen Defekte wurden primär mit Epigard (Abb. 19b) und in einem zweiten operativen Schritt mit Spalthaut gedeckt (Abb. 19c). Aufgrund der Weichteilproblematik, Narbenbildung und Problemen während der prothetischen Versorgung, wurde bei dem Patienten dann später eine Pirogoff-Amputation durchgeführt. Damit ist eine gute Belastung und problemfreie prothetische Versorgung möglich. Abb. 19d zeigt den gut belastbaren Pirogoff-Stumpf.

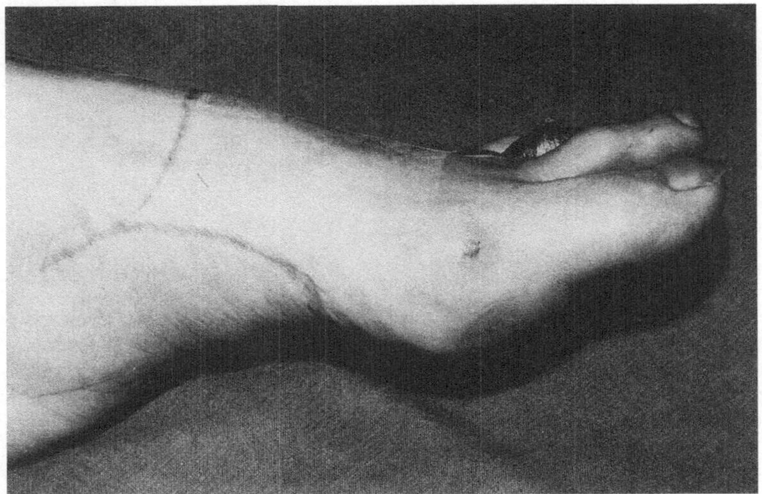

Abb. 21.   Schnittführung zur Chopart-Amputation. Die gut belastbare Sohlenhaut sollte erhalten werden

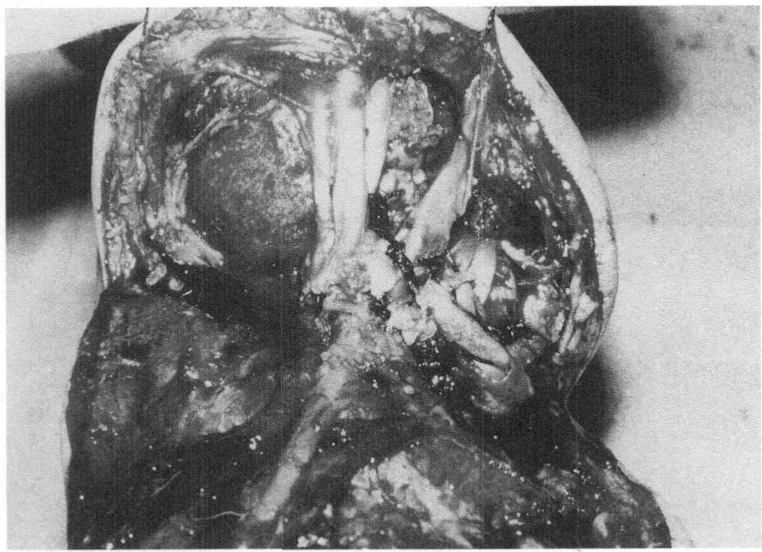

Abb. 22.   Intraoperativer Befund der Chopart-Amputation mit angedeuteter Tenomyoplastik nach E. Marquardt. Die Strecksehnen werden in Dorsalflexion des Rückfußes über den Talusstumpf gezogen, um somit dem Spitzfuß entgegenzuwirken

Der Fall ist ein klassisches Beispiel für das taktische Konzept infizierter amputationsbedürftiger Extremitätenverletzungen. Grenzzonenamputation, Infektberuhigung durch Hautverschluß, operative Korrektur in einen gut endbelastungsfähigen Stumpf.

Abb. 20 zeigt ein Vorfußzehengangrän bei diabetischer Mikroangiopathie einer 51jährigen Patientin. Es bestanden auch im Bereich der übrigen Zehen deutliche

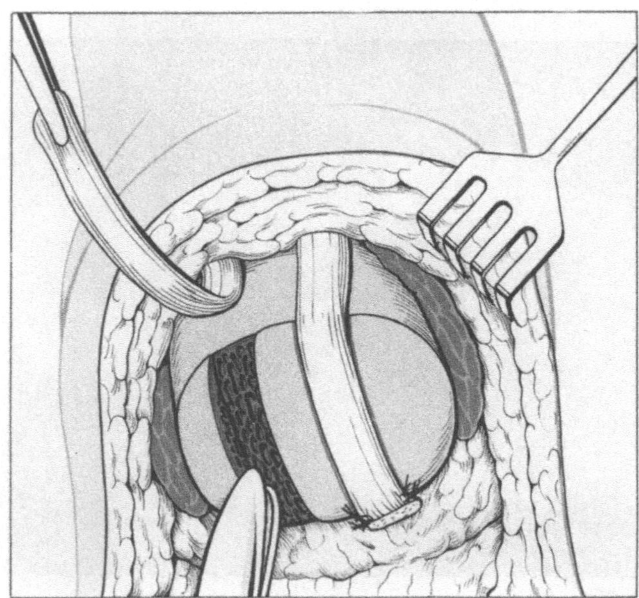

Abb. 23. Schematische Darstellung der Tenomyoplastik. Die Sehnen der Fußheber werden in zwei zuvor angebrachte Rinnen am Taluskopf gelegt [42]

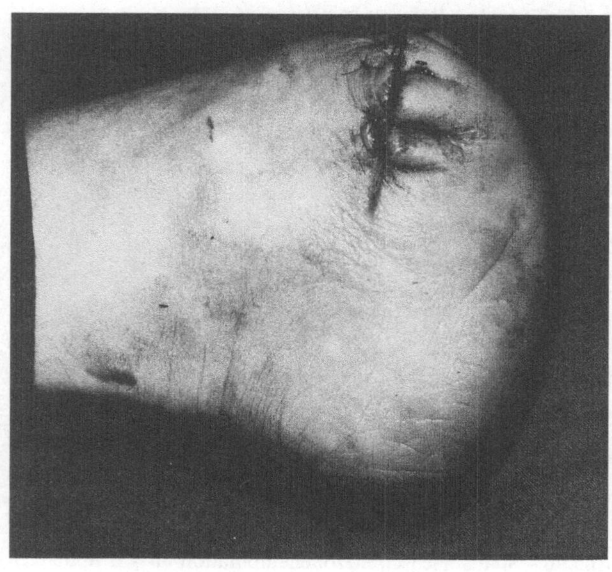

Abb. 24. Postoperatives Ergebnis der Chopart-Amputation mit gutem spannungsfreien Wundverschluß, belastbare Sohlenhaut, keine Spitzfußstellung

Durchblutungsstörungen, so daß die Indikation zur Chopart-Amputation gestellt wurde. Abb. 21 zeigt die Schnittführung.

Wir bevorzugen die Chopart-Amputation mit Tenomyoplastik (Abb. 22 und 23) nach Marquardt [31]. Entscheidend ist hier die muskuläre Balance, welche für die anschließende prothetische Versorgung von größter Wichtigkeit ist. Es erfolgte eine primäre Wundheilung und gute Stumpfdeckung bei voll belastbarer Sohlenhaut (Abb. 24).

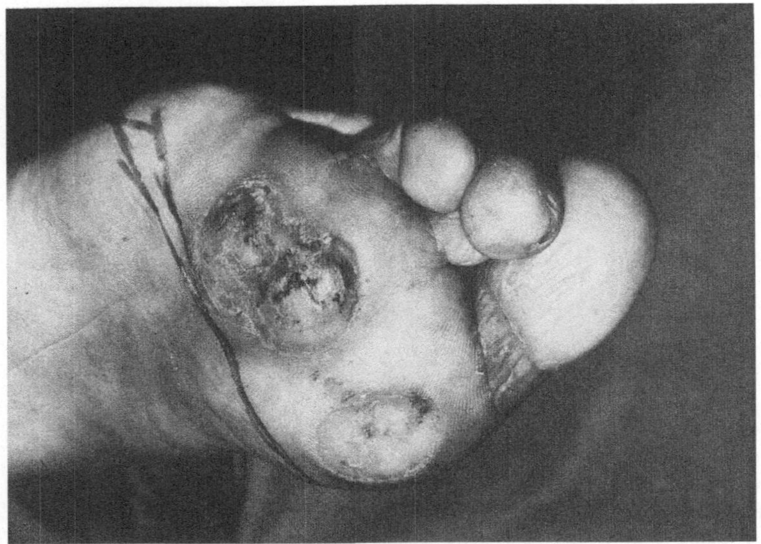

Abb. 25. Massiver Mal perforans mit Osteomyelitis der Metatarsalköpfchen I–III

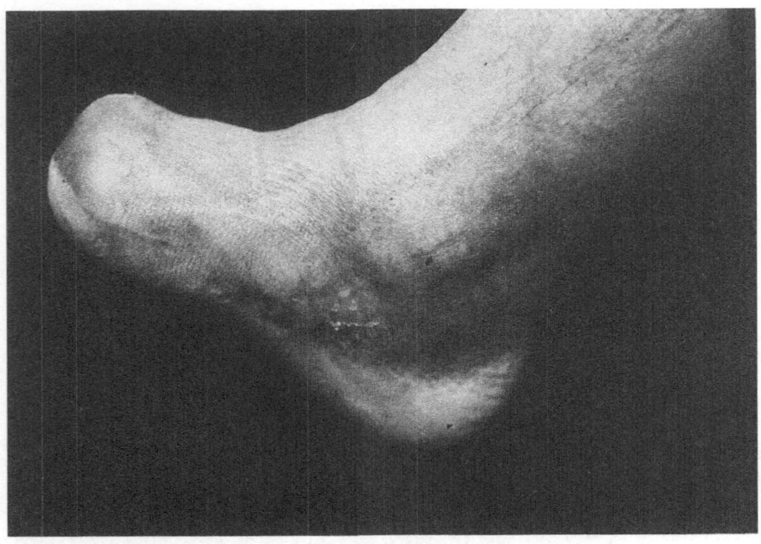

Abb. 26. Status nach Grenzzonenamputation im Vorfußbereich

Bei einem 52jährigen Patienten mit Mal perforans im rechten Vorfußbereich (Abb. 25) erfolgte eine Grenzzonenamputation mit guter Stumpfdeckung (Abb. 26). Nach Ausschöpfung aller konservativer Maßnahmen und fortgeschrittener Osteomyelitis im distalen Fußbereich war die Indikation zur Amputation gegeben.

Zusammenfassung

Die Amputation einer Gliedmaße sollte immer als die Ultima ratio aller therapeutischen Möglichkeiten gelten. Ist sie jedoch erforderlich, so darf sie nicht zu spät erfolgen, um dem Patienten eine baldige Rehabilitation zu ermöglichen.

Dies gilt sowohl bei der akuten als auch bei der chronischen Infektion einer Extremität.

Wir sehen drei wesentliche Indikationen zur Amputation bei Infektion:

1. Die Amputation aus medizinisch-vitaler Indikation, welche insbesondere bei akuten, rasch fortschreitenden antibiotisch oder chirurgisch nicht beherrschbaren Infektionen auftritt. Eine vitale Indikation stellt sich ferner, wenn bei einer chronischen Eiterung die Entwicklung eines allgemein-septischen Verlaufes mit drohendem Schock befürchtet werden muß.

2. Die Amputation aus funktionellen Gründen, wenn durch die Amputation eine bessere Belastbarkeit und Funktion der Extremität zu erwarten ist, und somit durch die prothetische Versorgung die schnellere Rehabilitation möglich wird.

3. Soziale Indikation durch schnellere berufliche, soziale und familiäre Rehabilitation. Oft sehen wir nach vielen operativen Eingriffen, jahrelangen stationären Behandlungen, die psychische Bereitschaft des Patienten erschöpft. Der Patient drängt dann auf eine endgültige Entscheidung, um ein Ende des Heilverfahrens und die Wiedereingliederung in das normale Leben zu erreichen.

Die endgültige Entscheidung zur Amputation einer Extremität bedingt das nötige Wissen über Amputationstechniken und -verfahren, ferner Erfahrung im Bereich der prothetischen Versorgung, wobei hier die Grenzen dieser Versorgung und die Erfolgsaussichten in die Entscheidung zur Amputation mit einfließen müssen.

Die Amputationshöhe ist für die spätere prothetische Versorgung von Bedeutung. Es stehen uns brauchbare Amputationsschemata zur Verfügung, die den Funktionsverlust und weniger die anatomische Komponente beurteilen. Bei Infektionen kann in vielen Fällen kein klares Schema angewandt werden, da man die Länge des Stumpfes, Hautschnitt und Amputationstechnik der Vitalität der Weichteile und der Infektionsausbreitung anpassen muß. Aufgrund dieser Problematik hat sich vor allem bei der akuten und schwer infizierten Wunde die offene Amputation als das Verfahren der Wahl bestätigt. Es kann grundsätzlich bei allen Lokalisationen der oberen und unteren Extremität zur Anwendung kommen.

Entgegen einer glatten Guillotine-Amputation führen wir eine stufenförmige Absetzung nach K. Lindemann durch.

Ist eine klare Abgrenzung des infizierten Gewebes und somit dessen Entfernung möglich, sehen wir generell keine Bedenken zur primären endgültigen Stumpfbildung – auch im Sinne einer Myoplastik.

Neben der korrekten Amputationstechnik und einer konsequenten Infektsanierung ist auch die postoperative Behandlung, die frühestmögliche prothetische Versorgung sowie die krankengymnastische Betreuung und Gehschulung von erheblicher Wichtigkeit.

Literatur

1. Baumgartner R (1973) Beinamputationen und Prothesenversorgung bei arteriellen Durchblutungsstörungen. Enke, Stuttgart, S 56–69
2. Baumgartner R (1978) Allgemeine Probleme der Indikation und der operativen Technik der Amputation und Prothesenversorgung. Orthopäde 7: 94–98
3. Baumgartner R (1979) Knee disarticulation versus above-knee amputation. Prosthet Orthot Int 3: 15–19
4. Baumgartner R (1979) Amputation bei gefäßbedingten Nekrosen. Med Welt 30: 556
5. Baumgartner R (1981) Die Exartikulation im Kniegelenk. Orthopädietechnik 2: 17–20
6. Baumgartner R (1983) Beratung von Beinamputierten. In: Baumgartner R (Hrsg) Die Rehabilitation, Rehabilitation Behinderter, Hinweise für Beratungsdienste, Sonderband 1. Thieme, Stuttgart, S 113–118
7. Berlemont M (1967) L'appareillage opératoire immédiat des amputés des membres inférieurs. In: Rippstein J (ed) Cours pour le traitement des amputés. Lausanne
8. Berlemont M, Weber R, Willot JP (1969) Ten years of experience with the immediate application of prosthetic devices to amputees of the lower extremities on the operating table. Prosthet Orthot Int 3: 8–17
9. Block MA (1963) Below-knee amputation in patients with diabetes mellitus. Arch Surg 87: 682
10. Burgess EM, Traub JE, Wilson AB (1967) Immediate post-surgical prosthetics in the management of lower extremity amputees. Veterans Administration, Washington
11. Burgess EM, Zettl JH (1967) Immediate post-surgical prosthetics. Orthop Prosthet Appl J 6: 105–112
12. Burgess EM, Romano RL (1968) The management of the lower extremity amputees using immediate postsurgical prostheses. Clin Orthop 57: 137–146
13. Burgess EM, Zettl JH (1969) Amputations below the knee. Artif Limbs 13: 1–12
14. Burgess EM, Romano RL, Zettl JH (1969) Amputation management utilizing immediate postsurgical prosthetic fittin. Prosthet Orthot Int 3: 28–37
15. Burgess EM, Zettl JH, Forsgren SM (1971) Die Unterschenkelamputation, ein chirurgisch-orthopädisches Problem. APO Revue 2: 8
16. Dale GM (1961) Syme's amputation for gangrene form peripheral vascular disease. Artif Limbs 6: 44
17. Dederich R (1970) Amputationen der unteren Extremität. Operationstechnik und prothetische Sofortversorgung. Thieme, Stuttgart
18. Dederich R (1983) Indikation zur Amputation sowie die Stumpfversorgung beim Knocheninfekt der unteren Extremität. Orthopäde 12: 235–255
19. Enneking WF (1983) Musculoskeletal tumor surgery, vol I and II. Livingstone, New York
20. Ertl J von (1949) Über Amputationsstümpfe. Chirurg 20: 218
21. Gerhardt JJ, King PS, Zettl JH (1982) Amputations. Huber, Bern
22. Gladstone H, Mueller CF, Stewart RE (1959) Clinical approaches to difficult prosthetic and orthotic cases. Veterans Administration, New York
23. Innhäuser K (1954) Amputation und Kreislauf. Ärztl Wochenschr 9: 1238
24. Jansen K (1966/1967) Amputation – Eine Handschrift über die Prinzipien und Methoden. Orthop Techn 18: 359 und 19: 8, 26
25. Kreuz L (1941) Kriegsorthopädische Erfahrungen und Erfolge in der Verwundetenführung. Enke, Stuttgart
26. Lange M (1962) Orthopädisch-chirurgische Operationslehre, 2. Aufl. Springer, Berlin Heidelberg New York
27. Marquardt W (1950) Gliedmaßenamputationen und Gliedmaßenersatz. Wissenschaftl Verlagsgesellsch, Stuttgart

28. Marquardt W (1961) Die Amputationen der unteren Gliedmaßen. In: Hohman G, Hackenbroch M, Lindemann K (Hrsg) Handbuch der Orthopädie, Bd IV. Thieme, Stuttgart
29. Marquardt E (1970) Frühversorgung von Amputationen der oberen Extremität. Orthop Techn 21: 171
30. Marquardt E (1973) Die Prothesenversorgung der Amputierten: Die Frühversorgung. In: Forschungsbericht 6241/11/07 der Europäischen Gemeinschaft, Generaldirektion für Soziale Angelegenheiten, Bonn, Bd VII, S 1-12
31. Marquardt E (1973) Die Chopart-Exartikulation mit Tenomyoplastik. Z Orthop 111: 584-586
32. Marquardt E, Popplow K, Hillig A (1976) Psychologische Probleme in Verbindung mit Amputationen. Rehabilitation 15: 174
33. Marquardt E, Martin AU (1979) Gesichtspunkte der Amputationschirurgie der oberen Extremitäten. Z Orthop 117: 622
34. Marquardt E, Heyne S (1979) Beratung von Amputierten der oberen Gliedmaßen. Rehabilitation 18: 25 (Forts 1980, 19: 1)
35. Marquardt E, Roesler H (1981) Prothesen und Prothesenversorgungen der oberen Extremität. In: Witt AN, Rettig H, Schlegel KF, Hackenbroch M, Hupfauer W (Hrsg) Orthopädie in Praxis und Klinik, Bd II. Thieme, Stuttgart
36. Marquardt E (1984) Prothetische Versorgung nach Amputation. Chirurg 55: 311-317
37. Mondry F (1962) Der muskelkräftige Ober- und Unterschenkelstumpf. Beitrag zur osteoplastischen Unterschenkelamputation nach Bier. Chirurg 23: 517
38. Neff G (1980) Postoperative Behandlung von Amputationsstümpfen einschließlich Sofort-, Früh- und Übungsprothesenversorgung. Orthop Techn 31: 181
39. Neff G (1981) Amputationen und Prothesen. In: Zenker R, Deucher F, Schink W (Hrsg) Chirurgie der Gegenwart, Bd V. Urban & Schwarzenberg, München
40. Neff G, Winkler E, Waigand H (1977) Die modifizierten Stumpfformen nach Chopart, Pirogoff und Syme: Ihre Indikation, Operationstechnik und die orthopädietechnische Versorgung. Orthop Techn 28: 1-4
41. Neff G (1985) Therapie maligner Knochentumoren. Amputation und orthopädie-technische Versorgung. Therapiewoche 35: 5195-5201
42. Neff G (1986) Allgemeine Amputationslehre. In: Jäger M (Hrsg) Praxis der Orthopädie. Springer, Berlin Heidelberg New York Tokyo, S 215-241
43. Nigst H, Buck-Gramcko D, Milesi H (Hrsg) (1981, 1983) Handchirurgie, Bd I, Bd II. Thieme, Stuttgart
44. Silbert S (1948) Mid-leg amputations for gangrene in the diabetic. Ann Surg 127: 503
45. Slocum DB (1959) An atlas of amputations. Mosby, St Louis
46. Spitzy H (1914) Technik der Arthrodesen bei Fußstümpfen. Verh Dtsch Orthop Ges 13: 7
47. Syme J (1843) Amputation at the ankle joint. Lond Edinb Monthly J Med Sci 3: 93
48. Verth M zur (1923) Zweckmäßige Amputationshöhen an den unteren Gliedmaßen. MMW 70: 298
49. Verth M zur (1923) Zweckmäßige Amputationsformen an den oberen Gliedmaßen. MMW 70: 1480
50. Verth M zur (1923, 1924) Die Amputation nach Pirogoff und ihre Prothese. Zbl Chir 50: 1609; Z Orthop Chir 45: 236
51. Verth M zur (1927) Absetzung und Auslösung von Hand und Fuß vom Standpunkt der Funktion. Ergebn Chir Orthop 20: 31
52. Verth M zur (1928) Zur Biologie und Pathologie der Beinstümpfe, insbesondere der langen Unterschenkelstümpfe. Verh Dtsch Ges Orthop Chir 11: 118
53. Verth M zur (1935) Die biologische Absetzung der menschlichen Gliedmaßen MMW 82: 525
54. Verth M zur (1944) Die allgemeine Lehre von den Amputierten. In: Kirschner M, Nordmann O (Hrsg) Die Chirurgie, 2. Aufl, Bd IV. Urban & Schwarzenberg, Wien
55. Vollmar J, Marquardt E, Schaffelder G (1971) Amputationen bei arteriellen Durchblutungsstörungen. Chir Prax 15: 183-196
56. Wagner FW Jr (1977) Amputation at the foot and ankle: Current status. Clin Orthop 122: 62-69
57. Wagner FW Jr (1978) The diabetic foot and amputations of the foot. In: Mann A (ed) DuVries' surgery of the foot, 4th edn. Mosby, St Louis, pp 341-380

58. Watermann H (1940) Orthopädisch-chirurgisch-technische Probleme in der Behandlung Gliedmaßenverletzter. Arch Klin Chir 200: 37
59. Watermann H (1949) Amputationsprobleme. Z Orthop 79: 93
60. Weiss M (1968) Physiologic amputation, immediate prosthesis and early ambulation. Prosthet Orthot Int 3: 28–37

Weiterführende Literatur

American Academy of Orthopaedic Surgeons (ed) (1981) Atlas of limb prosthetics, surgical and prosthetic principles. Mosby, St Louis Toronto London (In diesem Buch eingehende Darstellung der Amputationstechniken und prothetischen Versorgungen der oberen und der unteren Gliedmaßen mit umfangreichen Literaturangaben)